U0796019

肛肠疾病
中西医结合治疗

唐晓雪　苗　贺　崔　乾　主编

陕西新华出版
陕西科学技术出版社
Shaanxi Science and Technology Press
西安

图书在版编目（CIP）数据

肛肠疾病中西医结合治疗 / 唐晓雪，苗贺，崔乾主编. -- 西安：陕西科学技术出版社，2025.5. -- ISBN 978-7-5369-9186-6

Ⅰ. R574

中国国家版本馆CIP数据核字第20250DT161号

GANGCHANG JIBING ZHONGXIYI JIEHE ZHILIAO

肛肠疾病中西医结合治疗

唐晓雪　苗　贺　崔　乾　主编

责任编辑　高　曼
封面设计　宗　宁

出 版 者　陕西科学技术出版社
西安市曲江新区登高路1388号陕西新华出版传媒产业大厦B座
电话（029）81205187　传真（029）81205155　邮编710061
http//www.snstp.com
发 行 者　陕西科学技术出版社
电话（029）81205180 81205178
印　　刷　陕西隆昌印刷有限公司
规　　格　787mm×1092mm　16开
印　　张　21.5
字　　数　550千字
版　　次　2025年5月第1版
2025年5月第1次印刷
书　　号　ISBN 978-7-5369-9186-6
定　　价　98.00元

编/委/会

◎主　编

唐晓雪　苗　贺　崔　乾

◎副主编

王永跃　朱智宇　李灵杰　罗　鹏

那玲丽　刘　霄　叶　骏　杨雅丽

◎编　委（按姓氏笔画排序）

王永跃（乐陵市中医院）

叶　骏（成都市龙泉驿区中医医院）

朱智宇（南平市人民医院）

刘　涛（云南省大理白族自治州中医医院）

刘　霄（山东省济南市中医医院）

那玲丽（云南省大理白族自治州中医医院）

李灵杰（长治市中医医院）

杨雅丽（成都市龙泉驿区中医医院）

辛　涛（泰安市中医医院）

苗　贺（山东省滕州市西岗中心卫生院）

罗　鹏（云南省大理白族自治州中医医院）

唐晓雪（枣庄市中医医院）

崔　乾（梁山县中医院）

前言
Foreword

近年来，随着人们生活水平的提高，饮食结构的改变及工作节奏的加快，肛肠疾病的发病率呈激增化、年轻化、多样化的趋势，引起了医学界的高度关注。肛肠疾病作为一类常见且复杂多变的病症，长期以来影响着无数患者的身心健康。它不仅涵盖了从轻微的肛门瘙痒到严重的结直肠癌等广泛的疾病类型，还因其发病部位的特殊性，使患者在寻求治疗时面临诸多尴尬与不便。

随着医学科技的进步和跨学科合作的深化，采取中西医结合的方法治疗肛肠疾病正逐渐成为主流趋势。其独特的优势逐步显现，为患者带来了更多元、更有效的治疗选择。为了适应我国肛肠科医学的快速发展，进一步提高临床肛肠科医务人员的诊疗技术水平，我们特组织多位具有丰富临床经验的专家编写了《肛肠疾病中西医结合治疗》一书。

本书通过深入浅出的方式，系统阐述了肛肠疾病的病因、发病机制、临床表现、诊断及治疗方法，重点介绍了中西医结合治疗肛肠疾病的最新进展与实践经验。本书内容丰富、逻辑清晰，在撰写过程中力求做到理论与实践相结合，既保留中医理论的精髓，又融入现代医学研究的最新成果。本书不仅适合广大肛肠科医师作为参考书，还可供医学院校相关专业的学生阅读。

由于编者的编写时间和水平有限，书中难免有不足之处，望广大读者提出宝贵的意见和建议。最后，特向关心和支持本书出版的专家致以诚挚的感谢。

《肛肠疾病中西医结合治疗》编委会

2025 年 2 月

目录
Contents

第一章　肛门、直肠与结肠的解剖 ……………………………………………… (1)

第一节　肛门、肛管与直肠 ……………………………………………… (1)

第二节　肛门直肠肌肉 ……………………………………………… (7)

第三节　肛门直肠周围间隙 ……………………………………………… (12)

第四节　肛管直肠的血管、淋巴与神经 ……………………………………………… (14)

第五节　结肠与结肠周围的血管 ……………………………………………… (17)

第六节　盆部的血管、淋巴与神经 ……………………………………………… (20)

第二章　肛肠疾病的常见症状 ……………………………………………… (24)

第一节　腹泻 ……………………………………………… (24)

第二节　腹胀 ……………………………………………… (30)

第三节　肛门疼痛 ……………………………………………… (33)

第四节　便血 ……………………………………………… (35)

第五节　排便障碍 ……………………………………………… (38)

第三章　肛肠疾病的检查 ……………………………………………… (41)

第一节　局部检查 ……………………………………………… (41)

第二节　全身检查 ……………………………………………… (44)

第三节　内镜检查 ……………………………………………… (46)

第四节　直肠动力学检查 ……………………………………………… (52)

第五节　影像检查 ……………………………………………… (57)

第六节　超声检查 ……………………………………………… (61)

第四章　结构异常性肛肠疾病 ……………………………………………… (67)

第一节　直肠脱垂 ……………………………………………… (67)

第二节　肛门直肠狭窄 ……………………………………………… (76)

第三节　肛裂 ……………………………………………… (82)

第四节　痔 ……………………………………………… (91)

第五章　功能障碍性肛肠疾病 ……………………………………（105）
第一节　大便失禁 ……………………………………（105）
第二节　习惯性便秘 ……………………………………（109）
第三节　出口梗阻型便秘 ……………………………………（115）
第四节　结肠慢传输型便秘 ……………………………………（132）
第六章　感染性肛肠疾病 ……………………………………（138）
第一节　细菌性痢疾 ……………………………………（138）
第二节　肛周脓肿 ……………………………………（149）
第三节　肛周坏死性筋膜炎 ……………………………………（158）
第四节　肛窦炎 ……………………………………（164）
第五节　肛周化脓性汗腺炎 ……………………………………（168）
第六节　肛周蜂窝织炎 ……………………………………（172）
第七章　肿瘤性肛肠疾病 ……………………………………（174）
第一节　大肠息肉 ……………………………………（174）
第二节　结肠癌 ……………………………………（179）
第三节　直肠癌 ……………………………………（189）
第八章　肛周皮肤病 ……………………………………（199）
第一节　肛门瘙痒症 ……………………………………（199）
第二节　肛门湿疹 ……………………………………（204）
第三节　肛门接触性皮炎 ……………………………………（208）
第九章　肛肠疾病的中医治疗基础与特色疗法 ……………………………………（211）
第一节　中医辨证方法 ……………………………………（211）
第二节　中医治法 ……………………………………（213）
第三节　常用方剂 ……………………………………（219）
第四节　常用中医外科操作 ……………………………………（229）
第五节　熏洗治疗法 ……………………………………（238）
第六节　小针刀疗法 ……………………………………（241）
第十章　肛肠疾病的中医治疗 ……………………………………（245）
第一节　肠易激综合征 ……………………………………（245）
第二节　急性肠炎 ……………………………………（248）
第三节　缺血性结肠炎 ……………………………………（254）
第四节　放射性肠炎 ……………………………………（258）

第五节　溃疡性结肠炎…………………………………………………………………………………（262）
第六节　克罗恩病……………………………………………………………………………………（274）
第七节　肠结核………………………………………………………………………………………（288）
第十一章　肛肠疾病的护理…………………………………………………………………………（293）
第一节　肛肠科常用护理技术……………………………………………………………………（293）
第二节　直肠肛管良性疾病………………………………………………………………………（306）
第三节　大肠癌………………………………………………………………………………………（311）
第十二章　病例精选…………………………………………………………………………………（317）
第一节　溃疡性结肠炎…………………………………………………………………………………（317）
第二节　腹泻……………………………………………………………………………………………（318）
第三节　脾虚湿热型便秘……………………………………………………………………………（319）
第四节　气滞肠燥型便秘……………………………………………………………………………（320）
第五节　热秘型便秘…………………………………………………………………………………（320）
第六节　直肠脱垂……………………………………………………………………………………（321）
第七节　肛裂……………………………………………………………………………………………（322）
第八节　内痔……………………………………………………………………………………………（323）
第九节　混合痔…………………………………………………………………………………………（324）
第十节　环形混合痔…………………………………………………………………………………（326）
第十一节　肛周脓肿…………………………………………………………………………………（327）
参考文献………………………………………………………………………………………………（330）

第一章

肛门、直肠与结肠的解剖

第一节　肛门、肛管与直肠

一、肛门

肛门是肛管的外口，在臀部正中线，会阴体与尾骨之间，两侧坐骨结节横线的交叉点上。肛缘与坐骨结节之间的范围称为肛周。平时肛门收缩呈椭圆形状，排便时肛门口松弛成为圆形，直径约有 3 cm。前方连于会阴正中线，再向前与阴囊正中线相接。由肛门向后至尾骨尖之间形成一沟为肛尾间沟，沟下有肛尾韧带，使肛管固定于尾骨尖的背面。肛门后脓肿切开引流时，如切断肛尾韧带，可造成肛门向前移位。

肛门周围皮肤因有色素沉着，其色较黑，真皮内乳头很多，排列成堆，常因外括约肌和肛门皱皮肌收缩，形成很多放射状皱褶。肛门周围皮下组织、毛囊、汗腺及皮脂腺较多，如腺管被分泌物阻塞可引起感染、化脓，生成皮下脓肿和瘘管。肛门皮肤比较松弛，因此，手术时切除适量肛门皮肤，不会引起肛门狭窄，如切除过多，则会造成肛门狭窄。肛门部无深筋膜。浅筋膜内的蜂窝组织分成许多小叶，这些脂肪组织直接与坐骨直肠窝内脂肪相连。肛门前方脂肪组织较少，向前至阴囊处则完全消失。浅筋膜内有化脓感染时，常蔓延甚广。因脂肪小叶之间有纤维间隔，肛瘘在此处形成时，瘘管行径常曲折，所以手术时应注意探查有无支管存在。

二、肛管

肛管是消化道的末端，下起自肛缘，上止于齿状线，长约 3 cm，而外科通常将肛管的上界扩展至齿状线上 1.5 cm 处，即肛管直肠环平面。肛管表层的上部为移行上皮，下部为鳞状上皮，肛管的上皮受脊神经支配，非常敏感，肛管皮内有汗腺、皮脂腺、毛囊和色素沉着等。

内面观：肛管内有 6～10 条纵向的黏膜皱襞，称肛柱。平肛柱上端的环形线，即肛直肠线。相邻肛柱下端之间呈半月形的黏膜皱襞，称肛瓣。肛瓣与相邻肛柱下端围成的小隐窝，称肛窦。肛窦开口向上，窦内常有粪屑，感染后易致肛窦炎，严重者可形成肛瘘或坐骨直肠窝脓肿等（图 1-1）。

（一）毗邻

肛管是直肠壶腹下端至肛门之间的狭窄部，长 3～4 cm，前壁较后壁稍短。在活体，由于括约肌经常处于收缩状态，故管腔呈前后位纵裂状，排便时则扩张成管状。肛管的上界平面：在男性，与前列腺尖齐高；在女性，与会阴体齐高。肛管周围包有内、外括约肌、联合纵肌和肛提肌。肛管的长轴指向脐，它与直肠壶腹之间形成向后开放的夹角，称肛直肠角，80°～90°。肛管的前方与会阴体接触：在男性，借会阴体与尿道膜部、尿道球和尿生殖膈后缘相邻；在女性，借会阴体与阴道前庭、阴道下1/3部相邻。后方借肛尾韧带连于尾骨，两侧为坐骨直肠窝（图 1-2）。

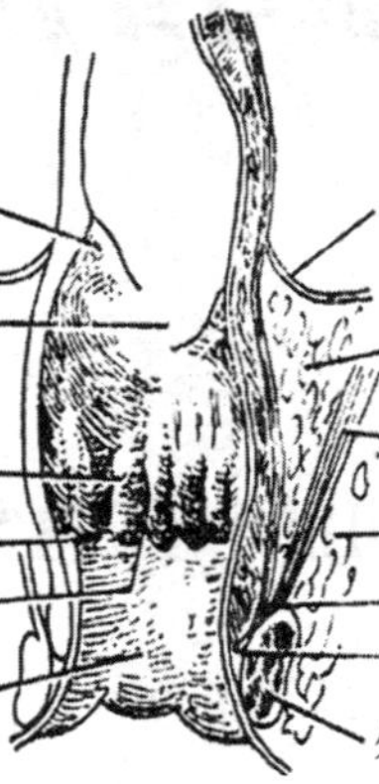

图 1-1　肛管

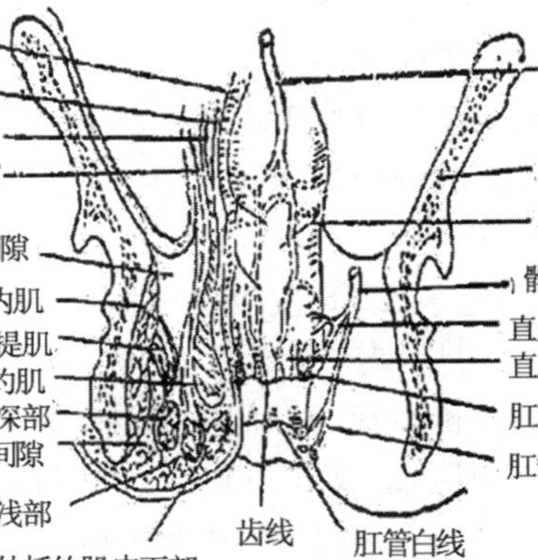

图 1-2　肛管直肠纵切面图

（二）境界

肛管的境界有两种说法：一种指齿状线以下至肛缘的部分，另一种指肛管直肠肌环上缘平面以下至肛缘的部分，即从齿状线向上扩展约 1.5 cm。前者称解剖学肛管，因管腔内覆以移行皮肤，故又称皮肤肛管；后者称外科肛管，因管壁由全部内、外括约肌包绕，故又称括约肌性肛管。外科肛管平均长（4.2±0.04）cm，男性（4.4±0.05）cm 较女性（4.0±0.05）cm 稍长；解剖学肛管平均长（2.1±0.03）cm，男性（2.2±0.5）cm 也较女性（2.0±0.04）cm 为长，但是解剖肛管长度与外科肛管长度并不相关，即长的解剖肛管并不意味着外科肛管将相应地延长，反之亦然。

从上述肛管的分界来看，解剖肛管与外科肛管二者的区别即是否把末端直肠包括在肛管之内，解剖肛管从发生上看，此部是胚胎期的原肛发育而成，来自外胚层，与人体的皮肤为同一来源，它不包括末端直肠。外科肛管是从临床的角度出发而提出来的，其范围较解剖肛管大，包括了末端直肠，理由：①肛管直肠肌环附着线以上肠腔呈壶腹状膨大，而线以下的肠腔（外科肛管）

呈管状狭小，两者的分界线在肛门指诊时易明确辨认，直肠癌的部位（下缘）与肛提肌之间的距离也易于测量；②肛管直肠肌环附着线以下有耻骨直肠肌，肛门内、外括约肌呈圆筒状包绕，故外科肛管的括约肌功能容易理解，便于实施括约肌保存术（图 1-3）。

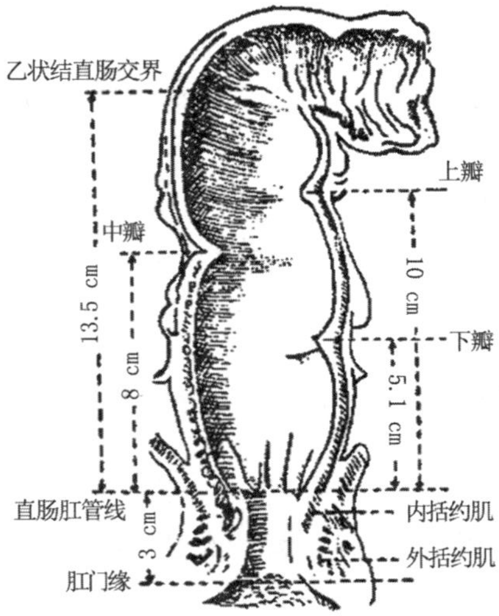

图 1-3　直肠肛管的冠状切面观

（三）齿状线

齿状线又称梳状线或肛皮线，是由肛瓣的游离缘连合而成，齿状线约距肛缘 2 cm，在内括约肌中部或中、下 1/3 交界处的平面上，线以上是直肠，以下是肛管，上方属于内胚层的肠管，下方属外胚层的皮肤。它是皮肤黏膜的分界线，又是原始肛膜的附着线，有 80%左右的肛门直肠疾病起源于此，具有重要的临床意义。齿状线上、下的上皮、神经、血管、淋巴均不相同（图 1-4）。

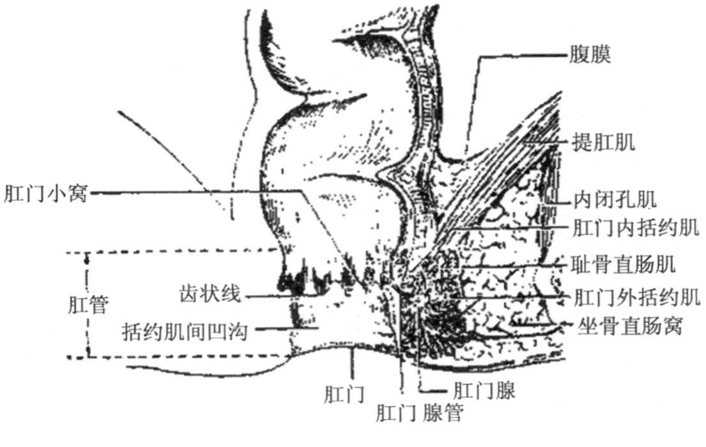

图 1-4　肛管及齿状线

齿状线的临床意义：齿状线是直肠和肛管的分界线，线的上、下表层组织、神经、血管，淋巴液回流等都截然不同，为局部的病理变化、症状、诊断、治疗提供了鉴别和处理的科学依据。①表层不同引起癌变不同，线上为直肠癌，多为腺癌；线下为肛管癌，多为鳞状细胞癌，手术时前者应探查肝有无转移，后者查腹股沟淋巴结是否转移。②齿状线是黏膜与皮肤的分界线，手术时应认真保护这一结构，若手术破坏，交界线下移，黏膜可翻出肛门外，分泌物污染衣裤，给患者造成痛苦。③神经分布不同，对疼痛反应不同，齿状线上内痔冷冻、结扎，注射治疗都不会疼痛；齿状线下肛裂、感染、血栓性外痔等，均可引起剧烈疼痛。④排便中作用，当粪便下行达齿状线时，产生便意感。一旦遭到破坏，将影响排便感，容易使粪便积滞于直肠内。

1.上皮

齿状线以上为消化管黏膜上皮，即单层立方或柱状上皮（黏膜，属内胚层）；齿状线以下为复层扁平上皮（皮肤，属外胚层），即移行扁平上皮。

2.神经

齿状线以上为自主神经支配，痛觉不敏锐。齿状线以下则由脊神经（肛门神经）支配，疼痛反应很敏锐。

3.血管

齿状线以上有直肠上、下动脉分布，其静脉与肠系膜下静脉（属门静脉系）相连。齿状线以下有肛门动脉分布，其静脉属下腔静脉系。

4.淋巴

齿状线以上的淋巴注入髂内淋巴结、肠系膜下淋巴结（内脏淋巴结），齿状线以下的淋巴注入腹股沟淋巴结（躯体淋巴结）。齿状线上、下区的黏膜皮肤面形态如下。

（1）齿状线上区：齿状线上区即肛管黏膜部，是指齿状线与肛直线之间的区域，在齿状线上方宽 0.5～1.5 cm的环形区内，黏膜上皮为立方上皮、移行上皮、扁平上皮或以上 3 种上皮的混合上皮，与直肠黏膜不完全相同。由此区向上才变为单层柱状上皮。齿状线上方约 1 cm 的黏膜为紫红色，近肛直线处则改变为粉红色。

肛直线（Herrmann 线）：距齿状线上方约 1.5 cm，是直肠柱上端的连线。指诊时，手指逐渐向上触及狭小管腔的上缘，即达该线的位置。此线与内括约肌上缘、联合纵肌上端以及肛管直肠肌环上缘的位置基本一致。

直肠柱（morgagni 柱）：或称肛柱，为肠腔内壁垂直的黏膜皱襞，有 6～14 个，长 1～2 cm，宽 0.3～0.6 cm，在儿童比较显著。直肠柱是肛门括约肌收缩的结果，当直肠扩张时此柱可消失。直肠柱上皮对触觉和温觉刺激的感受甚至比齿状线下部肛管更敏锐，各柱的黏膜下均有独立的动脉、静脉和肌肉组织。直肠柱越向下越显著，向上渐趋平坦。

肛瓣：各直肠柱下端之间借半月形的黏膜皱襞相连，这些半月形的黏膜皱襞称肛瓣，有6～12 个，肛瓣是比较厚的角化上皮，它没有“瓣”的功能。当大便干燥时，肛瓣可因硬便损伤而被撕裂。

肛隐窝（Morgagni 隐窝）：或称肛窦，是位于直肠柱之间肛瓣之后的小憩室。它的数目、深度和形状变化较大，一般有 6～8 个，呈漏斗形，上口朝向肠腔的内上方，窝底伸向外下方，深度为 0.3～0.5 cm。在窝底或肛瓣上有肛腺的开口。

肛腺：共有 4～18 个。每一个肛腺开口于一个肛隐窝内；2～4 个肛腺同时开口于一个肛隐窝内者也不少见。肛隐窝并不都与肛腺相连，约有半数以上（60%）的肛隐窝内没有肛腺开口，有少数肛腺可直接开口于肛管和直肠壁。肛腺多集中于肛管后部，两侧较少，前部缺如。腺管长 2～8 mm，由肛隐窝底开口处向下延伸 1～2 mm，即沿各个方向呈葡萄状分支。据统计，肛腺导管与齿状线呈垂直状排列者占 65%；不与齿状线垂直者占 35%；其中导管走向在齿状线下方者占 68%，在齿状线上方者占 28%，部分在齿状线上、部分在齿状线下者占 4%，肛腺和肛隐窝在外科上的重要性在于它们是感染侵入肛周组织的门户，95%的肛瘘均起源于肛腺感染。

(2)齿状线下区：齿状线下区即肛管的皮肤部，是指齿状线以下至肛缘的部分。此区有两种皮肤：白线(括约肌间沟)以上为变异皮肤，覆以移行上皮；白线以下即普通皮肤。两者均为扁平上皮。前者角化少，无毛囊、皮脂腺和汗腺，故不会发生疖肿；后者毛囊、皮脂腺和汗腺较多，细菌易侵入引起感染并化脓，发生皮下脓肿和瘘管。肛管皮肤具有坚固、柔软的特性，在肛门手术中要避免对肛管皮肤造成不必要的损伤，如处理不当将会带来难以治疗的后遗症。

肛乳头：呈三角形小隆起，在直肠柱下端，沿齿状线排列，2～6个，基底部发红，尖端灰白色，高0.1～0.3 cm，肥大时可达1～2 cm。肛乳头由纤维结缔组织组成，含有毛细淋巴管，表面覆以皮肤。肛乳头的出现率为13%～47%，多数人缺如。

括约肌间沟：即肛门白线(Hilton线)距肛缘上方约1 cm。此沟正对内括约肌下缘与外括约肌皮下部的交界处，但实践证明，此线并不存在。Ewing提议在教科书和文献中将其取消，而代之以“括约肌间沟”。括约肌间沟是一个重要临床标志，用手指抵在肛管内壁逐渐向下，可在后外侧摸到此沟，沟的上缘即内括约肌下缘，沟的下缘即外括约肌皮下部的上缘。外括约肌皮下部多呈前后椭圆形，故沟的前后都不易触知，沟的宽度为0.6～1.2 cm。外括约肌皮下部与内括约肌之间的间隙很小，有来自联合纵肌的纤维在此呈放射状附着于肌间沟附近的皮肤，使该处皮肤较固定，有支持肛管防止直肠黏膜脱垂的作用。

栉膜：是指齿状线与括约肌间沟之间的肛管上皮，宽0.5～1.5 cm，是皮肤与黏膜的过渡地区，皮薄而致密，色苍白而光滑。上皮是移行上皮，固有层内没有皮肤的附属结构如毛囊、皮脂腺和汗腺等。

在临床上栉膜的含义不仅包括此区的上皮，还包括上皮下的结缔组织，其中有来自联合纵肌纤维参与组成的黏膜下肌，有肛腺及其导管以及丰富的淋巴管、静脉丛和神经末梢。栉膜区还是肛管的最狭窄地带，先天或后天造成的肛管狭窄症、血管纤维样变、肛门梳硬结和肛裂等均好发于此。因此，栉膜区不论在解剖学上还是临床上都具有重要意义。

三、直肠

直肠位于盆腔内，上端在第三骶椎平面与乙状结肠相接，向下沿骶骨前面下行，穿过盆膈移行于肛管。以盆膈为界，通常将直肠分为两部，即盆膈以上部分称直肠盆部或直肠壶腹；盆膈以下部分称直肠会阴部亦称肛管。此种区分法从个体发生上讲是合理的，因盆部的发生来自后肠，而会阴部是由泄殖腔发生而来。成人平均长12～15 cm，直肠在沿骶骨尾骨下行时与肛管形成一近90°的弧度，称为肛直角。直肠上下端较狭窄，中间膨大，称直肠壶腹，直肠的黏膜较厚，其表面较光滑，它虽不像乙状结肠黏膜具有无数皱襞，但直肠黏膜上有数个半月形的横向皱襞，是由环肌纤维构成，称直肠瓣。它由霍斯顿(Houston)在1830年首先叙述故又称霍斯顿瓣。此瓣的数目及位置变异极大，许多学者观察分析，认为霍氏阐述的直肠内有3个直肠瓣及其分布的位置并非如此。有学者统计75例成人资料发现直肠瓣少至缺如，多至5个，其中有2个瓣的最多，占54.7%，3个瓣的占32%。直肠瓣的功能是支持直肠内粪块，减慢粪块运行到肛门的时间；因直肠壶腹处若存在粪块，就会刺激肠黏膜而启动排便机制，直肠瓣在显微镜检查下，含有黏膜、黏膜下层和一些环形肌，一般无纵形纤维。正常时直肠瓣边缘薄而柔软。若瓣的边缘变厚、水肿，常是炎症的反应；若瓣萎缩，常表示过去有慢性感染历史。因此，从瓣的改变可以初步判断直肠炎症的程度。

直肠上 1/3 前面和两侧有腹膜，中 1/3 的腹膜向前反折成直肠膀胱陷凹或直肠子宫陷凹，腹膜反折距会阴部皮肤 7～8 cm，女性较低。下 1/3 无腹膜，直肠腔上段较窄，下面扩大成直肠壶腹。肌层是不随意肌，内环外纵，环肌层在直肠下段伸延并增厚，成为肛管内括约肌。纵肌层下端与肛提肌和内、外括约肌相连。在参与括约肌和排便活动中起一定作用。黏膜较厚，黏膜下层松弛，易与肌层分离。

（一）直肠形态特征

1.直肠乙状部

乙状结肠下端 2～3 cm 一段的解剖特点与直肠上端类似，两者无明确的分界线，故临床上称此过渡区为直肠乙状部，其位置通常是由骶骨岬至第三骶椎平面，距齿状线上方 13～18 cm，此下常有一明显的弯曲，乙状结肠下端先向后向上，再沿骶弯急转向下，移行于直肠。如因乙状结肠较短，此弯曲就不存在。

直肠乙状部的形态特征如下述。①乙状结肠系膜消失：此部肠管前面及两侧覆有腹膜、后面无腹膜，直接附着于骶骨前面。②无结肠袋、结肠带和肠脂垂：结肠纵肌聚集形成的 3 条结肠带在乙状结肠末端汇合而成两条较宽的肌束下行至此部即均匀分散于肠壁，结肠带消失而代之以直肠纵肌，失去了结肠的特征。③肠腔直径狭小。④血供改变：直肠上动脉在此部发出左右两主支。⑤黏膜皱襞明显地改变为平滑黏膜：直肠乙状部在临床上很重要，是癌肿的好发部位，在此处常可看到溃疡性结肠炎和息肉病的明显改变。患者呈仰卧式手术时，乙状结肠由盆腔上移，直肠乙状结肠曲消失，分不清两者界限，此时要确定肿瘤部位，常以骶岬作标志，将乙状结肠由盆腔牵出，拉紧直肠，如肿瘤在骶岬以下即直肠肿瘤，如在骶岬以上即乙状结肠肿瘤。

2.直肠曲

直肠的行程并非笔直，在矢状面和额状面上都有不同程度的弯曲。在矢状面上，直肠沿骶尾骨的前面下降，形成一个弓向后方的弯曲，称直肠骶曲。直肠进一步绕过尾骨尖，转向后下方，又形成一弓向前的弯曲，称直肠会阴曲，此二曲在乙状结肠镜检时是必须注意的解剖特点。直肠在额状面上还有三个侧曲：上方的侧曲凸向右；中间的凸向左，是三个侧曲中最显著的一个；而最后直肠又超过中线形成一个凸向右的弯曲。因而直肠侧曲呈右-左-右的形式。但直肠的始、末两端则均在正中平面上。

直肠会阴曲又名直肠角或肛直肠角。肛直肠角是由 U 形的耻骨直肠肌悬吊而成。排便时，耻骨直肠肌放松，肛直肠角增大，肛管开放以利粪便排出。耻骨直肠肌收缩时，肛直肠角减小，呈锐角，使局部造成一机械性高压，能有效地阻止粪便下行，起到控制排便的作用。因此，肛直肠角的变化反映了耻骨直肠肌的活动情况。

肛直肠角的维持与直肠尿道肌、直肠尾骨肌和肛尾韧带的联合作用是分不开的。

直肠尿道肌来自肛直肠角处直肠前壁的纵肌层，呈上、下两条肌束。水平向前，附着于尿道膜部、前列腺尖或阴道的后面，其位置恰夹在两个耻骨直肠肌内侧缘之间。经会阴做直肠切除术时，在分离耻骨直肠肌与前列腺之间的平面时，需分离切断此肌。直肠尾骨肌起自肛直肠角处直肠后壁的纵肌层向后连于尾骨前韧带，作用是当排便时使直肠下端固定不动。直肠尿道肌将肛直肠角固定于前方，而直肠尾骨肌和肛尾韧带将肛门拉向后，两者反方向的牵引和固定是肛直肠角维持正常形态的基础。

（二）毗邻

直肠的前面与全部盆腔脏器相邻，这些脏器大部包有腹膜。在男性，腹膜反折线以下的直肠前面相邻的器官，由下向上是前列腺、精囊腺、输精管壶腹、输尿管和膀胱壁。所以外科常通过指肛检查，隔着直肠前壁，触摸上述器官以诊断疾病。腹膜反折线以上的直肠前面，隔着直肠膀胱陷凹与膀胱底的上部及精囊腺相邻，有时回肠袢和乙状结肠沿着直肠壁伸入直肠膀胱陷凹内。在女性，腹膜反折线以下，直肠直接位于阴道后壁的后方；腹膜反折线以上，直肠隔着直肠子宫陷凹与阴道后穹隆及子宫颈相邻，陷凹内还有回肠袢和乙状结肠伸入。

直肠的后面借疏松结缔组织与下3个骶椎、尾骨、肛提肌和肛尾韧带等相连。在疏松结缔组织内有骶丛、交感干、骶中血管、直肠上血管和骶淋巴结等。直肠后壁与骶骨间的距离，X线测量，正常为0.2～1.6 cm。多数在1.0 cm以下，平均为0.7 cm。

直肠两侧的上部为腹膜形成的直肠旁窝，窝内常有回肠袢或子宫附件伸入，左侧更容易有乙状结肠。直肠两侧的下部即直肠旁窝的下方，与交感神经丛、直肠主动脉的分支、直肠侧韧带、尾骨肌及肛提肌接触。

直肠的支持组织：固定直肠的组织有腹膜遮盖、肛提肌、肛门外括约肌、肛尾韧带、会阴体和直肠侧韧带。当这些支持组织松弛时即有发生直肠脱垂的倾向。

（苗 贺）

第二节 肛门直肠肌肉

肛管处有两种肌肉包绕，一为随意肌，在肛管外侧，即肛门外括约肌与肛提肌；一为不随意肌，在肛管内侧即肛门内括约肌，中间为联合纵肌，既有随意肌，又有不随意肌，但以后者居多，该区有肛门外括约肌、肛门内括约肌、肛提肌和纵肌。肛门外括约肌是随意肌，有括约功能，它由三部分组成，即皮下部、浅部和深部。皮下部系狭小环形肌束，在肛周皮下，手术切断不会引起大便失禁；浅部在皮下部和深部之间，是椭圆形肌束，起自尾骨，向前围绕肛管两侧而止于会阴体；深部在浅部之上外侧，是环状肌束，围绕在内括约肌的周围。肛门内括约肌是不随意肌，长约3 cm，围绕肛管的上2/3，系直肠环肌肥大增厚部分，有帮助排便，但无括约功能。肛提肌是随意肌，在直肠周围形成盆底的一层宽薄的肌肉，由耻骨直肠肌、耻骨尾骨肌和髂骨尾骨肌三部分组成。耻骨直肠肌部分与肛门外括约肌后部合并，共同起肛管括约功能。直肠纵肌向下围绕肛管上部，组成肛管直肠环。有感染时，可沿间隔蔓延，发生脓肿或瘘管。肛门括约肌，见图1-5；肛管直肠肌，见图1-6。

一、肛门内括约肌

（一）内括约肌的形态

肛门内括约肌是直肠环肌层的延续，珠白色。上界平肛管直肠肌环平面，下达括约肌间沟。肌束为椭圆形，连续重叠呈覆瓦状排列。上部纤维斜向内下，中部逐渐呈水平，下部有些纤维斜向上，下端最肥厚，形成一条清楚的环状游离缘，居齿状线以下1.0～1.5 cm处。内括约肌的高度为0.32～0.65 cm，其厚度全周并不一致，一般为0.38～0.54 cm。指诊括约肌间沟可触及此线。内括约肌的作用主要是参与排便反射。当直肠内粪便达到一定量时，通过直肠内的压力感受器和齿状线区的排便感受器，可反射性引起内括约肌舒张，排出粪便。排便中止时，内括约肌收缩，可使肛管排空。排便结束后，内括约肌可长时间维持收缩状态而不疲劳，并保持一定张力、蓄存粪便。由于内括约肌是消化道环肌层，属不随意肌，保持平滑肌特性，所以在受到有害刺激时容易痉挛。肛裂、肛门狭窄等可致内括约肌持续痉挛，产生排便困难和剧痛，此时切断部分内括约肌可解除痉挛，内括约肌切断后不会引起排便失禁。

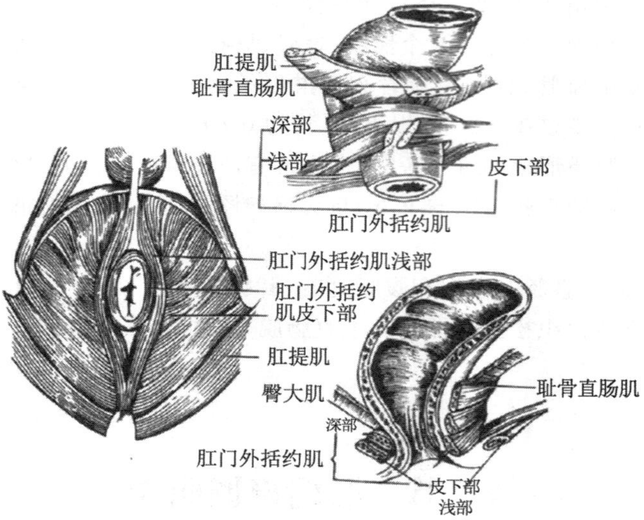

图 1-5　肛门括约肌

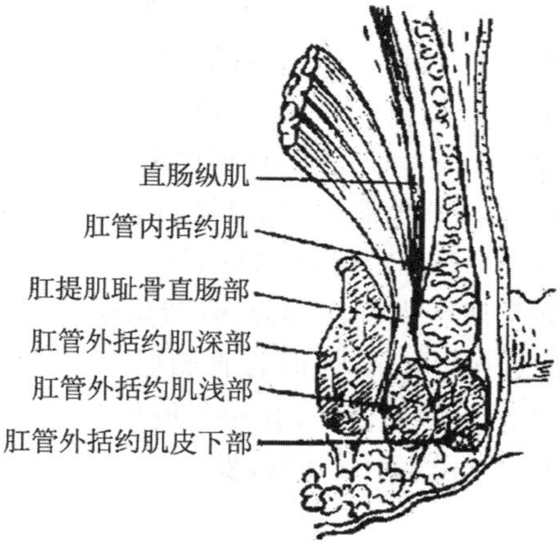

图 1-6　肛管直肠肌

(二)内括约肌的特性

(1)内括约肌是不随意肌，没有肌内神经节，只需以极少的能量消耗，即能维持长时间的收缩状态而不疲劳，即使部分切断也不影响它的肛门自制功能。

(2)直肠充胀时可迅速引起反射性松弛，此即直肠-内括约肌松弛反射。此反射是正常排便反射的重要组成部分，也是反映内括约肌功能的重要指标。

(3)在外来刺激的作用下(如胃肠胀气或稀便刺激直肠壶腹)或附近随意肌(外括约肌、耻骨直肠肌)的收缩，均能反射性地引起内括约肌的肌张力增强。

(4)扩肛作用:内括约肌借其平滑肌特有的延展性,充分松弛时能保证肛管有足够程度的扩张为排便做准备。中止排便时,内括约肌收缩使肛管排空。其强有力的游离下缘可产生逆蠕动波,将残留粪便向上推入直肠。肛管松弛时最大的扩张度可达直径3.8 cm。

(5)内括约肌具有消化道环肌层的固有特性,即易痉挛。特别是肛管正处于消化道出口处,一般有害刺激,如药物灌肠、肛隐窝炎、痔核以及直肠炎等,易影响此暴露部分,引起内括约肌痉挛。如果持续性痉挛,将使肌肉组织的结构改变而导致永久性痉挛及肛裂、肛门狭窄等病理变化。

(6)内括约肌除有机械性关闭肛门的作用外,尚参与随意性抑制作用。排便时,外括约肌随意性收缩,阻止内括约肌放松,后者通过神经反射抑制胃肠收缩,使粪便潴留在直肠内,从而达到肛门自制的目的,此种过程称随意性抑制作用。如果破坏了内括约肌,则外括约肌收缩时就不能引起上述的反射活动,直肠就会持续收缩,而外括约肌将因不能持久收缩(因是横纹肌)而疲劳,导致肛门失禁。因此,内括约肌不仅有非随意性自制作用,而且在随意性自制作用中扮演不可忽视的重要角色。

二、肛门外括约肌

肛门外括约肌为环绕肛门内括约肌周围的横纹肌,按其纤维所在位置,又可分为皮下部、浅部及深部。在解剖上和临床上,三者都不易截然分开,而且此肌在肛门后正中形成三角形缺陷。外括约肌位于内括约肌的下外方,在肛管闭合时,内括约肌的下部被括约肌围绕,而麻醉时,外括约肌向外移位,而内括约肌则向下移位,使肛管变短,肛门外括约肌受体神经支配,有收缩肛门的作用。

(一)皮下部

皮下部位于肛管下端皮下,肌束呈环形,前方附着于会阴中心腱,后方附着于肛门下端皮下肛尾韧带。手术损伤或需要切断此部时,不致引起大便失禁。

(二)浅部

浅部位于皮下部深面,肌束围成椭圆形,后方附着于尾骨下部及肛尾韧带,向前向下至肛门后正中分为左右二股,围绕肛管两侧至前方合而为一,再与皮下层汇合向前止于会阴浅横肌、球海绵体或阴道括约肌、会阴体。

(三)深部

深部位于浅部上方,为环形肌束,环绕肛门内括约肌与直肠壁纵行肌层的外面。其深部的肌纤维与耻骨直肠肌相融合,形成较厚的环行肌束,前方有许多肌纤维互相交织,并与会阴浅横肌相接,在女性更为显著。后方的肌纤维多附着于肛尾韧带。

三、肛提肌

左右各一,联合做成盆膈。肛提肌是随意肌,上面盖以盆膈筋膜,使之与膀胱、直肠或子宫隔离;下面覆以肛门筋膜,并成为坐骨直肠窝的内侧壁。肛提肌分三部:耻骨直肠肌、耻骨尾骨肌、髂骨尾骨肌。耻骨直肠肌位于其他两部深处,起于耻骨和闭孔筋膜,向下向后,绕过阴道或前列腺,附着于直肠下部的两侧,在直肠后方与对侧合二为一,向后止于骶骨。有一部分纤维与外括约肌深部连合。耻骨直肠肌只围绕肛管直肠连接处的后方及两侧,其他两肌在深处形成一坚强悬带,对肛门括约肌有重要作用。耻骨尾骨肌起于耻骨支后面,向上向内向后围绕尿道及前列腺或阴道。有的纤维在内外括约肌之间交叉止于会阴。但大部纤维在内外括约肌之间止于肛管两侧。向后与对侧结合，最后止于骶骨下部和尾骨。髂骨尾骨肌起于坐骨棘内面和白线的后部，向下向后与对侧结合，止于尾骨（图 1-7）。

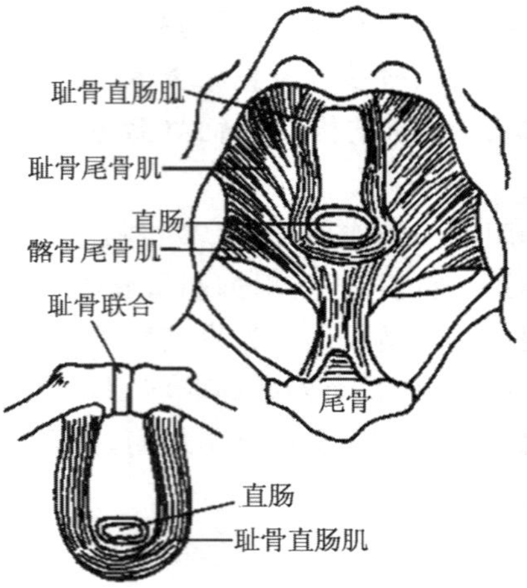

图 1-7　肛提肌

肛提肌由第 2、3、4 骶神经及肛门神经或会阴神经的一支支配，其作用复杂，两侧肛提肌形成盆膈，载托盆内脏器。两侧同时收缩可提高盆底，并能保持肛管直肠角度，使直肠下端及肛管上端提高，随意闭合肛门。围绕直肠的肌纤维可压迫直肠，帮助排便。通过括约肌之间的肌纤维，可使肛门松弛，开始排便；排便时肛提肌收缩，压迫膀胱颈，闭合尿道，令粪便排出。同时肛提肌与直肠纵肌纤维联合，可使直肠固定，防止脱垂。

四、联合纵肌

直肠纵肌与肛提肌在肛管上端平面汇合时，肌束混合在一起，形成了集平滑肌纤维、少量横纹肌纤维、大量弹力纤维的肌束，被称为联合纵肌。联合纵肌的肌束下降后分为三束：一束向外，行于外括约肌皮下部与浅部之间，形成间隔将坐骨直肠窝分成了深浅两部；一束向内，行于外括约肌皮下部与内括约肌下缘之间，形成肛门肌间隔，止于括约肌间沟处的皮肤，在内括约肌的内侧皮下形成了肛门黏膜下肌；再一束向下，穿外括约肌皮下部，止于肛周皮肤，形成了肛门皱皮肌。

联合纵肌在临床上有重要意义。

（一）固定肛管

联合纵肌分布在内、外括约肌之间，把内、外括约肌、耻骨直肠肌和肛提肌联合箍紧在一起，并将其向上外方牵拉，所以就成了肛管固定的重要肌束，如联合纵肌松弛或断裂，就会引起肛管外翻和黏膜脱垂。所以有人将联合纵肌称为肛管的“骨架”。

（二）协调排便

联合纵肌把内、外括约肌和肛提肌联结在一起，形成排便的控制肌群。这里联合纵肌有着协调排便的重要作用。虽然它本身对排便自控作用较小，但内、外括约肌的排便反射动作都是依赖联合纵肌完成的。所以联合纵肌在排便过程中起着统一动作、协调各部的作用。可以说是肛门肌群的枢纽。

（三）疏导作用

联合纵肌分隔各肌间后，在肌间形成间隙和隔膜，这就有利于肌群的收缩和舒张运动，但也给肛周感染提供了蔓延的途径。联合纵肌之间共有四个括约肌间间隙，最内侧间隙借穿内括约肌的肌纤维与黏膜下间隙交通，最外侧间隙借外括约肌中间袢内经过的纤维与坐骨直肠间隙交通。内层与中间层之间的间隙向上与骨盆直肠间隙直接交通，外层与中间层之间的间隙向外上方与坐骨直肠间隙的上部交通。所有括约肌间间隙向下均汇总于中央间隙。括约肌间间隙是感染沿直肠和固有肛管蔓延的主要途径。

联合纵肌下端与外括约肌基底袢之间为中央间隙，内含中央腱。由此间隙向外通坐骨直肠间隙，向内通黏膜下间隙，向下通皮下间隙，向上通括约肌间间隙，由此进入可达骨盆直肠间隙。中央间隙与肛周感染关系极为密切。所有肛周脓肿和肛瘘，最初均起源于中央间隙的感染：先在间隙内形成中央脓肿，脓液沿中央腱各纤维隔蔓延各处，形成不同部位的脓肿和肛瘘。中央间隙感染多数是由硬便擦伤肛管黏膜所致。因此处黏膜与中央腱相连，较坚硬缺乏弹性，黏膜深面是内括约肌下缘与外括约肌基底袢之间的间隙，缺乏肌肉支持，故最易致外伤感染而累及中央间隙，感染可短期局限于该间隙内，如不及时处理，即会向四周扩散。

由肛门外括约肌的浅、深部，耻骨直肠肌，肛门内括约肌以及直肠壁纵行肌层的下部等，在肛管与直肠移行处的外围，共同构成的强大肌环，称肛直肠环。此环对括约肛门有重要作用，手术时若不慎被切断，可引起大便失禁。

五、肛管直肠环

在肛管与直肠连接处，由外括约肌浅层、深层，部分内括约肌，耻骨直肠肌和一部分直肠纵肌组成的“U”形环，此环在后方尤为明显，两侧稍差，前方不易摸清，手术时切断此环，可引起肛门失禁（图 1-8）。

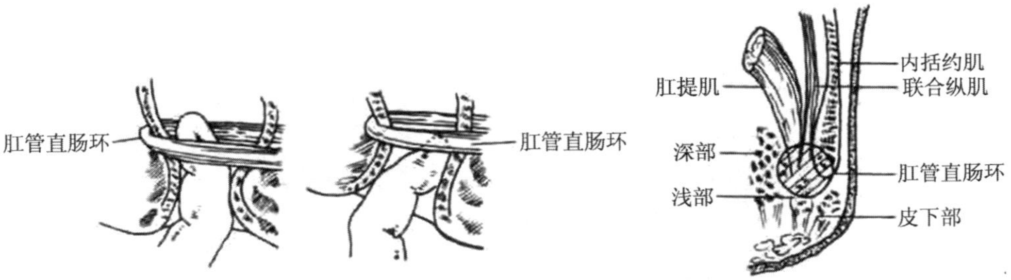

图 1-8 肛管直肠环

近年来，Shafik（1975 年）对肛管括约肌进行了认真研究，而且许多学者都支持他的理论。他认为，肛管括约肌像 3 个“U”形环，其顶环为耻骨直肠肌及外括约肌深部，两者联合在一起不易分开，此环与耻骨联合下缘相连包绕肛管上端，稍向下倾斜。中间环是外括约肌浅部，后部与尾骨末端相连，如同肌腱样呈一较强的肌束，在顶环之下，向前环绕。其底环是外括约肌皮下部，与前面正中的肛周皮肤附着，向后包绕肛管下端，并稍向上倾斜。在随意收缩肛门括约肌时，三环各按自己的方向收缩，顶环及底环是由阴部神经的痔下神经支配，将肛管拉向前方，而中间环是由第 4 骶神经支配，将肛管拉向后方，因此，各个环的作用既是相互独立，又是互相代偿，从而维持着大便的自制。

（罗　鹏）

第三节　肛门直肠周围间隙

在肛管直肠周围，存在着外科解剖间隙。在这些间隙中，不仅充满着脂肪组织和结缔组织，还有血管、淋巴和神经以及肛腺管的分支，是脓肿的好发部位。它们不仅是肛门直肠周围先天不足的地方，而且是大部分肛肠疾病的发源地，因此，在临床上有着重要的意义。这些间隙可分为两大类，即肛提肌下间隙和肛提肌上间隙。肛提肌上有骨盆直肠间隙，在腹膜反折以下，直肠两侧，左右各1个；直肠后间隙，在直肠和骶骨之间，也在肛提肌上方，可与两侧骨盆直肠间隙相通；肛提肌下为坐骨直肠间隙，在肛管两侧，左右各一个（图 1-9，图 1-10）。

一、肛提肌下间隙

（一）肛管周围皮下间隙

该间隙位于肛管下段周围，其上为直肠纵肌向外延伸部分，下为皮肤，内为外括约肌皮下部。

（二）坐骨直肠间隙

在坐骨结节和肛管之间呈椎体形，左右各一，下为皮肤，上为肛提肌，内为耻骨直肠肌及外括约肌深、浅部，外为坐骨结节及闭孔内肌，后为骶结节韧带及臀大肌下缘，前为会阴筋膜及会阴浅横肌。联合纵肌将坐骨直肠间隙与肛管周围皮下间隙分开，一般肛周皮下间隙感染不易穿入上层，但在坐骨直肠间隙化脓时，感染可向下延及肛管周围皮下间隙，两侧坐骨直肠间隙可以经过肛门后深间隙而相通。

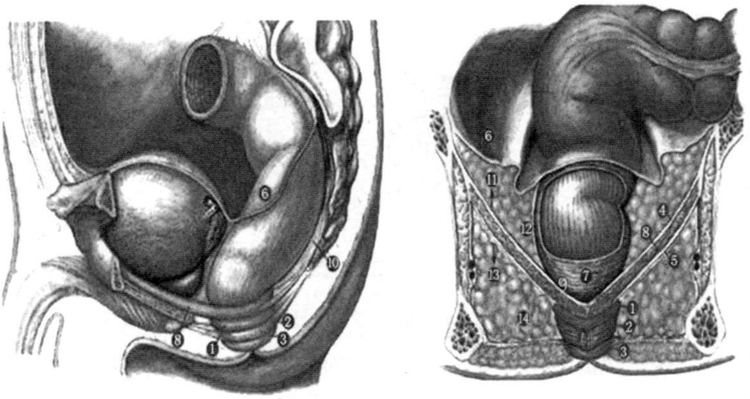

❶ 肛门外括约肌深部
❷ 肛门外括约肌浅部
❸ 肛门外括约肌皮下部
❹ 肛提肌上筋膜
❺ 肛提肌下筋膜
❻ 腹膜
❼ 直肠筋膜
❽ 肛提肌
❾ 耻骨直肠肌
❿ 直肠后间隙
⓫ 肛提肌上间隙
⓬ 直肠旁间隙
⓭ 肛提肌下间隙
⓮ 坐骨肛管窝

图 1-9　直肠肛管周围间隙

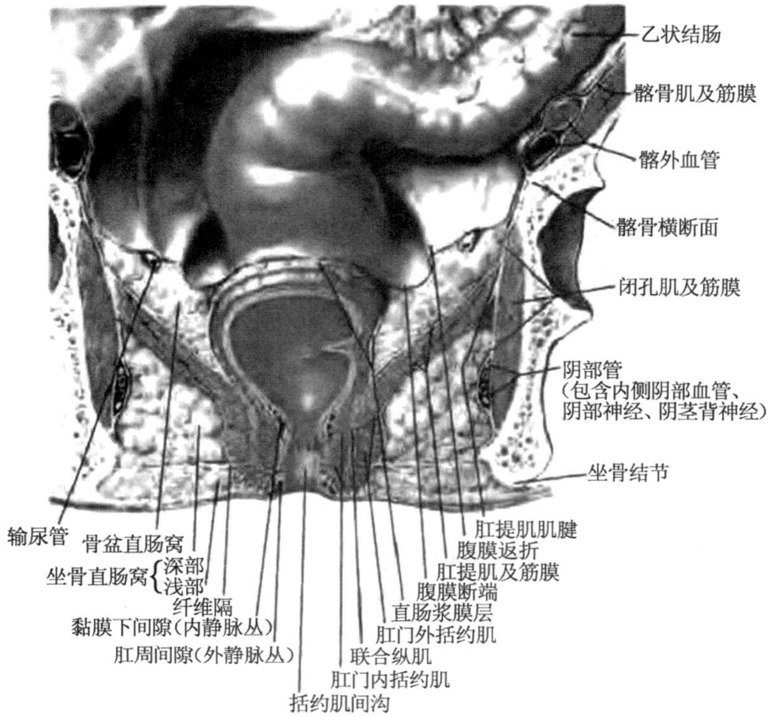

图 1-10 肛门直肠周围间隙

(三)肛管后深间隙(Courtney 间隙)

在外括约肌深部之后,顶部为耻骨直肠肌及肛提肌,下为外括约肌浅部,后为尾骨,内充有脂肪组织。肛管后深间隙与两侧坐骨直肠间隙相交通,脓液可以从一侧的坐骨直肠间隙经过此交通道而侵入对侧,形成严重的后马蹄形瘘管。

(四)肛管后浅间隙

上为外括约肌浅部,前为外括约肌皮下部,下为皮肤,此间隙感染只限于皮下组织,不会影响到肛管,坐骨直肠间隙后深间隙,此间隙常是肛裂引起的皮下脓肿所在位置。

(五)肛管前深间隙

下为外括约肌浅部,附着在会阴体中央腱处,上界可伸展到直肠阴道隔,后为外括约肌深部,前为尿生殖膈。此间隙后侧与坐骨直肠间隙相连。前侧可向 Colles 筋膜即会阴浅筋膜深层延伸。

(六)肛管前浅间隙

与肛门后浅间隙相同,感染只限于邻近的皮下组织。

(七)括约肌间间隙

在内外括约肌之间联合纵肌层处,感染常来自肛腺,常向外、上、下方扩散形成各种不同的肛周脓肿及肛瘘。

二、肛提肌上间隙

(一)骨盆直肠间隙

在直肠两侧,下为肛提肌,前方为前列腺、膀胱和阴道,后为直肠与侧韧带。该间隙位置深,且间隙的顶部及两侧为软组织，故一旦积脓，即使较多，也常不易发现。

（二）直肠后间隙

直肠后间隙又称骶前间隙，下为肛提肌，后为骶骨及骶前筋膜，前为直肠，上为反折的腹膜。

（三）直肠膀胱间隙

在男性是在前列腺、膀胱与直肠之间，上界为腹膜。女性则有子宫相隔。

（四）黏膜下间隙

在直肠黏膜和内括约肌之间，即黏膜下层，内有痔内静脉丛和淋巴管，与内痔的发生有关。直肠周围间隙中富有脂肪组织，并由很多纤维肌肉隔将其分成许多小房，当发生化脓性坏死时，脂肪很快坏死，且再生作用较弱，因而影响组织的愈合。在间隙中神经分布很少，感觉迟钝，故发生感染时，患者一般无剧烈疼痛，因此就医较晚，而且由于解剖上的位置与结构的关系，容易发生肛周脓肿和肛门直肠瘘。

（罗　鹏）

第四节　肛管直肠的血管、淋巴与神经

一、肛管直肠血管

该区动脉有四支（图 1-11），即直肠上动脉、直肠下动脉、肛动脉和骶正中动脉。直肠上动脉是直肠供血中最主要的一支，来自肠系膜下动脉，在直肠上端背面分为左右两支，沿直肠两侧下行，穿过肌层达黏膜下层，与另二支动脉相吻合，在齿状线上黏膜下层的主要分支是内痔的供应血管，位于左侧、右前和各后，构成痔的好发部位；直肠下动脉来自两侧髂内动脉，沿直肠侧韧带，向内向前至直肠下端，并与直肠上动脉在齿状线相吻合；肛动脉来自阴部内动脉，供应肛管和括约肌，并与直肠上、下动脉相吻合；骶正中动脉是左、右髂总动脉分叉处下方发出的细小动脉，沿骶骨而下，供应直肠下端的后壁。该区有两个静脉丛：①直肠上静脉丛位于齿状线以上的直肠黏膜下层内，扩张形成内痔。该静脉丛汇成分支后穿过直肠壁，集成直肠上静脉，经肠系膜下静脉注入门静脉。②直肠下静脉丛位于齿状线以下的肛管皮肤下层，是外痔的发生部位，直接或经阴部内静脉流入髂内静脉。以上两静脉丛之间有丰富的吻合支成为门静脉系统和体静脉系统的一个重要侧支循环道路。

二、肛管直肠淋巴

肛门、直肠淋巴组织，以齿状线为界分为上、下两组，并通过吻合支紧密连接。

（一）上组

在齿状线以上，汇集直肠黏膜层、黏膜下层，肌层和肠壁外淋巴网，形成淋巴丛，其流向有三个方面。

（1）向上至直肠后部与乙状结肠系膜根部淋巴结。由此向上沿肠系膜下动脉，至左髂总动脉分叉处，入结肠系膜上部淋巴结，最后入腰淋巴结。

（2）向两侧在侧韧带内与直肠下血管伴行，入髂内淋巴结到腰淋巴结。

（3）向下经坐骨直肠窝，穿过肛提肌至髂内淋巴结。

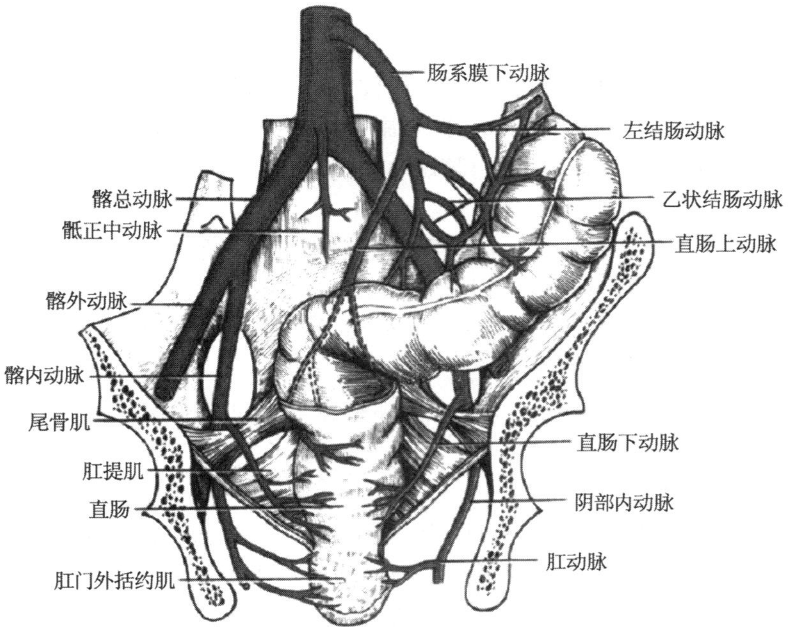

图 1-11　**直肠和肛管的动脉**

(二)下组

在齿状线以下，汇集肛管下部、肛门及外括约肌淋巴结。起自皮下淋巴丛，互相交通，向上经齿状线与上组吻合，向前经会阴部流至腹股沟淋巴结，最后入髂外或髂总淋巴结。

淋巴回流是炎症蔓延、肿瘤转移的主要途径。直肠炎症和肿瘤多向髂内淋巴结蔓延和转移。肛门炎症和肿瘤多向腹股沟淋巴结蔓延和转移。因此，直肠癌手术不能忽视转移至腹股沟淋巴结的可能，肛管癌手术也要注意肠系膜上淋巴结的转移(图 1-12)。

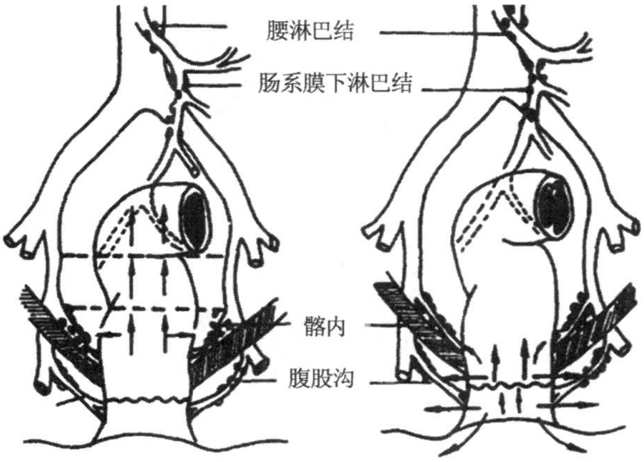

图 1-12　**肛管、直肠淋巴回流**

三、肛管直肠神经

(一)直肠神经

直肠神经为自主神经，由交感神经与副交感神经支配，位于齿状线上方，称无痛区。

1.交感神经

交感神经来自上腹下丛(骶前神经)和下腹下丛(盆丛)。随着直肠上动脉和直肠下动脉分布到直肠肌层和黏膜层。上腹下丛在腹膜后第 4 腰椎至第 1 骶椎前面分出一对腹下神经,在直肠两侧,向下、向外至膀胱底后方的下腹下丛,并与副交感神经相连。由此发出的神经纤维分布到直肠、肛门括约肌、膀胱、外生殖器,有抑制肠蠕动,并使内括约肌收缩的作用。

2.副交感神经

副交感神经来自第 2、3、4 骶神经。随着骶神经前根,穿出骶前孔,组成盆神经,直接入腹下丛与交感神经相连。这些神经纤维在前列腺、膀胱底和直肠之间构成盆丛,随着直肠下动脉分布到直肠、膀胱和肛门括约肌,有增加肠蠕动,促进分泌,使内括约肌松弛的作用。

(二)肛门神经

肛门部位分布自主神经和脊神经,主要由阴部神经与肛门神经支配,位于齿状线以下,称有痛区。

1.自主神经(内脏神经)

肛管和肛门周围的交感神经,主要来自骶、尾神经节,分布在肛门周围皮肤内腺体和血管。支配肛管的副交感神经,由上方直肠壁内肠肌丛连续而来,形成联合丛肌神经丛,分布到肛门周围皮肤。黏膜下丛与肛门周围皮肤的神经丛相连,分布于皮内汗腺、皮脂腺和顶泌汗腺。

2.脊神经(躯体神经)

主要有第 3、4、5 骶神经和尾神经的一小支,肛管和肛门周围皮肤由肛门神经支配,肛门神经是阴部内神经的一支,与肛门血管并行,通过坐骨直肠窝,分布于外括约肌。再由内、外括约肌之间进入肛管,在黏膜下层内分成上、下两支,上支分布于齿状线下方肛管,下支分布于肛门皮肤、会阴、阴囊。躯体神经和自主神经之间存在着内在的联系,直肠、肛管的生理反射需要两种神经的协同作用完成,任何一种神经遭到破坏均可引起肛门、直肠的功能紊乱(图 1-13)。

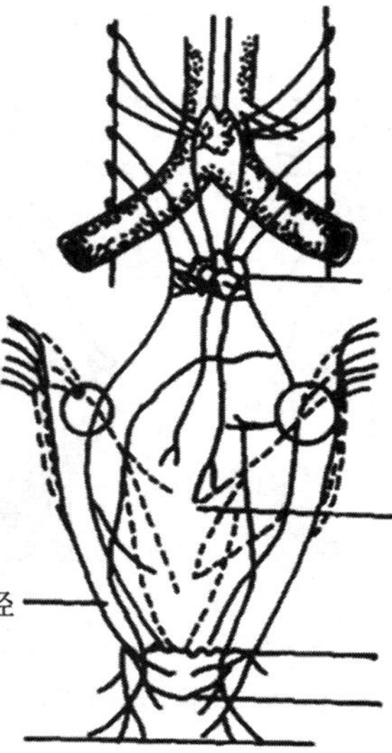

图 1-13 肛门、直肠的神经分布

(杨雅丽)

第五节　结肠与结肠周围的血管

结肠由盲肠瓣起、止于直肠，共分盲肠、升结肠、结肠肝曲、横结肠、结肠脾曲、降结肠及乙状结肠，长 130～150 cm。横结肠及乙状结肠有肠系膜，活动范围较大，其他部分比较固定。结肠比小肠直径粗，其长度不超过小肠的 1/3，结肠在排空后收缩时，其直径只能通过拇指，如发生梗阻，可极度扩张。结肠由三条纵肌形成的结肠带，在结肠表面，距离相等，宽 6 cm。结肠带比结肠短，因此使结肠形成一列袋状突起，叫作结肠袋。并由三条结肠带将结肠分成三行，在结肠外面结肠带的两侧有脂肪垂，在乙状结肠较多并有蒂。

一、盲肠

位于右髂窝，腹股沟韧带外侧半的上方，长约 6 cm，宽 7 cm，是结肠壁最薄、位置最表浅的部分。在盲肠与升结肠连接处有回盲瓣，其顶端内侧有阑尾，有腹膜包绕，约 5%其后方无腹膜，系膜短小，活动受限，有的系膜较长，活动度强。后方有髂肌、腰肌、股神经及髂外血管。有时因发育不全，盲肠在肝下右肾前方，也有可能向下到盆腔。

二、升结肠

在盲肠与肝曲之间，由盲肠向上到肝右叶下面，下端与髂嵴相平，上端在右第 10 肋横过腋中线止。长 12.5～20.0 cm。前面及两侧有腹膜遮盖，使升结肠固定于腹后壁与腹侧壁，约 1/4 的人有升结肠系膜，成为活动的升结肠，可引起盲肠停滞。有的因向下牵引肠系膜上血管蒂可将十二指肠压迫在腰椎体上，造成十二指肠根部梗阻。前方有小肠及大网膜和腹前壁；后方由上向下有右肾、腰背筋膜；内侧有十二指肠降部、输尿管、精索或卵巢血管。

三、结肠肝曲

在右侧第 9 肋和第 10 肋软骨下面，起于升结肠，在肝右叶下面与右肾下极前面之间向下向前，然后向左与横结肠连接，有腹膜遮盖，内侧前方有胆囊底，内侧后方有十二指肠降部及右肾，内侧紧靠胆囊，胆石可穿破胆囊到结肠内。肝曲比脾曲位置低且浅，也不如脾曲固定。

四、横结肠

由肝曲开始，在胃大弯下方，横过腹腔与脾曲相连。长 40～50 cm，两端固定，中间凸向下前，有腹膜完全包绕，并有较长的横结肠系膜。平卧时横结肠在脐上方，站立时其最低部可达脐下，有的可下降到盆腔。女性横结肠位置较低，容易受盆腔内炎症侵犯，与盆腔器官粘连。横结肠系膜由肝曲横过十二指肠降部前面，胰腺前面到脾曲附着于腹后壁。右半结肠切除时，横结肠右端粘连，分离时可能损伤十二指肠。

大网膜发生时起于胃大弯，在横结肠前方下降到腹腔，然后又向上反折，越过横结肠与膈下腹膜融合。在胚胎中期大网膜后层与横结肠浆膜及其系膜融合。连接胃大弯与横结肠的大网膜叫胃结肠韧带。胃切除时必须防止结扎横结肠系膜内的结肠中动脉，分离横结肠右半时应防止损伤十二指肠及胰腺。

五、结肠脾曲

横结肠末端向上、向后、向左、在脾下方又弯向下，与降结肠连接成为脾曲。脾曲位置高而深，是结肠最固定的部分，手术分离困难。除其后面与胰腺尾连接处以外，都有腹膜遮盖。前方有胃体及肝左叶的一部分，后与左肾及胰腺尾相连。脾结肠韧带为三角形，在脾曲外侧，向上向内与膈肌相连。韧带内有少数血管，如横结肠远段和降结肠近段有病变时，韧带内血管常增多。游离脾曲时，应先结扎切断胃结肠韧带，再分离降结肠；将左半横结肠牵紧，即可看清脾结肠韧带，结扎切断，以免损伤脾脏。

六、降结肠

降结肠是由脾曲到髂嵴的一段结肠，长 8～12 cm，由起点向下向内，横过左肾下极，然后垂直向下到髂嵴。前面及两侧有腹膜遮盖，有的有降结肠系膜。后方有股神经，精索或卵巢血管，腰方肌及髂外血管，内侧有左输尿管，前方有小肠。

七、乙状结肠

乙状结肠位于盆腔内，起于降结肠下端，向下在第 3 骶椎前方，正中线左侧，止于直肠上端。其上端叫髂结肠，在左髂窝内，常无系膜，比较固定，在髂肌前面向下，平髂前上棘转向内，与腹股沟韧带平行，到盆缘与下段盆结肠相连。盆结肠即乙状结肠的下段，在髂结肠与直肠之间。乙状结肠肠曲弯曲，长短和部位不同，短者 10 cm，长者 90 cm。一般 25～40 cm。平常在盆腔左半，如长而活动的可到右髂部。因长而活动容易外置，也容易扭转。肠脂肪垂多而明显。腹膜包绕全部乙状结肠，并形成乙状结肠系膜。系膜在肠中部较长，向两端逐渐变短并在两端消失，因此，乙状结肠两端在降结肠与直肠连接处固定，中部活动范围较大。乙状结肠系膜呈扇形，根部斜行附着于盆腔，有升降两部。升部由左腰大肌内缘横过左侧输尿管及左髂外动脉，向上向内至正中线，然后在骶骨前方垂直向下，成为降部，止于骶椎前面。乙状结肠前方与膀胱或子宫之间有小肠，后有骶骨，左侧输尿管由其后方经过，手术时应避免损伤。

八、直肠乙状结肠连接处

乙状结肠纵肌成三条肌带，直肠纵肌则均匀分布于肠壁。而由三条肌带变成平均分布，是经过一段肠曲逐渐改变的，无确切分界线。因乙状结肠远端 2～3 cm，从解剖学看与直肠有密切关系，临床上叫作直肠乙状结肠连接处。此处有六种解剖学特点：①肠腔直径变小；②连接处下方的肠曲不完全有腹膜包绕；③肠系膜消失；④纵肌带成为连续的肌层；⑤无肠脂肪垂；⑥明显黏膜皱襞变成平滑黏膜。

此处在临床上很重要，容易生癌，在此处常可见到溃疡性结肠炎和息肉病的明显改变。患者仰卧手术时，乙状结肠由骨盆移向上方，不能分清直肠与乙状结肠的界线。确定肿瘤部位常以骶骨岬作为标志，即将乙状结肠由盆腔牵出，牵紧直肠；如肿瘤在骶骨岬下方，即是直肠肿瘤；如在骶骨岬之上即是乙状结肠肿瘤。

九、结肠血管神经

（一）动脉

右半结肠的动脉由肠系膜上动脉而来，有结肠中动脉、结肠右动脉和回结肠动脉。左半结肠的动脉由肠系膜下动脉而来，有结肠左动脉和乙状结肠动脉。另外，有边缘动脉和终末动脉。

1.结肠中动脉

在胰腺下缘起于肠系膜上动脉，在胃后进入横结肠系膜，向下向前向右，分成左右两支。右支在肝曲附近多与结肠右动脉的升支吻合，供给横结肠右 1/3。左支多与结肠左动脉升支吻合，供给横结肠 2/3。因其主干在中线右侧，其左侧横结肠系膜有一无血管区，因此常可在此区穿过横结肠系膜进行手术。有 25%的人无结肠中动脉，由结肠右动脉的一支代替，也可能有两条结肠中动脉。

2.结肠右动脉

在结肠中动脉起点下方 1～3 cm 处，起于肠系膜上动脉，在腹膜后、右肾下方，向右行，横过下腔静脉、右精索或卵巢血管及右输尿管，分成升降两支。升支多与结肠中动脉的右支吻合，降支与回结肠动脉升支吻合。整个右动脉供给升结肠和脾曲。

3.回结肠动脉

在结肠右动脉起点下方，起于肠系膜上动脉，有时与结肠右动脉合成一条主干。在十二指肠横部下方腹膜后，向下向右，分成升降两支。升支与结肠右动脉降支吻合，降支到回盲部分成前后两支，与肠系膜上动脉的回肠支吻合。这一动脉供给回肠末段、回盲部和升结肠下段。

4.结肠左动脉

在十二指肠下方起于肠系膜下动脉的左侧，在腹膜后向上向外，横过精索或卵巢血管、左输尿管及肠系膜下静脉，走向脾曲。分成升降两支，升支向上横过左肾下极，多与结肠中动脉左支吻合，供给降结肠下段。

5.乙状结肠动脉

数目不同，2～6 条，一般分第 1、2、3 乙状结肠动脉，其起点也不一致。有的是单一的动脉，起于肠系膜下动脉，分成数支；有的每支分别起于肠系膜下动脉；有的第一乙状结肠动脉起于结肠左动脉，在乙状结肠系膜内向下向左，互相吻合，形成动脉弓和边缘动脉。在上部与结肠左动脉降支吻合，在最下部与直肠上动脉之间无边缘动脉连接，但在此区内动脉吻合丰富。乙状结肠动脉主要供给乙状结肠。

6.肠系膜下动脉

距主动脉分叉上 3～4 cm 处，对十二指肠的第三段下缘，起于腹主动脉，向下向左，横过左髂总动脉，称直肠上动脉。

7.边缘动脉

边缘动脉是各结肠动脉之间互相吻合形成的边缘动脉弓，与结肠系膜边缘平行，由回盲部到直肠乙状结肠连接处。如边缘动脉完好，在肠系膜下动脉由主动脉起点结扎切断，仍能维持左半结肠血液供应。这种吻合可由单一动脉连接，或由一、二级动脉弓连接，对结肠切除有重要关系。但其保持侧支循环大小和距离不同，有的在结肠中动脉与结肠左动脉之间缺乏吻合，有的在结肠右动脉与回结肠动脉之间缺乏吻合。因此结肠切除时，应注意检查边缘动脉分布情况，结肠断端血液循环是否充足。

8.终末动脉

终末动脉是由边缘动脉分出长短不同的小动脉，与结肠垂直到肠壁。其短支由边缘动脉或由长支分出，分布于近系膜侧的肠壁。长支由边缘动脉而来，在浆膜与肌层之间，到结肠带下方，穿过肌层，分布于黏膜下层，与对侧长支吻合，脂肪垂根部常有终末动脉，切除时不可牵拉动脉，以免损伤。

（二）静脉

结肠壁内静脉丛汇集成小静脉，在肠系膜缘合成较长静脉，与结肠动脉并行，成为与结肠动脉相应的静脉。伴随右半结肠动脉的有结肠中静脉、结肠右静脉和回结肠静脉。这些静脉合成肠系膜上静脉，入门静脉；左半结肠静脉经过乙状结肠静脉和结肠左静脉，入肠系膜下静脉，在肠系膜下动脉外侧向上，到十二指肠空肠曲外侧转向右，经过胰腺右方，入脾静脉，最后入门静脉。

肛门直肠和结肠血管分布很不一致，并有许多差异，结扎血管前，应详细检查动、静脉分布形式并要结扎准确，以免血液循环供应不良。

（三）神经

结肠的神经支配有三个层次。

1.肠内在神经

以肠肌间神经丛和黏膜下神经丛的形式存在，含胆碱能和肾上腺素能神经纤维，还有肽能神经纤维，所释放的神经递质对结肠可能有重要的调节作用。

2.自主神经

自主神经包括胸、腰、骶神经，经内脏神经，腹下神经和盆腔神经至结肠的神经纤维，负责调控结肠各种反射。

3.运动神经

随意控制肛门收缩和排便，交感神经兴奋减少结肠收缩和黏液分泌，副交感神经兴奋则起到相反作用，神经冲动以后的后续作用主要靠肽能神经所释放的胃肠激素，结肠产生的 VIP、生长抑素、神经降压素、脑啡肽、肠高血糖素等对结肠有抑制作用，P 物质、甘丙素等则有刺激作用。情绪对结肠活动也有影响，刺激猫的视丘下部可使结肠活动增加。

（崔　乾）

第六节　盆部的血管、淋巴与神经

一、左、右髂总动脉

腹主动脉平第 4 腰椎下缘的左前方，分为左、右髂总动脉，沿腰大肌内侧斜向外下，至骶髂关节前方又分成髂内、外动脉。髂总动脉的内后方分别有左、右髂总静脉伴行，左髂总静脉在第 5 腰椎下缘的右前方与右髂总静脉汇合成下腔静脉。因此，右髂总动脉起始部位则位于左髂总静脉末段的前方。

二、髂外动脉

髂外动脉沿腰大肌内侧缘下行，穿血管腔隙至股部。右髂外动脉起始部的前方有输尿管跨过，其外侧在男性有睾丸动、静脉及生殖股神经与之伴行，至其末段的前方有输精管越过。在女性，髂外动脉起始部的前方有卵巢动、静脉越过，其末段的前上方有子宫圆韧带斜向越过。髂外动脉近腹股沟韧带处发出腹壁下动脉和旋髂深动脉，后者向外上方贴髂窝走行，分布于髂肌和髂骨等。

髂总动脉及髂外动脉的投影：自脐左下方 2 cm 处至髂前上棘与耻骨联合连线的中点间的连线，此线的上 1/3 段为髂总动脉的投影；下 2/3 段为髂外动脉的投影。上、中 1/3 交界处即为髂骨动脉的起点。

三、髂内动脉

髂内动脉为一短干，长约 4 cm，于骶髂关节前方由髂总动脉分出后，斜向内下进入盆腔。其前外侧有输尿管越过，后方邻近腰骶干，髂内静脉和闭孔神经行于其内侧。主干行至坐骨大孔上缘处一般分为前、后两干，前干分支多至脏器，后干分支多至盆壁。髂内动脉按其分布，又可分为壁支与脏支。

四、盆部的动脉

(一)壁支

1.髂腰动脉

起自后干，向后外方斜行，分布于髂骨、髂腰肌、腰方肌和脊髓等。

2.骶外侧动脉

起自后干，沿骶前孔内侧下行，分布于梨状肌、尾骨肌、肛提肌和骶管内。

3.臀上动脉

起自后干，多在腰骶干与第 1 骶神经之间，向下穿梨状肌上孔至臀部，分布于臀肌及髂关节。

4.臀下动脉

起自前干，多在第 2、3 骶神经之间，向下穿梨状肌下孔至臀部，分布于邻近结构。

5.闭孔动脉

起自前干，与同名静脉和神经伴行，沿盆侧壁经闭膜管至股部，分布于邻近肌肉及髂关节。该动脉穿闭膜管前尚发出一耻骨支，与腹壁下动脉的耻骨支在耻骨上支后面吻合，有时吻合支粗大，形成异常的闭孔动脉，出现率占 17.95%，行经股环或腔隙韧带的深面，向下进入闭膜管。在施行股疝手术需切开腔隙韧带时，应特别注意有无异常的闭孔动脉，避免伤及，以防出血。

(二)脏支

脏支包括膀胱上动脉、膀胱下动脉、子宫动脉、直肠下动脉，以及阴部内动脉等。骶正中动脉亦分布于盆部。

五、髂内静脉

髂内静脉位于髂内动脉的后内侧，它的属支一般均与同名动脉伴行。盆部的静脉数目较多，壁薄且吻合丰富。盆内脏器的静脉多环绕各器官形成静脉丛，在男性有膀胱静脉丛、前列腺静脉丛及直肠静脉丛;在女性除没有前列腺静脉丛外,还有子宫静脉丛、阴道静脉丛及卵巢静脉丛等。绝大多数的静脉均汇入髂内静脉,而直肠下静脉和肛静脉在直肠下部与门静脉系的属支——直肠上静脉吻合,为门静脉高压症时的侧支循环途径之一。

六、盆部的淋巴

盆部的淋巴结一般沿血管排列,淋巴结的数目、大小和位置均不恒定,主要的淋巴结群如下述。

(一)髂外淋巴结

沿髂外动脉后方及两侧排列,收纳腹股沟浅、深淋巴结的输出管,以及部分盆内脏器和腹前壁下部的淋巴。

(二)髂内淋巴结

沿髂内动脉及其分支排列,主要收纳盆内脏器、会阴及臀部等处的淋巴。位于髂内、外动脉间的闭孔淋巴结,还收纳子宫体下部及宫颈的淋巴。患宫颈癌时,此处淋巴结累及较早。

(三)骶淋巴结

沿骶正中动脉排列,收纳盆后壁及直肠的部分淋巴。

上述淋巴结的输出管注入髂总淋巴结。

(四)髂总淋巴结

沿髂总动脉周围排列,通过接收髂外、髂内和骶淋巴结的输出管,收纳下肢、盆壁及盆内脏器的淋巴,然后注入左、右腰淋巴结。

七、盆部的神经

盆部的神经一部分来自腰、骶神经,另一部分来自内脏神经。腰丛的闭孔神经沿盆侧壁经闭膜管至股部。腰骶干及出骶前孔的骶神经前支组成粗大的骶丛,该丛位于盆侧壁后部的梨状肌前面,其分支经梨状肌、下孔出盆,分布于臀部、会阴及下肢。

盆部的内脏神经有以下几支。

(一)骶交感干

由腰交感干延续而来,沿骶前孔内侧下降,有3～4对骶交感节,至尾骨前方,两侧骶交感干互相联合,形成单一的奇神经节,又称尾神经节。

(二)盆内脏神经

盆内脏神经又名盆神经,较细小,共3支。分别来自第2～4对骶神经的前支,为骶部副交感神经的节前纤维合成,并加入盆丛。节后纤维分布于结肠脾曲以下的消化管、盆内脏器及外阴等。

(三)上腹下丛

上腹下丛又名骶前神经,位于第5腰椎体前面,左、右髂总动脉之间,为腹主动脉丛向下的延续部分,并接受从两侧腰交感神经节发出的腰内脏神经,形成单一的上腹下丛。此丛发出的左、右腹下神经行至第3骶椎高度,与同侧的盆内脏神经和骶交感节的节后纤维共同组成左、右下腹下丛,又称盆丛。该丛位于直肠两侧,其纤维随髂内动脉的分支分别形成膀胱丛、前列腺丛、子宫阴道丛和直肠丛等,分布于盆内脏器。

盆腔内肿瘤及妊娠子宫的压迫或子宫颈癌的广泛清除手术时,均可能导致神经的损伤。

八、坐骨直肠窝

(一)位置与组成

坐骨直肠窝位于肛管两侧，略似尖朝上方、底向下的锥形腔隙。其内侧壁的下部为肛门外括约肌，上部为肛提肌、尾骨肌及覆盖它们的盆膈下筋膜；外侧壁的下部为坐骨结节内侧面，上部为闭孔内肌、闭孔筋膜及深会阴筋膜；前壁为会阴浅横肌及尿生殖膈；后壁为臀大肌下缘及其筋膜和深部的骶结节韧带。窝内由盆膈下筋膜与闭孔筋膜汇合而成，窝底为肛门两侧的浅筋膜及皮肤。坐骨直肠窝向前延伸至肛提肌与尿生殖膈之间，形成前隐窝；向后延伸至臀大肌、骶结节韧带与尾骨肌之间，形成后隐窝。坐骨直肠窝内除血管、淋巴管、淋巴结及神经外，尚有大量的脂肪组织，称坐骨直肠窝脂体。排便时利于肛管扩张，并具有弹性垫的作用。窝内脂肪的血供欠佳，又邻直肠和肛管，是污染较多的部位，感染时容易形成脓肿或瘘管。

(二)血管、淋巴及神经

阴部内动脉常与臀下动脉共干，起自髂内动脉前干，经梨状肌下孔出盆后，绕过坐骨棘后面，穿坐骨小孔至坐骨直肠窝。主干沿此窝的外侧壁前行，进入阴部管(为闭孔筋膜与浅会阴筋膜共同围成的管状裂隙，又称 Alcock 管)。阴部内动脉在管内分出 2～3 支肛动脉，穿筋膜向内横过坐骨直肠窝脂体，分布于肛门周围诸肌和皮肤。阴部内动脉行至阴部管前端时，即分为会阴动脉和阴茎动脉(女性为阴蒂动脉)两支进入尿生殖区。会阴动脉分布于会阴肌及阴囊或大阴唇；阴茎(蒂)背动脉和阴茎(蒂)深动脉，分布于阴茎或阴蒂。

阴部内静脉及其属支均与同名动脉伴行，肛静脉与直肠上、下静脉之间有广泛吻合，阴部内静脉汇入髂内静脉。

坐骨直肠窝的淋巴结收纳齿状线以上的部分淋巴，其输出管随肛动、静脉注入髂内淋巴结；部分淋巴管经会阴注入腹股沟浅淋巴结。

阴部神经由骶丛发出，与阴部内血管伴行，共同绕过坐骨棘经坐骨小孔至坐骨直肠窝，向前进入阴部管。在管内发出肛神经，分布于肛提肌、肛门外括约肌、肛管下部及肛周皮肤等。主干行至阴部管前端时，即分为会阴神经及阴茎背神经(女性为阴蒂背神经)，向前进入尿生殖区，其分支、分布与动脉相同。由于阴部神经在行程中绕坐骨棘，故会阴手术时，常将麻药由坐骨结节与肛门连线的中点经皮刺向坐骨棘下方，以进行阴部神经阻滞。

(李灵杰)

第二章 肛肠疾病的常见症状

第一节 腹　　泻

腹泻是大肠疾病最常见的症状。正常成年人每天排便1次，成形、色呈褐黄、外附少量黏液。也有些正常人每天排便2～3次，只要无脓血，仍属正常生理范围。腹泻是指正常的排便习惯有了改变：①排便次数明显增加；②粪便变稀，形、色、气味改变，含脓血、黏液、消化残渣、脂肪或变为黄色稀水、绿色稀糊、气味酸臭；③排便时有腹痛、下坠、里急后重、肛门灼痛等症状。临床上，具有以上三个特点时才可称腹泻。

一、发病原因

（一）西医原因

现代医学认为腹泻的发病原因和机制是多方面的，主要归纳如下。

1.感染

这是引起腹泻的最常见原因，各种细菌、真菌、病毒、原虫及蠕虫类寄生虫等，经口腔进入消化道后在一定条件下均可引起腹泻。因致病部位和机制不同，其临床表现也不同。

（1）病原体吸附于肠黏膜表面，产生肠毒素致泻。特点是并未侵及肠黏膜，其肠道黏膜完整，粪便稀水样，镜检无白细胞。

（2）病原体侵入上皮细胞，并在其中繁殖和破坏肠黏膜，形成结肠黏膜损伤或溃疡。特点是粪便带脓血、黏液、镜检可见大量白细胞、伴有腹痛、里急后重、便次明显增多。

（3）病原体吸附、侵入上皮细胞并侵犯黏膜固有层，但不明显破坏黏膜。特点是粪便为水样，偶带黏液，镜检可见少量白细胞。

2.胃肠道肿瘤和炎症

晚期胃癌、结直肠癌、慢性萎缩性胃炎、溃疡性肠炎、克罗恩病、出血性坏死性肠炎、放射性结直肠炎、结肠憩室并发憩室炎、结直肠息肉并发的结直肠炎等，均可引起慢性或急性渗出性腹泻。特点是粪便中附有渗出液、黏液及脓血，排便次数增多，但粪便培养无致病菌生长。

3.肠道运动异常

肠道蠕动亢进，粪便通过时间缩短，影响水分吸收，可造成腹泻。阑尾炎、憩室炎，有时部分肠梗阻可反射性使结肠蠕动亢进而引起腹泻。类癌综合征分泌的血清素、肥大细胞增多症分泌的组胺、胃泌素瘤分泌的促胃液素、甲状腺瘤分泌的前列腺素、血清素和降钙素等，均可使肠蠕动增加，引起腹泻。

工作或学习过度紧张、情绪激动或受到严重精神刺激，致大脑皮质和自主神经系统功能失调可引起胃肠功能紊乱，肠道运动异常，发生神经性腹泻、结肠过敏等。出现腹泻、腹痛或腹泻与便秘交替发生。

抑制交感神经、兴奋副交感神经的药物，可导致结肠运动亢进而引起腹泻，如新斯的明、乙酰胆碱等。

4.吸收不良

小肠对脂肪的吸收不良是引起腹泻的常见原因。特点是粪便呈淡黄色或灰色，油腻糊样、气味恶臭，形成所谓的脂肪泻、乳糜泻等。其产生原因如下。

(1)肠内水解和消化功能障碍：慢性胰腺炎、胰腺癌等胰腺疾病，可导致胰腺的外分泌减少或缺乏，不能分解脂肪、引起严重脂肪泻。各种原因所致的胆汁淤积，可造成结合胆酸缺乏，中性脂肪的水解减少，乃影响脂肪的吸收，亦可引起脂肪泻。回肠是胆酸主要吸收场所，严重回肠疾病、回肠短路及远端回肠切除术后，大量胆酸从大便排泄，可影响胆酸的肠肝循环，使胆盐池减少，发生脂肪泻。

(2)小肠黏膜异常：局限性回肠炎等损害小肠黏膜后可诱发乳糖酶缺乏症，乳糖由于不能被分解吸收而在肠腔内起高渗透作用，使水分渗入肠腔，产生渗透性腹泻，进食麸质食物后，如缺乏某种多肽酶，使麸质中的麦胶蛋白不能分解，后者对小肠黏膜可造成损害，形成乳糜泻。此外，肠原性脂肪代谢障碍、肠道淀粉样变、小肠因血管硬化而缺血，均可使小肠黏膜受损而引起吸收不良和腹泻。

5.中毒

食物中毒，如葡萄球菌外毒素引起的食物中毒、毒蕈中毒、河豚中毒等。

化学物质中毒，如砷、汞、磷、乙醇等。还有四环素、金霉素、红霉素等药物的不良反应都可引起急性腹泻。对牛乳、鱼、虾、鸡蛋等过敏者，也可发生变态反应性腹泻。

6.内分泌紊乱

内分泌紊乱性疾病，如甲状腺功能亢进、慢性肾上腺皮质功能减退等，亦能引起腹泻。

(二)中医原因

中医学认为腹泻的原因主要是脾不运化，升清降浊失常，致湿邪下注而成，其原因可由饮食所伤、脾胃虚弱、肾阳虚衰而引起。

1.饮食所伤

过量饮食则停滞，过食肥甘则呆胃滞脾，或恣食生冷、误食不洁之物，损伤脾胃，运化失司而致腹泻。《时病论・食泻》说："食泄者，即胃泻也。缘于脾为湿困，不能建运，阳明胃腑失其消化，是以食积太仓，遂成便泻。"

2.脾胃虚弱

脾主运化，胃主受纳，长期饮食失调，劳倦内伤，久病缠绵，均可致脾失运化，胃不能受纳水谷，水谷不化，清浊不分，遂致泄泻。

3.肾阳虚衰

久病之后，损伤肾阳，命门火衰，不能温脾阳，脾阳不振，运化失常，而成腹泻。《景岳全书》描述："肾为胃关，开窍于二阴，所以二便之开闭，皆肾脏之所主，今肾中阳气不足，则命门火衰，而阴寒独盛，故于子丑五更之后，当阳气来复，阴气极盛之时，即令人洞泄不止。”

总之，产生腹泻的原因众多，但最终是致胃肠受伤，导致腹泻。

二、分类

腹泻一般可分为急性腹泻和慢性腹泻两大类。

(一)急性腹泻的分类

1.感染性腹泻

(1)细菌及肠毒素：痢疾志贺菌、沙门菌属、嗜盐杆菌、致病性大肠埃希菌、金黄色葡萄球菌、产气荚膜梭菌、铜绿假单胞菌、变形杆菌、粪链球菌、蜡样芽孢杆菌、霍乱弧菌和副霍乱弧菌等。

(2)病毒：腺病毒、Eeno 病毒、轮状病毒、Coxsackle 病毒、Norwalk 样病毒等。

(3)蠕虫：血吸虫等。

(4)原虫：溶组织内阿米巴、蓝氏贾第鞭毛虫等。

(5)真菌：白色念珠菌。

2.急性中毒

(1)生物毒物：发芽马铃薯、毒蕈、白果、河豚、桐油等。

(2)化学毒物：农药、重金属、砷、有机磷、四氯化碳等。

3.泻剂与药物

(1)泻剂：硫酸镁、巴豆。

(2)药物：胆碱能药物、强心苷类、神经节阻滞剂、某些抗生素、抗酸剂、铁剂等。

4.肠道炎症

溃疡性肠炎急性期、急性局限性肠炎、急性出血性坏死性肠炎、急性憩室炎、急性阑尾炎、放射性肠炎、部分肠梗阻等。

5.全身性疾病

胃肠道出血、过敏性紫癜、尿毒症、过敏性肠炎、甲状腺危象、急性全身性感染如伤寒、副伤寒、肺炎、败血症、黑热病等。

(二)慢性腹泻的分类

1.肠道感染

慢性细菌性痢疾、血吸虫肠病、阿米巴病、肠结核、蓝氏贾第鞭毛虫病、粪类圆线虫病、结肠小袋纤毛虫病、肠道放线菌病、肠滴虫病、性病性淋巴肉芽肿、其他肠道蠕虫病、肠道菌群失调症。

2.肠道炎症

溃疡性肠炎、放射性肠炎、克罗恩病、结肠憩室炎、部分肠梗阻等。

3.肠道肿瘤

小肠淋巴瘤，恶性网状细胞增多症，结肠、直肠癌，结肠、直肠绒毛状腺瘤，多发性息肉等。

4.吸收不良

(1)结合胆酸缺乏、严重肝病、长期胆道梗阻、胆汁性肝硬化、远端回肠切除术后、回肠旁路等肝胆系统及回肠疾病。

(2)胰原性：慢性胰腺炎、胰腺癌、胰腺广泛切除术后。

(3)细菌过度生长：盲袢综合征、小肠多发性狭窄、空肠憩室、胃结肠瘘、小肠结肠瘘、系统性硬皮病、口服新霉素等抗生素。

(4)原发性黏膜细胞异常:β-脂蛋白缺乏症、双糖酶和单糖酶缺乏症。

(5)小肠黏膜病变:乳糜泻、热带性肠炎性腹泻、嗜酸性胃肠炎、肠道淀粉样变、小肠缺血、肠源性脂肪代谢障碍、放射性肠炎。

(6)小肠广泛切除、胃大部分切除后。

(7)淋巴梗阻、肠道淋巴瘤、肠系膜淋巴结核或肿瘤转移、肠道淋巴扩张症。

(8)内分泌紊乱及其他:糖尿病、甲状旁腺功能减退症、肾上腺皮质功能减退症、甲状腺功能亢进症、肥大细胞增多症。类癌、胃泌素瘤、甲状腺髓样癌、凡-莫氏综合征等。

5.全身性疾病

尿毒症、系统性红斑狼疮、系统性硬皮病、多发性动脉炎、糙皮病、恶性贫血。

6.滥用泻剂和药物

久服大黄、番泻叶、果导等,或服用强心苷类、甲状腺素、铁剂、汞剂、考来烯胺等。

7.功能性腹泻

结肠过敏等。

三、病史与鉴别

(一)年龄与鉴别

(1)病毒性胃肠炎、大肠埃希菌性肠炎、双糖酶缺乏症引起的腹泻多见于儿童。

(2)溃疡性肠炎、克罗恩病、肠易激综合征、结直肠癌多见于青壮年。

(3)胰腺瘤、慢性胰腺炎、憩室炎、肠系膜血管供血不足常见于中、老年人。

(4)细菌性痢疾可见于各种年龄,但以儿童、青壮年居多;阿米巴痢疾则成年男性多见;功能性腹泻和滥用泻剂腹泻妇女较多。

(二)起病与病程

(1)急性腹泻,有不洁饮食史,多为急性菌痢、急性食物中毒性感染和急性阿米巴肠病。

(2)急性发作转为慢性或时轻时重,多为慢性菌痢、溃疡性肠炎、克罗恩病、阿米巴肠病等。

(3)慢性起病、腹泻与便秘交替者,多为肠结核、肠易激综合征、糖尿病性神经病和结直肠瘤。

(4)胃肠手术后腹泻常见于倾倒综合征、迷走神经切断后腹泻、盲袢综合征和肠间瘘。

(5)夜间腹泻,使人觉醒而泻多为器质性病变,夜安昼泻者,多为功能性腹泻。

(6)禁食后腹泻持续,多为分泌性腹泻;禁食后腹泻停止,常是渗出性腹泻。

(7)服饮牛乳、麦乳精等营养品可诱发腹泻者,多见于双糖缺乏。

(8)血吸虫病区的腹泻应考虑血吸虫肠病,山区腹泻应考虑肠道寄生虫。

(三)粪便形态

(1)急性腹泻粪便先为水样后为脓血便,一天多次至数十次,伴里急后重,多为急性菌痢。

(2)粪便为暗红色、果酱色或血水样,多为阿米巴肠病。

(3)粪便稀薄或如水样,无里急后重,多为食物中毒性感染。

(4)急性出血性坏死性小肠炎的粪便呈紫红色血便,带有恶臭。

(5)脓血便常见于菌痢、阿米巴肠病、血吸虫肠病、溃疡性肠炎、结直肠癌等,而克罗恩病、肠结核、肠易激综合征、成人乳糜泻、结肠过敏等则少见脓血便。

(6)黏液便或便中黏液多常见于黏膜性结肠炎、结直肠绒毛膜腺瘤,若排出黏性乳白色牙膏样物,或带少量血液,则是溃疡性肠炎的特征。

(7)大便量多,呈油腻泡沫样,味恶臭,提示为脂肪泻,见于乳糜泻、胰腺病变等。

(8)粪便中仅见黏液呈透明状,无脓血者常为结肠过敏症。

(9)小肠疾病引起的腹泻,粪便多呈水样、泡沫状、量多,含有脂肪,一般充血。结肠病变多带黏液、脓血。直肠病变伴里急后重,下坠感。肛门病变,多伴排便带鲜血、疼痛、脱出或肛周流脓。

(四)伴随症状

(1)腹痛:小肠疾病腹痛位于脐周,结肠疾病位于中下腹,直肠疾病位于小腹,肛门疾病位于肛管及肛门周围。急性腹痛应考虑阑尾炎、部分肠梗阻、溃疡性肠炎等;慢性腹痛、便后腹痛常可缓解或减轻,应考虑肠易激综合征、溃疡性肠炎、阿米巴肠病等。

(2)发热:急性腹泻伴高热,以细菌性痢疾、沙门菌属食物中毒性感染等常见。腹泻伴发热、贫血、体重减轻者,多属器质性病变,如溃疡性结肠炎、克罗恩病、阿米巴肠病、肠结核及淋巴瘤等。

(3)体重减轻和贫血:常见于吸收不良、甲状腺功能亢进症、溃疡性肠炎、克罗恩病及结直肠肿瘤。

(4)皮肤结节红斑或坏死性脓皮病:提示溃疡性肠炎。皮肤有色素沉着,见于成人乳糜泻、Wipple 病或 Addison 病。疱疹性皮炎、牛皮癣或指端皮炎可伴有相应特异的小肠病变。

(5)关节炎:关节痛和关节炎,提示克罗恩病等炎症性肠病。

(6)肛门直肠周围脓肿或瘘管:提示克罗恩病、溃疡性肠炎、晚期肠癌。

(7)喘息、潮红综合征:腹泻伴肺部有哮鸣音、面颈部潮红,是典型类癌综合征。

(8)排便时间改变:肠易激综合征常在清晨发生腹泻,也易在餐后腹泻。胃切除术后倾倒综合征总是在餐后腹泻。糖尿病腹泻主要在夜间。

(五)食物和药物

诸如对牛乳、鱼虾、鸡蛋等食物,或对红霉素等药物有变态反应等。

(六)过去史及家族史

如在血吸虫病区生活过的人腹泻,则应考虑血吸虫肠病。成人乳糜泻、克罗恩病、先天性腹泻、糖吸收不良等症,均可见家族史。

(七)中医辨证

大便色黄褐而臭,泻下急迫,肛门灼热,多属实证;泻下腹痛,泻后痛减属实证;病程长,腹痛不甚,喜温喜按,属虚证;外感泄泻伴有表证;食滞脾胃伴腹痛肠鸣,粪便臭如败卵;肝气乘脾腹泻伴有腹痛则泄,泻后痛减;脾胃虚弱腹泻伴有神疲、乏力、完谷不化;肾阳虚衰腹泻多在黎明,伴有腰部酸胀,腹部冷痛。

四、检查

(一)腹部检查

腹痛和腹块常提示为结肠、胰腺、胃等恶性肿瘤。腹腔内结核、克罗恩病、阑尾炎、憩室炎、肠套叠、蛔虫性肠梗阻、肠扭转、血吸虫肠病等也常见腹痛和腹内包块。压痛位于左下腹降结肠和乙状结肠部位,常是溃疡性肠炎、肠易激综合征和结肠过敏等。腹壁见手术后瘢痕,应考虑腹泻是否与手术有关。

(二)肛门直肠指诊

肛门直肠指诊相当重要。如触及直肠内有坚硬不移动肿物,脓血染指套,常是晚期直肠癌。

有广泛的小结节，常是多发性息肉病。有瘘管时应考虑克罗恩病、溃疡性肠炎等。环状狭窄应考虑性病性淋巴肉芽肿。

（三）全身检查

如皮肤病变、结节性红斑、关节痛等提示克罗恩病。明显消瘦、体重减轻、贫血提示胃肠道恶性肿瘤、肠结核、吸收不良、甲状腺功能亢进症、肾上腺皮质功能减退症等。

（四）粪便检查

1.肉眼观察

观察粪便形态、颜色、性质。注意有无脓血、血液、黏液、食物残渣等。

2.镜检

镜检包括常规粪便镜检和碘液染色检查原虫包囊、染色检查脂肪、伊红亚甲蓝染色观察白细胞形态等。粪便中白细胞较多，提示肠道黏膜被病原体侵犯，如细菌性痢疾、沙门菌属等所致的肠炎。而不侵犯肠黏膜的肠道中毒性感染则粪便中无白细胞，如霍乱菌、大肠埃希菌、金黄色葡萄球菌等肠道毒素所致的腹泻。发现嗜酸性粒细胞提示为过敏性肠炎。镜检对阿米巴原虫、滴虫、结肠小袋纤毛虫、蓝氏贾第鞭毛虫、钩虫、血吸虫等的诊断也有重要价值。

3.粪便致病菌培养

对明确诊断很有意义。如细菌性腹泻粪便培养后可发现痢疾志贺菌、结核分枝杆菌、金黄色葡萄球菌等。而炎症性腹泻则培养不出致病菌，如溃疡性肠炎等。

（五）内镜检查

对慢性腹泻，一般应将乙状结肠镜作为常规检查，必要时还应做纤维结肠镜检。内镜检查是诊断与鉴别诊断的重要手段，经内镜还可以进行活检和某些治疗。

（六）X 线检查

X 线检查包括腹部平片、上消化道和下消化道对比性观察，全消化道钡餐和钡剂灌肠造影摄片等。对显示消化道功能状态和发现器质性病变十分有益。

（七）空肠活组织检查

采用空肠活组织进行组织学检查，对乳糜泻、热带口炎性腹泻、放射性肠炎、丙种球蛋白减少或缺乏症等的诊断有一定价值。检查前需注意凝血酶原时间是否正常，异常者易引起出血。

（八）吸收不良检查

常用的有粪便脂肪定量测定，主要测定 72 小时粪便的脂肪含量。方法有右旋木糖吸收试验、葡萄糖负荷试验、B 族维生素吸收试验、脂肪平衡试验等。用以观察小肠对碳水化合物的吸收和粪中脂肪排出量，对小肠疾病，尤其是空肠疾病的诊断有一定意义。

（九）其他检查

其他检查包括 B 超、CT 扫描、血清内分泌浓度测定等，对大肠肿物的定位及胃泌素瘤、类癌、甲状腺髓样癌的诊断颇有价值。甲状腺髓样癌、类癌、胃泌素瘤等，常有血清内促胃液素、降钙素、血管活性肠肽浓度的增高。

五、鉴别诊断

急性腹泻伴有发热、腹痛、恶心、呕吐等症状时，应先考虑急性食物中毒性感染。慢性腹泻见脓血便，应考虑细菌性痢疾、阿米巴肠病、溃疡性肠炎、克罗恩病、肠结核、大肠癌、大肠息肉病、血吸虫病等；若脓血便伴里急后重则细菌性痢疾、溃疡性肠炎、放射性直肠炎、直肠癌的可能性大；

若脓血便伴有剧烈腹痛则应考虑缺血性大肠炎,肠套叠等。脓血便伴有贫血则可能为右侧结肠恶性肿瘤、结肠息肉病、吸收不良等。腹泻与便秘交替发生时,应考虑过敏性结肠炎、肠结核、乙状结肠过长、大肠癌、大肠憩室炎等。

(刘 雷)

第二节 腹 胀

一、概述

腹胀是指腹部胀满不适、肠鸣音亢进、嗳气、排气或腹痛等症状。

常人每天从肛门排气 400～1 200 mL,常宿于胃肠道内的气体 100～150 mL,主要分布在胃和结肠。胃肠之气约 70%来源于吞咽的空气,20%来源于血液弥散,10%由食物残渣经细菌发酵产生。当患者胃肠道产生的气体总量超过吸收和排出总量,产生腹胀不适、肠鸣、排气、嗳气、腹痛等痛苦症状时才能称为腹胀。中医称为腹满、脘腹胀满。《诸病源候论》说:“腹胀者有阳气内虚,阴气内积故也。”“久腹胀者,此由风冷邪气在腹内不散,与脏腹相搏,脾虚故胀。”

引起腹胀的主要原因有消化管腔扩张、腹腔膨隆、腹壁增厚和自觉胀满等(表 2-1)。

表 2-1 腹胀的常见原因

原因	症状
消化管腔扩张	鼓肠、消化管内容物停滞
腹腔内积液	腹水、腹部肿瘤 气腹、肝大、脾大
腹壁肥厚	皮下脂肪增多、腹壁水肿
自觉腹满感	消化管的功能异常 饱食、妊娠

(一)鼓肠(消化管腔扩张)

胃肠腔内气体潴留过量,引起肠腔扩张的症状谓之鼓肠。它和气腹不同,气腹是由于消化管穿孔或人工气腹而引起的腹腔内气体膨隆。

消化管腔内生理性的常宿有少量气体,这些气体主要来源吞咽的空气和血液的弥散,少量产生于细菌对肠内食物残渣的分解。气体的成分为氮、氧、二氧化碳、氢及甲烷等,氮、氧来自空气,其他来自细菌酵解。引起胃肠道积气,形成鼓肠的原因主要有以下几种。

1.吞气过多

食管上括约肌平时处于关闭状态,能防止空气进入食管。吞咽时括约肌开放,空气才可随饮食进入胃肠。一次吞咽时可摄入空气 2～3 mL,喝液体饮料比吃固体食物吞咽的空气要多 2～3 倍。因此,大量进食汽水、啤酒等产气饮料,大口饮用流食,囫囵吞咽,饮食过快等,可使吞咽或在胃内产生的空气增多。咀嚼口香糖、胃十二指肠炎、肝胆病变、精神不安等引起恶心而反射性导致流涎或过量唾液分泌，吞咽频繁也常可使吞食空气增多。

2.产气过多

某些蔬菜（卷心菜、大白菜、韭菜、芹菜等）和豆类，以及不易被消化的碳水化合物和纤维素，食量过多时可使肠道细菌的酵解亢进，产生多量的二氧化碳和氢，使食者腹胀、排气。消化不良或吸收不良，可因未消化食物能给肠道细菌提供产生气体的更多基质而使肠腔积气，如有小肠疾病的患者，可因碳水化合物吸收不良而产生大量气体。长期应用广谱抗生素，导致肠菌群失调，使厌氧菌过度生长，也可产生大量气体而致腹胀。

3.肠道运动麻痹

各种腹膜炎、溃疡性结肠炎并发中毒性巨结肠等，导致肠道运动麻痹、气体郁结肠腔而致腹胀。

4.肠道气体排出障碍和吸收障碍

肿瘤、炎症、手术后肠粘连、先天性巨结肠症及粪潴留等导致肠腔狭窄、闭塞，气体排出障碍，肠炎、结肠过敏、自主神经紊乱；门脉淤血导致对二氧化碳的吸收障碍，均可引起腹胀。

（二）腹腔内积液

腹部肿瘤、肝大、脾大、炎症（结核性腹膜炎、腹腔急性化脓性炎症）、低钾血症、肠系膜血管栓塞等导致腹水，腹腔可因膨隆而腹胀。充血性心力衰竭、肾功能障碍等，也引起此类腹胀。

（三）腹壁肥厚

肥胖者可因皮下脂肪增多而致腹壁增厚，腹部胀满不适，甚至胀满气喘。

（四）自觉性腹胀

消化管功能异常，如过敏性结肠炎可因肠痉挛而使肠腔内压增加、自觉腹胀；饱食、妊娠、习惯性便秘等引起的腹胀也多为自觉性腹胀。

二、病史与鉴别

（一）病史与腹胀的成因

1.年龄

成人腹胀应考虑腹部结核、内脏下垂、慢性胃肠病、慢性肝脏疾病、慢性胆胰疾病、肥胖及功能性腹胀等。妇女应询问月经情况、是否妊娠。儿童腹胀多见于肠寄生虫病、营养不良、肠梗阻等。

2.饮食与药物

摄食过多高纤维素的蔬菜和不易被吸收的低聚糖食物，或进食过饱，消化不良易产生腹胀。乳糖酶不足或缺乏，会在摄取乳制品后产生腹胀。某些药物可引起腹胀，如碳酸氢钠、碳酸钙等，习惯性便秘滥用泻剂也易引起腹胀。

（二）症状与体征

1.嗳气

嗳气是胃肠胀气的最常伴有症状。慢性胃炎、胃下垂、幽门梗阻、迷走神经切除术后、溃疡病等均可见嗳气。具频繁香气与嗳气的香气症，是胃肠神经症的特殊表现。

2.腹痛

（1）胃肠胀气伴全腹剧痛，多见于机械性肠梗阻、肠系膜血管瘤和急性腹膜炎。

（2）胀气伴右上腹疼痛者，常见于胆道疾病、原发性肝癌、结肠肝曲积气、肠系膜上动脉综合征等。

(3)胀气伴左上腹疼痛者，常见于急性胃扩张、胃泡综合征等。

(4)腹胀经排气可解除或减轻者，常见于便秘、消化不良、结肠脾曲积气等。

3.排气

排气增多，见于摄入过量蔬菜、豆类，胃肠消化、吸收不良等。腹胀经排气后缓解，见于便秘、肠道功能紊乱、结肠胀气等。

4.腹泻、便秘与肠鸣音亢进

(1)腹胀伴腹泻多见于结肠过敏、肠道感染、肠道菌群失调、吸收不良综合征、胃酸缺乏、慢性肝脏疾病、慢性胆胰病等。

(2)腹胀伴便秘，常见先天性巨结肠、肠梗阻及习惯性便秘等。

(3)腹胀伴肠鸣音亢进，多见于肠道感染与下消化道梗阻。

(4)腹胀伴呕吐，多见于幽门梗阻、腹膜炎、上消化道梗阻、输入袢综合征及肝、胆、胰疾病。

5.体征

(1)腹胀涉及全腹者，常见于小肠、结肠胀气，多由肠梗阻与肠麻痹引起。

(2)腹胀于上腹者，以胃扩张、幽门梗阻、输入袢综合征与急性胰腺炎为主。

(3)腹胀伴腹肌紧张或板样强直者，应考虑弥漫性腹膜炎、急性胃肠穿孔等。

(三)中医辨证

腹胀时轻时重，喜按，神疲乏力，为脾胃虚弱；腹部胀满，拒按，嗳腐吞酸，大便泄泻如败卵，为宿食停滞；腹胀而伴有两肋胀满，伴有少腹玄急，频频矢气，易怒，为肝郁乘脾。

三、鉴别诊断

(一)吞气症

主要见于妇女，以上腹胀满、持续性嗳气、餐后吞气更多为主。伴有心悸、胸闷、胃痛和呼吸困难。吞气和嗳气可连续不断发作，也可自主地终止和控制是其特点。

(二)胃泡综合征

由胃泡积气引起，以左下胸或左季肋部胀痛，严重时伴有憋气、窒息感和心悸。特征是嗳气后症状可缓解，与饮食无关，腹部透视可见胃泡明显积气。

(三)脾曲综合征

由气体积聚于结肠脾曲及波及肝曲引起。以上腹饱胀不适、疼痛可放射至左(右)胸或左臂内侧为主。腹透可见脾、肝曲积气，心电图正常，应与心绞痛鉴别。乙状结肠镜检查充气过多会引起本症。

(四)肠梗阻和肠麻痹

肠梗阻和肠麻痹时均有肠腔扩张、上段积气和积液，梗阻时有明显腹痛、腹胀；而肠麻痹则无腹痛和肠蠕动音，X线检查可见肠腔扩张与气液平面。

(五)吸收不良综合征

由对脂肪、蛋白质、碳水化合物等营养物吸收障碍所致。以胃肠胀气伴恶心、呕吐、腹泻为主。常有脂肪泻、粪便量多、色淡、有油脂状或泡沫样物，味恶臭。粪便脂肪滴用苏丹Ⅲ染色呈阳性。

(辛　涛)

第三节　肛门疼痛

肛门疼痛是肛肠疾病的常见症状，常给患者带来巨大折磨和痛苦。疼痛产生的主要原因是肛管齿状线以下是由对痛觉非常敏感的体神经支配，易感受各种不良因素刺激。肛门疼痛大多发生在痔水肿、血栓痔、肛裂或溃疡、肛周脓肿、肛管炎、感染、肛门直肠内异物、外伤、括约肌痉挛、直肠肿瘤晚期等疾病。各种疾病疼痛特点有所差别。

一、病因

(一)中医学观点

中医认为，湿、热、风、燥等邪之侵袭，七情郁结、劳倦内伤等可致肛门局部气血瘀滞、经络阻塞，不通则痛。

(二)现代医学观点

现代医学认为，引起肛门直肠疼痛的原因如下。

1.肛门直肠及其周围炎症

如肛窦炎、肛乳头炎、肛周脓肿、肛瘘、外痔发炎等；细菌性痢疾、阿米巴痢疾、溃疡性结肠炎等，当其直肠病变较重时或其炎性渗出物经常刺激肛门局部，均可引起肛门直肠疼痛。腹泻或便秘可使粪便通过肛门时机械性刺激肛门，从而导致肛门疼痛。

2.肛门直肠损伤

如肛裂、肛周皮肤皲裂、肛门异物损伤；过量食入辣椒、烈酒等辛辣之品后，粪便中含有刺激性成分，亦可使肛门疼痛不适。

3.括约肌痉挛

如肛裂、内痔嵌顿等可引起括约肌痉挛使肛门产生剧烈疼痛。

4.血栓形成

如血栓性外痔、内痔血栓形成均可引起疼痛。

5.肛门及周围组织受压迫

如晚期肛管直肠癌、子宫颈癌、前列腺癌等。肿瘤浸润或肿块直接压迫肛门部，都可引起肛门疼痛。

6.肛门直肠手术后

如痔、肛瘘手术后可引起不同程度的疼痛。

7.精神、神经、血流因素

多由精神紧张、自主神经功能紊乱引起，如肛门直肠的神经症、阴部综合征、坐骨神经痛以及尾骨神经痛反射至肛门而引起肛门疼痛。

8.肛门直肠肌肉痉挛

常见的有耻骨直肠肌痉挛，如耻骨直肠肌综合征，肛提肌痉挛如肛提肌痉挛综合征，尾骨肌、梨状肌痉挛，骨盆肌群痉挛，均可引起肛门直肠疼痛。

9.骶尾骨疾病

骶尾骨外伤、骨折、脱臼、骶尾关节炎、骶尾关节韧带劳损、风湿、骨质增生等均可反射性引起肛门直肠痛。

10.一过性肛门直肠疼痛

多因直肠脱垂、粪便或气体在直肠内贮积膨满，直肠血管痉挛等可引起肛门直肠一过性疼痛。

二、发病机制

(1)肛门直肠及其周围炎症，炎性渗出物经常刺激肛门局部。

(2)肛门直肠损伤或食物中有刺激成分刺激肛门神经。

(3)括约肌痉挛、肛门直肠肌肉痉挛。

(4)自主神经功能失调。

(5)骶尾骨疾病放射性肛门疼痛。

三、诊断措施

(一)病史

应询问肛门疼痛的性质，严重程度和持续时间；发病缓、急，有无牵涉痛，与排便的关系，是否伴有黏液便或血便，是否伴有排便困难和粪便变形。还需了解是否伴有发热、淋巴结肿大、肿块、皮疹、进行性消瘦等表现。

1.疼痛部位

肛裂疼痛多在肛管前后位，外痔血栓所致疼痛多在肛门一侧或两侧；阴部综合征疼痛在肛门直肠部、外阴和骶尾部；肛管直肠癌早期多无疼痛，随着病情发展，肿瘤体积增大向周围侵犯，可有肛门直肠、外阴和骶尾部疼痛，严重者放射到腰背部或大腿内侧；神经症疼痛无固定位置。总之疼痛部位多与病灶位置及疾病性质相关联。

2.疼痛时间

肛裂、肛窦炎、肛乳头炎、肛周皮肤皲裂等多在排便时和排便后疼痛。肛周脓肿、内痔嵌顿、血栓性外痔、炎性外痔、晚期肛管直肠癌、异物损伤和肛门直肠术后疼痛，呈持续性疼痛。瘢痕痛在天气剧变时明显。

3.疼痛性质

肛裂排便时可有刺痛，排便后为灼痛或刀割样痛；肛周脓肿初期为灼痛，脓肿成熟时有跳痛如鸡啄；肛管直肠癌晚期为坠痛或抽掣样痛，结肠炎症多为坠痛。

4.疼痛程度

括约肌痉挛、肛门直肠内异物损伤多为剧烈疼痛，排便时加重；严重血栓性外痔疼痛剧烈时如锥刺，行走、坐蹲时更甚。

5.伴随症状

肛裂疼痛伴有便血；内痔嵌顿所致肛门疼痛伴局部分泌物增多。

(二)体格检查

医师用手分开患者臀部，观察肛门及其周围皮肤、颜色、皱褶。肛裂是肛管下段齿状线以下部位，深达皮肤全层的纵行及梭形裂口或感染性溃疡，检查时多在肛门后正中处见到裂口，触诊时有明显触压痛。痔是直肠下端黏膜下或肛管边缘皮下的内痔静脉丛或外痔静脉丛扩大、曲张所致的静脉团，主要见于直肠下端的右前、右后和正左方相当于截石位的3点、7点、11点部位。内痔位于齿状线以上，在肛门内口可查到柔软的紫红色包块，排便时可突出肛门口外；外痔位于齿状线以下，在肛门外口可见紫红色柔软包块；混合痔具有外痔与内痔的特点。肛瘘检查时可见肛门周围皮肤有瘘管开口，有时有脓性分泌物流出，在直肠或肛管内可见瘘管内口或触之伴有硬结。肛门周围有红肿及压痛，常为肛门周围炎症或脓肿。直肠脱垂，检查时患者取蹲位，让患者屏气做排便动作时肛门外可见紫红色球状突出物，停止屏气时突出物常可回缩至肛门内。

直肠指诊时应注意有无以下异常改变：①直肠剧烈触痛，常因肛裂及感染引起；②触痛伴波动感见于肛门、直肠周围脓肿；③直肠内触及柔软、光滑而有弹性的包块，多为直肠息肉；④触及坚硬凹凸不平的包块，应考虑直肠癌。

（三）辅助检查

1.实验室检查

粪便常规检查以了解粪便外观、是否伴有黏脓、血液，潜血试验情况；直肠指诊后指套表面带有黏液、脓液或血液，应取其涂片镜检或做细菌学检查。必要时行血清学肿瘤标志物检查。

2.内镜

肛镜是检查肛管疾病简便有效的方法，可以发现肛管局部糜烂、溃疡、肛裂；观察肛门肿块、肛瘘内管的开口；区分内、外痔及混合痔；了解痔核的部位、大小、周围组织等情况。直肠乙状结肠镜可以观察远端结肠和直肠，明确病变部位、形状，并可取活组织做病理检查或钳取异物。

（苗　贺）

第四节　便　　血

便血是指从肛门排出血性便，可为全血或粪便带血，颜色呈鲜红、暗红或柏油样（黑粪），也可能表现为肉眼不可见的便血，即隐性便血。便血是一种常见的临床症状，多由胃肠出血导致。

一、流行病学

我国城乡地区便血症状发生率为22.52%，其中手纸带血14.89%、滴血或粪便带血5.85%、喷射状出血0.98%、黏液脓血便0.80%，华南地区便血发生率最高（40.24%），东北地区最低（15.20%），男性便血发生率为24.14%，女性为20.61%。

二、病因

（一）上消化道出血

1.出血特点

食管下端静脉曲张破裂引起的出血、消化性溃疡出血、胆道出血等，血液离开血管后进入肠腔存留时间较长，与消化后的残渣混合均匀，排出体外时粪便乃呈柏油状，色黑而亮，有时为咖啡色、黏稠成浆糊状。

2.常见病因

常见病因有食管、胃及十二指肠的炎症、损伤、血管病变、肿瘤等。

(二)下消化道出血

1.出血特点

直肠下端出血则血色鲜红,与排便有密切关系,排出的粪便与血液并不混杂。如内痔出血的特点是用力排便时血液可从肛门内以射出状或点滴状流出,有时仅在便后见手纸上带血,一般出血量不定。肛裂引起的出血,一般量小,但解便时常伴有撕裂样疼痛。小儿解便时有血液污染肛门或排便有鲜红血液滴出(有时在粪便表层发现线性血痕),可能是直肠息肉存在的指征。对于成年人,若便中带血并混有黏液和脓性分泌物,气味奇臭,很可能是直肠或下段结肠有癌变。倘若粪便带血黏液特多,里急后重,大便次数增多,则首先考虑痢疾和慢性肠炎,禁食 3 天荤食后,仍发现粪便隐血阳性,须进一步检查,排除结肠或消化道肿瘤的可能。

2.常见病因

(1)肛管疾病:痔、肛裂、肛瘘。

(2)直肠疾病。①直肠炎症:细菌性痢疾、血吸虫病、阿米巴肠病、肠结核、溃疡性结肠炎、放射性直肠炎等。②直肠肿瘤:癌、类癌、乳头状腺瘤、息肉病、家族性息肉等。③直肠损伤:异物、刺伤、坚硬粪块、器械和活组织检查致损伤等。

(3)结肠疾病。①感染与寄生虫:细菌性痢疾、血吸虫病、阿米巴肠病、肠结核等。②炎症:溃疡性结肠炎、放射性结肠炎、克罗恩病、结肠憩室炎和憩室溃疡。③肿瘤:结肠癌、类癌、恶性淋巴瘤、平滑肌瘤、纤维肉瘤、黏液肉瘤等。

(4)小肠疾病。①感染:伤寒与副伤寒、结核病。②炎症:急性出血性坏死性肠炎、克罗恩病、憩室炎及憩室溃疡。③肿瘤:恶性淋巴瘤、癌、平滑肌肉瘤、类癌、脂肪瘤、血管瘤等。

(5)血管病变:缺血性大肠炎、过敏性紫癜、维生素 C 及维生素 D 缺乏、遗传性毛细管扩张症等。

(三)全身性疾病

1.出血特点

颜色可为黑色、暗红、鲜红或者粉红,持续性出血,血红蛋白持续下降。与排便无明确关系,有时可见血液自行从肛门流出。

2.常见病因

(1)凝血机制障碍:维生素 K 缺乏、血友病及血管性假血友病。

(2)血小板因素:原发性及继发性血小板减少性紫癜、白血病、再生障碍性贫血、血小板无力症等血小板减少或血小板功能异常。

(3)尿毒症。

(4)结缔组织病:系统性红斑狼疮、皮肌炎及结节性多动脉炎等。

(5)急性传染病:钩端螺旋体病、流血性出血热等。

三、临床表现

便血一般可表现为急性出血和慢性出血,慢性出血又分为显性出血和隐性便血。颜色可呈鲜红、暗红、凝血块或黑粪,可为肉眼不可见、纯血、脓血或黏液血便,血可附于粪便表面或与粪便相混,出血形式可表现为手纸带血、滴血或喷射状出血。便血的颜色取决于出血部位、出血量与血液在肠道停留时间。右半结肠出血粪便颜色多为暗红色，左半结肠或直肠出血粪便颜色多为鲜红色，但空回肠及右半结肠病变引起的小量渗血也可表现为黑粪。

排便时手纸带血或滴血，与粪便不相混者，多见于痔或肛裂，也可见于直肠息肉或直肠癌。肛瘘导致的出血常有明确的肛旁脓肿病史，表现为反复的脓血流出。血与粪便相混，应注意排查结直肠肿瘤或炎性肠病。结直肠恶性肿瘤常伴有排便习惯改变、消瘦、乏力等临床表现。

慢性便血可能仅表现为在常规体检时发现原因不明的缺铁性贫血，严重者可能出现与贫血相关的临床表现。消化道出血量大可致急性周围循环衰竭，临床上可表现为头晕、心悸、恶心、口渴、黑矇、晕厥、皮肤灰白湿冷，按压甲床后呈现苍白，且经久不见恢复。进一步发展可出现精神萎靡、烦躁不安、反应迟钝、意识模糊。老年人由于合并多种基础疾病，可引起多器官功能衰竭，危及生命。

四、诊断

便血通常通过肉眼即可确定，对于隐性便血需要实验室粪便隐血试验提供依据。口服某些中药、铁剂或铋剂，粪便也可呈暗褐色或黑色，但粪便隐血试验为阴性。食用过多的肉类、动物肝脏及血也可使粪便变为暗褐色，且粪便隐血试验呈阳性，但停止食用上述食物后即可转为阴性。酚酞制剂与碳酸氢钠或氧化镁合用，可使粪便变为红色。

对初诊便血患者，初步评估应包括病史、体格检查和实验室检查，以确定出血的严重程度、出血部位和病因。病史应包括出血的性质和持续时间，以及可能提示特定病因的伴随症状，如腹痛、腹泻、排便习惯改变、消瘦等。既往病史应包括既往消化道出血事件、手术史、消化性溃疡、腹部放疗史、白血病、血友病等，了解心、肺、肾等重要脏器基础疾病同样非常重要，除了便血可能是全身性疾病的局部表现以外，这些共病可能导致患者预后不佳。另外，应注意可能增高出血风险的用药史，如非甾体抗炎药、抗血小板药和抗凝血药等。在病史收集中，应排除鼻咽、喉、气管、支气管、肺等部位的出血，以及拔牙或扁桃体切除手术导致的便血。

体格检查应包括测量生命体征，包括体位改变，以评估血容量不足。检查皮肤黏膜是否有皮疹、紫癜、毛细血管扩张，是否存在浅表淋巴结肿大；还应进行心、肺、腹部检查和直肠指检，后者可以发现来自肛门直肠的出血，并能够确定粪便的颜色。有研究显示直肠指检可以发现约 30% 的直肠肿瘤。

五、辅助检查

用于明确便血的病因和部位的辅助检查包括 CT、计算机体层血管成像（CT angiography，CTA）、放射性核素锝标记的红细胞闪烁显像、肠系膜血管造影、结肠镜、软式乙状结肠镜和直肠镜。如果在结直肠未发现出血病变，那么应该继续对小肠和上消化道进行检查。

（一）放射影像学检查

非侵袭性影像学检查是结直肠出血病因和定位诊断的重要手段，常用的诊断成像方法包括腹部增强 CT、CTA 和发射计算机体层成像（emission computed tomography，ECT），可以在结肠镜检查前进行，适用于仍持续活动性出血或血流动力学不稳定的患者，或者结肠镜检查未发现病变或内镜止血失败的患者。CT 检查有助于发现结肠占位性病变及肠壁增厚水肿等炎症性改变，并能提示可能的出血部位。行增强 CT 检查时需采取措施预防对比剂肾病等不良反应。虽然 ECT 可以检测出血量 0.1～0.3 mL/min 的出血，但因需要使用放射性核素锝及准备复杂等原因临床上较少采用。CTA 具有与 ECT 相似的灵敏度和特异度，且 CTA 对出血部位的定位更精确，与血管造影结果一致。由于活动性下消化道出血是间歇性的，若 CTA 显示出血阳性，应尽早行血管造影，明确出血部位并予以治疗。

(二)结肠镜检查

结肠镜检查是明确结直肠出血原因和部位的最重要手段，并且可以在内镜直视下进行止血治疗。为了排除来自小肠的出血，结肠镜检查中镜头需尽可能进入回肠末端。关于结肠镜检查时机的研究相对较少，国外指南推荐对有高危风险的结直肠出血患者或活动性出血患者，入院24 小时内行急诊结肠镜可以早期明确出血原因并能进行内镜下止血。对病情平稳的结直肠出血患者可以等出血停止并且肠道准备后行结肠镜检查，对活动性出血或可能需要内镜下止血的患者，在告知患者结肠镜检查的获益与风险并获得患者知情同意后可在 24～48 小时行急诊结肠镜检查。

六、治疗

(一)急性大出血的治疗

对急性大出血的患者，应先复苏再治疗，给予适当的止血、补液、输血、血管活性药物等治疗，以维持生命体征稳定，防止并发症出现。紧急输血的指征为血红蛋白浓度＜70 g/L。对大量出血、合并心血管基础疾病或预估短期内无法进行止血治疗的患者，应维持血红蛋白浓度＞90 g/L。

(二)结直肠出血的药物治疗

常用的止血药物包括生长抑素、垂体后叶素、矛头蝮蛇血凝酶(巴曲亭)、去甲肾上腺素等，其疗效目前尚缺乏高质量循证医学证据。

(三)内镜下治疗

内镜止血方法包括黏膜下注射(通常为 1∶10 000 肾上腺素盐水溶液)，接触式和非接触式热凝固(双极电凝、加热器探头、氩气等离子体凝固)，机械治疗(金属夹和束带结扎)。

(四)血管栓塞治疗

该法适用于活动性出血，尤其是内科止血治疗无效者。

(五)外科治疗

随着内镜技术的不断发展，外科手术已不再是治疗小肠出血的重要手段。但经非手术治疗无效的大出血、不明原因的反复出血等仍是手术治疗的指征。术中辅以肠镜有助于确定出血的确切部位，减少切除肠管的长度。

(朱智宇)

第五节　排便障碍

所谓排便正常，一是指排出的是成形的、黄褐色的软便；二是指每天排便 1～2 次，或 1～2 天排便一次；三是指大便排出畅快，可排空粪便。排便障碍是指排便不畅之意，包括便秘、排便习惯改变、排便不尽、排便不畅、排便次数增多、大便变细等。

便秘的病因复杂，机制不明确，且影响因素众多，可由多种原因引起。

(1)一般小儿便秘常由喝水少引起,青年多由活动少且摄入食物纤维素过少引起,中老年人多由于活动量减少、肠蠕动减慢、精神因素等引起。

(2)生理学因素:严重的顽固性便秘是因为结肠无力或肛门直肠协调障碍,这两种情况可以同时存在。但是,多数诉有便秘的患者结肠运输时间与肛门直肠功能都正常。

(3)精神因素:没有一致的精神症状适合于所有便秘患者,但是,肠道运输正常的严重便秘通常会增加患者的精神痛苦,而精神抑郁的患者也会发生便秘。

一、便秘

随着人们饮食结构的改变、精神心理、社会因素等方面的影响,便秘的患病率呈逐渐上升趋势,且功能性便秘多见。

(一)功能性便秘

功能性便秘是以持续排便困难、排便次数减少或排便不尽感为表现的肠道功能性疾病。与肠易激综合征(IBS)的诊断标准不符。

人口统计学显示,便秘症状在人群中的发生率超过 27%。由于对疾病认识的进一步提高,以及社会生活方式和饮食结构的改变,发生率在逐年增高,所有年龄均可发病,以女性和白种人最常见,且向年轻化发展。国内便秘调查显示,便秘的发生有明显的地域性,我国北方地区便秘患病率高于南方地区。

(二)便秘罗马Ⅲ诊断标准

功能性便秘的诊断标准如下述。

1.应包括以下两个或以上症状

(1)至少 25%的排便有努挣。

(2)至少 25%的排便为硬粪块。

(3)至少 25%的排便有不完全排空感。

(4)至少 25%的排便有肛门直肠阻塞感。

(5)至少 25%的排便需手助排便(如手指排便、支托盆底)。

(6)每周排便少于 3 次。

2.不符合 IBS 的诊断标准

诊断前至少 6 个月中最近 3 个月有症状发作。

3.其他

不用泻药软粪便少见。

二、排便习惯改变

排便习惯改变是指排便的规律性和粪便的性状发生改变的现象,包括排便时间的早晚不一或饭前饭后不一等无规律性改变;或出现便秘、腹泻或便秘、腹泻交替出现等粪便性状改变。此症状常见于慢性结肠炎、肠结核、大肠息肉、大肠肿瘤等病。

三、排便不尽

排便不尽是指大便已排完,但仍有没排完之意,可伴有肛门下坠、灼烧感;大便可以成形或不成形,病情及症状轻重视患病时间长短表现不一。其常见于内痔、外痔、混合痔、肛裂、肛窦炎、直肠炎者,还可见于因饮酒吃辣引起上述肛肠疾病复发者。

四、排便不畅

排便不畅指虽能排出大便,但自觉排出不畅或有排便阻塞感。此症状多见于功能性肛肠疾病,如肛门直肠神经症;也可见于器质性肛肠病变,如直肠狭窄等。

五、排便次数增多

正常排便多数人每天 1 次,少数人每天 2 次,如每天排便超过 3 次,即可视为排便次数增多。此症状可见于炎症性肠病,如溃疡性结肠炎,细菌、病毒、真菌、寄生虫等引起的胃肠炎,放射性肠病,大肠平滑肌瘤,肛门神经症,还可见于结直肠癌早、中期。

六、大便变细

大便变细可由肛门狭窄和直肠狭窄引起。

(一)肛门狭窄

肛门狭窄常见于肛管直肠手术(如痔、肛瘘手术)。手术造成创伤,可使肛管直肠狭窄,大便变细。有些患者在痔手术后因疼痛不敢排便,导致肛门瘢痕性狭窄,有的甚至不能通过筷子粗细的探针,最终只能靠手术扩肛解决。

(二)直肠狭窄

直肠狭窄多见于直肠肛管恶性肿瘤向肠腔生长,使肠腔变窄,大便变细,大便表面多有凹槽。

(刘　涛)

第三章

肛肠疾病的检查

第一节 局部检查

肛门直肠疾病具有特殊性，病变往往只发生在局部，只在严重情况下才影响全身。因此，对局部的视诊、指诊、肛门镜检查等是诊断和鉴别肛肠疾病的重要手段，是肛肠科医师必须掌握的技巧。

一、视诊

检查时，嘱患者脱去外衣，解去腰带，侧卧位于检查床上，对好灯光。肠腔内病变检查之前，最好不灌肠或冲洗肛门，以免改变肛门直肠内的分泌物性状和数量以及分泌物的气味。

(一)肛门的形态和位置

正常情况下，肛门应该在两个坐骨结节连线的中点。观察肛门有无位移或者变形。如肛肠术后，更应注意有无肛门的变形，肛门前移。小儿患者应注意观察有无先天肛门闭锁或者肛门畸形。

(二)肛周皮肤及肛毛

观察肛周皮肤的颜色、润燥、瘢痕、溃疡、脱屑、分泌物、肛毛的分布。肛门瘙痒症多可见肛周皮肤色白，有抓痕，分泌物增多。肛门术后者，可见手术瘢痕。有红肿及破溃者，应考虑肛周脓肿及肛瘘。肛管皮肤有裂痕、血迹，应考虑肛裂。

(三)肛周肿物

应注意观察肿物的大小、形态、颜色、位置、有蒂无蒂等情况。与皮肤色同，形状不规则者，多为外痔；色红，椭圆形隆起者，可能是脱出的内痔；颜色暗红，伴坏死者，多为嵌顿痔；有蒂，色粉红或白，多是肛乳头状瘤；小乳头状，集群分布，色灰白，多为肛门尖锐湿疣。

(四)肛周污物

查看肛门部有无血、脓、粪便和黏液，可判断疾病的性质。如内痔、肛裂常有血迹，肛瘘和肛周脓肿常有脓汁和波动的肿块，肛门失禁则见肛周内裤有粪便；直肠脱垂、内痔嵌顿、脱肛常有黏液。肛门湿疹、肛管上皮缺损或肛门松弛多见肛门潮湿、渗液较多。

二、指诊

检查前嘱患者排空大便，选择适当体位后，医师右手戴消毒手套或示指戴指套，先触诊肛周病变，再行肛内指诊。肛内指诊前先在示指端涂少许润滑剂，示指与肛门平面呈 45°角，轻轻按摩肛缘，使肛门括约肌松弛，然后沿脐部方向将手指缓缓插入肛管。检查时，动作轻柔、仔细，避免暴力操作，造成肛门括约肌受刺激而产生痉挛疼痛，既影响检查效果，又给患者带来痛苦。从下至上，左右前后各壁凡手指可及范围，均应触摸，以防遗漏。指诊完毕，应注意，指套有无脓性分泌物或血迹，必要时取样检查。

肛裂患者检查时，示指进入肛门内，则可感到肛门紧缩，若进一步将手指探入肛管，则可引起疼痛。一般不再深入肛管直肠指诊，如确切需要再进一步检查，应在麻醉下进行。

手指进入肛管后，在皮下部可扪得肛门外括约肌皮下部，在此部位的上缘可扪得一沟，即括约肌间沟。此沟是内括约肌和外括约肌交界的临床标志。

指诊时可以了解到肛管皮肤有无硬结、齿状线处有无凹陷、括约肌的紧张度，正常时肛管仅能伸入一成人示指，若括约肌松弛，说明有肛门失禁，应查明原因。

再向上检查肛管直肠环，此环由肛管内括约肌及外括约肌深浅两部和耻骨直肠肌共同构成，呈环状，由于耻骨直肠肌在后方发达，故指诊时，在肛管后方易于触及。破坏此环可引起肛门失禁。

到达直肠壶腹时，应呈环状扪诊。直肠黏膜下是否有颗粒状改变，黏膜的质地，直肠腔内是否狭窄及有无占位性病变，但注意占位与粪嵌塞的区别。

在男性可扪及前列腺及膀胱，检查前列腺时，应注意其大小、硬度、有无压痛及硬结，中央沟是否存在。正常前列腺外形如栗子，底向上而尖向下，底部横径约 4 cm，纵径 3 cm，前后径 2 cm，包绕于膀胱颈下方。触诊时，应边界清楚、光滑无结节，无压痛。在女性可扪得子宫颈，有时可在直肠前壁触及质硬的子宫颈，要与病理性肿块区别。两侧可触及坐骨肛门窝，骨盆侧壁，其后方可扪到骶骨和尾骨，指诊可以触到瘘管走行方向和内口部位及肿块大小等。也可用双合诊法，即一指在直肠内，一指在肛门周围或阴道内，检查有无肿块、异物、阴道直肠瘘。

指诊的高度，一般可达 8 cm 左右。也可因检查者手指的长短而异，麻醉下可达 10 cm。手指的感觉敏锐，活动灵活，可以在直肠黏膜、肛管皮肤区发现很小的结节，指套上带血迹、脓液，可以帮助早期发现直肠癌、肛裂、肛瘘、痔核等，是器械不可代替的检查方法。通过指诊，我们可以初步鉴别以下肛肠疾病。

(1)直肠癌：在肠壁上可扪及高低不平的硬块，其表面可有溃疡，肠腔常伴有环状或半环状狭窄，指套有黏液，质稠味腥是其特点。

(2)内痔：位于直肠末端，有柔软的小隆起，于 3、7、11 点位明显，若行硬化剂注射后，可触及光滑的硬结。

(3)直肠息肉：可扪及质软而可推动的圆形肿块，常有蒂，指套上常染血迹。低位息肉可被手指拉出肛外。

(4)直肠脱垂：在肛门内可触及柔软而松弛的直肠黏膜堆积在肠腔内，伴有肛门括约肌松弛。

(5)直肠间质瘤：在直肠内可触及光滑的肿物，表面无溃疡及出血，不活动，偶有压痛。间质瘤生长速度较快，大便形状变细是突出症状。

(6)肛瘘：可扪及瘘管自肛缘向肛内潜行呈条索状，肛门内齿状线处可触及瘢痕、凹陷，有压痛。

(7)肛门直肠周围脓肿、骨盆直肠脓肿及直肠后间隙脓肿:在直肠内可扪到压痛性肿块。其他间隙脓肿可用拇、示指做双指触诊检查,即示指在直肠内,拇指放在肛周皮肤上,两指触诊,可以发现坐骨直肠间隙脓肿或肛周脓肿。

三、肛门镜检查

肛门镜检查是肛门直肠疾病的常规检查方法之一,适用于肛管、齿状线附近及直肠末端的病变。常用的肛门镜的长度约 7 cm,内径有大(2.2 cm)、中(1.75 cm)、小(1.43 cm)三型,是观察直肠黏膜下段的很好仪器。

根据形状,临床又分为喇叭状圆形肛门镜和分叶肛门镜两种。喇叭状圆形肛门镜包括圆口镜、斜口镜、缺边镜、螺旋口镜、喇叭口镜、直筒镜,均用于检查肛管、直肠、内痔、息肉、肛乳头肥大,也可用于内痔注射和直肠内用药等。分叶肛门镜包括四叶镜、三叶镜、二叶镜,用于检查直肠及肛瘘内口和手术较大、深区域的操作,对于暴露手术部位,尤其是挂线时的内口显露和直肠内出血灶的定位和处理有重要作用。

操作时,一般采用左侧卧位或右侧卧位。检查前选好合适的肛门镜,检查肛门镜筒、栓是否配套,并在肛门镜头及前部涂抹一层水溶性油剂或用润滑性药膏涂抹。首先在肛门口轻揉数下,同时令患者呼气放松。医师右手握住肛门镜的柄,左手紧压筒芯徐徐向肚脐方向插入,顶端越过肛管直肠环再向骶骨方向前进,直至肛门镜全部插到壶腹部,取出镜芯,借助专用灯观察有无充血、糜烂、水肿、溃疡、出血点、黏膜松弛的程度、肿物等情况。然后将肛门镜慢慢退至齿状线处,观察肛窦有无发炎、充血、凹陷、分泌物等。如需要可反复进退肛门镜以利于更好地检查。若筒状肛门镜观察不理想,可选择分叶镜、斜口镜帮助检查。

肛门镜主要用于常规肛肠科检查,肛管直肠手术时暴露手术视野、术后复查及局部取活检。但是,肛门狭窄、肛裂及女性月经期,不宜行肛门镜检。

四、探针检查

探针有四种,即棒状圆头探针、棒状有钩探针、有槽探针、镰状有槽挂线探针。前三种质软,用于检查瘘管内口、窦道走行方向;后者用于检查在直肠环以上的腔道较大的瘘管及挂线时使用。

探针主要适用于肛瘘瘘管走行及内口位置的探查,常用棒状圆头探针。操作时选择正确体位,必要时局部麻醉。一般用银质柔软探针,从瘘管的外口轻轻探入,沿瘘管走行探到内口,另一手示指在肛门内作引导。常规情况下,探针应轻松探至内口,如遇阻力时,说明管道狭窄或阻塞,或管道弯曲复杂,此时不宜强行探查,以免形成假道。

探针检查时,应绝对禁止暴力操作,部分患者肛周局部组织疏松,探针探查时,任何方向稍微用力,都能通过,此时应停止探查,避免人为制造内口。

五、肛瘘内口定位特殊检查法

(一)亚甲蓝检查

先将纱布卷成如示指大小的纱布卷,涂上水溶性油剂后,放入肛门直肠腔,然后将输液管由瘘管外口插入管内,用装有亚甲蓝液的注射器徐徐注入亚甲蓝,直到药液全部充满,以手指按压管道以助亚甲蓝充满管道。等待片刻，取出纱布，纱布上染有亚甲蓝，说明有内口存在，内口位于纱布卷染色对应肛管部位，手术时将染有亚甲蓝的管道一并切除。

（二）过氧化氢溶液检查法

骶管麻醉后，先将肛门镜置入肛内，助手扶住肛门镜，取下镜芯，在肠腔内置入纱布以免液体进入肠腔引起不适；术者以输液管的一头放入瘘管外口，另一头接好装有过氧化氢溶液的注射器，徐徐注入液体，切勿用力过猛，如有内口存在，可以明显看到带有气泡的过氧化氢溶液自内口溢出，注射完液体后，可以将空注射器再次注入空气。这时，内口部位仍有气体自内口溢出，这种检查能确定内口的准确无误性。

（王永跃）

第二节　全身检查

肛门直肠疾病虽然表现为局部病变，但与人体各个脏器密切相关。其中不少疾病有明显的全身变化，如痔核长期便血可以引起贫血症状；肺部活动性结核可同时并有结核性肛瘘；糖尿病合并肛周感染等。所以对肛门直肠疾病的诊查，必须要重视局部和全身症状，综合分析而下结论。

一、望诊

医师用望诊方法初步了解患者全身情况的感性认识，往往可以帮助诊断，为决定治疗方案，判断预后提供依据。如内痔便血的患者，并有面无血色，这就提示医师不仅要进行局部治疗；而且要采取全身治疗法来改善贫血症状。肛门直肠肿瘤患者出现恶病质时，对判断肿瘤的病期、预后、决定治疗方法有很大帮助。如肛门局部外伤、肛周脓肿、内痔嵌顿等疾病，伴有走路困难，痛苦面容，步态异常的改变。这就反映出疾病一般比较严重。婴儿哭闹不安、大便排泄异常或困难，要想到肛门闭锁、肛门狭窄、异位肛门或炎症。一般来说，肛肠科除望全身的神色形态外，应重点关注以下两个局部内容。

（一）望排出物

主要望二便及脓液的色、质、量及其变化情况，以帮助诊断。

1.大便

大便稀溏如糜，色深黄而黏，多属肠中湿热；大便稀薄如水，挟不消化食物，多属寒湿；便如黏胨，挟有脓血，多为痢疾；色白为气分，色赤为血分，赤白相加为气血俱病；先血后便，其色鲜红为近血，先便后血，其色暗红为远血；中年以上便带暗血并有肛门下坠者应考虑为直肠癌。

2.小便

小便清澈而量多者，属虚寒；量少而色黄，属热症；尿血者属热伤血络。

3.脓液

脓液稠厚，味臭者，表示身体较好；淡薄者，身体虚弱。薄脓转为厚脓，为体质恢复，若厚脓转为薄脓，为体质渐弱；若溃后脓水直流，其色不晦，味不臭者，不属败象，若脓稀似粉浆污水，或挟有败絮，色晦腥臭者，为气血衰竭。脓液色绿多为铜绿假单胞菌感染；脓液色黄白而臭，多为大肠埃希菌感染；脓液稀薄，呈米泔样或挟有败絮状物，多为结核分枝杆菌感染。脓中带血表示溃破不久。

（二）望肛门

首先望肛外有无肿物、赘生物，并判断其属性。如便时有柔软肿物脱出，色紫暗，便后能还纳者为内痔；如脱出物为樱桃状带蒂的鲜红肿物为直肠息肉；若脱出为环状，外观呈球形、圆锥形、牛角形并伴有表面黏液或溃疡糜烂者，多为直肠脱垂；如脱出物质硬、色白、带蒂、不易出血者为肛乳头状瘤；如肛门出现单个或多个皮肤色柔软肿物为结缔组织外痔；如突然出现光滑色紫暗的肿物考虑为血栓性外痔，若环状伴有水肿甚或糜烂者应注意嵌顿痔的可能。如肛门外有不规则的毛刺样肿物，形如菜花者考虑为尖锐湿疣。

其次，望肛门有无裂口及溃破口，并注意位置、数目、与肛门距离。如肛门前后有梭形溃疡，或出现溃疡口皮赘时多为肛裂；肛门外有溃口伴有脓性分泌物者为肛瘘。

最后，观察肛门皮肤情况。若肛周出现皮肤糜烂或有密集的小丘疹，潮湿发痒多为肛门湿疹；如肛周出现大块的皮肤颜色蜕变并苍白者为肛门白斑。

二、闻诊

闻诊包括嗅气味、闻声音两方面。医师通过鼻的嗅觉分辨分泌物和脓液的气味帮助诊断。恶臭的脓汁多为大肠埃希菌感染；分泌物多有臭味，往往是急性炎症，少而无味为慢性炎症。脓液略带腥味质稠。无异常臭味者，病轻邪浅为顺症，脓液腥秽，恶臭质薄的，病重邪深为逆症，分泌物恶臭伴有脓血便，应考虑肠道内癌变。听声音，如肛门脓肿患者毒素吸收、高热，可有谵语、狂言。肛门癌患者剧烈疼痛，可有呻吟呼号。实证多声高气粗，虚证多声低气微。直肠癌晚期肠腔出现不完全梗阻时，则听诊可闻及气过水声。

三、问诊

问诊在肛肠疾病中占有很重要的位置。通过问诊了解病史，可以帮助分析诊断。

（一）问病因

主要询问本次发病的原因或诱因。如是否酗酒、过食辛辣，或工作劳累、休息不佳，或排便干燥、腹泻等。如患者连日便干，后出现便血伴有肛门撕裂样疼痛，考虑为肛裂发作；如腹泻后出现便血、肛门内肿物脱出，往往提示痔核或直肠脱出；如连日酗酒再加身体疲劳，出现肛门骤痛，伴有发热者，考虑为肛门脓肿。

（二）问发病时间

一般来说，患病时间短，病轻易治；发病时间长，甚至多次手术未愈者，病重难治。如肛瘘在肛门周围有多个外口，要问哪一个外口先破溃化脓的。通过原发外口可查到主管与内口。问脓肿初起至破溃或前次手术的时间，可以根据时间的长短来判断脓肿部位的深浅。时间长表明部位深，反之脓肿表浅。

（三）问既往史

问患者以往有无结核、肝硬化、酒精肝疾病，出血体质及过敏史等，对决定治疗方案有帮助。此外，了解患者有无高血压和血液系统的疾病，尤其是凝血机制的障碍，以便防止术中术后发生意外和出血。糖尿病可影响创面的愈合。对严重的心肺疾病患者和老年患者，通过问诊选择麻醉方法。如心电图提示室性心动过速，麻醉最好选用利多卡因。对胃肠疾病，如每天腹泻 2 次以上或习惯性便秘等要注意通过问诊了解后,选择适当的手术时期和治疗方法。对高热、肛门灼痛,但肛门红肿热痛局部症状不够明显的患者,要考虑到直肠周围有无深部脓肿。反复低热,肛门局部流稀薄脓液,如米泔水样,要考虑到结核性肛瘘。对长期原因不明的黏液便,不仅要考虑溃疡性结肠炎,还要考虑到阿米巴痢疾。对老年男性患者伴有慢性前列腺炎和前列腺肥大的患者,要注意术后防止尿潴留。

(四)问局部症状

如便血,应分前后。先便后血为远血,色紫暗,见于上消化道出血。先血后便,为近血,色鲜红,多为肛门直肠疾病。疼痛与大便有密切关系,每于便后出现灼热样疼痛为肛裂;肛门骤然疼痛,体温增高,伴有搏动性跳痛多为肛周脓肿;疼痛呈持续性,发病急剧与大便无明显关系,伴有肛周肿块者为血栓性外痔;晚期直肠癌疼痛,则多呈慢性进行性钝痛,且多放射到腰骶部。

(五)问全身情况

局部病变严重者可影响全身。如长期便血,可致头晕、心悸、面色苍白、乏力、舌质淡、脉细数等贫血症状。局部感染重者可出现发热、面色潮红、口渴、舌质红、脉弦数等实热症状;结核性肛瘘有全身乏力、盗汗、低热、脉细数等全身症状。

四、切(叩、触)诊

通过切脉和检查,来了解患者全身各部情况。

(一)切脉

主要通过切脉了解患者全身虚实情况。脉沉细无力多为虚证;脉弦有力多为实证。脉紧多为寒证和痛证;脉数有力多为热证,脉数无力常见于贫血、体弱和阴虚内热、低热者。

(二)触诊检查

除常规一般触诊外,主要对肛门局部进行触诊。

(1)温度:如肛管皮肤灼热,局部肿痛者,属阳证,见于肛旁脓肿,坐骨肛门窝及直肠后脓肿;若局部漫肿隐痛,皮肤不发热者,多为阴证,见于肛门或直肠疽。

(2)肿块:注意肿块部位、范围、大小、硬度、活动度等,如肛缘外有圆形或椭圆形紫色肿块,压之疼痛,多为血栓性外痔;肿块红肿疼痛,压之有波动感,表示有脓肿形成;肛内如触及带蒂肿块,且活动范围较大,多为直肠息肉;齿状线处有米粒大小的硬结,多为肛乳头肥大;如直肠内触及有肿块,不活动,质硬而脆,易出血,表示为直肠癌。

(3)触及患者是否有瘘管及肛门括约肌的功能。如有瘘管应查明其走向、深浅、内口的位置等。

(杨雅丽)

第三节 内镜检查

一、肛门镜检查

肛门镜检查是肛门直肠疾病的常规检查方法之一,适用于肛管、直肠末端及齿状线附近的病变，还可进行活体组织检查。该方法不仅简单易行，而且临床价值大。

二、直肠镜检查

直肠镜检查可以准确诊断内痔、外痔、混合痔、直肠肿瘤、炎症等距肛缘 15 cm 以内的肛门直肠疾病。其内镜电子视频影像诊断系统，采用独特的数字影像技术，冷光源发光，光缆传输为观察提供照明，鞘套及闭孔器插入肛门，为内镜、操作器及手术器械提供工作通道和支架，为临床诊断引进全新的检查仪器，是目前市场上功能齐全、图像清晰的全方位的肛肠外科检查系统。其具有动态范围宽、图像直接数字化传输、分辨率高、清晰细腻等优点。借助高标准化的长焦距，可以准确诊断内痔、外痔、混合痔、肛裂、直肠肿瘤、炎症等肛门直肠疾病，实现医患交流，改善医疗服务质量。可配一次性塑料制光学直肠镜(斜口式，长约 15 cm)，有效避免交叉感染。

(一)适应证

(1)原因不明的便血、黏液便、脓血便。

(2)排便次数增多或减少，或者粪便性状改变者。

(3)慢性腹泻、习惯性便秘或排便习惯不规则者。

(4)原因不明的肛门部、会阴部或骶尾部疼痛。

(5)肛门、直肠内疑有肿块或需取组织标本做病理检查。

(二)检查前准备

无须特殊的肠道准备，检查前排净大小便即可。

(三)操作方法

检查前行直肠指检，将一次性塑料制光学直肠镜缓慢插入肛门，进入直肠壶腹部，取出芯子，接通冷光源，安接肛肠镜适配器，利用手柄探针上的旋钮调整方向及清晰度，在内镜直视下采集病例图像，可清晰观察肛管直肠有无病变(如肿瘤和息肉)及钳取组织、异物等。缓慢退镜至齿状线检查有无内痔、肛窦炎、肛乳头肥大及肛瘘内口，确定病变部位、性状、大小、数目和颜色，作为手术的根据。

(四)优点

(1)方便直观，图像清晰，定位准确。

(2)图文并茂，提高诊断率，便于患者保存。

(3)帮助患者了解和选择治疗方案，防止医疗纠纷。

(4)无痛苦，无损伤，患者易于接受。

(五)注意事项

若转动方向或重新进入直肠镜时，一定将芯子插入后再转动另一方向，否则镜口可损伤直肠黏膜，引起出血或穿孔。

三、乙状结肠镜检查

乙状结肠镜可发现直肠指检无法触及的位置较高的肿块，同时能对可疑病变取组织活检，可明确诊断。还可通过乙状结肠镜进行结肠、直肠息肉的电灼术。因此乙状结肠镜既可用于诊断，又可作为治疗仪器，对预防及早期发现直肠癌和乙状结肠癌有重要意义。约 75% 的肿瘤通过乙状结肠镜检查可以发现。普通型乙状结肠镜长 25～35 cm，直径 1.5～2.0 cm。

(一)适应证

(1)原因不明的便血、黏液便、脓血便。

(2)排便次数增多或粪便性状改变。

(3)慢性腹泻、习惯性便秘或排便习惯不规则者。

(4)肛门、直肠内疑有肿块或需取组织标本做病理检查。

(5)会阴部、骶尾部长时间原因不明的疼痛。

(6)需要套扎电灼息肉。

(二)禁忌证

直肠、乙状结肠有慢性感染,肛管有疼痛性疾病,女性月经期,心力衰竭或体质极度衰弱,肛门狭窄,精神疾病及活动性疾病患者。

(三)检查前准备

检查前1天下午3～4时,用开水冲泡番泻叶3～6 g,代茶饮服,检查当天早晨用温盐水清洁灌肠一次,或在检查前用一支开塞露,排空肠腔内粪便,相隔1小时后,肠腔内清晰,以利于检查。急诊患者如无法行肠道准备,应嘱患者排便后进行检查。

(四)操作步骤

患者取膝胸位,先行直肠指检,再将涂润滑剂的镜筒及芯子用右手握住,并用手掌顶住镜芯,将镜管上的刻度向上,以了解插入深度。

五步插入法:①向前。将镜头端朝向脐部缓慢插入5 cm,左右旋转逐渐插入直肠腔,取出镜芯,开亮光源,安上接目镜和橡皮球。②向后。在直视下将镜管改向骶部插入8 cm处可看到3个直肠瓣,中间一个常在右侧、上下两个常在左侧。③向左。镜管插入至直肠腔顶端。④向右。用镜管拨开肠腔,在15 cm处,可看到肠腔缩窄,有较多黏膜皱襞,即直肠与乙状结肠交界部。⑤向前。将镜管转向脐部缓慢插入乙状结肠至30 cm。若肠镜进入盲袋或黏膜窝内,看不到肠腔、肠镜较难推进,绝不可盲目强行插入,以免肠穿孔。可将肠镜退回几厘米,从多方向寻找肠腔后,方可继续插入乙状结肠,此时患者常有下腹不适感或微痛。操作非常熟练时,也可按口诀“前、后、左、右、前”,插入乙状结肠。

退镜观察:左右上下旋转镜头,边退边观察肠腔全部,注意黏膜颜色,有无充血、溃疡、息肉、结节、肿瘤、出血点及分泌物等改变。疑有溃疡、息肉和肿瘤时,用病理钳在其边缘钳取组织送检。钳取创面若有出血,用棉球蘸取肾上腺素、吸收性明胶海绵或止血散压迫止血。

(五)注意事项

1.操作轻柔

一定要在直视下“见腔进镜”,切忌盲目使用暴力插入,以免肠穿孔。特别是乙状结肠和直肠交界处,检查时间过长引起急性弯曲时,或先天性、手术导致的解剖变异等,还有检查时患者配合不当引起体位改变等原因,使肠镜不能顺利全部插入乙状结肠,此时应稍等片刻,再缓慢插入。若因其他原因不能向前伸入时,不要勉强插入,应停止操作分析原因。

2.切忌注入过多气体

注入过多空气使肠内张力增大,特别是结直肠有病变时,如癌、憩室、溃疡性结肠炎、息肉等,更容易造成穿孔。因此,目前有学者主张在检查时不注入空气。

3.切忌在活检时钳取过深

若钳取肠壁组织过深,组织撕拉过多,也可造成穿孔或出血。

4.肠穿孔

凡是当天做过乙状结肠镜检查的患者，如出现下腹部持续疼痛，逐渐加重，下床活动时腹痛加重，肩背部有放射性疼痛，有时甚至出现休克症状，腹部检查时出现腹膜刺激征，腹部X线透视可见膈下游离气体，首先考虑肠穿孔，必须立即手术修补。

乙状结肠镜是早期发现癌症的手段之一，但常对此检查不慎重，操作不熟练或粗暴，对解剖不熟悉导致肠穿孔，给患者增加不必要的痛苦。

四、普通肠镜检查

纤维结肠镜和电子结肠镜均属于可曲式内镜。可曲式内镜的基本结构分为操作部、可弯曲的镜身及可调节角度的镜前端。电子计算机已广泛应用于内镜，不仅能摄影、取活检、诊断，而且还能在腔镜内进行多种手术，如摘除结肠息肉和小肿瘤，进行止血、肠梗阻减压、吻合口狭窄扩张、肠扭转复位等。

(一)适应证

(1)有便血或暗红色血便，考虑病变位置在结肠或直肠。

(2)不明原因的腹痛、贫血或身体消瘦。

(3)反复交替出现腹泻、便秘和粪便带脓血，排便习惯有改变或排便困难。

(4)气钡灌肠或胃肠造影发现异常，需进一步检查结肠或明确病变性质。

(5)已发现结肠病变，考虑经结肠镜治疗。

(6)大肠息肉或肿瘤术后复查。

(7)假性结肠梗阻需经纤维镜解除梗阻。

(8)肠套叠、肠扭转，需明确诊断及复位。

(9)对大肠癌高发区、老年人、有大肠肿瘤家族史者进行普查。

(10)高度怀疑血吸虫病，而多次粪便检查均为阴性者。

(二)禁忌证

(1)严重心肺功能不全。

(2)严重高血压、脑供血不足、冠状动脉硬化、明显心律失常。

(3)急性消化道大出血、肠道积血或积血过多妨碍观察。

(4)腹膜炎和中毒性急性消化道炎症(中毒性痢疾、暴发性溃疡性结肠炎、急性胃肠炎等)。

(5)近期胃肠道或盆腔行大手术及放射治疗。

(6)因手术及炎症使腹腔内粘连或形成硬化扭曲。

(7)肛门狭窄及肛门急性炎症。

(8)肠道有狭窄，对狭窄以上的肠道不能勉强进镜。

(9)精神病患者或不能配合者。

(10)女性妊娠期及月经期。

(三)检查前准备

检查前应向患者做好解释工作，消除顾虑和紧张情绪，取得配合。目前肠道准备方法很多，常用的有以下几种。

1.磷酸钠盐散

磷酸钠盐散为复方制剂，活性成分为磷酸二氢钠和磷酸氢二钠，是一种理想的肠道清洁剂。

该剂可缩短单次肠道准备时间,利于夜间休息,减轻患者痛苦,提高了肠道准备完成率及肠道清洁有效率,利于检查和手术顺利实施。本品适用于消化内镜诊疗及肛肠科、妇科、泌尿外科、放射科等手术前清理肠道,具有饮水量少、清洁度高、安全性高、起效快速及依从性好等优点。

药理:进入肠道内,活性成分被解离成不被吸收的阴阳离子,使肠道内形成高渗环境,由于肠道半透膜的性质,使体内水分进入肠道内对肠道产生机械性刺激,促进肠道运动;使肠道内水分增加从而软化粪便;激活肠黏膜层的局部神经反射而增加肠壁的蠕动,提高肠道动力。

用法用量:本品用于肠道准备时服药一般分两次,每次服药 1 袋。

2.硫酸镁法

硫酸镁是传统的肠道准备清洁剂,因其服用水量少,可随时增加饮水量,患者依从性好,价格便宜,是肠镜及其他检查前的肠道清洁准备好方法。

3.甘露醇法

20%甘露醇 250 mL 加温开水至 750～1 000 mL 检查前 4 小时口服,服药后注意水及电解质情况,但行息肉电切时禁用,以防产生气体爆炸。

4.聚乙二醇电解质法

A 剂聚乙二醇 4 000 13.125 g、B 剂碳酸氢钠 0.178 5 g,氯化钠 0.350 7 g,氯化钾 0.046 6 g。取本品 A、B 两剂各 1 包,同溶于 125 mL 温水中成溶液。每次 250 mL,每隔 10～15 分钟服用 1 次。一般口服 2 500～3 000 mL 水。

5.番泻叶法

用开水冲泡番泻叶 3～6 g 代茶饮。

6.大肠水疗

肠道清洁效果一般。

(四)操作方法

1.双人操作法

将操作部、镜身前端部及连接装置 3 个部位同时握在手中。左手握住操作部,拇指控制上下角度钮,示指负责吸引钮,中指负责送气/送水钮;右手拇指、示指控制左右角度钮。检查一般由术者和助手共同完成。术者主施肠镜操作,指挥助手缓慢进镜身及实施操作方法。

患者取左侧卧位,双下肢屈曲。术者先做直肠指检,护士将肠镜前端涂些润滑剂,嘱患者张口呼吸,放松肛门括约肌,右手握住肠镜弯曲部用示指将镜头压入肛门,缓慢插入直肠。根据情况可摄像或取活组织行细胞学等检查。若进镜困难,找不到肠腔,嘱患者适当变换体位,避免强行进镜,造成肠穿孔。检查结束退镜时,应尽量抽气以减轻腹胀。原则是少充气、细找腔、钩拉取直、解圈防袢、变换体位、循腔进镜、退镜观察。

2.单人操作法

长期以来,双人操作法由于患者的痛苦较大、并发症及漏诊多等原因,逐渐被单人操作法所取代。单人操作法是单人操作,不是单手操作。检查医师的基本检查姿势为立于检查台的左侧,面向监视器,左手握住结肠镜手柄,右手握住离肛门口 20～30 cm 的镜身。

术者单人进行操作,左手把持操作部,控制上下角度、送气、吸引操作钮,同时右手负责插入及旋转镜身,主司旋镜。右手不能离开握住的镜身,司进退镜,辅助旋镜。

单人操作因术者协调性、感知性、灵活性优于双人操作,从而有节省人力资源、患者痛苦少、成功率高、漏诊率低、穿孔等并发症少等优点。

(五)注意事项

(1)有腹水及出血性疾病检查时,应谨慎操作。

(2)需做息肉切除者应查凝血功能及血小板。

(3)曾做过盆腔手术或盆腔炎患者检查应十分小心。

(4)溃疡性结肠炎及痢疾急性期,不要勉强向纵深插入。

(5)月经期间最好不检查,以免产生疼痛。

(6)进镜一定要在直视下进行。

(7)少注气,注气过多会引起腹胀、腹痛。

(8)进镜时要慢,边退镜边仔细地观察上、下、左、右四壁,发现问题应该记清楚病变性质、范围及部位。

五、无痛肠镜检查

无痛肠镜是在患者无知觉的情况下进行肠镜检查和治疗。在检查前通过静脉给患者注射一种起效快、有效时间短、作用确切的麻醉药物引起中枢抑制,使患者在数秒内入睡,完成全部检查后即刻苏醒,从而消除恐惧感和不适感,使内镜检查与治疗操作顺利进行。

无痛肠镜采用的是一种新的无痛技术,使患者可在无痛状态下完成整个检查和治疗过程,无痛苦感、无不适感,减轻了患者的恐惧心理,提高患者的耐受性,诊断率高、检查无死角,并且对患者本身无损伤、无不良反应,治疗安全。检查和治疗后恢复也快,患者一般只需要短时间即可恢复。

六、放大内镜检查

放大内镜检查是通过在普通电子内镜基础上增加变焦镜头,使黏膜组织光学放大100～150倍的消化内镜检查方法。通过放大内镜可以更好地观察肠道黏膜微血管及毛细血管等微细结构改变和消化道黏膜表面腺管开口,有利于判断黏膜病变的病理学性质,明确病变浸润范围及提高活检准确性,在消化道疾病尤其是早期肿瘤诊断方面有独特优势。还可与色素染色、电子染色、高分辨率等技术结合,提高诊断效率。

七、超声内镜检查

超声内镜是将内镜和超声相结合的消化道检查技术,将微型高频超声探头安置在内镜顶端,当内镜插入体腔后,在内镜直接观察消化道黏膜病变的同时,可利用内镜下的超声行实时扫描。可以获得胃肠道层次结构的组织学特征及周围邻近脏器的超声图像,进一步提高了内镜和超声的诊断水平。超声内镜探头的频率为5～30 MHz,其分辨率较体表超声高,单穿透距离小。

八、胶囊内镜检查

胶囊内镜是一项新型技术,随着微型摄像机的吞入,可捕捉胃肠道黏膜的影像,通过高频发射并接收,下载至电脑进行成像和分析。可模拟生成三维图像,镜头也可由外部控制调节焦距,以获得清晰图像。另外,胶囊内部有一个喷药仓和一个取活检仓,均可由外部控制分别打开其阀门,可对病灶喷药或伸出微型钛金属针取活检。目前,胶囊内镜主要用于检查小肠病变。有学者提议其同样可用于诊断结直肠疾病,但其价值仍有待研究。

九、色素内镜检查

色素内镜又称染色内镜，是指将试剂或色素配置成一定浓度的溶液对消化道黏膜进行染色，通过内镜进行观察、诊断，使病变黏膜与正常黏膜颜色的对比更加明显，从而帮助辨认病变的方法。染色途径主要有两种：在内镜下直接喷洒的称直接法；经口服色素后，再进行内镜观察的称间接法。普通内镜不易识别的消化黏膜及某些表面的性状，借助染色作用，使其容易识别。对普通内镜观察不到的黏膜形态，也能通过染色作用，在内镜下用肉眼直接观察和诊断。试剂和色素必须符合无毒、无害、安全的要求。

（李灵杰）

第四节　直肠动力学检查

一、肛门直肠压力测定

（一）原理

肛门直肠压力测定是通过在肛管直肠内置入通道压力传感器装置将肛管直肠腔内的压力信号转换为电信号，从而对肛管直肠腔内压力的变化进行测定，再经过计算机处理后，分析肛管、直肠的功能及其变化。

（二）临床应用

肛门直肠压力测定是最常用的肛门、直肠生理功能检测方法，可研究肛门直肠运动，特别是肛门内、外括约肌功能，包括括约肌部位及长度、高压区及松弛反射等。临床上通过肛门直肠压力测定可了解肛门直肠压力、直肠感觉、肛门自制能力等。其绝对适应证为慢性便秘、大便失禁，相对适应证为评估药物、生物反馈、手术等疗效，以及制订先天性巨结肠、分娩后肛直肠损伤等疾病的治疗方案。

（三）正常参考值

直肠动力学检查的常用参数包括肛管静息压、肛管收缩压、肛门括约肌功能长度、直肠肛管抑制反射、模拟排便反射、直肠感觉阈值、直肠顺应性。

1.肛管静息压

肛管静息压主要由肛门内括约肌张力形成，约占 85%，肛门外括约肌张力占 15%。正常人最大括约肌静息压力为 6.7～10.7 kPa(50～80 mmHg)。静息压的最高点在距肛缘 1～2 cm，自此向上递减，其与直肠内压构成一个向心形的渐降梯度，从而形成一个压力屏障，对维持肛门自制有重要意义。

2.肛管收缩压

受试者用尽可能大的力坚持尽可能长的时间收缩肛门 20 秒以上时所测得的肛管内压力，主要源于肛门外括约肌的收缩压力，具有随意性。

3.肛门括约肌功能长度

静息状态时，肛门括约肌功能长度上限由肛门括约肌静息压力较其直肠内压力超过 0.7 kPa

(5 mmHg)以上水平区域来确定，相当于肛门内括约肌长度。不同性别、不同年龄健康成人存在明显差异。

4.直肠肛管抑制反射

直肠肛管抑制反射即扩张直肠后可反射性地引起肛管松弛。当肠内容物下降至直肠扩张，直肠达到阈值时，引起肛门外括约肌收缩和肛门内括约肌松弛，肛管内压力下降，内容物在此压力差的作用下下降。

5.模拟排便反射

评估直肠和肛门括约肌在模拟排便时压力的变化及其与腹部肌肉收缩时是否协调。通常排便时会有直肠压力增加和肛门括约肌压力降低。

6.直肠感觉阈值

正常人当直肠被粪便扩张时，通过直肠壁的机械感受器可将粪便扩张肠壁的信号经盆腔神经传入骶髓及排便高级中枢，产生便意及排便活动。检测方法为用注射器以 10 mL/s 的速度断续向定位在直肠内的导管尖端球囊注入空气，直至受试者出现主观不适时停止。可依次获得初始感觉阈值、排便感觉阈值、排便窘迫阈值、直肠最大耐受量。

7.直肠顺应性

直肠顺应性指引起直肠壁张力单位升高所需注入的空气体积，反映直肠容积及其扩张性。随着不断向球囊内注入空气，最初会引起直肠内压的增加，随之又下降至一个稳定的压力范围，直肠顺应性的值是用球囊容积与稳定状态的直肠内压的关系来表示。直肠顺应性取决于直肠壁的弹性和相邻骨盆的活动性，可以衡量直肠壁容受性。

(四)异常值及相关临床意义

患者的异常检测结果主要包括直肠肛管抑制反射消失、肛门括约肌松弛、排便障碍、初始感觉的阈值增高和直肠高敏感。

1.直肠肛管抑制反射消失

直肠肛管抑制反射消失是先天性巨结肠的典型表现，具有高灵敏度和高特异度，有时也可在大便失禁、便秘及肛直肠术后患者中出现。

2.肛门括约肌松弛

肛门括约肌松弛通常与大便失禁有关，而括约肌压力升高则是肛裂及便秘的表现；括约肌收缩力降低与排便急迫、不协调排便、盆底肌无力有关。

3.排便障碍

患者模拟排便时肛门直肠测压的曲线图至少有 4 种类型。Ⅰ型：直肠内压力升高[直肠内压≥6.0 kPa(45 mmHg)]伴肛门括约肌收缩、肛管压力升高。Ⅱ型：推进力不足[直肠内压＜6.0 kPa(45 mmHg)]，伴有肛门括约肌松弛不充分或肛门括约肌收缩。Ⅲ型：直肠内压力升高(直肠内压≥6.0 kPa(45 mmHg))，而肛门括约肌不松弛或松弛不充分(＜20%)。Ⅳ型：推进力不足[直肠内压＜6.0 kPa(45 mmHg))]，肛门括约肌松弛(＞20%)。

4.初始感觉的阈值增高

初始感觉的阈值增高常见于糖尿病、大便失禁及急于排便的便秘患者；相反，直肠高敏或感觉阈值降低见于急迫性尿失禁患者、直肠炎、肠易激综合征、下腹部或骨盆疼痛的患者。

二、球囊逼出试验

(一)原理

球囊逼出试验是以充入液体的球囊模拟粪便,从而测试直肠及肛管的排空能力。检查时,患者取左侧卧位或坐位,将球囊置于直肠壶腹部,注入37 ℃温水50 mL,嘱患者模拟排便动作,要求患者在预设时间内将球囊排出。

(二)临床应用

球囊逼出试验是一种简单、易行且经济的检查,可作为功能性排便障碍患者的一线筛查试验。但结果正常并不能完全排除盆底肌不协调收缩的可能,且在正常人群中也可有异常结果,因此球囊逼出试验不足以作为诊断依据,并且其不能检测与排便障碍相关的解剖异常,需结合其他检查如直肠动力学检查及排粪造影等进一步诊断。

(三)正常参考值

球囊排出时间的标准在不同研究中并不一致。在正常人群中,1～5分钟可排出球囊。

(四)异常值及相关临床意义

患者未在预设时间内将球囊排出,球囊逼出试验结果视为阳性。具体时间各个研究标准不一,绝大多数为1～5分钟。23%～67%的功能性便秘患者存在球囊逼出试验阳性。球囊逼出试验阳性是诊断排便障碍的一项依据,需考虑存在盆底肌不协调收缩、肛门直肠解剖异常等。

三、盆底肌电图检查

(一)原理

盆底肌电图是评估肛门直肠神经生理的主要工具。盆底肌电图能记录盆底肌肉激活过程中动作电位相关的生物电活动,检测盆底肌及腹部肌群的矛盾运动,辅助判断患者神经肌肉的功能变化。盆底肌电图的优点:①运动单位数目与肛管收缩压力高度吻合;②检测排便障碍患者肛门括约肌矛盾收缩;③可评估生物反馈时肛门外括约肌功能;④避免臀肌等其他肌肉的影响。其缺点为特异度较差,不同疾病通常具有相同表现。

(二)临床应用

盆底肌电图对于单块肌肉功能评估及盆底肌早期病变有较好的诊断效果,适用于肛直肠疼痛、神经损伤性大便失禁及肛直肠术前盆底评估的患者。对大便失禁患者,盆底肌电图可用于判断患者是否存在盆底肌动作电位、肌纤维密度及神经传导稳定性异常。临床上将盆底肌电图与阴部神经末梢运动检查、肛门直肠测压等共同进行,有助于准确理解复杂病变。

(三)正常参考值

盆底肌电图测量结果具有较好的可重复性,但盆底肌电图的正常参考值因检测部位(经阴道或经肛门)及电极(体表、针刺或肛塞)的不同而改变。正常女性盆底肌(经阴道)动作电位静息波幅为(19.6±7.3)μV,最大自主收缩峰值波幅为(97.7±44.0)μV。我国绝经后女性肛门括约肌(经肛门)轻度收缩相运动单位电位平均波幅为(784.89±34.32)μV,耻骨直肠肌为(637.16±37.93)μV。

(四)异常值及相关临床意义

大便失禁患者平均运动电位潜伏期更长,反映神经源性损伤。此外,多相运动电位能够反映肌肉神经的支配—再支配,也提示神经源性损伤。痉挛性盆底疾病患者常出现反向收缩,多为耻骨直肠肌松弛障碍,而松弛性盆底疾病患者的静息相、重度收缩相出现异常,提示肛门内、外括约肌收缩障碍。便秘患者存在不同程度的盆底、腹部肌群矛盾运动和肛门括约肌松弛幅值降低，其中出口梗阻型便秘患者更为多见。

四、阴部神经末梢运动检查

（一）原理

阴部神经末梢运动检查是评估盆底神经肌肉最可靠的电生理方法之一，主要以阴部神经终末运动潜伏期检测最为常用。阴部神经终末运动潜伏期是指经直肠电刺激阴部神经运动神经元，观察刺激后至肛门外括约肌产生收缩的时间，以检测阴部神经功能，包括神经传导时间、神经肌肉传递时间、肌肉纤维传递时间 3 个部分。

（二）临床应用

阴部神经终末运动潜伏期主要用于检测阴部神经功能，阴部神经损伤，则阴部神经终末运动潜伏期延长。因此，阴部神经终末运动潜伏期可用于评估大便失禁、尿失禁等症状是否与阴部神经损伤相关。此外，阴部神经终末运动潜伏期还可用于评价肛门括约肌重建（如经阴道分娩术后损伤），或直肠脱垂修补术前后阴部神经功能。慢性便秘及排便困难的患者用力排便、盆底肌群反复收缩，可能导致阴部神经损伤，阴部神经终末运动潜伏期可用于预测此类患者行直肠切除术后有无发生大便失禁的可能。对特发性大便失禁患者进行阴部神经终末运动潜伏期检测还可预测骶神经调节治疗后的长期满意度。

（三）正常参考值

阴部神经终末运动潜伏期正常值为（2.0±0.2）ms，左侧与右侧阴部神经终末运动潜伏期可能有差别，但只与平均值稍有不同。

（四）异常值及相关临床意义

女性患者阴部神经终末运动潜伏期的增加可能与阴道分娩、胎头吸引等相关。在慢性便秘、排便障碍及大便失禁、尿失禁患者中同样会出现阴部神经终末运动潜伏期延长的现象。

五、排粪造影

（一）原理

排粪造影是一项用于评估排便过程中直肠和盆底活动的影像学检查方法。将 150～300 mL 硫酸钡与增稠剂混匀来模拟软粪的性状，灌入直肠，模拟生理排便活动，在静息和模拟排便过程中，分别拍摄侧位像，动态观察肛门直肠的解剖结构和相关功能。

（二）临床应用

在怀疑有结构异常时，排粪造影是一项具有良好价值的检查手段，主要用于诊断排便障碍型便秘，特别是怀疑有解剖结构改变的患者。该检查能够发现消化道解剖结构异常（如直肠前突、肠疝、肠套叠、直肠黏膜脱垂、巨直肠、盆底痉挛综合征），同时评估一些排便功能指标（如排便时的肛直角、会阴下降、直肠排空程度）。在直肠动力学检查和球囊逼出试验检查结果不明确、结果与临床诊断不一致或在模拟排便时盆底肌松弛正常但是不能排出球囊时，排粪造影有独特的临床价值。临床上通常采用 X 线检查，简单易行、价格低廉、普及率高。磁共振排粪造影能实时显示直肠肛门的运动和排空过程，同时可以清晰地显示耻骨直肠肌、肛提肌、肛门内括约肌及直肠肛门周围的软组织，相较于 X 线检查，具有多平面成像、分辨率高、无辐射等优点，但该检查对操作设备要求较高、检查时间较长、花费高，因此应用比较局限。另外，对难治性排便障碍型便秘，排粪造影的检查结果是外科决定是否手术干预的重要术前评估内容。

(三)测量项目及正常参考值

1.测量用具

选用放射科特制的含角度仪、米尺、放大尺、缩小尺的四合一测量尺。该测量尺是根据坐桶后部中线壁内垂直矢状方向嵌放的暗比例尺在靶片距为100 cm时所摄取照片的放大(大点片)、缩小(100 mm缩影片)率而制成的25 cm×10 cm的薄透明胶片。其放大、缩小率应与盆腔中线器官在照片上的放大、缩小率一致。用该尺的角度仪测量肛直角,用放大、缩小尺分别测量大点片和缩影片上所示的各长度距离,如肛上距、乙(小)耻距、肛管长度、骶直间距、直肠前突的深度长度、直肠内套叠的深度、厚度和套叠肛门距,以及其他需测量的指标。该尺是经纬线互相垂直的坐标式的,测量时只需定点,无须画线和换算即可得出实际数值,测量既快又准,用途广,使排粪造影诊断达到计量化标准,使临床治疗和疗效观察判定有计量依据。值得注意的是,排粪造影是一个动态检查过程,前后对比分析有时比孤立参照所谓"正常值"更重要。

2.测量项目

(1)肛直角:肛管轴线与近似直肠轴线的夹角。

(2)肛上距:耻尾线为耻骨联合与尾骨尖的连线,基本相当于盆底位置。肛上距为肛管、直肠轴线交点至耻尾线的垂直距离。

(3)耻骨直肠肌长度:耻骨直肠肌于肛直交界处后方压迹至耻骨距离。

(4)直肠前突深度:前突顶端至开口上下缘连线的垂直距离。

3.正常参考值

排粪造影正常参考值:静态肛直角70°～140°,用力排便时肛直角为110°～180°,提肛时肛直角为75°～80°;肛上距<4 cm;静态耻骨直肠肌长度为14～16 cm,用力排便时耻骨直肠肌长度为15～18 cm,提肛时耻骨直肠肌长度为12～15 cm;直肠前突<3 cm(排空对比剂)。

(四)相关临床意义

1.直肠前突

为直肠壶腹部远端呈囊袋状向前(阴道)突出。该征象可出现在无症状的志愿者中,因此,只有膨出超过3 cm才有意义。但是口部巨大且开口向下的重症直肠前突也未必有粪便嵌塞。真正有病理意义的直肠前突必须有开口小、纵深、排粪终末钡剂滞留三大特征,并有指压阴道后壁方能排便的病史为重要的参考依据。

2.直肠黏膜脱垂及内套叠

增粗而松弛的直肠黏膜脱垂于肛管上部,造影时该部呈凹陷状,而与直肠肛管结合部的后缘光滑连接。当增粗松弛的直肠黏膜脱垂在直肠内形成超过3 mm深的环状套叠时,即为直肠内套叠。

3.耻骨直肠肌综合征

肛直角小,肛管变长,排钡剂很少或不排,且出现"搁架征"。该征是指肛管直肠结合部后上方在静坐、用力排便时均平直不变或少变,状如搁板,对耻骨直肠肌综合征有重要诊断价值,同时可作为与耻骨直肠肌失弛缓症的鉴别要点。

4.肠套叠

模拟排便时直肠的单侧或全周内套叠。

5.肠疝

一般被定义为阴道和直肠之间向后向下的疝，疝可能含有小肠或乙状结肠。

6.会阴下降

骨盆出口下会阴过度膨胀。

7.巨直肠

男性的直肠直径＞8.1 cm，女性的直肠直径＞6.9 cm，表明存在巨直肠。

六、结肠传输试验

（一）原理

结肠传输试验是目前诊断结肠慢运输型便秘的重要方法。结肠传输时间是一种采用影像学方法评估结肠运动功能的检查方式，通过检测不透X线的标志物在一定时间内排出结肠的多少来反映结肠运动速度，从而更好地指导临床治疗。

（二）临床应用

结肠传输时间的检测方法包括不透X线标志物法、核素法、无线动力胶囊等。不同的检测方法中，不透X线的标志物法在临床应用最为广泛，该方法简单易行，价格低廉且安全性高。患者连续3天服用不同形状的标志物，于第4天拍摄腹部X线，根据标志物在结肠各段的分布情况，计算其在不同肠段的通过时间。临床上简易方法如下：检查前1周停用影响胃肠动力学药物，3天前停用泻药，检查当天早上随标准餐一次性顿服不透X线的标志物（通常是20个），于48小时和72小时各拍摄腹部X线，根据标志物的分布和排出情况计算结肠传输速度，以此判断是否存在结肠传输减慢。

（三）正常参考值

正常成人在口服标志物后，8小时内所有标志物即可进入右半结肠，然后潴留于右半结肠达38小时，左半结肠37小时，乙状结肠和直肠34小时，正常参考值是口服标志物后第5天至少排出标志物的80%（16粒），第7天全部排出，或72小时排出90%及以上的标志物，视为结肠传输时间正常。

（四）异常值及相关临床意义

72小时体内剩余20%以上标志物视为结肠传输时间延长。若48小时摄片时70%标志物在乙状结肠以上，则提示患者存在结肠传输减慢；若80%标志物存留于乙状结肠和直肠，则提示有功能性排便障碍的可能。

（李灵杰）

第五节　影像检查

一、肛管直肠影像检查方法

（一）X线结肠造影

传统的X线结肠造影检查是通过肛管直肠将对比剂灌入大肠，能够确切地观察结直肠及肛管的腔内病变，主要反映肠腔轮廓、大小改变，并动态观察肠腔蠕动情况。该方法可以较好地显示肿瘤、息肉等病变导致的黏膜中断破坏、肠腔狭窄，但无法观察肛门直肠周围情况及是否有远处转移。

（二）肛管直肠腔内超声

肛管直肠腔内超声可以通过探头置入管腔内观察肛管直肠的解剖结构，检查者依据形态学观察发现病变。由于一定的分辨率与视野限制，超声能够准确显示低位直肠及肛管的浅表性病变，但位置较高或深部的病灶则显示不佳。

（三）盆腔 CT 检查

CT 检查对于直肠肛管疾病的诊断应用价值较大，可以显示病灶形态、密度，反映组织成分，并了解管腔内外情况，对肿瘤性病变可以明确浸润范围、对周围组织的侵袭情况、有无淋巴结及远处转移等。另外，增强 CT 检查可以进一步了解病灶的血供情况及来源，为疾病的诊断与鉴别诊断提供有效的依据。

（四）肛管直肠 MRI 检查

相对 X 线与 CT 而言，MRI 检查无电离辐射损伤。另外，由于 MRI 图像软组织分辨率极高，可以清晰显示肛管直肠组织学层次及肛周肌肉解剖结构，采用基于病灶的斜轴位及斜冠状位观察病变，对判断肛周瘘管、脓肿分型及肛直肠恶性肿瘤 T、N 分期都至关重要。另外，MRI 可获得多种功能成像，反映病变的病理生理学特征，弥补单纯形态学上观察病变的不足。因此，MRI 已逐渐成为大多数肛管直肠疾病的一线检查。

（五）动态排粪造影

通过向患者直肠注入一定量的对比剂，然后观察患者“排便”时直肠肛管的动、静态变化，以显示肛管直肠的功能性及器质性病变，为临床评估出口梗阻型便秘提供重要依据。

二、肛管直肠的正常影像解剖

肛管直肠的结构在超声、CT 及 MRI 上均可以显示，但 MRI 的软组织分辨率最高，是显示直肠、肛管及其周围结构的最佳影像学方法。

MRI 常规 T2 加权像扫描序列能清晰地显示出直肠的各层结构：①黏膜层，较薄，呈低信号强度；②黏膜下层，较厚，呈较高信号强度；③肌层，呈低信号强度。肠周系膜组织由于含有大量脂肪而呈高信号，其外周有细线状的直肠系膜筋膜，呈线状低信号包绕直肠系膜。

肛管腔较窄且呈闭合状态，MRI 上黏膜与肛门内括约肌常难以区分。肛门括约肌复合体主要由肛门内括约肌和肛门外括约肌两部分肌层组成，肛门内括约肌与直肠下段固有肌层的内环肌相续，为不随意肌，在 T2 加权像上呈稍高信号，对比增强后呈明显强化。肛门外括约肌在外层包绕着肛门内括约肌，是由横纹肌组成的随意肌，因此 T2 加权像信号和对比增强程度较低。括约肌间隙及坐骨直肠间隙等富含脂肪组织的区域则在 T2 加权像表现为较高信号，这天然的信号差异对比能很好地区分肛门内、外括约肌。肛门外括约肌由深部、浅部、皮下部构成，皮下部位于肛门内括约肌下方，部分向内上转折，在冠状位图像上显示典型的“鱼钩状”改变。肛提肌为盆底固定直肠、承托盆腔脏器的肌肉，MRI 上可显示肛提肌上方的骨盆直肠间隙与下方的坐骨直肠间隙。耻骨直肠肌位于肛提肌的下方，MRI 上呈 U 形包裹肛门内括约肌的后面和侧面，形成肛管直肠环，是区分肛管与直肠的重要解剖结构。

三、肛管直肠炎性病变的影像表现

（一）肛瘘与肛周脓肿

典型的瘘管在MRI上表现为条索状T1加权像低信号、T2加权像高信号病灶，瘘管较宽时可见低信号管壁影围绕，T2加权像压脂像可以更好地显示病灶形态，增强扫描可见瘘管明显强化。

肛周脓肿则表现圆形或椭圆形的腔样病灶，T1加权像及T2加权像信号特点与瘘管相似，脓肿在弥散加权成像上具有明显的高信号，可与邻近组织产生强烈的对比，增强扫描表现为明显的环形强化，其内部脓液无强化，当脓液吸收被肉芽肿组织填充时可出现强化。

根据影像学表现上瘘管与肛门括约肌的解剖关系进行临床分型，即Parks分型。

（1）肛管括约肌间型：内口位于齿状线附近，瘘管沿括约肌间隙走行，外口大多在肛缘附近。

（2）肛管经括约肌型：内口位于齿状线附近，瘘管突破肛门外括约肌进入坐骨直肠间隙，开口于肛周皮肤上。

（3）肛管括约肌上型：内口位于齿状线附近，瘘管在括约肌间隙先向上延伸，越过耻骨直肠肌，向下经坐骨直肠间隙穿透至肛周皮肤。

（4）肛管括约肌外型：内口常常位于直肠，瘘管直接突破肛提肌至坐骨直肠间隙及肛周，与肛门括约肌复合体无关联。

（二）藏毛窦与藏毛囊肿

病变主要发生于骶尾部近中线区臀间裂处，影像学可表现为管状或囊状异常信号，与体表相通，T1加权像呈低信号，T2加权像呈高信号，病灶根据感染与否显示清晰或不清晰，T2加权像压脂像可以显示病灶周围的水肿，增强扫描可见不均匀强化。影像学检查主要用于显示藏毛窦的范围、深度及与邻近组织的关系，结合临床有助于诊断及制订手术计划。

（三）化脓性汗腺炎

肛周化脓性汗腺炎影像学上表现为肛周广泛炎症、脓肿样信号特点，主要位于皮下疏松脂肪组织，不与肛管相通，结合临床检查多可作出诊断。

四、肛管直肠肿瘤性病变的影像学表现

（一）发育性囊肿

肛管直肠发育性囊肿影像学上表现为骶前多发的囊性病灶，T2加权像常呈明显高信号，根据内部成分不同，T1加权像可呈低、等、高信号，弥散加权成像可呈低信号或高信号，增强扫描通常无强化，若囊肿合并感染可出现囊壁强化，感染进展可继发肛瘘或肛周脓肿形成。

（二）直肠癌与肛管癌

常表现为局限性管壁增厚或软组织肿块影，MRI可见病变肠壁T1加权像为等或稍低信号，T2加权像为稍高信号，弥散加权成像多为高信号，增强后可表现为较明显强化，体积较大时可以出现瘤内坏死，表现为肿块不均匀强化、瘤内坏死区无强化，肿瘤可以累及直肠系膜或肛周复合体，盆腔其他器官，如膀胱、子宫、前列腺及精囊等也可受累。需要注意的是，当病理类型为黏液腺癌时，因肿瘤内含有大量黏液湖，在T2加权像上可以表现为较明显的高信号，弥散加权成像上信号可以不高，增强扫描后强化程度低于常见的直肠腺癌及肛管鳞癌。转移的淋巴结可表现为淋巴结肿大、形态不规则、密度信号不均匀，增强扫描后不均匀强化。

(三)间质瘤

肛管直肠间质瘤以单发多见，影像学上主要表现为类圆形或不规则分叶状的软组织肿块，多与肠壁分界不清，向腔内、腔外或跨腔内外生长，大多边界较清晰，恶性者边界不清。病灶平扫多呈软组织密度或信号，弥散加权成像上表现为扩散受限，肿瘤较大时瘤体内部可以出现坏死、囊性变或钙化导致密度信号不均匀，病变与肠腔相通时，可出现气体或气液平面，增强扫描后实性部分以中等至明显强化为主，坏死、囊性部分不出现强化，恶性胃肠道间质瘤常出现肝转移，但淋巴结转移较少见。

(四)淋巴瘤

肛管直肠淋巴瘤通常表现为肠壁不规则增厚，也可表现为息肉样或隆起性肿块，肿瘤在CT或MRI上表现为均匀软组织密度信号，弥散加权成像可见明显弥散受限，增强扫描后多为轻度至中度强化，强化多较均匀，通常无囊性变或钙化，肿瘤较大时可以出现小片状坏死。淋巴瘤病灶轮廓较为光整，病变较大时也可呈浸润性生长，但无明显肠梗阻表现，可浸润邻近脏器，并伴有腹腔、盆腔等全身其他部位的多发淋巴结受累。

(五)黑色素瘤

CT上病灶多表现为分叶状、息肉样、蕈伞样软组织肿块，密度信号可不均匀，增强扫描后中度至明显强化，晚期肿瘤可侵袭邻近脏器，并有淋巴结及远处转移。典型的黑色素瘤在MRI信号表现具有一定的特征性，即T1加权像上为高信号，T2加权像上为低信号，主要由黑色素细胞内含有的黑色素具有顺磁性作用，缩短了T1和T2值导致。当肿瘤较小且含黑色素时，黑色素瘤MRI信号表现较典型，不难诊断。但当肿瘤仅含少量或无黑色素成分时，MRI上可无特征性表现，诊断困难；肿瘤较大时，MRI上可表现为混杂信号，此时MRI上也可无明显特征性，可因黑色素含量不同及是否伴随出血导致肿瘤信号混杂。

(六)肉瘤

肛管直肠肉瘤除部分含有脂肪成分的脂肪肉瘤外，其他类型肿瘤在影像表现上无明显特异性，多表现为较大的软组织肿块，其内可见更低密度坏死液化区，增强扫描后多见不均匀强化。

五、肛管直肠功能性病变的影像表现

动态排粪造影可以采用数字胃肠机或磁共振设备摄取患者静息、提肛及用力排便状态下的直肠动态变化过程，观察患者排便时直肠肛管的动、静态变化，反映肛管直肠的功能性病变，为临床评估出口梗阻型便秘提供重要依据。

(一)直肠膨出

直肠膨出为女性出口梗阻型便秘的首要病因，表现为用力排便时直肠壶腹部远端前壁向前突出呈囊袋状。正常人中也可出现轻度的直肠前突，影像学可以评估直肠膨出的大小及程度，也可检测伴随的其他盆底疾病。

(二)会阴下降及内脏下垂

肛直联合部位于耻尾线以下超过3 cm，经产妇超过3.5 cm则提示会阴下降。内脏下垂是由于盆底腹膜出现局限性薄弱或松弛，膀胱、子宫、小肠或乙状结肠等通过薄弱部位向下滑动，形成盆底疝。在用力排便相的矢状面图像上，可分辨出不同器官疝至耻尾线以下。

(三)盆底痉挛综合征

影像学表现为用力排便相时耻骨直肠肌痉挛压迹持续存在或逐渐加深，压迹呈半弧形，位于肛直角后缘。盆底痉挛综合征患者用力排便时肛直角与提肛相对时变化不明显，甚至用力排便时肛直角变小，这与耻骨直肠肌持续痉挛收缩有关。耻骨直肠肌痉挛合并直肠膨出时会出现“鹅征”，对诊断有特异性价值。影像学表现为“鹅头”，前突的直肠壶腹部；“鹅嘴”，肛管；“鹅颈”，出现耻骨直肠肌痉挛压迹的直肠壶腹部远段；“鹅身”，直肠近端和乙状结肠。

(四)耻骨直肠肌综合征

临床表现与盆底痉挛综合征无明显差异，但病理不同，耻骨直肠肌肥厚是由耻骨直肠肌的纤维化、瘢痕形成，且本身厚度增加，其收缩、舒张功能完全丧失，导致的出口型梗阻，主要表现为静息、提肛及用力排便状态下肛直角无明显变化，耻骨直肠肌压迹持续存在，影像学呈“搁架征”。

(朱智宇)

第六节　超声检查

一、肛管直肠的超声检查

随着超声显像技术的发展，经直肠超声检查具有较高的组织分辨率，能清楚显示肛管直肠层次结构及其周围组织，且能实时动态观察，具有无创、无辐射、性价比高等优势，因此逐渐成为肛管直肠疾病的主要检查手段之一。

(一)适应证

1.肛管直肠良性疾病

肛管直肠良性疾病包括肛周脓肿、肛瘘、直肠阴道瘘、藏毛窦等。

2.肛管直肠肿瘤性疾病

肛管癌、直肠癌、直肠间质瘤、直肠神经内分泌肿瘤、骶尾部囊肿、畸胎瘤等。

3.肛管直肠功能障碍性疾病

肛管直肠功能障碍性疾病包括直肠前突、直肠脱垂及肛门括约肌损伤等。

(二)禁忌证

(1)肛管直肠狭窄导致探头无法进入。

(2)患者因剧烈疼痛无法耐受或配合。

(3)直肠内有异物未取出。

(三)仪器设备

肛管直肠超声检查最常用的探头包括高频线阵探头、凸阵探头、经直肠双平面探头及经直肠三维成像探头四种，可配备上述探头的超声诊断仪均可用于直肠超声检查。

1.高频线阵探头

高频线阵探头主要用于肛周软组织病变的检查，尤其适用于位置比较表浅的病变，如肛周脓肿。

2.凸阵探头

凸阵探头主要用于臀部或肛周较深病变的检查，尤其是位置较深的骶前囊肿、畸胎瘤、脓肿等。

3.经直肠双平面探头

频率多为 4～12 MHz，包括线阵和凸阵两种扫查形式，可以相互切换，主要用于肛管及直肠腔内病变的检查，凸阵扫查切面是扇形，可以了解病变范围及其与周围组织关系；侧方线阵扫查可以清楚地显示肠壁层次结构，了解病变浸润深度，因此经直肠双平面探头可以相互结合，互相补充，更好地获得肛管直肠病变的图像资料。

4.经直肠三维成像探头

三维成像探头频率多为 4～16 MHz，可包括线阵和 360°环形两种扫查形式，均可获得扫查区域的三维容积图像，通过软件可以从不同角度及不同切面分析三维数据，了解病变特点，从而获取更加准确的信息。

（四）检查前准备

1.患者准备

嘱患者检查前 1 天进流质食物，检查前 1～2 小时予以清洁灌肠，以清除肛管及直肠内容物。

2.检查者准备

了解被检查患者的现病史及既往史，询问既往有关检查资料，尤其是复习其他相关影像学资料，并向患者做好解释工作，说明检查目的，消除患者紧张情绪，以得到患者的配合。

3.其他准备

直肠腔内探头涂耦合剂后使用避孕套保护，必要时可使用无菌耦合剂保留灌肠（经肛门灌入无菌耦合剂 50～100 mL），以充盈直肠，有助于获得清晰的肛管直肠影像。

（五）体位

最常用的体位为左侧卧位，嘱患者屈膝屈髋 90°，使双膝尽量靠近腹部，充分显露肛门，也可采用膝胸位及截石位。

（六）检查方法

检查者在将探头置入直肠前需先行直肠指检，以了解肛管及直肠的走行方向，肠腔有无狭窄及内容物，同时对病变的位置、质地、活动度及范围等进行初步了解和判断。检查前充分的直肠指检，有助于进行经直肠超声检查和诊断。

对怀疑有肛周良性病变的患者，需首先使用高频线阵探头经体表扫查了解肛管及周围软组织内有无病变及病变范围，然后再使用经直肠腔内探头从腔内对病变进行观察和分析。在经直肠腔内探头置入时，嘱患者深呼吸，缓慢旋转推进送入探头，由浅至深按照顺时针或逆时针方向旋转探头，以二维灰阶超声观察肛管直肠及其周围组织的形态结构，使用彩色多普勒观察病变的血流灌注情况，从而判断病变的位置、范围及性质，并存储图像。在检查过程中可以根据病变的实际情况选择不同类型的探头及频率，如病变位置较高时可以选择双平面探头的端扫探头，有助于显示更高、更深或更大的直肠病变。若同时配备有三维成像探头则可启动三维扫查程序，获得并存储观察区域的三维容积影像，并在相应软件上行进一步图像分析。检查过程中需多个探头互相配合进行全面扫查，才能获得最佳的图像及准确的病变信息，作出明确诊断。检查结束后需缓慢退出探头，并清洁探头。

（七）检查内容

在检查肛管直肠周围良性病变时，二维超声需观察病变的形态、结构及范围，对肛瘘患者需着重观察瘘口位置、瘘管走行及其与肛门括约肌的关系，有无脓腔等；对肿瘤性病变，则着重于观察肠壁及肿物的层次及周围组织结构，了解病变的位置、大小、形态、浸润深度、占据肠周范围及其与周围组织结构的关系，测量肿瘤下缘距肛缘的距离，观察直肠周围系膜内淋巴结的情况等。彩色多普勒超声可以了解病变的血流情况，协助判断肿瘤性质及有无侵袭周围血管等。

二、肛管直肠先天性疾病的超声检查

（一）先天性肛门直肠畸形

使用高频线阵探头于会阴部扫查，可追踪到直肠盲端，直肠盲端与肛门隐窝之间为软组织回声充填，其上直肠下段扩张，内充满肠内容物，偶可见少量气体回声。超声检查需要为临床评估测量直肠盲端与肛门隐窝皮肤之间的距离，由于有时肠内容物移动不明显，直肠盲端较难显示，此时抬高患儿臀部，可见内容物向低处移动，同时可见少量气体回声向上移动，此时可更清楚地显示直肠盲端的位置，使测量更准确。患儿哭闹腹压有改变时，直肠盲端可随呼吸上下移动，此时应待直肠盲端图像移至与皮肤最近位置时，或改变探头方向使呈冠状切面扫查并测量与肛门皮肤之间的最短距离。当患儿合并瘘时，可通过尿道、阴道及瘘口注入生理盐水或稀释的超声对比剂，以便发现瘘管的位置、大小与走行。

（二）骶前囊肿

超声检查可以较准确判断病变的位置并显示其与相邻肠壁的关系。典型的骶前囊肿在二维超声上表现为直肠后方囊性暗区，内回声尚均匀，包膜完整，形态规则，圆形或类圆形，与周围组织界线清晰，囊内可见光点浮动，后方回声增强。囊肿较大时可见子宫及膀胱被推向前方。骶前囊肿合并感染时显示为骶尾部混杂回声团块。彩色多普勒超声显示肿块内部未见明显血流信号，周围可见少许血流信号。

（三）骶尾部畸胎瘤

骶尾部畸胎瘤根据声像图分为四种类型。

1.单房性囊肿

单房性囊肿表现为骶尾部单个圆形或类圆形的囊性包块，边界清晰，内部回声均匀。彩色多普勒超声显示包块内部无明显血流信号。

2.多房性囊肿

多房性囊肿表现为骶尾部多个囊性包块，边界欠清，部分囊壁节段性增厚，彩色多普勒超声显示囊壁上可见点条状血流信号。

3.囊实混合型

骶尾部包块呈囊实性，其内可见杂乱混合回声，可见点状或簇状强回声斑。

4.实性包块型

骶尾部肿块呈实性低回声，边界欠清，内回声杂乱，可见簇状强回声钙化，实性部分可见血流信号。

三、肛管直肠良性疾病的超声检查

（一）肛周脓肿

1.表现

根据肛周脓肿病理过程不同，表现如下。

（1）脓肿形成前期（炎症期）：肛周形成实性低回声病灶，边界欠清，内部回声不均匀，可见少许液性暗区，彩色多普勒超声显示较丰富血流信号。

(2)脓肿形成期：呈囊性混合回声病灶，边界清晰，内部可见较多液化坏死区及少许破棉絮状回声，彩色多普勒超声显示病灶周边丰富的血流信号，内部无血流信号。

(3)慢性期：少数病灶肉芽组织及纤维瘢痕逐渐形成而愈合，呈片状或不规则低回声区，边界欠清，血流信号稀少。部分迁延不愈者可形成肛瘘。

2.分型

根据病变部位及深度、范围，将肛周脓肿分为五型。

(1)皮下脓肿：肛周软组织内，呈无回声或混合回声区。

(2)黏膜下脓肿或黏膜皮肤脓肿：位于直肠黏膜层下或自肛周的皮下组织向深部蔓延至直肠黏膜下，呈低回声、无回声或混合回声区。

(3)低位肌间脓肿或高位肌间脓肿：脓肿位于距离肛门 2 cm 肛门周围肌间组织间隙者为低位肌间脓肿；距离肛门 2～5 cm 者为高位肌间脓肿。

(4)坐骨直肠间隙脓肿或骨盆直肠间隙脓肿：脓肿位于坐骨直肠间隙或骨盆直肠间隙内，呈低回声、无回声或混合回声区。

(5)肛瘘形成：脓肿破溃，形成一条带状结构与黏膜和(或)皮肤相通，可见内口和(或)外口。声像图为条带状无回声区、低回声或混合回声区，当含有气体时可形成多重反射。彩色多普勒超声可见病灶区血流信号丰富。

(二)肛瘘

肛瘘超声检查主要观察内容包括病变部位、内部回声、边缘及边界、形态、范围、有无瘘管、瘘管数目、分支及位置、内口及外口位置、瘘管走行及与括约肌的关系。

瘘管肛周软组织内带状单条或多条低或无回声管道样回声，长短不一，少数管腔内可见密集光点回声或气体多重反射，部分探头加压可见内容物蠕动。彩色多普勒超声显示管道周边可见少许血流信号，管道内无血流信号。内口沿瘘管动态扫查，可见瘘管延续方向肛管局部黏膜连续性中断或凹陷或隆起。部分内口周围可见不规则片状低回声区或无回声区，范围不一，部分可呈蹄铁形环绕肛管，内部可见密集光点回声，为内口周围脓肿。彩色多普勒超声显示管道周边可见少许血流信号。外口沿瘘管动态扫查，瘘管延续方向可见肛周局部皮肤连续性中断。肛周软组织水肿、增厚，部分可伴有肛周脓肿形成。

不同超声扫查方式各有优劣，需要多种方式相结合，才能对肛瘘作出较完整的诊断。一般采取先体表再腔内，先低频再高频的检查顺序。经体表扫查，可以灵活地观察瘘管走行及外口，但因扫查切面与肛管纵轴平行、探头难以有效贴合肛门、气体干扰等不易显示内口。经直肠腔内超声对部分高位肛瘘外口的观察有限，但有利于直观地显示内口。经直肠双平面探头对主瘘管的诊断符合率可高达 96%，且能敏感地发现内口，其诊断符合率约 81.0%，但由于腔内探头对组织的挤压作用，可能会影响内口观察，易误作出内口假性闭合的诊断，且对于分支瘘管的判断符合率仅为 58.8%。有研究显示，经直肠腔内三维超声成像对分支瘘管的走行及内口的判断均优于经直肠腔内双平面成像，内口诊断符合率 84.2%，分支瘘管符合率 81.8%。

(三)直肠阴道瘘

直肠阴道瘘超声检查方式包括经会阴线阵或凸阵探头扫查、经直肠双平面探头扫查、经阴道扫查等；主要观察内容包括瘘口距离肛缘和阴道口距离、瘘管数目、瘘口直径、是否合并直肠阴道隔和会阴体的活动性炎症或脓肿、肛门括约肌完整性等。瘘管常位于直肠前壁截石位 12 点位置，表现为管道状低回声，部分内可见强回声肠内容物。在耦合剂保留灌肠后经直肠扫查，可见耦合剂通过瘘管进入阴道，能更清楚地显示瘘管位置。

(四)骶前藏毛窦

骶尾部病变处可见一片状或管道状低回声区，无包膜，边界不清晰，低回声内可见线状强回声为其特点。彩色多普勒血流成像低回声内部及周边血流信号多少和分布情况因病灶活动情况而异，活动期低回声内部及周边可见短棒状或条状血流信号，相对静止期则未见血流信号。

四、肛管直肠肿瘤性疾病的超声检查

(一)直肠间质瘤

良性直肠间质瘤超声表现为直肠壁内低回声团块，形态规则，分界清楚，多呈球形，也可呈分叶状，肠壁黏膜层、浆膜层较光滑，多向腔内凸起，较大的肿瘤常向腔外突出，周围有肌层组织包绕，形成假包膜，彩色多普勒超声肿块内可见点条状血流信号。

恶性间质瘤多呈分叶状，内部回声不均，直肠壁连续性差，黏膜表面多不规则或伴中央浅溃疡，甚至大而深的溃疡。肿瘤内可有大小不等、形态不一的液性暗区，为肿瘤内出血、坏死、囊性变导致。彩色多普勒超声表现为肿块内可见较丰富点条状血流信号，较易测及动脉血流频谱。

(二)直肠神经内分泌肿瘤

经直肠超声具有较高的分辨率，能很好地显示直肠壁的5层结构，并且能够清晰显示较小的病灶，因此对直肠神经内分泌肿瘤的诊断具有非常重要的价值。

直肠神经内分泌肿瘤多位于距肛缘4～7 cm处，肿瘤直径多为0.5～1 cm，大于2 cm者较少见。肿瘤体积较小时多表现为位于黏膜下层的低回声实性结节，呈圆形或类圆形，内部回声均匀边界清，直肠肌层回声连续完整；肿瘤体积较大时，黏膜下层高回声中断，与肌层延续，肠周系膜可见肿大淋巴结回声。彩色多普勒超声显示肿物内部血流信号较丰富。

(三)直肠癌

超声表现因分期不同而异。超声分期标准与国际规范的TNM分期一致，前面加“u”代表超声分期。

1.uT_1期直肠癌

超声表现为肠壁局限性增厚，病变呈低回声，局限于黏膜层及黏膜下层，肠壁固有肌层的低回声带连续性好，彩色多普勒超声可显示病灶处较丰富血流信号。

2.uT_2期直肠癌

超声表现为肠壁不规则增厚，局部累及固有肌层，固有肌层低回声带连续性中断，但未突破固有肌层，与肠周脂肪组织分界清晰。彩色多普勒超声可显示病变内部较丰富血流信号。

3.uT_3 期直肠癌

超声表现为肠壁明显不规则增厚，层次不清，病变范围可累及肠管全周造成局部管腔狭窄，部分肿物表面可出现深大的“火山口”样凹陷。肿瘤浸润深度较深，局部突破固有肌层，侵袭固有肌层外的肠周脂肪组织。彩色多普勒超声可显示肿瘤内不规则丰富血流信号。

4.uT_4 期直肠癌

肿瘤进一步进展可穿透直肠周围组织间隙，侵袭邻近器官(前列腺、精囊、阴道、子宫、膀胱等)或腹膜。超声表现为直肠肿物与周围脏器分界不清，严重时，受累脏器正常结构消失。

(四)肛管癌

经直肠超声检查可以清晰显示肿块及其与肛管内、外括约肌及耻骨直肠肌的关系,经体表高频超声有助于肛周肿块及腹股沟淋巴结的探查。声像图上表现为局限性向腔内或肛管周围间隙隆起的实性低回声肿块,形态不规则,边界不清,内部回声均匀或不均匀,可伴有液化坏死的无回声区。当肿块侵袭直肠时,直肠壁正常结构破坏或消失,肠壁出现局限性不规则增厚。彩色多普勒超声可见肿块内部及周边丰富血流信号。当发生淋巴结转移时,盆腔内和(或)腹股沟区可探及单个或多个肿大淋巴结。

五、肛管直肠功能障碍性疾病

(一)直肠前突、脱垂及会阴下降综合征

检查方法主要为经会阴超声,在直肠前突患者中,经会阴超声矢状位平扫可以测量直肠突出顶点距离突出起始端两点连线的垂直距离,当突出深度超过 10 mm 即可诊断为直肠前突。以深度作为分度代表其严重程度:前突深度 10～20 mm 为轻度,21～30 mm 为中度,前突深度≥31 mm 为重度。

对直肠脱垂,以经会阴超声显示耻骨联合、直肠肛管连接部及尿道的矢状面为基础平面,在此平面上用二维超声动态观察患者在静息和瓦尔萨尔瓦动作时直肠的脱垂情况,以经耻骨联合下缘的水平线作为参考线,当直肠膨出至该参考线以下时,测量其最远端至参考线的距离进行分度。轻度:脱垂最远点位于耻骨联合下缘(肛管长轴平行线)以下 1 cm 内。中度:脱垂最远点位于耻骨联合下缘(肛管长轴平行线)以下 1～2 cm。重度:脱垂最远点位于耻骨联合下缘(肛管长轴平行线)以下 2 cm 以上。

经会阴超声矢状位成像可以观察后盆、中盆、前盆各解剖结构,因此选择适当的骨性标志,能非常有效地评估盆腔器官脱垂的程度。经会阴超声矢状位成像可以测量瓦尔萨尔瓦动作时肛管直肠连接处至耻尾线的垂直距离(即肛上距),正常值为 1～3 cm,若超过 3 cm 即可诊断为会阴下降综合征。

(二)肛门括约肌损伤

经肛管直肠超声及经会阴超声均可清楚地显示肛门括约肌,肛管横切面上由内向外依次可见呈“黏膜星”状高回声的低位直肠黏膜及皱缩的肛管黏膜、低回声的肛门内括约肌、等或稍高回声的肛门外括约肌(回声水平取决于肌肉紧张程度)及 U 形紧贴于肛门外括约肌后外侧的耻骨直肠肌。肛管正中矢状切面由腹侧到背侧则依次可见呈三角形略高回声的会阴中心腱、长条状稍高回声的肛门外括约肌、长条状低回声的肛门内括约肌、高回声管状的肛直肠黏膜及紧贴背侧肛门外括约肌的耻骨直肠肌。

肛门括约肌损伤的声像图表现为损伤部位括约肌连续性中断或变薄,对侧未受损部位肌肉增厚,表现为“半月征”。肛门外括约肌损伤时,在肛管横切面上可见环状稍高回声的肛门外括约肌回声连续性中断;在肛管正中矢状切面上可见正常会阴中心腱椭圆形结构消失,稍高回声长条状的肛门外括约肌回声连续性中断。肛门外括约肌合并肛门内括约肌损伤时,除肛门外括约肌损伤的表现外,在肛管横切面上,可见低回声的肛门内括约肌连续性中断,肛管黏膜形状异常,并向损伤部位集结,黏膜正常的“星形”结构消失;在肛管正中矢状切面上,还可见低回声的肛门内括约肌连续性中断,高回声管状的肛直肠黏膜自损伤部位向外突出。

(朱智宇)

第四章
结构异常性肛肠疾病

第一节 直肠脱垂

一、概述

直肠脱垂是指肛管、直肠黏膜、直肠全层，甚至乙状结肠部分向下移位而脱出肛门外的一种疾病。我国是世界上最早对本病进行记述的国家，首见于《五十二病方》，称其为“人州出”；《诸病源候论·痢病诸候》将其命名为“脱肛”，谓“脱肛者，肛门脱出也。”本病各年龄均可发病，多见于小儿、老人、经产妇及体弱的青壮年。在儿童，直肠脱垂是一种自限性疾病，大多可随年龄增长而逐渐自行恢复正常，成人发病者则多随发病时间的增加而逐渐加重。长期反复脱垂，可引起神经损伤并导致大便失禁，还可能出现出血、水肿、绞窄坏死、皮肤湿疹等并发症，因此需积极治疗。

二、病因与发病机制

(一)中医观点

有关于直肠脱垂病因的论述颇多，总结各代医家的不同学说，可归纳为虚证、实证。

1.虚证

(1)久痢而致大肠虚冷、脾虚气陷，如《诸病源候论·痢病诸候》云：“脱肛者，肛门脱出也，多因久痢后大肠虚冷所为”，《景岳全书·脱肛》谓“有因久泻久痢脾肾气陷而脱出者。”

(2)肺脏虚寒，如《丹溪心法·脱肛》云：“肺与大肠相表里……，肺脏虚寒，则肛门脱出。”

(3)纵欲过度、产育用力，如《医学入门·脱肛》云：“劳倦房欲过度及产育用力……，具有此证，非虚如何？”

(4)小儿先天不足，后天失养，脾肾气虚或老人肾气不充。

(5)苦寒攻伐失当，损伤真元，关门不固。

2.实证

实证多责之于湿热下坠，若饮食不节，恣食辛辣、肥甘厚味、饮酒无度等，可积湿酿热，湿热下坠，可发为脱肛。

(二)西医观点

1.发病机制

关于直肠脱垂发病机制的学说目前主要有两种,即滑动性疝学说和肠套叠学说。

(1)滑动性疝学说:该学说认为直肠脱垂的发生发展实际是疝的发生过程。起初是直肠膀胱陷凹或直肠子宫陷凹在直肠前壁向下通过盆底而形成疝,当腹压增大时,直肠前壁随这个凹陷的加深向下滑动,通过直肠壶腹,逐渐脱出到肛门外(图 4-1)。

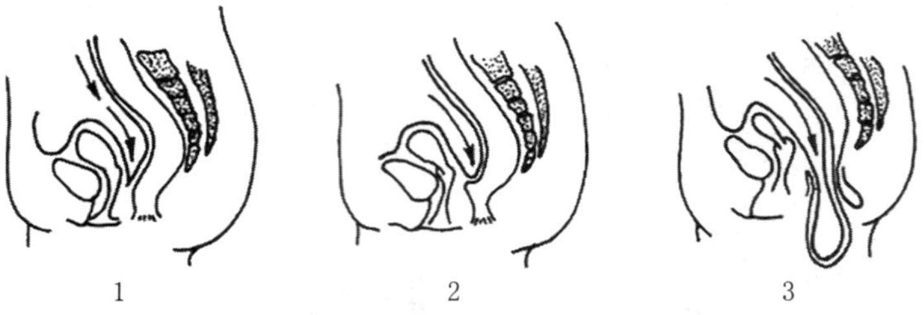

1.直肠结肠子宫陷凹加深;2.直肠前壁突入直肠壶腹;3.直肠前壁脱出肛门外。

图 4-1 滑动性疝学说图解

(2)肠套叠学说:该学说认为直肠脱垂是由直肠、乙状结肠相连接处出现肠套叠而引起,正常时该连接处固定于骶骨岬附近,固定点受伤后,套叠可反复发生,直肠部分被推压逐渐向下移位,乙状结肠部分亦被牵拉下移,最终脱出肛门形成本病。近年来较多的学者同意此学说。

2.病因

基于包括以上两种发病机制在内的众多学说,可将直肠脱垂的病因概括为以下几点。

(1)小儿时期身体发育不成熟:小儿直肠前侧和两侧凹陷较低、脊椎骶曲未形成而不能有效承托,直肠、盆腔内的肌肉等支持组织发育不全而对直肠的牵拉力量不足等因素,导致腹压持续增高时,较成人更易形成脱出。这也是小儿直肠脱垂的主要的原因。

(2)体质虚弱:妇女多次分娩、久病体弱、年老体衰、营养缺乏等可导致盆腔内肌肉组织松弛无力和直肠周围脂肪等支持组织缺乏,从而失去对直肠的支持固定作用,不能维持直肠的正常位置,易导致直肠脱垂。

(3)腹压增加:久蹲和长期腹泻、便秘、慢性咳嗽、哮喘等疾病可持续性增加腹压,推压直肠下移而发生直肠脱垂。

(4)牵拉作用:较大的痔核、肛乳头状瘤、息肉等反复脱出肛门外,将直肠黏膜层长期向下牵拉,可引起黏膜松弛性脱垂。

(5)损伤因素:手术、外伤等导致的肛门周围神经或肛管直肠环损伤,可引起肛门括约肌松弛,使其托举的力量减小,而易出现脱垂。

三、病理

(一)直肠黏膜脱垂

直肠黏膜层与肌层之间的组织发生分离、断裂,对黏膜的固摄作用消失,黏膜松弛、下移,甚至脱出肛门,如经常暴露在体外,受摩擦、挤压等刺激会出现循环障碍及炎症,并导致水肿、糜烂、黏膜增厚等病理改变。

(二)直肠全层脱垂

直肠周围的支持组织和肌肉松弛,固定提升功能减弱,使直肠与其分离下移,而出现全层脱垂，重者牵拉部分乙状结肠脱出肛门。除出现与黏膜脱出相同的病理改变外，脱出时间较长未能回纳者，还可发生肠壁坏死。

长期反复的直肠脱垂，可使肛门长期受到扩张而松弛无力，发生肛门松弛，而肛门松弛又进一步加重脱垂，形成脱垂-肛门松弛-加重脱垂的恶性循环。

四、分类

(一)中医辨证分型

按照证候不同，直肠脱垂可分为以下三型。

1.肾气不固

肛内肿物便时滑脱，肛门下坠，伴头昏耳鸣、神疲乏力、腰膝酸软、小便频数、夜尿多，舌淡苔白，脉沉弱。

2.中气下陷

便时肛内肿物脱出，重者行走、咳嗽、下蹲时即可脱出，劳累后加重，伴有肛门坠胀，神疲乏力，食欲缺乏，气短声低。舌质淡胖，苔薄白，脉弱。

3.湿热下注

肛内肿物脱出，色紫暗或深红，甚则表面部分溃破、糜烂，肛门坠痛，小便短赤，肛内指诊有灼热感。舌红，苔黄腻，脉弦数。

(二)西医分类法

本病分类方法颇多，迄今尚未统一。常用的分类方法有以下几种。

1.根据脱垂程度分类

(1)不完全性直肠脱垂：脱出部仅为直肠下端黏膜，故又称黏膜脱垂。脱出长度为 2～3 cm，一般不超过 7 cm，黏膜皱襞呈放射状，脱出部为两层黏膜组成。脱垂的黏膜和肛门之间无沟状隙。其多见于儿童。

(2)完全性直肠脱垂：为直肠的全层脱出，严重者直肠、肛管均可翻出肛门外。脱出长度常超过 10 cm，甚至 20 cm，呈塔形，黏膜皱襞呈环状排列，脱垂部为两层折叠的肠壁组成，触之较厚，两层肠壁间有腹膜间隙。

2.单纯性和非单纯性分类法

脱垂不伴有会阴正中疝者称单纯性直肠脱垂；如脱垂伴有会阴正中疝则称非单纯性直肠脱垂。

3.内脱垂和外脱垂分类法

该分类方法是目前广泛使用的分类方法。

(1)内脱垂：狭义的内脱垂是指直肠腔内肌层与黏膜分离，导致黏膜松弛、堆积肠腔但未脱出肛外者，多由便秘久蹲引起，一般在肛门镜检查时发现。广义的内脱垂还包括直肠内套叠，即脱垂较轻，肠管下移距离较短，未能脱出肛外或脱垂位置较高，肠管下套叠后仍位于直肠腔内而未脱出者，这两种情况是直肠脱垂的初始阶段，但因无脱出的症状，患者在此阶段一般不会就诊，故较少见。

(2)外脱垂：临床上所指的直肠脱垂多为外脱垂，即在腹压增加时可脱出肛外者。为了更好地指导临床，全国肛肠会议统一标准，将直肠脱垂分为三度。①Ⅰ度(轻度)脱垂：排便或增加腹压时，直肠黏膜脱出肛门外，长度在 3 cm 以内，便后脱出部分可以自己回缩或用手稍推一下就可还纳，一般无明显不适。②Ⅱ度（中度）脱垂：排便或腹压增高时直肠全层脱出，长度为4～8 cm，有一圈一圈的环状沟，由于反复脱出，直肠表面常有充血、水肿、糜烂，或带血的黏液，黏液刺激肛门皮肤，可引起潮湿不适或瘙痒。脱出直肠需用手托送，才能回缩到肛门内。长期脱出可引起肛门括约肌松弛，出现不完全性大便失禁，失去对稀便、气体的控制。③Ⅲ度（重度）脱垂：直肠、部分乙状结肠及肛管脱出肛门外，长度在8 cm以上，用手复位都比较困难。直肠黏膜糜烂、肥厚，便血，肛门括约肌功能受损，伴有不全性或完全性大便失禁。

五、临床表现

（一）内脱垂

松弛黏膜或套叠肠管在肠腔内堆积，主要引起出口梗阻型便秘和便不尽感，多无其他局部或全身症状。检查时，黏膜松弛可在肛门镜下直接观察到，呈淡红色，并表现为黏膜褶皱、堆积堵塞肠腔，指诊时黏膜皱襞柔软；如为直肠全层套叠，检查则需患者下蹲并屏气用力，指诊可触及其肠壁呈环状折叠，质地较硬而富有弹性。

（二）外脱垂

1.症状

（1）脱出：脱出是直肠脱垂的最典型症状。初期，多在便时下蹲用力后脱出，便后可自行还纳复位。随着病情迁延日久，脱出物逐渐增长、变粗，咳嗽、屏气用力、下蹲时也会脱出，并且不易复位，须用手托回肛内或卧床休息，方能还纳。脱出物还纳情况与其大小有关，如脱出体积较大，还纳较难，体积小，则还纳易。脱出后如未及时还纳，还可出现脱垂嵌顿，重者可出现绞窄或坏死。

（2）出血：初期一般无出血症状。病久反复脱出和纳入，以及衣裤摩擦的刺激，可使肠黏膜发生充血、水肿和糜烂，出现大便时滴血、粪便带血或擦血，一般出血量均较少。

（3）潮湿和瘙痒：长期的脱出等同于反复被动扩肛，可使括约肌收缩功能下降，肛门弛张闭合不紧，肠内黏液可外溢；脱垂长时间暴露不还纳，受外界刺激后，分泌物可增多。以上两种情况，均可使肛周出现潮湿和黏液、分泌物刺激导致的皮肤瘙痒。

（4）坠胀：多由脱出肠段的炎症及其压迫肛门，影响血液淋巴回流引起。脱出后长时间不还纳或嵌顿则可引起较强烈的坠胀感。

（5）其他症状：除以上症状外，直肠脱垂尚可引起腰骶部酸痛、尿频和大便次数增多等。

2.检查

专科检查时，脱垂段未脱出时肛门外观通常无明显变化，部分可因肠内溢液和分泌物刺激出现肛周皮肤增厚、皲裂、脱屑等湿疹样表现，重者还可发现肛门弛张、闭合不紧。患者下蹲并屏气用力，可使脱垂部分完全脱出肛外。其中Ⅰ度直肠脱垂多见于直肠黏膜脱出，属不完全性脱垂，脱出部分呈环状外翻，长度<4 cm，色淡红，不出血，质软，肛门括约肌功能良好者，站起后可自行还纳。Ⅱ度直肠脱垂为直肠全层脱出，长度在4～8 cm，颜色红，呈圆锥形，质软，表面为环状有层次的黏膜皱襞。便后需手法复位，肛门括约功能下降，为完全性脱垂。Ⅲ度直肠脱垂为直肠全层或部分乙状结肠脱出，长度>8 cm，呈圆柱形，表面有较浅的环状皱襞，触之很厚，需手法复位，肛门松弛，括约功能明显下降，为重度脱垂。发生嵌顿者，多由Ⅱ度和Ⅲ度脱垂未能及时复位引起，嵌顿初起阶段，黏膜因静脉回流受阻而淤血、水肿，随着嵌顿时间延长，黏膜由红色逐渐变成暗红色，甚至出现表浅黏膜糜烂坏死，最后脱垂段如仍未还纳，则可出现绞窄或坏死。

六、诊断与鉴别诊断

(一)诊断

1.内脱垂

属直肠黏膜松弛者,诊断主要依靠肛门镜检查;属直肠套叠者,肛内指诊可初步诊断,如进行排粪造影并处于用力排便时直肠黏膜呈环形皱襞下移,形如“环凹状”,则可确诊。

2.外脱垂

直肠外脱垂的诊断主要依靠脱出症状和脱垂段的大小和外形特点,也可借助排粪造影诊断,表现为用力排便时肛门外出现圆柱或圆锥形黏膜皱襞及大小、长度不等的肿物。

(二)鉴别诊断

1.直肠黏膜松弛与肛内痔核鉴别

二者均为齿状线以上的黏膜隆起,但前者表现为黏膜松弛褶皱,呈粉红色,后者表现为黏膜饱满肿胀,颜色鲜红或暗红,并可有糜烂和出血点。

2.Ⅰ度直肠脱垂与内痔脱出鉴别

Ⅰ度直肠脱垂脱出后呈环状,黏膜平滑光亮,色淡红,并可出现括约肌收缩力减弱;内痔脱出后可见到肥大的痔块,表面常呈紫暗色,痔块之间有黏膜凹陷形成的边界沟,指诊括约肌收缩有力。

七、治疗

直肠脱垂的治疗方法众多,包括保守治疗、注射治疗、手术治疗等,临床应根据脱垂类型不同,选用不同的治疗方法。

(一)保守治疗

保守治疗可暂时缓解脱出、坠胀等不适,多用于不宜行注射或手术治疗的患者。另外小儿直肠脱垂有自限性,也应以保守治疗为主,而不需要注射或手术。

1.中药内治法

直肠脱垂的中医辨证分型包括肾气不固、中气下陷和湿热下注三种,用药须依证立法和选方。

(1)肾气不固:证见肛内肿物便时滑脱,肛门下坠,伴头昏耳鸣,神疲乏力、腰膝酸软、小便频数、夜尿多,舌淡苔白,脉沉弱。治宜健脾益气、补肾固脱,方用金匮肾气丸加黄芪、升麻。

(2)中气下陷:证见便时肛内肿物脱出,劳累后加重,伴有肛门坠胀,神疲乏力,食欲缺乏,气短声低。舌质淡胖,苔薄白,脉弱。治宜补中益气、升提固脱,方用补中益气汤。

(3)湿热下注:证见肛内肿物脱出,色紫暗或深红,甚则表面部分溃破,糜烂,肛门坠痛,小便短赤,肛内指诊有灼热感。舌红,苔黄腻,脉弦数。治宜清热利湿,方用《薛氏医案》升阳除湿汤。

2.中药外治法

中药外治法包括坐浴、灌肠、外敷等。

(1)坐浴和灌肠:依据“酸可收敛、涩能固脱”的理论,药物多采用具有酸涩收敛功效的五倍子、乌梅、金樱子、石榴皮等,如有局部糜烂、灼热等湿热之象,可加苦参、马齿苋,如有脱肛不收、局部紫暗刺痛,可加红花或乳香、没药。

(2)外敷:可用枯矾、五倍子、石榴皮、冰片等共研细末,敷于脱出的黏膜上,然后将脱出部分回纳，外加纱布加压固定。

(3)针灸和穴位注射法：适用于小儿直肠脱垂和部分成人Ⅰ度脱垂。针刺选用长强、百会、足三里、承山等穴，耳针选用直肠下端、神门、皮质下等穴；穴位注射法多采用维生素 B_{12} 注射于长强穴 3 次以上。针刺和注射可增强盆腔内肌肉和其他支持组织的紧张程度，加强对直肠的支撑和固定作用。

(4)手法复位：用于防止脱垂段长时间暴露导致的充血、水肿甚至绞窄、坏死。复位时一般取侧卧位，医师戴无菌手套并涂抹润滑剂，自脱垂段顶端向肛内持续用力压迫直至全部还纳复位，如患者因疼痛等不能完全放松，可在肛缘 3、6、9 点行局部麻醉，肛门松弛后，配合手法亦可复位。

(5)其他方法：肛门闭合不紧者，可通过锻炼加强括约肌收缩力量缓解，通常的方法是每天分 2～3 次做提肛运动 60～90 次。另外直肠脱垂患者还应注意增加营养、避免劳累、保持肛门清洁和积极治疗其他可引起腹压增高的慢性病和消耗性疾病。

(二)注射治疗

该法是目前国内治疗直肠脱垂的主要手段。注射方法主要有直肠黏膜下点状注射、柱状注射和直肠周围间隙注射，常用的药物包括芍倍注射液、5%～10%酚甘油、5%的苯酚植物油、枯痔液、消痔灵注射液等。治疗直肠脱垂的基本方法是芍倍注射液点状和柱状注射，由于芍倍注射液既非坏死剂也非硬化剂，因此可有效避免感染、坏死出血和黏膜硬化等诸多后遗症，具有更高的安全性。不仅如此，通过对其治疗效果的回顾性统计分析发现，芍倍注射法还具有痛苦小、疗程短、操作简便和疗效显著、可重复的特点，一项关于芍倍注射法治疗直肠外脱垂的回顾性研究显示，其术后 6 月复发率为 1.56%，术后 3～10 年复发率仅为 18.75%，并且复发者脱垂段的长度较治疗前均明显变短，再次行芍倍注射治疗，仍可痊愈。除芍倍注射法外，目前临床仍在使用的直肠脱垂注射疗法还包括明矾液注射法和消痔灵注射法。明矾液和消痔灵注射液均为硬化剂，使用时需严格掌握用药剂量和操作规程，以避免后遗症的发生。

1.芍倍注射液黏膜下注射术(图 4-2)

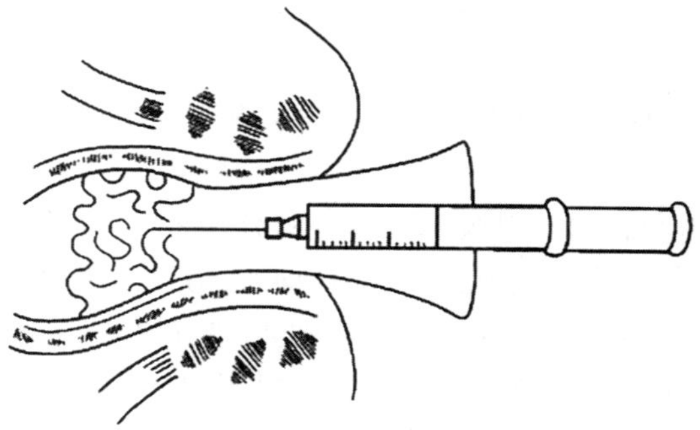

图 4-2 黏膜松弛注射

适应证：黏膜松弛型内脱垂。

禁忌证：急、慢性肠炎和腹泻。

使用药物：1∶1 浓度芍倍注射液(1 单位芍倍注射液加 1 单位 0.5%利多卡因)。

操作方法：患者取侧卧位，常规消毒铺巾，局部麻醉松弛肛门。①肛门镜下暴露松弛隆起的黏膜，在隆起明显处进针，遇抵抗感后退针给药，每个注射点黏膜下注射药物 1～2 mL，以黏膜饱满为度。②视野内注射完毕后，退镜继续注射，直至齿状线以上。根据黏膜松弛程度，可酌情调整注射点位数量和药量。③在肛镜下检查有无遗漏注射点，如有遗漏可补充注射。④压迫针孔出血点以止血，术毕。

术后处理：术后当天予半流食，第二天起正常饮食。常规应用抗菌药物 3～5 天预防感染。术后 24 小时可排便。

操作要点和注意事项：①肛门镜下要充分暴露松弛隆起的黏膜，选择隆起明显处注射。②进针遇抵抗感后退针给药，每点注射完毕后以光亮饱满为佳，呈淡粉色。可随着肛门镜退出，沿其顶端环状逐层向下均匀注射，勿集中于一点。③注意注射点位应均匀分布，不能过于集中，勿过深注射入肌层或过浅注射入黏膜内。女性前侧直肠阴道壁较薄，男性有前列腺存在，注射时注意防止刺穿或刺伤。④凡肝肾功能严重异常、放化疗后、凝血功能障碍或伴其他严重内科疾病者，为避免局部刺激和出血不止，禁止注射，可使用芍倍注射液原液保留灌肠。

2.芍倍注射液黏膜下注射加近心端黏膜结扎固定术

适应证：Ⅰ度和较小的Ⅱ度直肠脱垂。

禁忌证：急、慢性肠炎和腹泻。

使用药物：芍倍注射液原液。

操作方法：患者取侧卧位，常规消毒铺巾，局部麻醉松弛肛门。①嘱患者屏气用力，肛门努挣，使脱垂部分充分暴露在肛外。体弱者侧卧位不能完全暴露脱垂时，可将干纱布置入肠腔与患者共同向外用力协助其脱出。②在近心端(肛门远端)同一层面上，用弯头止血钳钳夹截石位 3、7、11 点的黏膜，并用丝线结扎固定，以作为注射标记。如脱垂较长，可以近心端结扎点为基础，在其上方选择不同层面再做一至两圈环状结扎，所选层面之间和结扎点之间均保持 1～1.5 cm 间距。③小角度或平行进针，分别向未翻出的肠腔黏膜下层和暴露在肛外的结扎点间黏膜下层均匀注射芍倍原液，使其饱满。④注射完毕后，将脱垂部分全部手托还纳肛内。肛门松弛者，结扎齿状线以上黏膜紧缩肛管。⑤在齿状线上区未注射的位置补充注射，以防遗漏。⑥乳胶管引流，包扎固定。

术后处理：术后当天禁食，第二天起少量进半流食。常规静脉补液，并使用抗菌药物 5～7 天预防感染。术后 48 小时排便，便后正常饮食，并每天以生理盐水清洁灌肠。

操作要点和注意事项：①术前使脱垂部分充分暴露在肛外。②近心端结扎时，切勿结扎到肌层，以免结扎线脱落后出血。③注射时小角度或与脱垂平行进针，进针遇抵抗感后退针给药，勿过深注射入肌层或过浅注射入黏膜内，注射以饱满为度。④注射过硬化剂的患者，其直肠黏膜质脆易出血，结扎和注射进针时需谨慎，必要时给予止血药物。

3.芍倍注射液黏膜下注射加黏膜多点结扎固定术

适应证：Ⅱ度较大直肠脱垂和Ⅲ度直肠脱垂。

禁忌证：急、慢性肠炎和腹泻。

使用药物：芍倍注射液原液。

操作方法：取侧卧位，常规消毒铺巾，局部麻醉松弛肛门。①嘱患者屏气用力，肛门努挣，使脱垂部分充分暴露在肛外。②在近心端同一层面上，用弯头止血钳钳夹截石位 3、6、9、12 点的黏膜，并用丝线结扎固定，以此作为注射和结扎的起始位置。③小角度或平行进针，自注射起始位置向未翻出的肠腔黏膜下层均匀注射芍倍原液，并使其饱满。④自脱垂顶端起始位置开始至脱垂底部，沿直线每隔 1～1.5 cm 做黏膜结扎固定，使结扎点成一纵行。⑤保持结扎点纵行与纵行之间的平行及间距约 2 cm，重复步骤④结扎脱垂段的全部黏膜。⑥在每两纵行结扎点之间的黏膜下，自脱垂顶端起至底部，纵向注射较多量的芍倍原液（柱状注射），使注药区隆起呈串珠状。⑦全部注射完毕后将脱垂手托还纳肛内，并于齿状线上区黏膜补充结扎和注射，以达到防止遗漏，紧缩肛管的目的。⑧乳胶管引流，包扎固定。

术后处理：术后当天禁食，第二天起少量进半流食。常规静脉补液，并使用抗菌药物 5～7 天预防感染。术后 48 小时排便。便后正常饮食，并每天以生理盐水清洁灌肠。

操作要点和注意事项：①结扎点的多少由脱垂部分的大小决定。②Ⅱ度较大或Ⅲ度脱垂各行结扎点应平行等间距，以保证受力均匀。③结扎固定时，切勿结扎到肌层，以免结扎线脱落后出血。

4.明矾液直肠周围注射术

适应证：完全性直肠外脱垂。

使用药物和器械：药物为 6%～10%浓度明矾液，常用浓度为 7%，制液时需加枸橼酸钠稳定剂，或加适量普鲁卡因。特殊器械为 8 cm 长封闭针头。

操作方法：取臀高伏卧位，常规消毒，局部浸润麻醉。①一手示指伸入肠腔内作引导，另一手持注射器，自左中位或右中位（截石位 3 点或 9 点）距肛缘 1～2 cm 处进针，进针后先平行肛管，当穿过肛管直肠环后使针斜向外侧。②刺入 4～7 cm，至直肠黏膜下层，此时引导示指可感到与刺针仅有一薄膜之隔，触得明显。回抽无血，缓慢注入药液，约注入 2/5，退针向外继续注完。注意勿将药液注入括约肌内，否则可引起疼痛，并可降低疗效。③同样方法在对侧中位注射，必要时还可增加右前、后中两处注射点，严重者除上述几处刺点外，右后、左前、左后也可穿刺注药，但前中位不宜注射。如为 7%浓度，成人总用药量一般为 20～60 mL。④将裹有硬橡皮管的凡士林纱卷放入肛管直肠腔中，以压迫固定，术毕。

注射前后处理：术前 1 天起进软食，当晚用温生理盐水灌肠，注射当天限制进食量，注射前 3～5 小时再次灌肠。注射后卧床休息 1～2 天，必要时可控制大便 2 天，如有全身或局部不适，应及时处理。

5.消痔灵黏膜下加直肠周围间隙注射法

适应证：完全性直肠脱垂。

使用药物和器械：黏膜下注射药物使用 1∶1 消痔灵注射液（1 单位消痔灵加入 1 单位0.25%利多卡因）；高位间隙注射使用消痔灵原液。特殊器械为 7.5 号腰穿针。

操作方法：骶麻成功后，患者取膀胱截石位，常规消毒。①骨盆直肠间隙注射：用 7.5 号腰穿针，自截石位 3 点肛缘外 1.5～2 cm 处平行肛管进针，通过肛提肌后进入骨盆直肠间隙，此时使针斜向外侧。将另一手示指伸入肛内，确定未穿透直肠壁则继续进针至腰穿针全部刺入，触摸肠壁感知针尖部位，如感到与针尖仅隔肠壁肌层，触得明显，即为正确刺入部位，回抽无血，可开始边注药边退针，使药液呈柱状均匀分布，一侧注射药量为 15～25 mL。②直肠后间隙注射：更换腰穿针头及手套。一手示指在肛内引导，另一手持针自 6 点位肛门与尾骨尖中点处进针约 7 cm。针尖活动于直肠壁后，表明已达直肠后间隙，退针给 10～15 mL。③直肠黏膜下多点注射：在喇叭状肛门镜下，自齿状线以上 8 cm 起向下，每 1～2 cm 看做一截面，并自上而下在每一截面均匀选取 4～6 个点位注射药液，每点均注射 1 mL 到黏膜下。如上一截面注射在 1、3、5、7、9、11 点，则下一截面注射在 2、4、6、8、10、12 点，如此错落注射，直至齿状线上方。

注射后处理：术后当天禁食，使用抗菌药物 7 天，控制排便 5 天，注意卧床休息，避免过度活动和增加腹压。

(三)手术治疗

直肠脱垂的手术治疗方法有数十种,以下介绍常用的几种方法。

(1)外括约肌紧缩术:单纯紧缩外括约肌并不足以消除脱出症状,因此临床多在注射术基础上使用该法。

适应证:直肠脱垂伴有肛门松弛或不全失禁者。

操作方法:取侧卧位,常规消毒,行局部浸润麻醉或骶管麻醉。①在截石位 3 点和 9 点位距肛缘 1 cm 处,分别做一放射状切口,切除游离皮肤,分离皮下组织,使外括约肌暴露。②将蚊式止血钳垂直插入肌束内并予以分离,分离肌束的多少由肛门松弛程度决定,挑起被分离的肌束,以细丝线贯穿缝扎,切除缝扎线以上肌肉组织。紧缩后的肛门在麻醉下应可容纳 2 指而略紧。③创面止血,不必缝合,包扎固定,术毕。术后每天换药至创面愈合。

(2)肛门环缩术:作用机制是使肛缘一周因异物刺激产生慢性炎症,并形成环状炎性瘢痕,以帮助缩肛。

适应证:直肠脱垂合并有括约肌收缩无力者。

操作方法:取侧卧位或截石位,常规消毒,行局部浸润麻醉或骶管麻醉。①在肛门前后正中位置(12 点位和 6 点位),距肛缘 2 cm 处,各做一小放射状梭形切口,切开皮肤约 0.5 cm。②切除游离皮肤后,用弯头止血钳在前正中切口创面上向下分离皮下组织,至外括约肌下缘。③环绕肛门沿右半侧外括约肌下缘做钝性分离,直至止血钳钳尖自后正中切口穿出。④穿出后钳夹住可吸收缝合线的一端,并退钳将其从前正中切口拉出。同法将该可吸收缝合线另一端置入肛缘左半侧皮下,使其围绕肛门成一圆环,而两线头均位于前正中切口。⑤助手将示指放入肛内,术者拉紧两线头并结扎,以肛门紧贴示指为度。⑥剪除多余缝合线,将线头埋入外括约肌皮下层下方,缝合皮肤前后正中切口,术毕。另外也有人用大弯圆针代替止血钳,将可吸收线贯穿切口;还有人选择用金属丝线代替可吸收缝合线,但置入半年后须取出。

(3)括约肌折叠术。

适应证:直肠脱垂合并肛门松弛者。

操作方法:取截石位,常规消毒,行局部浸润麻醉或骶管麻醉。①在肛门前方,9 点至 3 点位,距离肛缘 2 cm 处,做一半环形切口。②游离切口和肛缘间的皮肤、皮下组织,并向后翻转,暴露出外括约肌,可见外括约肌由肛门两侧向内向前,行向会阴。③自两侧外括约肌汇合处向肛管方向分离,可见到与内括约肌形成的三角间隙。缝合两侧外括约肌,闭合间隙,使肛门紧缩。④缝合皮肤,术毕。

(4)经会阴直肠乙状结肠部分切除术:该法适用于年老体弱不能耐受经腹手术者及脱垂段嵌顿或肠管已坏死者,手术时需切除脱垂肠段并吻合断端,可同时修补滑动性疝及肛提肌。优点是麻醉浅、创伤小,年老体弱者易耐受、解剖结构清晰便于操作及复发率低。但可出现直肠狭窄、盆腔内及泌尿系统感染等并发症。

(5)直肠前壁折叠术:该法适用于成人完全性直肠脱垂。术中开腹、游离直肠,自直肠和乙状结肠移行部位开始向下,折叠直肠前壁 4～5 层并在每层缝合固定,最后再将直肠两侧壁骶前筋膜缝合固定。该法缩短了直肠前壁,并使直肠变硬且与骶部固定,既解决了直肠本身病变又加强了直乙交界固定点,符合直肠脱垂的发生学说。该法可引起小便时下腹痛和残余尿等并发症。

(6)直肠缝合固定加乙状结肠部分切除术:适用于成人完全性直肠脱垂伴便秘和乙状结肠冗长者。术中需游离并提高直肠后,将直肠侧壁与骶骨嵴膜固定,同时切除冗长的乙状结肠。

该法避免了经会阴切除脱垂肠管的并发症，效果良好，术后复发少，是目前治疗直肠脱垂较满意的手术方法。也有人认为只行切除不做固定，亦可取得相同的疗效，并避免了骶前固定出血的危险。

(7)直肠前悬吊固定术：适用于成人完全性直肠脱垂。术中将直肠后壁游离到尾骨尖，提高直肠。用宽 5 cm 的 Teflon 网悬带围绕上部直肠，并固定于骶骨隆凸下的骶前筋膜和骨膜，将悬带边缘缝于直肠前壁及其侧壁，不修补盆底。该手术操作简单，不需切除肠管，复发率及死亡率均较低。但可出现粪嵌塞、骶前出血、直肠狭窄和悬带滑脱等并发症。

(8)直肠后方悬吊固定术：适用于成人完全性直肠脱垂。术中游离直肠前壁至肛提肌水平，游离后壁至肛管直肠环上缘，切断直肠侧韧带上半部分，置入 Ivalon 海绵片并缝合固定于骶前筋膜正中线，最后牵拉直肠并用海绵片包绕、缝扎固定。该术式有盆腔感染的报道，并且效果较其他悬吊方法稍差，故应用有减少的趋势。

(9)耻骨直肠肌悬吊术：适用于盆底缺损较大直肠角完全消失的完全性直肠脱垂。术中需在直肠深筋膜与骶前筋膜间游离直肠后壁达尾骨尖，将 Teflon 网带固定在直肠侧壁和后壁，并将其两端从耻骨联合两侧闭孔牵出，缝合固定在耻骨结节和耻骨梳韧带上。该术式重建了肛直角，改变了直肠的垂直状态，疗效较好。

(10)腹腔镜手术：腹腔镜手术治疗直肠脱垂是直肠脱垂治疗的最新进展，国外关于这方面的报道较多，包括腔镜下直、结肠切除术、悬吊固定术和直肠缝线固定术等。该方法操作方便、患者痛苦小，术后恢复快，并发症少，缺点是手术时间较长，手术效果受术者技术水平影响较大。

（崔　乾）

第二节　肛门直肠狭窄

肛门直肠狭窄是指肛门、肛管和直肠由于先天缺陷或后天炎症、手术损伤等因素，内径缩小、腔道变窄、粪便通过受阻排出困难且多伴有肛门疼痛、便形细窄的疾病。肛门直肠狭窄分为先天性与后天性两大类。先天性肛门直肠狭窄属于先天性肛门直肠畸形的一种，后天性肛门直肠狭窄多由炎症、手术不当、肿瘤压迫所致，肛门直肠狭窄是多种肛肠疾病或肛肠损伤的结果和临床表现，不是一个独立存在的疾病。本章主要阐述后天各种因素所致的狭窄。中医称为“谷道狭小”。

一、肛门狭窄

(一)病因与发病机制

1.中医观点

中医认为，此病的发生多为先天不足，发育异常或外伤或反复感染邪毒，筋脉瘀滞，气血痰瘀交阻所致。

2.西医观点

现代医学将本病病因进行归纳，有以下 4 个原因。

(1)先天性畸形:在胚胎中,直肠与肛管之间的肛门直肠膜发育失常,出生后此膜未消失或裂开不全,形成肛门闭锁或肛门狭窄(又称小肛门),出生后肛门闭锁处理不当,可以导致肛门狭窄。

(2)炎症:如肛门直肠周围脓肿、肛瘘、溃疡、梅毒、淋病、性病性淋巴肉芽肿等局部炎症侵犯肛管和肛门,致使纤维组织增生,瘢痕挛缩形成狭窄。这种病理改变常侵犯肛门内、外括约肌,肛门括约肌中纤维结缔组织增加,肛门括约肌顺应性下降,导致肛门狭窄。肛管周围良性肿瘤压迫或与括约肌粘连,炎症浸润,影响括约肌弹性和舒张,或病变压迫肛管使腔道变窄,均可造成粪便通过困难。

(3)损伤和手术不当:如肛门部外伤、烫伤、激光;手术时切除肛管皮肤太多;结扎痔核在3处以上未保留足够的皮桥;外用腐蚀性药物,注射硬化、坏死剂导致局部瘢痕组织过度增生,均可引起狭窄,近年有人将用于治疗胃底食管静脉曲张的药物聚桂醇注射液用于肛门直肠局部疾病的治疗,该药局部注射后可快速导致血管闭塞,进而导致局部组织缺氧坏死,正常组织坏死后,大量瘢痕组织再生修复,瘢痕挛缩,常导致严重的肛管狭窄。

临床统计,约80%的瘢痕性肛管狭窄是由外涂腐蚀性药物和激光烧灼所致,其余为各种手术不当引起(如注射硬化剂、坏死剂或手术切除肛管皮肤过多)。这些因素造成肛管皮肤损伤过多,创口愈合过程中瘢痕挛缩即引起狭窄。因此,临床医师应努力提高技术水平,采用科学的治疗方法,更不应盲目扩大药物适用范围,避免医源性损伤。

(4)肿瘤:肛管局部肿瘤、性病性淋巴肉芽肿、平滑肌瘤、畸胎瘤等,也可引起肛门狭窄。

(二)临床表现

肛门狭窄所具有的特殊症状是大便困难,便条变细或呈扁条形,患者自觉肛门变小。由于排便时通过狭窄处造成损伤,便时、便后均有疼痛和肛门挛缩感觉,排便困难造成排便的恐惧症,进而导致习惯性便秘,并可继发肛裂;长期排便困难者还伴有腹胀、腹痛、恶心、食欲缺乏、消瘦等全身症状,严重的瘢痕性肛门狭窄,肛门括约肌顺应性变差,舒张收缩功能均受影响,排便困难同时肛门闭合不全,导致肠液外溢,刺激肛周皮肤出现湿疹、瘙痒等。

(三)诊断

根据患者临床症状,追溯病史,如肛门部发生过感染,做过手术以及注射治疗或外用腐蚀性药物等,结合肛门局部检查,肛门或肛管狭小,示指通过困难,有的可摸到坚硬环状狭窄或管状狭窄,肛门处有时可见浅的裂口。可做作钡剂灌肠拍片,排除肛管以上的直肠结肠有无病变,如肛管狭窄不十分严重,作结肠镜检查进一步明确有无其他结直肠占位病变。

(四)鉴别诊断

肛管狭窄与肛裂鉴别,肛裂有典型的溃疡,无手术史,伴有括约肌痉挛。肛管狭窄与肛门梳硬结症鉴别,肛门梳硬结症多为某一点硬结,不伴有狭窄现象。

(五)治疗

通过内服润肠通便药物和扩肛法可以缓解大便排泄困难和疼痛。症状严重者可选择手术治疗。

1.内服润肠通便药物

常用润肠通便药物有麻仁润肠丸、槐角丸、液状石蜡、乳果糖口服溶液、聚乙二醇散剂、酚酞片等。

2.扩肛法

此法适用于注射疗法和外剥内扎术所致的肛管处狭窄。用手指、肛门镜或直径不同的扩肛器，涂上润滑剂扩肛，使肛门逐渐扩大。学者认为，对于注射术的环状狭窄和切除肛管皮肤过多导致的狭窄，在扩肛治疗时最好用喇叭形肛门镜，操作过程中，扩张力度逐渐加大，患者有一适应过程，且肛门镜扩肛肛门受力均匀。对手术外剥内扎术易形成狭窄者，在创口未愈前，患者主诉肛门紧时，即用肛门镜扩肛法，也可以达到治疗的目的。

3.传统手术治疗

手术方式较多，可以随症选择，适于瘢痕性狭窄、肛门皮损过多者。

(1)扩肛术：侧卧位或截石位，局部消毒，局部麻醉下，在肛门后正中线上，切开肛管皮肤和一部分括约肌，使肛门扩大，能顺利通过手指。术式同肛裂切开法。外用赛霉安散、生肌膏纱条或纱布覆盖。术后每天坐浴、换药，定期扩肛。

(2)扩肛缝合术：适用于瘢痕性肛门狭窄。同前麻醉，如肛门太小，为防止术后复发，不仅要切开狭窄，而且要扩大肛门。手术操作及术后处理同肛裂切开缝合法。采用纵切横缝，使肛门扩大。有炎症时不宜使用此法，此法优点是不留瘢痕，伤口愈合快。

以上两种方法，操作简单，容易掌握，收效快，松解术后，在麻醉状态下，以 3 个指尖可自由进出肛门为度。术中切勿损伤过多的肛周皮肤、皮下组织，造成新的狭窄，术后中药坐浴，局部换药。

(3)纵切横缝术：适应证有肛门半周瘢痕狭窄。患者截石位或侧卧位，局部消毒，麻醉下，于肛门瘢痕侧做一纵行菱形瘢痕切除，然后做横行缝合。使肛门与肛管直径扩大，在肛门缘外(瘢痕侧)2～3 cm 处做半环形减压切口，胶管缠纱条，肛门内填塞扩张肛管，包扎固定，术后每天坐浴，换药，5～7 天拆线。术中要注意肛管顶端狭窄，松解瘢痕时，切口以切开瘢痕为度，不宜过深，以免伤及括约肌和出血。

(4)星状皮肤移动，肛管成形术：适用于肛管管状狭窄，大面积瘢痕者。术前 3 天进少渣饮食，预防性应用抗菌药物，手术当天清洁灌肠、备皮。患者取截石位，常规消毒，在骶管麻醉下，于肛门前后的切口范围内，各选择一处，切开瘢痕，直达正常的直肠黏膜和肛门皮肤，并根据肛门狭窄的范围程度，在肛门两侧彻底切除瘢痕组织，扩肛后使肛门容纳双指为度。此过程不可损伤肛门内、外括约肌，将直肠黏膜用组织钳提起，潜行向上游离 2 cm，止血后在肛门左右两侧，各做 3 个联合的 V 形皮肤切口，切口直至皮下组织尖端向外，皮瓣最大宽度为 3～5 cm，潜行游离皮瓣四周，皮瓣的长度为 0.5～1 cm。皮瓣中心处应与皮下组织相连，以防供血障碍。将皮瓣内缘(即靠肛缘侧)和脱出的直肠黏膜，用 1 号丝线环状间断缝合，再将皮肤切口用 1 号丝线做 V、Y 形间断缝合，此时肛门皮肤即向肛管内滑动，推移 2～3 cm，形成新的肛管皮肤。肛管内放置油纱条，橡胶管，以压迫止血、固定皮瓣和肛门排气，肛门用敷料覆盖，胶布固定。

患者术后控制大便 3～4 天，给流质无渣饮食，便后安氏熏洗剂坐浴，肛门皮肤缝线处消毒，保持清洁，肛门注入九华膏，6～7 天拆线。缝线处如水肿可用高渗盐水纱布湿敷，术后 10 天根据情况开始扩肛，每周 1～3 次。本法是肛管和直肠下端切开，切除瘢痕使肛门舒张，再对肛周皮肤 V 形切开，又以 Y 形缝合法，使皮瓣内移，并与游离的直肠黏膜缝合，重建肛管。但如有括约肌损伤者，可配合采用肛门紧缩术，注意伤口感染。

(5)肛门 Y-V 成形术：本法适用于瘢痕半环状或环状肛管狭窄。患者取截石位或侧卧位，常规消毒，骶管麻醉下，在肛管前后正中线各作一口切入肛管。切口外端在肛门外再作 2 个切口，使切口呈 Y 形，切开皮肤及皮下组织，游离皮瓣，将皮瓣尖部牵拉向肛管，缝合于肛管切口的上端，然后缝合其余切口，使 Y 形切口变成 V 形。这样肛门即可扩大舒张(图 4-3)。

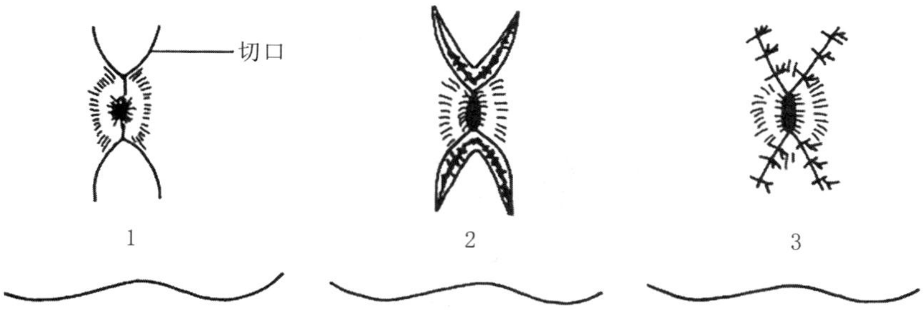

图 4-3　肛门 Y-V 成形术

4.安氏瘢痕松解芍倍、糜蛋白酶注射术

其治疗瘢痕性肛门狭窄主要机制在于瘢痕组织是肉芽组织经改建成熟形成的老化纤维结缔组织，主要由胶原纤维构成，而胶原纤维主要由胶原蛋白组成；糜蛋白酶为胰腺分泌的一种蛋白水解酶，能迅速分解变性蛋白质；芍倍注射液局部注射后，可在短时间内引起血管收缩，并引起蛋白质凝固变性，组织呈均质化改变，并有裂解现象。多点位瘢痕松解狭窄瘢痕环，之后瘢痕部位注射芍倍注射液，引起瘢痕内胶原蛋白变性，而后注射糜蛋白酶，糜蛋白酶将变性蛋白质水解，最后瘢痕组织减少消失，肛门狭窄得到治愈，该种方法创伤小，避免新生瘢痕形成，近期远期效果均理想。

患者右侧卧位，局部常规消毒，0.5%利多卡因局部麻醉成功后，以 1‰苯扎溴铵消毒肛管及肠腔。肛门镜下在狭窄瘢痕环表面做 4～6 处纵向切口，将芍倍注射液与 0.5%利多卡因配成 1∶1浓度，用 5 mL 注射器，7 号针头抽取药液；而后将芍倍注射液均匀注射于已松解的瘢痕部位，总量控制在 10～15 mL，而后于上述位置注射以灭菌注射用水溶解的糜蛋白酶溶液 10～15 mL，再以浸有糜蛋白酶溶液的纱布缠绕于胶管表面，置于肛管内，支撑固定已松解的瘢痕环。

术后清热利湿、消肿止痛中药外洗，肛门换药，6～10 天创面愈合。注射方法具有痛苦小，恢复快，手术方法简单，疗效可靠等优点。

二、直肠狭窄

直肠狭窄多发生在齿状线上 3～5 cm 或在直肠壶腹部位。

(一)病因

1.直肠瘢痕

直肠瘢痕较多见，如直肠肿瘤切除，损伤直肠黏膜过多，浓酸、浓碱等腐蚀药物误入直肠，一些肛门治疗仪器使用不当灼伤而引起坏死；直肠内或直肠外注射大剂量腐蚀药物(如坏死剂或硬化剂)，引起直肠壁广泛硬化或感染坏死，后期愈合过程中瘢痕大量形成，产生直肠瘢痕性狭窄(图 4-4)。痔环切手术，直肠黏膜脱垂做黏膜环状切除术，易形成环状瘢痕致狭窄。近年，有关硬化、坏死剂注射后致直肠狭窄的病例屡有报道，国内有报道发现硬化剂注射后一周出现直肠狭窄，其原因为硬化剂可使痔黏膜下蛋白凝固、纤维化增生，挛缩后形成瘢痕狭窄。学者临床遇到一年轻男性，注射消痔灵后 7 天，出现大出血，检查时，直肠后壁发现 2 cm×4 cm 溃疡，于术后 1 个月出现大便困难、直肠变细、直肠环状狭窄，给患者身心造成巨大伤害；近些年随着吻合器痔上黏膜环切术手术开展日益广泛，由该种术式导致的直肠狭窄亦有增多趋势，该种狭窄多为环状狭窄。

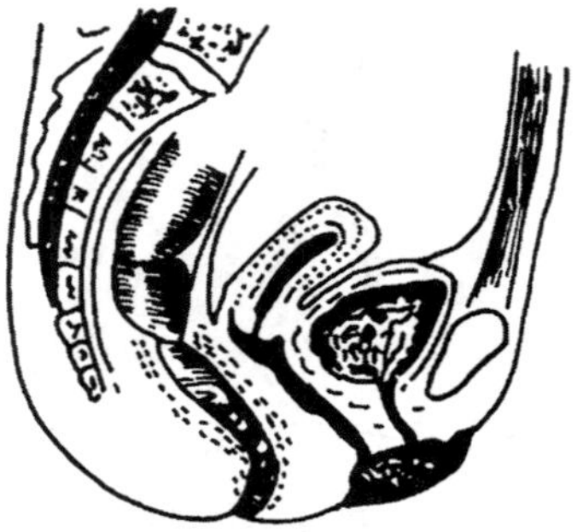

图 4-4　直肠瘢痕性狭窄

2.肿物压迫

直肠肿瘤或邻近器官的肿物压迫，如前列腺肿瘤、直肠平滑肌瘤、卵巢肿瘤、子宫肿瘤、骶前囊肿或骶尾部畸胎瘤等均可致肠腔变狭窄。

3.炎症狭窄

直肠炎、慢性痢疾、直肠结核、性病性淋巴肉芽肿、直肠溃疡、放射性直肠炎、外伤、感染，由于慢性炎症刺激，各层纤维组织增生变厚，肠腔缩窄。

(二)临床表现

因狭窄程度而不同，多为慢性，进行性排便困难。初起时感觉肛门直肠部坠胀不适或疼痛，便后感觉粪便排不净。长期大便秘结，并渐加重，便条变细，如服用泻剂，可引起阵发性、更加显著的肠蠕动亢进。直肠狭窄多并发直肠炎而出现里急后重，便次增多，黏液、脓血便等症状。稀便长期外溢，刺激肛门部皮肤湿润发痒。同时出现左下腹部坠胀疼痛，肠内胀气，食欲缺乏，体重减轻，消瘦等全身症状。

(三)诊断

根据患者有进行性排便困难的病史和临床检查，本病即可明确诊断。

1.局部检查

指诊，肛门括约肌松弛，向上可触到狭窄，狭窄处有异常紧缩感。直肠壁变硬、无弹力。指诊可初步明确狭窄的范围、程度，直肠内有无肿物等。

2.结肠镜检查

结肠镜直视下进镜，遇有阻力，则不能强行插入，以免造成直肠穿孔或破裂，一般在结肠镜下，只能看到狭窄下端，黏膜肥厚、粗糙，如已形成瘢痕，则呈黄白色。

3.X 线检查

钡剂灌肠，环状狭窄显示哑铃状；管状狭窄显示漏斗状；部分狭窄显示残缺不规则的影像。

(四)鉴别诊断

本病需与直肠肿瘤及性病性淋巴肉芽肿相鉴别。

1.直肠肿瘤

直肠癌早期多无明显症状，偶有粪便带血、腹泻。形成直肠狭窄往往已到晚期，直肠指诊可触及质硬、固定、凹凸不平或如菜花样肿块，内镜可见直肠狭窄，而直肠黏膜是完整的，确诊需病理检查。直肠内良性肿瘤如腺瘤、类癌、淋巴瘤、平滑肌瘤、脂肪瘤等，一般体积较小，不致梗阻，多无特殊症状，当指诊和内镜发现后，需病理检查或术后切除标本确立诊断。

2.性病性淋巴肉芽肿

性病性淋巴肉芽肿是病毒性感染,病变主要在生殖器和腹股沟淋巴结。患者有性病接触史,常伴有肛门刺激症状,排出脓血、黏液,并继发肛瘘,狭窄一般在齿状线上方,质硬但表面光滑,呈苍白色,肛门口呈开放状。补体结合试验及衣原体检查阳性。

(五)分类

依据其病理性质、狭窄程度和形态,临床上可分为良性和恶性、功能性和器质性狭窄。现介绍两种分类方法。

1.以狭窄程度分类

(1)轻度狭窄:患者可以排出软便,但需用力努挣或轻压肛周帮助排便,指诊肛管直肠时,示指通过下段困难。

(2)中度狭窄:患者排便困难,有时稀便和排气不能控制。指诊狭窄部位时有阻力和固定感,示指不能通过,并有明显触痛。

(3)重度狭窄:患者排便和排气均有困难,合并肛门失禁,污染衣裤,肛周潮湿,常需带垫并靠灌肠排便,有时出现肠梗阻症状和 X 线征象,需做急症粪转流手术。指诊时小指通过困难,并有触痛。

2.以狭窄形态分类

(1)线状狭窄为肠腔部分狭窄,见于痔、肛周脓肿和肛瘘手术后。

(2)环状狭窄,狭窄肠管的纵向长度<1 cm,多见于内痔切除和肠吻合术后的肠腔狭窄。

(3)管状狭窄肠管的纵向长度>1 cm,多见于炎性肠病。

(六)治疗

1.药物治疗

(1)便秘:应用缓泻药物通便,口服液状石蜡,每天 1 次,每次 30 mL,乳果糖口服溶液每天 1~2 次,每次 30 mL。

(2)控制肠道感染:口服小檗碱;或补液抗炎;或 0.1%依沙吖啶溶液,0.9%盐水溶液清洁灌肠后肛内放入氯己定痔疮栓、红霉素栓。

2.直肠扩张法

直肠扩张法适于狭窄部位在齿状线之上 6 cm 以内者,可用直肠扩张器,2~3 天扩张 1 次,每次半个小时,持续 3 个月。操作要细致,以免撕裂或穿孔。

3.传统手术治疗

传统手术治疗适用于经非手术治疗久治无效,或有肠梗阻表现,或直肠高位的环状狭窄及管状狭窄者。

(1)挂线疗法:适用于低位环状狭窄,接近齿状线处。患者取截石位,局部消毒、麻醉下。在狭窄部位用两把组织钳夹住黏膜,将圆针丝线从狭窄上缘穿入,穿过基底从下缘穿出。丝线一端系一橡胶条,从下缘引出,再用丝线将橡胶条一次扎紧。术后每天坐浴,局部外用油纱条。待橡胶条脱落后,定期扩张直肠。

挂线疗法由于将组织慢性切开过程中会形成较重的新生瘢痕组织,临床效果并不理想。

(2)切开缝合术:适应于直肠下 1/3 环状狭窄和直肠下端镰状狭窄。患者取截石位,局部消毒后,局部麻醉下,在分叶式肛门镜直视下,于狭窄后部作一纵切口,以不切透直肠壁为度。如瘢痕较厚,可以作人字形切口。切除一部分瘢痕组织,使肠腔扩大。剥离切口上部黏膜下组织,游离一部分直肠黏膜。再将圆针丝线穿过黏膜，通过切口基底部从切口下端穿出结扎。

(3)直肠狭窄松解术：适用于腹膜反折部下方狭窄。右侧卧位，由尾骨至肛门 2～5 cm 处做一切口，切除尾骨或一部分骶骨，切开直肠后部组织，露出直肠，剥离直肠两侧组织，使直肠后部及两侧充分暴露，再将一金属扩张器由肛门伸入直肠，通过狭窄部位；然后在直肠后壁做一纵切口，切开狭窄，切口宜经过狭窄上下健康肠壁；再将金属扩张器取出，将橡胶管围以凡士林纱布，由肛门伸入狭窄上方，然后将切口两边向两侧牵开，使纵切口变成横切口；将此切口用线缝合，先缝合肌层，再缝合筋膜，然后缝合皮肤切口，上部放一引流条，24 小时后，拿去引流条，直肠内胶管 5 天后取出(图 4-5)。

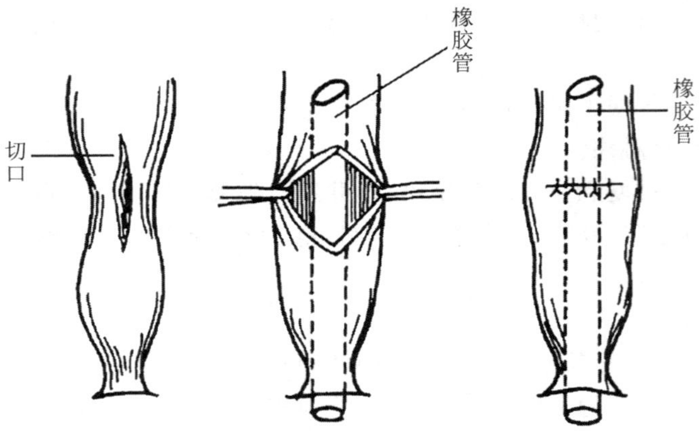

图 4-5　直肠狭窄松解术

4.安氏多点位瘢痕松解芍倍、糜蛋白酶注射术

本法适用于注射硬化、坏死剂，吻合器痔上黏膜环切术手术环切过多直肠黏膜等引起的直肠瘢痕性狭窄。

(朱智宇)

第三节　肛　　裂

一、概述

肛裂是指齿状线以下肛管皮肤上的非特异性放射状纵行裂口或溃疡。一般呈梭形或椭圆形，长 0.5～1.0 cm，以便时便后肛门撕裂样疼痛和便鲜血为主要特征，疼痛剧烈时难以忍受，需要按急症处理。中医学将本病归属到“痔”的范畴，称为“裂痔”“钩肠痔”。该病发病率较高，据统计占肛肠疾病的 15%～22%，以青壮年为主，女性多于男性。75%以上的肛裂位置在肛管后正中，其次是前正中，女性常前后同时发病，两侧肛裂者少见。

二、病因与发病机制

(一)中医观点

中医认为肛裂多由血热肠燥、阴虚津亏或气机阻滞,导致大便秘结,排便努挣,肛门皮肤撕裂而成,如《医宗金鉴·外科心法要诀》曰:“肛门围绕折纹破裂,便结者,火燥也。”而皮肤裂伤后,湿毒之邪又乘虚侵入,局部经络受损,气血运行不畅,破溃处失于濡养,可致肛裂经久不愈。

(二)西医观点

一般认为,肛裂是由大便干燥、排便用力或其他因素导致的肛管皮肤破裂,并可因裂伤处继发感染而逐渐形成慢性溃疡。目前认为肛裂的发生和发展与下列几种因素有关。

1.肛管损伤

肛管局部损伤是肛裂形成的直接原因。粪便干结时排便过度用力、便中有坚硬异物、肛门直肠检查方法粗暴、手术操作不当等,均可造成肛管皮肤损伤,导致肛裂发生。

2.肛管狭窄

由于先天原因、外伤或肛肠手术导致肛管狭窄者,干硬粪便通过肛管时更易对皮肤造成撕裂损伤并导致肛裂。

3.慢性炎症刺激

肛窦炎、直肠炎、肛周湿疹等肛门直肠周围慢性炎症的刺激,可使肛管皮肤脆性增加,弹性减弱,易破裂损伤。损伤后,粪便或肛管周围其他感染灶中细菌易侵入,使裂口也成为一慢性感染灶,长期炎症刺激使其易形成溃疡而不易愈合。

4.肛管局部解剖特点

(1)直肠末端的生理曲度是由后方向前弯曲而至肛门,排便时后方所受的压力较大,加之肛管后部正中线处血液循环缺乏,因此容易损伤而不易愈合。

(2)肛门外括约肌浅层起自尾骨,向前至肛门后正中成Y字形分左右两束绕过肛门,至肛门前方汇合;同时由于肛提肌也主要附着在肛管两侧,故肛门前后正中两个部位的肌肉相对薄弱,弹性较差,若受暴力扩张,容易撕裂导致肛裂的发生。

5.内括约肌痉挛

内括约肌是直肠内环肌层终末的增厚部分,下界是括约肌间沟,上界位于齿状线平面以上1～1.5 cm。国内外研究都表明内括约肌痉挛是导致慢性肛裂长期不愈合的重要因素。其机制可能是肛裂在初步形成后,出现继发感染,产生局部炎症,在持续炎症和肛裂疼痛刺激下,肛管皮肤下的内括约肌痉挛,导致肛管收缩、最大静息压升高,产生肛门局部循环障碍,使局部组织缺血缺氧,进而加重炎症和疼痛,形成“炎性刺激和疼痛-内括约肌痉挛-局部缺血缺氧-炎性刺激和疼痛加重”的恶性循环,并最终使肛裂长期不愈合,同时在肛裂口底部及内括约肌下缘形成溃疡和纤维性增生,即所谓“栉膜带”。

三、病理

(一)Ⅰ期肛裂

皮肤浅表缺损,创缘整齐;皮下层胶原纤维排列紊乱,增生不明显,间质中有条索状平滑肌束。血管扩张,炎症细胞浸润。

(二)Ⅱ期肛裂

皮肤缺损有溃疡面,呈梭形或椭圆形,创缘有不规则增厚,弹性差;皮下层胶原纤维、网状纤维少量增生,平滑肌束中有大量肌原纤维、新生毛细血管和成纤维细胞。血管扩张、充血、炎症细胞浸润。

(三)Ⅲ期肛裂

大体病理变化:①皮肤有明显溃疡缺损,溃疡边缘发硬;②溃疡上端的肛乳头被反复刺激后增生、肥大,形成肛乳头状瘤;③溃疡上端的肛窦被反复刺激后发炎,常在其基底部形成瘘管;④因淋巴、静脉回流障碍,溃疡下方肛缘处常形成赘生物,称为哨兵痔;⑤溃疡面底部因炎症和疼痛反复刺激而纤维化,形成栉膜带;⑥炎症、疼痛以及栉膜带的刺激引起括约肌痉挛,使肛管处于紧缩状态。镜下病理可见裂口皮下层、平滑肌束间胶原纤维增生,深层肌束鞘膜显示网状纤维增生,间质水肿。血管扩张、出血、淤血、血栓形成,炎症细胞浸润。

四、分类

(一)中医辨证分型

在中医学理论体系中,肛裂按照证候可分为三类。

1.血热肠燥型

大便二、三日一行,质干硬,便时滴血或手纸染血,肛门疼痛,腹部胀满,溲黄,裂口色红。舌质偏红,苔黄燥,脉弦数。

2.阴虚津亏型

大便干燥数天一行,便时疼痛点滴下血,口干咽燥,五心烦热。裂口深红。舌红,少苔或无苔,脉细数。

3.气滞血瘀型

肛门刺痛,便时便后尤甚。肛门紧缩,裂口色紫暗。舌质紫暗,脉弦或涩。

(二)西医分类

现代医学对肛裂的分类方法较多,尚无统一标准,临床上常用的分类法包括二分类法和三分类法,其他还包括五分类法和七分类法等,现介绍如下。

1.二分类法

(1)急性期肛裂:又称早期肛裂,病程短,仅在肛管皮肤上有一较浅的新鲜梭形裂口,创缘软而整齐,无瘢痕和慢性溃疡形成,疼痛较轻。

(2)慢性期肛裂:又称陈旧肛裂,病程长,反复发作,裂口已成较深的梭形溃疡,边缘增厚,质硬不整齐,基底有梳状硬结,裂口上端可伴有肛窦炎、肛乳头肥大,下端可伴有增生外痔和潜行性窦道,疼痛剧烈且持续时间长,并呈周期性。

2.三分类法

(1)Ⅰ期肛裂:肛裂初发,病程短。肛管皮肤浅表纵裂,创缘整齐、质软,基底新鲜、色红,触痛明显,创面富于弹性。

(2)Ⅱ期肛裂:溃疡形成期,有反复发作史。创缘不规则隆起,增厚变硬,弹性差,有明显溃疡形成,溃疡基底呈灰白色或紫红色,可有脓性分泌物。发作时疼痛加重,可呈周期性。尚无其他并发症或伴轻度肛窦炎、肛乳头炎。

(3)Ⅲ期肛裂:除已形成如二期较剧烈疼痛和慢性溃疡外,创缘上端邻近肛窦处肛窦炎、肛乳头肥大，创缘下端有哨兵痔或有皮下瘘管形成。

3.五分类法

(1)狭窄型肛裂：肛门疼痛、多伴有肛窦炎，内括约肌痉挛性收缩引起肛管狭窄。

(2)脱出型肛裂：因内痔、混合痔、肛乳头肥大脱出、发炎而引起肛裂，疼痛较轻，无明显肛门狭窄。

(3)混合型肛裂：同时具有狭窄型和脱出型的两种特点。

(4)脆弱型肛裂：肛门周围皮肤病，致肛门皮肤脆弱质化，因而造成多发浅在性肛裂。

(5)症状型肛裂：因溃疡性肠炎、克罗恩病、肛管结核等，或其他疾病及手术后创口延期愈合，造成肛管溃疡者。

4.七分类法

(1)急性单纯性肛门撕裂：初发肛管撕裂，为单纯性肛管皮肤损伤。

(2)亚急性裂口糜烂：由于创口机械刺激和反复感染，溃疡面凹陷，创缘不整，未形成硬结，瘢痕不明显，呈亚急性溃疡。

(3)慢性陈旧性溃疡：裂口呈较深的慢性溃疡，边缘增厚变硬，创面肉芽生长不良。

(4)多发性肛裂：在肛管全周有多数表浅性肛门溃疡，肛管弹性减弱，呈肥厚性硬化。此种情况多因长期使用缓泻药物，暴力使用肛门器械或检查及肛门慢性皮肤病引起，其病理改变，以急性单纯性肛裂或亚急性肛门糜烂为主。

(5)脱出性肛裂：因痔核、乳头肥大等病变长期脱出肛门外，引起肛管撕裂，形成溃疡，此种肛裂以肛门不狭窄为其特点。

(6)特殊性肛裂：肛管皮肤因梅毒、克罗恩病、白塞综合征等引起的溃疡。

(7)肛门皮肤皲裂：肛门周围皮肤裂伤，或肛门周围皮肤病变伴有皲裂口。

五、临床表现

肛裂的典型症状是出血、疼痛及便秘，三者互为因果。便秘时如大便干硬，可加重肛管撕裂，使疼痛加重、出血增多；疼痛加重和出血增多则使患者畏惧排便而久不如厕，结果又使便秘加重，如此便形成恶性循环，从而使裂伤久不愈合。

(一)出血

肛裂的出血与排便有关，由便时努挣，撕裂肛管引起。一般出血量不多，与肛裂口大小、深浅有关，以排便时滴鲜血、粪便上带血或厕纸带血为主。肛裂感染后还可有脓血及黏液。

(二)疼痛

早期肛裂的疼痛部位局限在肛管，为排便时一过性疼痛，便后可即刻缓解。陈旧性肛裂引起的疼痛可放射至臀部，并呈周期性发作。所谓周期性是指便时疼痛，便后疼痛间歇性减轻，但稍后再次出现并且较便时明显加重的疼痛发作方式，是陈旧肛裂的特征性疼痛。其中便时疼痛是由大便直接刺激或损伤裂口引起；便后间歇性减轻是大便刺激消失所致；疼痛再次出现则是因粪便刺激溃疡底部暴露的内括约肌纤维，使括约肌不自主收缩、痉挛，肛管最大静息压升高，致局部缺血性循环障碍而形成；疼痛更剧烈则是因局部循环障碍又可加重括约肌痉挛、升高最大静息压，从而导致“痉挛-缺血-加重痉挛”这一恶性循环的发生。这种剧烈的疼痛称为括约肌收缩痛，肛门内括约肌属消化道环肌层，为不随意肌，保持平滑肌特性，可长时间维持收缩状态而不疲劳，因此括约肌收缩痛可持续数小时，重者可至 10 余小时，当括约肌因长时间收缩而疲劳松弛后，疼痛才能逐渐缓解。在肛裂感染期，疼痛尤甚。

（三）便秘

便秘既是肛裂的病因之一，又是肛裂所引起的重要症状。患者常因恐惧便时剧痛和出血，有意延长排便间隔时间，使粪便长时间在直肠内停蓄，因水分被过度吸收而干硬，形成直肠性便秘。干硬便排出时，又可进一步加重损伤和疼痛，形成恶性循环。

此外，溃疡面和皮下瘘的分泌物，刺激肛周皮肤，常会引起肛门潮湿和瘙痒；肛门持续性疼痛的刺激，除引起排便恐惧感外，还可导致异常兴奋、失眠、胃肠紊乱、肛门直肠自主神经紊乱等症状。

六、辅助检查

肛裂的检查以视诊为主，原则上不做触诊和肛门镜检，以免加重疼痛。检查时患者一般取侧卧位或膝胸位，检查者用双手拇指将肛缘皮肤轻轻向两侧分开，观察肛管处肛裂口。早期肛裂或Ⅰ期肛裂，仅在肛管皮肤上有一较浅的新鲜梭形裂口，创缘软而整齐，质软，创面富于弹性。陈旧性肛裂或Ⅱ、Ⅲ期肛裂，裂口已成较深的梭形溃疡，边缘不规则增厚变硬，基底弹性差，有梳状硬结，多呈灰白色。Ⅲ期的陈旧肛裂，还可因炎症刺激出现裂口上端肛乳头肥大，因淋巴运行障碍而在裂口下端出现哨兵痔及因感染所致的皮下窦道。其中肥大的肛乳头、哨兵痔和溃疡性裂口一般被称为肛裂“三联征”。

七、诊断与鉴别诊断

（一）诊断

依据典型的症状和肛管局部检查，肛裂的诊断并不困难，一般不需要行其他辅助检查。

（二）鉴别诊断

临床上肛裂还需与以下几类疾病鉴别诊断。

1.肛管结核性溃疡

结核性溃疡的形状不规则，边缘不整齐，有潜行，底部呈暗灰色并可见干酪样坏死组织，有脓性分泌物，疼痛不明显，无哨兵痔形成，溃疡可发生在肛管任何部位，多有结核病史，分泌物培养可发现结核分枝杆菌，活组织病理检查可以明确诊断。

2.肛周皲裂

肛周皲裂多继发于肛门瘙痒症、肛门湿疹等肛周皮肤病，常伴皮肤增厚和色素脱失。皲裂裂口表浅，仅局限于皮下，一般为多发性，呈放射状，可发生在肛管任何部位，症状以瘙痒为主，无明显疼痛，出血少，无溃疡、哨兵痔和肛乳头肥大等并发症。

3.肛管皮肤癌性溃疡

癌性溃疡形状不规则，边缘隆起、坚硬，溃疡基底部凹凸不平，表面覆盖坏死组织，有特殊臭味，如癌瘤侵及括约肌，则可见到肛门松弛或失禁现象，并有持续性剧烈疼痛，活组织病理检查可以明确诊断。

4.非特异性炎症性肠病引起的肛管溃疡

克罗恩病和溃疡性结肠炎亦可使肛管皮肤发生溃疡。溃疡位置可位于肛门任何部位，形状不规则，底深、边缘潜行。同时伴有贫血、腹痛、腹泻、间歇性低热和体重减轻等非特异性炎症性肠病的一系列症状。

5.梅毒性溃疡

患者有性病史，初起时肛门部瘙痒、刺痛，抓破脱痂后形成溃疡。溃疡常位于肛门侧面，呈椭圆形或梭形，边微微突起而色红，质硬不痛，底部灰白色常有少量脓性分泌物，双侧腹股沟淋巴结有肿大。分泌物中可检出梅毒螺旋体。

八、治疗

（一）非手术治疗

1.中药内治法

肛裂的中医辨证分型包括血热肠燥、阴虚津亏和气滞血瘀三种，内服中药须依证立法和选方。

（1）血热肠燥：大便而三日一行，质干硬，便时滴血或手纸染血，肛门疼痛，腹部胀满，溲黄。裂口色红。舌质偏红，苔黄燥，脉弦数。治宜清热润肠通便，方用凉血地黄汤合麻仁丸。

（2）阴虚津亏：大便干燥数天一行，便时疼痛点滴下血，口干咽燥，五心烦热，裂口深红。舌红，少苔或无苔，脉细数。治宜养阴清热润肠，方用润肠汤。

（3）气滞血瘀：肛门刺痛，便时便后尤甚。肛门紧缩，裂口色紫暗。舌质紫暗，脉弦或涩。治宜理气活血，润肠通便，方用六磨汤加红花、桃仁等。

2.西药内治法

西药内治法一般以软化和通畅大便为原则，可在肛裂合并大便干硬和排便不畅时使用，常用包括渗透性通便药物（如乳果糖口服液、聚乙二醇散剂）和容积型泻药（非比麸）。不建议使用含蒽醌类泻药通便，因其易产生依赖性。

3.坐浴

坐浴分为温水坐浴和药物坐浴。便前温水坐浴，可使肛门括约肌松弛，减轻排便时对肛管的挤压和对裂口的刺激；便后坐浴，则可使已发生痉挛的括约肌放松，改善局部血液循环，缓解肛门疼痛。药物坐浴时，所选的药物不必强求一致，常用的包括花椒加食盐和高锰酸钾。医师亦可根据其辨证分型或临床经验自行选用坐浴药物，如可选用具有活血止痛、收敛消肿的五倍子汤、苦参汤等方药。

4.外洗

便后洗净肛门粪便残渣，可减少异物对创面的刺激，减轻肛门括约肌痉挛，缓解疼痛，促进溃疡修复。

5.药物外敷和纳肛

早期肛裂可选用具有止血止痛、敛疮生肌作用的九华膏、玉红膏或京万红等中药膏剂敷于患处，或使用相同功效的栓剂纳肛，可促进伤口愈合、缓解疼痛和减少出血。除上述药物外，常用药物还包括一氧化氮供体（硝酸甘油软膏）和钙通道阻滞剂（地尔硫䓬软膏）。

（1）硝酸甘油软膏：一氧化氮是能够松弛肛门内括约肌的抑制性神经递质，而硝酸甘油正是一种一氧化氮的供体。一氧化氮被释放进入肌细胞后，通过激活鸟苷酸环化酶，增加细胞内鸟苷酸的含量，从而进一步激活依赖于鸟苷酸的蛋白激酶，促使肌球蛋白轻链去磷酸化，并最终松弛平滑肌，解除内括约肌痉挛，以达到降低肛管静息压，改善循环，缓解疼痛的目的，因此这一过程又被称为化学性的内括约肌切开术。尽管硝酸甘油软膏治疗肛裂不引起局部的损伤，但远期复发率较高，同时硝酸甘油的扩血管作用还易导致头痛和头晕，临床用药时需谨慎，目前常用的硝酸甘油软膏浓度为 0.2%。

(2)地尔硫䓬软膏：地尔硫䓬属于钙通道阻滞剂，钙通道阻滞剂可以选择性抑制钙离子经细胞膜上的钙通道进入细胞内，具有负性肌力作用。局部使用 2%地尔硫䓬软膏可抑制内括约肌痉挛，降低肛管静息压，改善循环，促进裂口愈合。使用钙通道阻滞剂亦可产生头痛、头晕等并发症。

6.局部封闭疗法

局部封闭疗法是指将长效止痛药物或其他复方药液，混合麻醉药物注射到肛周，以解除括约肌痉挛、阻断恶性循环并缓解剧烈疼痛的治疗方法。理论上内括约肌痉挛解除后，局部血液循环得以恢复，裂损创面可得到修复或治愈，但临床上我们发现封闭法治疗陈旧性肛裂的远期疗效并不理想，治疗后 1 年的复发率达 30%以上，这可能与溃疡面的不完全吸收或引流不畅有关，因此不推荐使用封闭疗法完全替代手术治疗。尽管如此，封闭术仍不失为一种暂时性缓解内括约肌收缩痛的简便、有效方法，故目前在临床上仍有较广泛的应用。常用的封闭方法包括以下几种。

(1)激素封闭法。

药物：醋酸泼尼松龙 25 mg，1%普鲁卡因 10 mL。

操作方法：常规消毒后，自肛裂下端 1 cm 处进针并注射，将全部混合注射液呈扇形注射到肛裂两侧内括约肌和肛裂底部。注射后按压轻揉 1 分钟，以利药液均匀分布和充分吸收。醋酸泼尼松龙为肾上腺皮质激素，有较强的抗炎作用，可使炎症消退、括约肌痉挛缓解，促进裂损愈合。另外有人报道使用利多卡因加地塞米松作为注射药物，也可取得相同疗效。

(2)亚甲蓝封闭法。

药物：0.2%亚甲蓝注射液 10 mL(麻醉药物可选用利多卡因、罗哌卡因等)。

操作方法：常规消毒后，自肛裂下端进针达内括约肌下部，并将药液注射到肛裂两侧括约肌和肛裂底部。每次注射药量不超过 10 mL，间隔 5～7 天后再次注射，一般注射 2～3 次，肛裂可愈合。亚甲蓝可对运动和感觉神经造成可逆性破坏，并且其肌肉松弛作用与镇痛时间一致，因此亚甲蓝不仅能起到长效镇痛的作用，同时也可使肛门内括约肌松弛，有利于裂损愈合。但过量的亚甲蓝可造成组织坏死，注射时需谨慎。

(3)芍倍注射液封闭法。

药物：芍倍注射液 5 mL，0.5%利多卡因 20 mL。

操作方法：局部常规消毒后，在距肛缘 0.5～1 cm、截石位 6、3、9 点分别进针，达内括约肌增生肥厚的下缘，每点呈放射状注射 5 mL。内括约肌注射完毕后，再于肛裂基底部注射药液 5～10 mL。若合并肛门狭窄，注射时可酌情增加药量，至肛门括约肌松弛可容纳 3～4 指为宜。芍倍注射液为纯中药制剂，现代药理研究表明其具有抑菌抗炎、解痉镇痛的作用，可缓解痉挛，促进创口愈合。有文献表明，早期肛裂单纯在创面注射，即可取得较好疗效。

7.扩肛法

扩肛法又称指扩法，是术者用手指扩张括约肌治疗肛裂的方法。

适应证：Ⅱ期肛裂，溃疡、瘢痕形成但未出现哨病痔、肛乳头肥大及皮下瘘等并发症者。

操作方法：操作前备皮、灌肠。取侧卧位，常规消毒、麻醉。当麻醉成功后，肛管直肠环逐渐松弛，而裂口处的纤维性增生(栉膜带)并不松弛，可明确探查到其位置在肛裂口的基底部。将涂有润滑剂的双手示指伸入肛内，一般可有勒指感，栉膜带多位于 6 点位，此时需将两指分别置于其两侧的 3、9 点肛管处，上下反向用力扩张，扩开增生纤维时，有钝性撕裂感。继之再向肛内伸入两中指，呈四指扩肛，扩拉两侧肛管壁，肛管前后方向亦可扩张。一般扩肛持续时间为3分钟左右。在整个过程中动作应轻柔，用力应均匀，切忌暴力快速扩张肛管，以免撕裂皮肤和黏膜。

扩肛后处理：便后坐浴，不需要换药。

扩肛法治疗肛裂的依据是“栉膜带”学说。优点是操作简便，不需要特殊器械，且见效快，患者痛苦小，但治疗不当可出现出血、局部血肿、痔脱垂及暂时性失禁。

8.针灸治疗

临床上常选用承山、长强、三阴交、天枢、大肠俞作为针刺穴位。治疗时，进针得气后一般留针10～15分钟，每天1次，3～7天为1个疗程。针灸治疗具有止痛、止血、缓解括约肌痉挛的作用，对急性期疼痛较剧的肛裂可选用该法。

（二）手术治疗

1.肛裂切除术

肛裂切除术是肛裂的传统手术方法，适用于陈旧性肛裂，并形成哨兵痔、肥大肛乳头或皮下瘘者。患者取侧卧位或截石位，常规消毒、麻醉。扩肛至3～4指。沿肛裂正中做一纵向切口，其顶端在齿状线以上0.5 cm，下至肛缘外1 cm。依次切除哨兵痔、溃疡、瘢痕组织及肥大肛乳头，如有皮下瘘可一并切开。直视下切断外括约肌皮下部和部分内括约肌，至手指无紧缩感为度。止血、加压包扎固定，术毕。术后要便后坐浴，常规换药。

2.纵切横缝术

该术式是由肛裂切除术演变而来，术后恢复快，对纠正肛管狭窄、消除肛裂疗效较好。但如吻合处张力高，则不易愈合，还可能造成肛管黏膜外翻。本法适用于陈旧性肛裂并导致肛管狭窄者。患者取侧卧位或截石位，常规消毒、麻醉。沿肛裂正中做一纵向切口，上至齿状线以上0.5 cm，下至肛缘外0.5 cm。切断栉膜带和部分括约肌纤维，如有哨兵痔、肥大肛乳头、皮下瘘可一并切除。修剪裂口创缘，游离切口下端的皮肤，以减少张力（纵切）。缝合时用细丝线，自切口上端进针，稍带基底组织，再从切口下端皮肤穿出，用丝线拉拢切口，使纵切口变成横行缝合（横缝），一般需缝合3～4针。如张力过大时，可在切口下方肛缘外再做一个横向切口，不予缝合或纵行缝合，可使皮肤向肛管推移，减少张力。加压包扎固定，术毕。术后进流食或半流食、控制大便2天，每次便后用1∶5 000高锰酸钾溶液坐浴，5～7天拆线。

3.内括约肌侧切术

内括约肌切开后，可降低肛管静息压，阻断痉挛，给肛裂提供愈合的机会。内括约肌切开操作最初是在后正中进行，但后来发现在该位置手术可造成肛门轻度畸形和功能受损，因此逐渐被侧切术代替。目前内括约肌侧切术具体可被分为闭合式和开放式两种。本法适用于陈旧性肛裂未合并其他并发症者。

（1）开放式内括约肌侧切方法：患者取侧卧位，常规消毒、麻醉。在肛门两侧，3点或9点位，肛缘外1 cm做长1～2 cm的横向切口。自切口处向上，用小弯头血钳分离肛管皮肤和括约肌至齿状线处。止血钳退至括约肌间沟，并自该处插入，在示指引导下从内括约肌下缘外侧向齿状线方向分离至黏膜下，但不能穿透黏膜。将内括约肌挑出切口，直视下切断，切断后内外括约肌间沟消失。贯穿缝合切口，加压包扎固定，术毕。

（2）闭合式内括约肌侧切方法：患者取侧卧位，常规消毒、麻醉，用小刀片自括约肌间沟刺入，直接切断内括约肌，缝扎止血、加压包扎固定，术毕。术后控制大便2天，每次便后用1∶5 000高锰酸钾溶液坐浴清洗，5天后拆线。

4.病理组织切除、括约肌松解术

该手术方法是治疗陈旧性肛裂的主要方法，由传统肛裂切除术和内括约肌切断术以“栉膜带”学说为基础演变而来，具有创面表浅，出血少、术后恢复快等特点，目前是治疗陈旧性肛裂的较好手术方法。该方式适用于各型陈旧性肛裂。患者取侧卧位，常规消毒铺巾，局部麻醉松弛肛门。以齿状线以下肛裂口顶端为起点，沿裂口向肛缘外做一放射状的梭形切口，切口长度不少于肛裂口长度的 3 倍。将切口范围内的游离皮肤、裂口溃疡面和哨兵痔剪除，使其成一梭形的新鲜创面，有皮下瘘者可一并切开。结扎并切除增生肥大的肛乳头。沿创面基底向深部纵向划开，松解裂口瘢痕和肥厚增生的内括约肌下缘，使肛门松弛，切开后以容纳两指为宜。止血包扎，术毕。术后正常饮食、常规换药。操作要点和注意事项如下。

(1)梭形创面的宽度和长度应适中，宽度略超过肛裂口的最宽处即可，长度以裂口长度的 3 倍为宜。如果肛裂较深时，还可适当延长切口并切断外括约肌皮下部，以保证引流通畅。

(2)肛裂在后正中，即截石位 6 点时，梭形切口应在 5 点或 7 点，以避免术后臀沟挤压，创口愈合缓慢。

(3)注意保留肛管上皮，不宜切除过多，防止术后形成较大的瘢痕。

(4)术中纤维化的括约肌已经松解，即便是由其导致的肛门狭窄亦可去除，因此不必在术后扩肛，过度的扩张反而可使内括约肌切口扩大，对正常肌肉组织造成损伤。

5.挂线术

肛裂挂线术实际是通过勒割慢性切开外括约肌皮下部和部分内括约肌，达到解除痉挛的目的，该法可作为治疗肛裂的方法之一，但由于其术后可引起较剧烈的疼痛，因此目前临床较少使用。本法适用于Ⅱ期陈旧性肛裂。患者取侧卧位或截石位，常规消毒铺巾，局部麻醉松弛肛门。扩肛至 3～4 指。在截石位 6 点距肛门缘 1 cm 处作一小放射状梭形切口。用小蚊式钳自切口进入，示指肛内引导下向齿状线方向钝性分离外括约肌皮下部和部分内括约肌，并自齿状线处穿出。用止血钳顶端夹住橡皮筋，并自肛缘切口处拉出，使皮筋贯穿肛缘和齿状线处，拉紧皮筋两端并用丝线结扎。包扎固定，术毕。术后要便后坐浴并常规换药。一般不需再次勒紧皮筋，术后 5～7 天可脱落。

6.皮瓣成形术

皮瓣成形术常用于陈旧性肛裂伴肛管皮肤缺损者。患者取侧卧位，常规消毒铺巾，局部麻醉松弛肛门。自肛裂处齿状线上方 0.5 cm 起，沿肛裂正中做一纵向切口至肛缘，切断部分内括约肌纤维。在切口下端肛缘外，继续做分叉切口，使其呈“倒 Y”形。游离肛缘外“倒 V”形皮片，并将其向肛管内牵拉，将皮片的两边缘分别缝合于肛管内纵切口的两侧皮肤，使“倒 Y”形切口变成“倒 V”形缝合。无菌敷料加压固定，术毕。术后控制排便 3 天后正常饮食，每次排便后用 1∶5 000 高锰酸钾溶液坐浴并换药。术后 7 天可拆线。

（刘　霄）

第四节 痔

一、概述

传统上，痔被定义为直肠末端黏膜下和肛管、肛缘皮肤下静脉丛血流瘀滞、扩张屈曲所形成的静脉团。这种定义方法，是单一建立在痔形成的静脉曲张学说基础上，且笼统地将各种类型的痔全部划分为静脉曲张，忽略了对其他不同原因所导致外痔的描述，因此存在片面性。学者认为，将内痔、外痔和混合痔根据其成因和特点分别加以阐述，是完整而准确定义痔的最好方法。

痔是临床常见病、多发病，我国民间有“十人九痔”之说，一项全国性普查显示，肛门直肠疾病的发病率为 59.1%，其中痔的发病率最高，占肛肠疾病总人数的 87.25%。患病者中又以内痔者居多，占 59.86%，外痔占 16.01%，混合痔占 24.13%。以上情况足以说明痔是常见病及多发病。另外在性别和年龄上，男女发病比例约为 4∶5，女性发病率稍高，发病年龄多在 20～50 岁，并可随着年龄的增加而逐渐加重。

在我国古代，痔有三种含义，一是指于人体九窍中“有小肉突出者”；二是所有肛肠疾病的总称，如《说文解字》云：“痔，后病也”，后病即肛门病，又如宋代王伯学的《痔瘘论》、滑寿的《痔瘘篇》，并非专门论述痔病和肛瘘，而是肛肠疾病专著；三是指痔病，与现代医学所讲的痔概念相同，如《诸病源候论·诸痔证候》中的“血痔”，《外科启玄》所述翻花痔及《外科大成》中对痔的症状详细的描述，基本等同于现代医学意义上的痔病。

在西方，人们对痔的认识也经历了一个漫长的过程。18 世纪以前，痔病一直被看作是正常的生理现象，即“痔非病论”。近两百年，随着研究的深入，出现了关于痔的各种学说，人们才得以从本质上认识痔，并随之出现了结扎法、套扎法、切除法、冷冻法等各种痔的治疗方法。

二、病因与发病机制

（一）中医观点

中医对痔的病因与发病机制的认识如下。

（1）饮食不节，过食辛辣肥甘、过饮醇酒，致湿热内生，澼积于大肠。如《疮疡经验全书》云：“凡痔……多由饮食不节，醉饱无时，恣食肥腻、胡椒辛辣、炙煿醉酒……”

（2）妇女生产用力或多次生产以及久泻、久痢、久咳等耗伤气血等使中气亏虚、肺气不足。如《疮疡经验全书·痔漏症篇》云：“肺与大肠相表里，故肺蕴热则肛门闭结，肺脏虚则肛脱出，此至当之论。又有妇人产育过多，力尽血枯，气虚下陷，及小儿久痢，皆能使肛门突出。”

（3）房室不节，精气脱泄，热毒乘虚下注。如《医宗金鉴》云：“总不外乎醉饱入房，筋脉横解，精气脱泄，热毒乘虚下注”，又如《医方类聚》云：“或醉饱入房，精气脱泄，热毒乘虚下注。”

（4）久坐久站、负重远行，或便秘久蹲、肛门努挣，使肛周气血运行不畅，结聚肛门。如《外科正宗》云：“气血纵横，经脉交错，……浊气淤血，流注肛门，俱能发痔。”

(二)西医观点

1.内痔

(1)内痔的发病机制:现代医学对内痔发病机制的阐述颇多,主要包括静脉曲张学说、肛管衬垫下移学说、肛管狭窄学说、括约肌功能下降学说等,其中前两种为目前的主流学说。①静脉曲张学说:该学说认为,内痔是因直肠末端黏膜下静脉丛血流瘀滞、扩张屈曲而形成的静脉团。依据包括三点,内痔组织为隆起的静脉曲张样团块;内痔具有易出血、易溃疡、易形成血栓等静脉曲张的基本特点;病理检查可见到痔组织内有扩张静脉存在。但针对这一学说,有人提出此处的静脉曲张是正常结构,因有研究证明从初生婴儿到健康成人,痔静脉丛的静脉扩张现象都是恒定存在的。故目前对静脉曲张学说的争议仍较大。②肛垫下移学说:所谓肛垫,即指直肠末端局部增厚的黏膜及黏膜下组织由直肠柱相对集中而成的组织块,全称为肛门衬垫或肛管血管衬垫,多位于截石位3、7、11点,即“母痔区”。该学说认为痔病是由于肛垫的固定和支持组织Treitz肌退化、断裂,使肛垫下移,进而造成窦状静脉淤血后形成。由于具有较充分的理论和实验依据,这种说法目前得到了多数学者的认可。③肛管狭窄学说:该学说认为,肛管狭窄可以影响正常的排便功能及其过程,使腹压增加,间接地使直肠内压增高,引起静脉充血,形成痔。④括约肌功能下降学说:由我国学者提出。该学说认为,由于肛管括约肌功能下降,管壁松弛,组织张力降低和间隙疏松,导致肛管腔压力同步下降。为维持肛管腔压力常数,静脉丛代偿性扩张淤血,久而久之形成内痔。

(2)内痔病因:基于包括以上几种发病机制在内的众多学说并结合临床实际,内痔的病因可概括为以下几点。①解剖学因素:人体常处于直立状态,而肛门直肠处于较低的位置。肛门直肠部的静脉血液需自下向上回流,并且在回流过程中,从痔静脉到门静脉没有静脉瓣防止逆流,因此血液回流相对困难,易淤积在肛门直肠部,而导致痔的形成和发展。②饮食习惯:以肉食为主,进食谷物、蔬菜等粗纤维较少时,粪便量少质硬,在肠道停留时间长,对直肠的压力增加,容易生痔。另外在进食辛辣后,粪便中的辣味素会刺激直肠黏膜,使黏膜下小静脉充血并产生炎症,反复刺激后这些血管壁脆化、薄弱,引起静脉曲张。③腹泻:各种慢性肠炎都可导致长期或反复间断的腹泻。稀便的反复刺激,可使直肠黏膜产生炎症,并影响黏膜下小血管,导致静脉曲张的发生。④便秘:便秘常伴随大便干硬,当干硬的粪块下移时会对肠壁造成较大的压力,使静脉回流困难。而此时抗压能力较强的动脉仍部分开放,血液不断进入静脉系统,由于回流困难,这些血液只能积聚在静脉内,使静脉扩张形成痔。干硬的粪块还可将直肠黏膜向下推动,使其松弛和下移,导致脱出,这与肛管衬垫下移学说相一致。⑤腹腔压力增高:长时间的腹腔压力增高可影响静脉回流,促使内痔的发生。引起腹腔压力增高的常见因素有妊娠生产、排便过频或久蹲、一些疾病如腹部肿瘤、长期咳嗽等。⑥门静脉高压:门静脉高压直接影响其远端痔内静脉丛的回流,引起内痔的发生。引起门静脉高压的常见疾病包括静脉血栓形成、肝硬化、脂肪肝等。⑦括约肌收缩力降低:久患慢性消耗性疾病和身体孱弱者,肛门直肠周围肌肉松弛,收缩功能下降,肛管和直肠腔压力同步下降,为维持正常压力,静脉丛代偿性扩张淤血,久而久之形成痔。⑧遗传因素:痔的发病常具有家族聚集倾向,可能与先天静脉壁薄弱而易形成曲张这一遗传因素有关。

2.外痔

(1)结缔组织外痔:炎性外痔或血栓性外痔消退后,部分增生的皮肤及结缔组织不能被吸收,残留而成;也可由肛周皮肤因长期反复摩擦或牵拉等刺激,逐渐增生而成。常因粪便干硬通过肛门,分娩挤压,过度牵拉肛缘皮肤,撕破肛门皱襞引起感染、充血、水肿,炎症消退后皱褶变大,结缔组织增生，或因肛门不洁反复摩擦感染引起结缔组织增生，或直肠炎、肛门狭窄、肛窦炎、肛裂及肛瘘的分泌物刺激，使肛门皱襞肿胀、增生。痔切除术，肛窦切除术等肛门手术切皮、缝合、结扎等操作不当，影响肛门淋巴液和血液回流，引起感染、肿胀，然后增生形成外痔。

(2)血栓性外痔：血栓性外痔多由大便干燥、排便时用力努挣、剧烈运动等因素导致，这些因素可使肛周皮下小静脉破裂，血液流出并淤积在皮下，凝固而成血栓。另外也有小部分是因血液直接在小静脉内瘀滞凝固引起。常因粪便干燥、排便用力过猛、用力举起重物、剧烈活动、剧烈咳嗽使肛缘静脉破裂，血液外渗至皮下结缔组织内凝固形成球形血栓，为血管外血栓，有学者称为血肿。因肛缘静脉受摩擦挤压充血，血流缓慢常凝结成栓子，形成血管内血栓。

(3)静脉曲张性外痔：多由肛缘皮下静脉损伤或炎症刺激引起曲张淤血导致。在肛缘形成圆形或近似圆形的柔软肿块，表皮松弛，痔内有时可见扩张静脉团及结缔组织增生。因长时间淤血有时凝血形成血栓。

(4)炎性外痔：多因外痔、肛缘皮肤被反复摩擦牵拉或受内痔、肠炎及湿疹分泌物的反复刺激，充血、水肿而成。

三、分类

(一)中医分类法

1.历代文献所载分类法

中医学历代文献中所记载的痔的分类方法颇多，如在《五十二病方》中，痔被分为牡痔、牝痔、脉痔、血痔四类；又如《诸病源候论》则分为五类，云："诸痔者，谓牡痔、牝痔、脉痔、肠痔、血痔也"，《备急千金要方》亦将痔分为以上五类，云"牡痔者，肛边生鼠乳，时时溃脓血出；牝痔者，肛肿痛生疮；脉痔者，肛边有疮痒痛；肠痔者，肛边核痛，发寒热；血痔者，大便清血随大便污衣。"再如《医宗金鉴・外科心法要诀》按形态将痔分为二十四类，分别为翻花痔、蚬肉痔、悬珠痔、盘肠痔、栗子痔、核桃痔、莲子痔、脱肛痔、泊肠痔、鸡心痔、牛奶痔、鼠尾痔、血攻痔、担肠痔、内痔、樱桃痔、珊瑚痔、菱角痔、气痔、子母痔、雌雄痔、鸡冠痔、蜂巢痔、莲花痔。

2.证候分类法

根据内、外痔证候的不同进行分类。

(1)内痔证候分类。①风伤肠络型：大便带血、滴血或喷射状出血，血色鲜红，或有肛门瘙痒。舌红，苔薄白或薄黄，脉浮数。②湿热下注型：便血色鲜，量较多，肛内肿物外脱，可自行回缩，肛门灼热。舌红，苔黄腻，脉滑数。③气滞血瘀型：肛内肿物脱出，甚或嵌顿，肛管紧缩，坠胀疼痛。甚则肛缘有血栓，水肿，触痛明显。舌质暗红，苔白或黄，脉弦细涩。④脾虚气陷型：肛门坠胀，肛内肿物外脱，需手法复位。便血色鲜或淡，可出现贫血，面色少华，头昏神疲，少气懒言，纳少便溏。舌淡胖，边有齿痕，舌苔薄白，脉弱。

(2)外痔证候分类。①气滞血瘀型：肛缘肿物突起，排便时可增大，有异物感，可有胀痛或坠痛，局部可触及硬性结节。舌紫，苔淡黄，脉弦涩。②湿热下注型：肛缘肿物隆起，灼热疼痛或有滋水，便干或溏。舌红，苔黄腻，脉滑数。③脾虚气陷型：肛缘肿物隆起，肛门坠胀，似有便意，神疲乏力，纳少便溏。舌淡胖，苔薄白，脉细无力。本型多见于经产妇、老弱体虚者。

(二)西医分类法

根据发生部位，可分为内痔、外痔和混合痔。其中发生在齿状线以上的称为内痔，发生在齿状线以下称为外痔，内外痔相连跨越齿状线者为混合痔(图 4-6)。

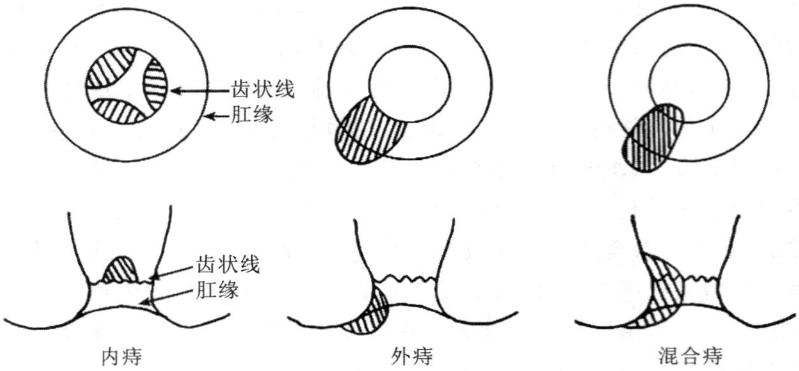

图 4-6　痔的分类

1.内痔

表面覆盖黏膜，位于齿状线上方，由肛垫下移及黏膜下静脉丛扩张屈曲形成，呈隆起的半球状。常见于左侧正中、右前及右后 3 处(即截石位 3、7、11 点母痔区)。轻者无明显症状，较大较重者可出现便鲜血和痔核脱出，还可并发血栓和嵌顿。内痔的分类方法主要包括以下几种。

(1)三期分类法。

一期：排便时带血，无脱出，齿状线上黏膜呈结节样隆起。

二期：排便时带血，滴血或射血，内痔脱出，可以自行回纳。

三期：排便时或咳嗽、劳累、负重引起腹压增加时，均发生内痔脱出，并需用手托方能回纳肛内。

(2)三型分类法(病变形态分类法)。

血管肿型：表面粗糙不平，色鲜红，呈草莓状，常有小的出血点和糜烂，质地柔软，黏膜薄，易出血。痔体内主要是增生和扩张的毛细血管。

静脉瘤型：丛状隆起，表面光泽，呈紫红色，黏膜较厚不易出血。痔体内为曲张的痔静脉和增生的结缔组织。

纤维化型：表面部分灰白色，呈乳头瘤状，易脱出，因痔体内结缔组织增生明显，质地较硬而富有弹性，质体纤维化，不易出血。本型多见于三、四期内痔。

(3)四期分类法。

Ⅰ期：便时出鲜血，便后自行停止；无痔核脱出。

Ⅱ期：常有便时出鲜血；排便时内痔脱出肛门，便后可自行还纳。

Ⅲ期：可有便血；排便下蹲或久行久站、咳嗽、劳累；负重时，内痔脱出肛门，不能自行还纳，需手托复位。

Ⅳ期：可有便血；嵌顿或持续脱出肛外，手托亦不能复位或复位后很快又脱出。

(4)五度分类法。

Ⅰ度：肛门静脉丛曲张，齿状线上仅可见有半球状隆起(早期内痔)。

Ⅱ度：肛门静脉丛扩张，齿状线上有半球状内痔结节，但无痔脱出(初期内痔)。

Ⅲ度：内痔呈球状膨胀，大便时内痔脱出肛外，可以自然回纳(中期内痔)。

Ⅳ度：内痔扩张到齿状线以下的肛管部分，大便时内痔脱出，需手法复位(后期内痔)。

Ⅴ度：内痔发展成混合痔，内痔脱出，不能完全还纳肛内（末期内痔）。

目前临床常用的内痔分类方法是三型分类法和四期分类法，学者认为两种分类法综合使用，可较准确地描述内痔的特点，如“Ⅱ期血管肿型内痔”“Ⅳ期纤维化型内痔”等。

2.外痔

表面覆盖皮肤，位于齿状线下方，由痔外静脉丛曲张或肛缘炎症、结缔组织增生及皮下血液瘀滞形成。急性期以疼痛为主要症状，缓解后有异物感或无明显症状。根据形成原因可分为静脉曲张性外痔、结缔组织外痔、炎性外痔及血栓性外痔四类。

（1）静脉曲张性外痔：由齿状线以下的痔静脉丛曲张引起，痔体内是曲张淤血的静脉团块。

（2）结缔组织外痔：痔内没有或只有较少的曲张静脉，结缔组织增生较明显。

（3）炎性外痔：肛缘皮赘或皮肤皱襞因炎症刺激形成。

（4）血栓性外痔：皮下小血管破裂后，出血在皮下淤积而成，好发于肛缘截石位 3、9 点。

3.混合痔

在齿状线附近，为皮肤黏膜交界组织覆盖，由内痔和外痔两部分组成，分别有内痔与外痔两种特征，其分类方法众多。学者认为，将混合痔按其齿状线以下外痔部分的形态和性质进行分类，在临床上较为实用。

（1）按外痔形态分类。①非环状：有一个或多个痔体，分界清晰且不连续，大小均不及肛缘 1/2。②半环状：外痔累及肛缘 1/2 或更多，但非全部。③环状：外痔累及全部肛缘。

（2）按外痔性质分类：结缔组织性、静脉曲张性、炎性。

在混合痔前加入外痔形态和性质的前缀，如“环状静脉曲张性混合痔”“半环状炎性混合痔”“非环状结缔组织性混合痔”可将其特点充分描述，有利于临床诊治。

四、临床表现

（一）内痔的临床表现

1.便血

便血多见于Ⅰ期、Ⅱ期的血管肿型内痔，是内痔早期的最主要的症状，晚期痔体较大者，由于长期反复脱出使表面纤维化，出血反而减少。内痔的出血可表现为便后擦血、便时便后滴血或喷射状出血，特点是不与粪便相混，呈鲜红色，便后即自行停止。内痔出血一般为间歇性，粪便干燥、疲劳、饮酒、过食辛辣刺激性食物常为诱因。如持续出血数天不止，常可引起不同程度贫血。女性在月经期前内痔出血容易发作，可能与月经前期盆腔充血有关。内痔出血时行肛门镜检查，常可见痔核呈暗红色，表面糜烂或有出血点，出血量多时指诊后指套可带血。

2.脱出

脱出见于Ⅱ期或Ⅱ期以上的内痔，由于痔核较大，腹腔压力增高和括约肌松弛时可脱出肛外。其中Ⅱ期内痔仅在排便时脱出，便后可自行复位；Ⅲ期内痔排便下蹲或久行久站、咳嗽、劳累、负重时脱出肛外，需手托或长时间卧床休息方能复位；Ⅳ期内痔持续脱出肛外，手托亦不能复位或复位后很快又脱出，甚至可出现嵌顿水肿。

检查时，可见Ⅱ期内痔多属血管肿型，表面粗糙色鲜红，常有糜烂，质地柔软；Ⅲ、Ⅳ期多属静脉瘤或纤维化型，前者呈丛状隆起，表面光泽，色紫红，后者表面部分因纤维化而呈苍白色或灰白色，质地较硬而富有弹性。Ⅳ期内痔嵌顿者，因循环障碍，痔体水肿并可形成黏膜下血栓，表面光泽，外形饱满，呈暗红色或粉红色，出现坏死后颜色加深变暗。

3.疼痛

单纯内痔不产生疼痛,但当发生嵌顿,并引起水肿、血栓形成、糜烂坏死时则疼痛剧烈,还可伴有大便排出困难,重者甚至小便亦难以排出。

4.黏液外溢

进食辛辣、饮酒等可刺激痔核产生慢性炎症,进而出现分泌物,在肛门括约肌松弛时分泌物可溢出肛门。经常性的黏液外溢可刺激肛门皮肤发生湿疹和瘙痒,检查时可见肛门潮湿和肛周皮肤增厚、皲裂、色素脱失等损害。

5.便秘

出现便血时,患者常因惧怕而控制排便,造成大便干燥、排出困难。但通常干燥的大便更易损伤痔黏膜而加重出血,最终易形成恶性循环。

(二)外痔的临床表现

1.结缔组织外痔

表面褶皱,颜色多与肛周皮肤类似或稍暗,大小不等,形状不规则,质地柔软。较大时可引起肛门异物感。

2.血栓性外痔

表现为肛周皮下圆形或近圆形的暗色隆起,局部胀痛和异物感明显,重者影响行走,如因行走摩擦而破溃,可有血栓溢出。发病突然,多位于截石位3、9点肛缘。

3.静脉曲张性外痔

沿肛缘形成的环状或其他形状的隆起,质地柔软。下蹲或做其他引起腹压增加的动作后可加重,多无明显症状。

4.炎性外痔

局部灼热、疼痛,走路摩擦后加重,检查时可见肛缘痔体红肿饱满、表面光泽,偶可见分泌物,触压痛明显。常伴有血栓形成。

(三)混合痔

混合痔兼有内痔和外痔的临床表现。

五、诊断与鉴别诊断

(一)诊断

痔的诊断主要依靠症状和局部检查。其中局部检查尤为重要,其中包括视诊、肛内指诊和肛门镜检。

1.视诊

视诊时患者一般采取侧卧位或膝胸位。视诊内容:查看肛门外是否有肿块;如有肿块是否为痔;判断肿块是外痔还是脱出的内痔,或是混合痔;观察痔体的位置、颜色、大小及形状,有无溃破、糜烂及出血;痔与其他病变如肛裂、肛瘘等的位置关系;肛周有无血迹或分泌物、肛周皮肤是否有改变。

2.指诊

检查内容包括肛门内外肿物的质地、是否有触压痛、表面温度是否升高,以及肛门括约肌收缩功能、齿状线上方黏膜是否有肥厚感、手指所及范围是否有其他异常肿物等。检查完毕后还要观察指套是否染血,以及染血的颜色和性质。

3.肛门镜检

用以观察肛内齿状线以上未脱出内痔的情况，检查内容：肛门镜插入是否顺利；内痔的大小、位置、黏膜色泽，以及是否有糜烂、出血；直肠黏膜是否松弛；肠腔内是否有积血、黏液及其色、质、量。

另外，局部检查时还应注意内痔好发部位，截石位 3、7、11 点为内痔好发部位(图 4-7)，也称母痔区，其他部位为继发区，也称子痔区。

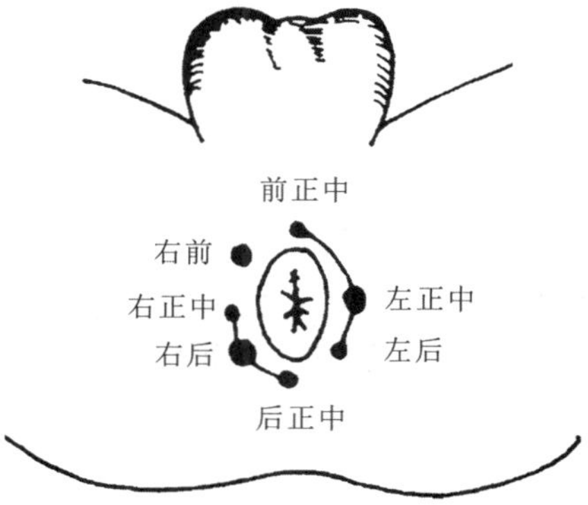

图 4-7　内痔好发部位

(二)鉴别诊断

1.低位直肠息肉

低位直肠息肉多见于儿童，易出血，较大者可脱出肛外。检查时可见息肉体起源于直肠黏膜，附着在肠壁上，位置一般在齿状线上 3～5 cm 处直肠壶腹部。数量上以单发为主，带蒂、质坚实，多发时息肉则个体一般较小，呈颗粒状散在分布。

2.肛乳头状瘤

较大的肛乳头状瘤可有脱出，急性炎症期能引起肿痛并伴有分泌物，症状上与痔相似，但检查时可见其起源于齿状线部，上覆上皮，质略硬，表面黄白色，不出血。

3.直肠黏膜松弛

直肠黏膜松弛多见于老年人或排便久蹲者，严重者可脱出肛外或导致便秘，一般不引起其他明显症状。镜下可见肠内黏膜松弛堆积在肠腔内，表面光滑，无出血。

4.直肠癌

直肠癌导致的便血多为脓血，呈暗红色或果酱色，早期也可便鲜血。检查时位置较低者可于指诊时触及，其表面呈菜花状，不光滑，质地硬，活动性差，触之易出血，高位则需肠镜检查。病理检查后可确诊。

5.肛管恶性肿瘤

肛管恶性肿瘤临床少见，包括基底细胞癌、恶性黑色素瘤等，其临床表现不一，凡可疑者，均应行病理检查确诊。

6.直肠、肛管及肛周良性肿瘤

间质瘤、皮脂腺囊肿、脂肪瘤、血管瘤等良性病变，均可表现为隆起的肿物，但临床特点各不相同，切除后行病理检查可确诊。

7.肛裂

肛裂亦可引起便鲜血，但肛门疼痛较剧烈，呈周期性，并多伴有便秘。局部检查常可见6点或12点肛管纵行裂口。

8.下消化道出血

非特异性炎症性肠病、肠憩室、息肉病等常伴有不同程度的便血，需行内镜检查或X线钡餐造影方可鉴别。

六、治疗

(一)痔的治疗原则

消除痔的症状是治疗痔的根本原则。无症状的痔一般不需要治疗，即使体积较大也不应作为治疗指征；反之，体积小但症状明显的痔，应积极治疗。在治疗有症状的痔时，只有在保守治疗和非手术治疗无效或有严重脱出的情况下，才应考虑手术治疗。手术的目的是去除病灶，消除症状，而非根治性切除，因此手术时需保护可保留的正常组织。对于痔的手术治疗，还主张"整形治病"，即在去除病灶、消除症状并保护肛门功能的同时，术后还应保持肛门外形的正常，避免畸形。

(二)内痔的治疗

1.中药内服治疗

根据内痔证型的不同，分别立法和选方。

(1)风伤肠络证：证见大便时出血，可为擦血、滴血或喷血，颜色鲜红或有肛门瘙痒。舌红，苔薄白或薄黄，脉浮数。治宜清热凉血祛风，方用凉血地黄汤加减。

(2)湿热下注证：证见便鲜红色血，量较多，肛内肿物外脱，可自行还纳，痔体可有红肿或糜烂，肛门潮湿灼热。舌红，苔黄腻，脉滑数。治宜清热利湿、化瘀消肿，方用五神汤加减。

(3)气滞血瘀证：证见肛内肿物脱出，甚或嵌顿水肿，可隐见紫瘀，触压痛，肛管紧缩，坠胀不适。舌质暗红，苔白或黄，脉弦细涩。治宜活血化瘀、行气止痛，方用桃红四物汤或活血散瘀汤加减。

(4)脾虚气陷证：证见肛门坠胀，肛内肿物外脱，需手法复位。便血色鲜或淡，可出现贫血，面色少华，头昏神疲，少气懒言，纳少便溏。舌淡胖，边有齿痕，舌苔薄白，脉弱。治宜益气健脾、升阳举陷，方用补中益气汤加减。

2.其他药物治疗

(1)微循环调节剂：这类药物治疗痔的理论基础是痔的微循环障碍学说，即认为痔的水肿、出血、糜烂等症状是由局部微循环失调引起。有实验证明，微循环调节剂可纠正和改善这种微循环失调，因此用药后可缓解症状以达到治疗的目的。临床常用药物包括马栗树种提取物、地奥司明、草木犀流浸液片等。

(2)止痛药物：主要用以缓解内痔炎性水肿或血栓形成后所引起的疼痛，常用洛芬待因片、盐酸曲马多缓释片、布洛芬缓释胶囊等。

(3)止血药物：适用于内痔出血者，常用维生素K、肾上腺色腙等，也可辨证使用云南白药、地榆槐角丸等中成药。必要时也可肌内注射或静脉注射酚磺乙胺、氨甲苯酸等。

(4)通便药物：肛门局部肿痛明显时，患者多因惧怕疼痛而延时排便，使便中水分被过度吸收，干燥不易排出，此时可适量使用通便药物，常用乳果糖口服液、聚乙二醇电解质散、麻仁润肠丸等。

(5)抗菌药物：主要用于内痔嵌顿伴坏死感染者。

3.局部治疗

局部治疗包括坐浴法、敷药法、塞药法和枯痔法。

(1)坐浴法：该法自古至今一直广泛应用于肛肠疾病的治疗。其中用于治疗内痔者，根据作用可分为清热利湿类、疏风胜湿、活血止血类、消肿止痛类、收敛固涩类等，常用方剂有活血散瘀汤、洗痔枳壳汤、五倍子汤、苦参汤、安氏熏洗剂。

(2)敷药法：本法是直接将药物敷于患处，多用在坐浴后。主要作用是缓解肿痛和出血。常用麝香痔疮膏、九华膏、如意金黄膏、生肌玉红膏、角菜酸酯乳膏等。另外也可将具有相同功效的散剂经蜂蜜或麻油调成膏状后外敷。

(3)塞药法：将药物制成栓剂，纳入肛门而达到治疗目的的用药方法。栓剂的药物功效和坐浴法、敷药法类似，但更适于未嵌顿内痔的治疗，常用化痔栓、角菜酸酯栓等。

(4)枯痔法：包括枯痔散外敷法、枯痔钉疗法，属传统中医学外治法，在《医学纲目》《外科正宗》等古代文献中均有较详细的记载。

枯痔散外敷法：该法是将枯痔散用水或油调成糊状后，涂于内痔表面，使痔核逐渐坏死脱落遗留创面，再逐渐愈合。传统枯痔散主要成分是砒和白矾，佐以雄黄、朱砂、硫黄、黄丹、乳香、冰片、乌梅肉等，其中砒具有较强的毒性，为避免砒中毒的危险，近代又出现了无砒枯痔散，主要成分包括花蕊石、明矾、胆矾、雄黄、雌黄、皮硝、冰片等，但缺少砒的成分，其渗透力弱，对痔体较大者疗效较差。

枯痔钉疗法：又称插钉法、插药法，是一种将药物制成钉剂后插入痔核内而治疗内痔的方法。我国古代文献所记载的枯痔钉均含有砒霜，并借助其腐蚀性，使痔体脱落，达到治疗目的，如宋代《太平圣惠方》记载的枯痔钉是由砒霜、黄蜡制成，明代《外科正宗》记载的“三品一条枪”成分是明矾、砒石、雄黄和乳香。自新中国成立以来，国内学者又对枯痔钉疗法进行了深入研究，提出了枯痔钉是通过自身的异物刺激作用，使痔核产生无菌炎症，并发生纤维化而萎缩的理论，同时还制出了无砒枯痔钉，如如意金黄枯痔钉、二黄枯痔钉等。

适应证：内痔痔体较大者。

禁忌证：内痔嵌顿，黏膜下血栓形成和外痔。

操作方法：患者取侧卧位或截石位，常规消毒铺巾，如肛门紧缩，可行局部麻醉。①暴露痔核，在距齿状线 0.2 cm 以上的部位，将药钉与肠壁成 15°～45°角插入痔内，注意不可插入过深刺入肌层，也不可过浅或贯穿痔核。②剪除未插入痔内的部分，剩余部分外露 1～2 mm 即可。③在间距 0.2～0.5 cm 位置，继续插钉，最终插钉数量由痔核的大小和多少而定，一般总数在 20～25 根，并且应使插钉均匀分布。④将痔核送入肛内，术毕。

术后处理：术后当天控制大便，第二天起正常饮食排便保持大便通畅，便后冲洗坐浴，一般不需换药。术后 1 周内禁止参加剧烈运动和体力劳动，一般 10～15 天可痊愈。

4.结扎法

结扎法是我国治疗内痔的传统方法，如《太平圣惠方》载：“用蜘蛛丝系缠鼠痔乳头，不觉自落。”该法目前仍是临床治疗内痔的一种常用方法，其作用机制是通过结扎痔的基底部，机械性阻断痔核的血供，促使其产生缺血坏死，坏死部位脱落后，创面修复愈合，由此而达到治疗目的。

适应证：Ⅱ期或Ⅱ期以上内痔。

操作方法：患者取侧卧位或截石位，局部消毒，局部麻醉松弛肛门。结扎前消毒肠腔，肛门镜下用组织钳将欲结扎的内痔牵拉出肛门外，肛门镜亦随之退出。用止血钳钳夹痔体基底部，使止血钳顶端超过痔的范围，并在钳夹部位以下剪开一小口。用丝线在钳夹痔核的止血钳下方结扎，丝线勒入小切口内，可防止滑脱。术者结扎紧线时，助手放松止血钳并退出，术者继续打结勒紧痔基底部。如被结扎痔核较大，可剪除结扎线以上多余组织，但至少保留残端 0.5 cm。同法处理其他痔核，凡士林油纱条置入肛内引流，包扎固定，术毕。

术后处理：术后当天限制大便，第二天起正常饮食，每次大便后温水坐浴，一般术后 7～10 天结扎线可脱落。

结扎法目前在临床上较为常用，尤其是对脱出性内痔效果较好。单纯结扎时，不可过深，以避免痔核坏死脱落后出血；如痔核较大、基底部较宽时，应用圆针贯穿基底中点两次，行 8 字贯穿形缝扎；如有多个痔核，结扎部位不可在同一截面上，以免造成直肠狭窄；内痔结扎术后，肛门缘静脉和淋巴回流受阻，有时产生淤血或水肿，可作一长 1～2 cm 放射状减压切口，使受阻血液和淋巴液得以渗出，减压切口的数目依结扎数目多少而定，一般位于所结扎内痔的相同点位肛缘处。

5.胶圈套扎法

套扎法与结扎法作用机制相同，只是阻断痔核血供的工具由丝线变为胶圈。常用胶圈为特制或由自行车气门芯胶管制成，宽约 0.5 cm。

（1）止血钳套扎法：患者侧卧位或截石位，局部消毒，局部麻醉松弛肛门。将 1～2 个胶圈套在一长弯头止血钳的关节部，暴露内痔，用该止血钳钳夹痔体基底部，并在钳夹部位以下剪开一小口。用另一把止血钳，夹住并拉长胶圈，绕过痔体上端和弯止血钳顶端，套扎在痔体基底部，并使胶圈勒入小切口，随即退出止血钳。同法处理其他痔核，术毕。

（2）套扎器套扎法：患者取侧卧位或截石位，常规消毒，局部麻醉松弛肛门。①肛门镜下查看欲套扎的痔核，助手将肛门镜固定并将其暴露。②术者一手持套有胶圈的套扎器，套扎器管口应与痔核体积大小相适。另一手持组织钳，经过套管口和肛镜伸入肛内，钳夹痔核上部，并拉入套扎器的套管，套管前缘抵痔基底部时，握紧按压手柄，将乳胶圈推出，套住痔核底部。③放开组织钳，将其与结扎器一同取出。同法处理其他痔核，术毕。

（3）负压吸引套扎法：患者取侧卧位或截石位，常规消毒，局部麻醉松弛肛门。在肛门镜下暴露将要套扎的内痔。将套扎圆筒插入肛门镜内紧贴在内痔上，开动吸引器使套扎圆筒呈负压，透过套扎器玻璃圆筒观察并控制所吸引内痔组织的大小。扣动手柄，推出胶圈，套在内痔基底部。同法处理其他痔核，术毕。套扎注意事项：①牵拉内痔时，勿用力过猛，避免将痔核撕裂出血。②每次套扎痔核最多不超过 3 个，以母痔区为主。如有子痔，待第一次套扎创面愈合后，再行套扎。如套扎点过多，易造成狭窄。③乳胶圈不宜反复高压消毒，以免丧失弹力和提前撕裂断开。④套扎后的胶圈应距离齿状线 0.2 cm 以上，避免疼痛和坠胀不适。

6.注射疗法

痔的注射疗法在西方国家沿用至今已有近 150 年的历史，在我国则兴起于 20 世纪 50 年代。目前国内临床应用的注射药物包括软化萎缩剂、硬化剂和坏死剂，根据三类药物对痔组织的不同作用机制，注射疗法可分为收敛化瘀法、硬化萎缩法和坏死枯脱法。

（1）收敛化瘀法：是使用唯一软化萎缩剂芍倍注射液注射治疗痔的方法。其中“收敛化瘀”这一治则，是依据《素问・生气通天论》中“经脉横解，肠澼为痔”这一论述和中医学传统“收敛固涩”“化瘀止血”的治法以及痔的隆起、脱垂和出血的基本症状，在国内首次提出的治痔新法则。该法不仅“收敛萎缩”“收敛固脱”，还强调“化瘀”，可避免其他注射法治疗后遗留硬结和肛肠狭窄的弊端。

A.单纯芍倍注射法

适应证：Ⅰ、Ⅱ期内痔和其他较大内痔暂不宜手术者。

使用药物：2∶1浓度芍倍注射液。

注射方法：患者取侧卧位，常规消毒铺巾，行肛管麻醉，麻醉后再次消毒肠腔。在肛门镜下查看需注射治疗的痔核，先选择其中较小者在镜下充分暴露。在痔核中心隆起处斜刺进针，进针后尝试注药，如黏膜快速均匀隆起，则说明进针位置适当，可缓慢退针并推注给药。注射药量以注射后痔核均匀饱满充盈、黏膜呈粉红色为佳。注射完毕后，再依次从小到大注射其他痔核。棉球置入肠腔内压迫止血，术毕。

术后处理：术后当天少量进食，第二天起正常饮食。常规使用抗菌药物3天预防感染。术后24～48小时可排便，不需要换药。

操作要点和注意事项：①在注射部位上“见痔进针”，肛门镜下见到痔核时，即可进行注射。解决了操作中定位不准确，在痔动脉区相应部位注射容易导致硬结、坏死、出血的问题。②在给药方法上“退针给药”：注药时见黏膜快速均匀隆起后退针注射，防止药物进入肌层。解决了误伤周围组织的问题，可操作性强。③在注射顺序上“先小后大”，注射时先选择较小的痔核，再选择较大的，逐个注射。解决了痔核无序注射的问题，避免了注射盲区和遗漏。④在注射药量上，以“饱满为度”，每处痔核注射完毕后须有光亮饱满的感觉，呈淡粉色。解决了剂量不易掌握问题，因痔施量，无论痔核大小，均以充盈饱满为度。⑤女性前侧直肠阴道壁较薄，男性有前列腺存在，注射时注意防止刺穿或刺伤。凡肝肾功能严重异常、放化疗后、凝血功能障碍或伴其他严重内科疾病者，为避免局部刺激和出血不止，禁止注射。使用芍倍注射液原液保留灌肠，亦可起到一定收敛化瘀的作用。

B.芍倍注射加内痔结扎法

适应证：Ⅲ、Ⅳ期内痔。

使用药物：2∶1浓度芍倍注射液。

操作方法：患者取侧卧位，常规消毒铺巾，行肛管麻醉。麻醉后使平时脱出的痔核充分暴露，直视或在肛门镜下依次结扎脱出痔核的上1/3～1/2部分，残端较大时可部分切除。在肛门镜下分别注射较小未脱出的痔核，以及已结扎痔核的下半部分和其上方隆起黏膜（多为截石位3、7、11点）。注射方法与单纯注射术相同。

术后处理：术后当天少量进食，第二天起正常饮食。常规使用抗菌药物3天预防感染。术后24～48小时可排便，不需要换药。

操作要点和注意事项：结扎内痔应遵循“不同平面、不同深浅”的原则。①不同平面：根据痔核位置，错落结扎，使各结扎点不在同一直肠横截面上，以防止多个瘢痕同时挛缩而发生直肠狭窄。②不同深浅：痔核大小不同，结扎的深度也不同。按比例，小痔核应少结扎，但不少于全部的1/3；大痔核应多结扎，但不需超过痔核全部的1/2。

（2）硬化萎缩法：该法是将硬化剂注射到痔体内，使痔组织产生无菌性炎症并逐渐纤维化，以萎缩痔核达到治疗的目的。目前临床常用的包括5%苯酚植物油、5%奎宁尿素、5%～20%苯酚甘油与等量水和消痔灵注射液等。

适应证：Ⅰ、Ⅱ期内痔。

禁忌证：肛裂、内痔血栓形成或嵌顿、曾多次接受硬化剂注射治疗者。

注射方法：患者取侧卧位，常规消毒铺巾，麻醉松弛肛门。肛门镜顶端压在齿状线上，暴露内痔的上 2/3 部分。再次消毒拟注射的内痔黏膜，预防感染坏死。在内痔根部上方 0.5 cm 处刺入黏膜下层（刺入后针头若能向左右移动即证明在黏膜下层），抽吸无回血，即可注射。注入少量药液，如黏膜表面可见清晰血管走行，证明注射部位正确，则可继续注药，注射剂量根据所使用硬化剂不同而异，同法注射其他痔核。注意注射药物不要在同一平面，以免形成环状瘢痕性狭窄；注射后揉压痔核，使药液分布均匀，避免形成局部硬结或缺血坏死。棉球置入肠腔内压迫止血，术毕。

术后处理：术后控制大便 48 小时，常规使用抗菌药物 3～5 天预防感染。如有出血、坠胀不适或肛门疼痛，应及时查看处理。

(3)坏死枯脱法：坏死枯脱法是将具有坏死作用的注射剂，注入到痔组织内，使痔核坏死脱落，创面重新愈合的治痔方法。代表性坏死剂是硫化钠薄荷脑溶液（痔全息注射液），以下以该药的注射方法为例，介绍坏死枯脱法。

适应证：各期内痔。

注射方法：常规消毒铺巾，麻醉松弛肛门。肛门镜下或直视下暴露痔核，从痔核最突出点进针，针头斜面向上，浅刺使针头进入黏膜下层。进针后，轻轻挑起黏膜，缓慢推注，随着药液的进入，被浸润部分逐渐变黑变硬而坏死，待坏死部分距基底部的正常黏膜约 3 mm 时，停止推药。干棉球按压进针点止血，止血后将痔核推回肛内。用同样方法注射其他痔核，包扎固定，术毕。

药物用量：痔核直径在 0.5 cm 以内，注药量不超过 0.3 mL；直径在 1 cm 左右，注药量在 0.5～0.7 mL；直径在 2 cm 左右，注药量在 1.0～1.5 mL；直径在 4 cm 左右，用药量在 3.0～4.0 mL。总量一般不宜超过 4 mL。

术后处理：术后最好进食流质少渣食物，至少控制大便 48 小时，并减少大便次数，常规使用抗菌药物 3～5 天预防感染。治疗后 5 天内不坐浴，从第 6 天起，可用 1∶5 000 高锰酸钾溶液坐浴。术后半个月以内尽量减少活动，应充分休息，并保证大便通畅，以防提前脱痂出血，如有出血、坠胀不适或肛门疼痛，应及时查看处理。

7.其他疗法

(1)针灸疗法：主要用于缓解痔的出血和坠胀症状，常用穴位有攒竹、燕口、龈交、白环俞、长强、会阳、飞扬、委中、承山等。

(2)痔上黏膜环切钉合术：又称肛垫悬吊术。该法是通过特制的吻合器环形切除内痔上方肠壁的黏膜层和黏膜下层，并吻合断端黏膜，使脱垂的内痔被向上悬吊、牵拉而不再脱出。理论上痔的动脉同时被切断，术后供血较少，痔核可逐渐萎缩。

(3)痔动脉结扎术：该法是在多普勒专用探头引导下，将探得的痔上方动脉用圆针带线绕过并结扎，阻断痔的血供，以缓解症状。

(4)冷冻法：应用－196 ℃的液氮，通过特制探头与内痔接触，快速冻结内痔组织并随后快速解冻，以达到使痔组织坏死的目的。坏死组织脱落后创面纤维性修复，内痔皱缩，即达治疗目的。

(5)激光疗法：主要是利用激光束能量集中、聚焦点微小、方向性好的特点。治疗内痔时常用的是激光灼烧法，一般使用高功率二氧化碳激光器，激光作用于局部组织后，产生 2 00～1 000 ℃高温，使痔组织凝固、炭化和气化，而达到治疗目的。

(6)铜离子电化学疗法：又称铜离子导入法，是将铜针刺入痔核并通电，使局部小血管血液凝固和组织坏死、硬化，以达到萎缩痔核和止血的目的。

（三）外痔的治疗

1.口服药物治疗

外痔的中医证型包括气滞血瘀型、湿热下注型和脾虚气陷型，与内痔的部分证型相同，可选用相同的治法和方药，不再赘述。其他可使用的药物还包括微循环调节剂、止痛药物、通便药物和抗菌药物，使用适应证亦与内痔相同。

2.局部治疗

外痔的局部治疗主要包括中药坐浴法和敷药法。

（1）中药坐浴法多用于炎性外痔和血栓性外痔的治疗，常用如活血散瘀汤、五倍子汤、苦参汤、安氏熏洗剂等，可缓解坠胀、灼痛等症状。

（2）敷药法适应证与坐浴法相同，多用在坐浴后。常用如活血止痛散、如意金黄膏、九华膏等。

3.注射治疗

收敛化瘀法不仅对内痔有较好的疗效，还可用于静脉曲张性外痔的治疗。

适应证：静脉曲张性外痔。

使用药物：1∶2 浓度芍倍注射液。

操作方法：患者取侧卧位，常规消毒铺巾，行局部麻醉松弛肛门。在肛缘选取静脉曲张隆起的远心端作为注射进针位置，通常为截石位 3、7、11 点。进针时针尖斜面向下，针头与肛缘皮肤呈 15°～30°刺入，刺入后向肛缘方向进针至静脉曲张团的近心端（齿状线以下），注意进针时勿穿出皮肤或深刺入肌层。进针后退针给药，使痔体均匀隆起，当痔体较宽时，可间隔一定距离后再次进针注射。注射后揉压隆起的痔体，使药液分布均匀。同法处理其他外痔，加压包扎，术毕。

术后处理：术后持续加压 3 小时，不需要换药。

4.手术治疗

目的是消除因外痔引起的肿胀、疼痛等症状，无症状的外痔，一般不主张手术切除。

适应证：血栓性、静脉曲张性及结缔组织外痔。

手术方法：①结缔组织外痔的手术方法。患者取侧卧位，常规消毒铺巾，行局部麻醉。痔体较小、范围局限在肛缘和肛管下部者，用止血钳将其提起，放射状剪除即可；痔体较大、范围直至齿状线者，需做梭形切口并剥离至齿状线以上，并结扎根部、切除多余组织。最后止血，包扎固定，术毕。②静脉曲张性外痔的手术方法：患者取侧卧位，常规消毒铺巾，行局部麻醉。在肛缘选取静脉曲张明显处作为手术切除的位置，通常为截石位 3、7、11 点。用止血钳提起痔体后，放射状切口将其剪除，再剥离或结扎未剥净的静脉团即可，对于痔体较大、范围至齿状线者，则需将切口延至齿状线以上，并结扎根部切除多余组织。同法处理其他位置外痔后，止血、包扎固定，术毕。③血栓性外痔的手术方法：患者取侧卧位，常规消毒铺巾，行局部麻醉。用止血钳提起血栓远端皮肤，以肛门为中心做一放射状切口，沿切口将血栓和部分覆盖皮肤一并剥离，并使创口呈放射状梭形，修剪皮缘，止血并包扎固定，术毕。

外痔切除术的术后处理：术后当天少量进食，第二天起正常饮食。常规使用抗菌药物 3 天预防感染。术后 24～48 小时可排便，便后每天换药。

手术要点和注意事项：①切除外痔，切口宜长宜窄，并且根据不同外痔的大小，调整切口长度和宽度，以使引流通畅，减少水肿和伤口愈合缓慢的发生。②所有外痔创面需采用放射状梭形或

V 形切口，与肛门皱褶方向保持一致。这样可减轻愈合后瘢痕的增生，避免瘢痕挛缩对肛门外形和功能的影响。③多个切口时，保留切口间的皮桥，可缩短愈合时间并防止瘢痕重而引起肛门狭窄。

(四)混合痔的治疗

保守治疗可见内、外痔的治疗方法，以下介绍混合痔的手术方法。

1.外痔剥离内痔结扎术

操作方法：取侧卧位，常规消毒，局部麻醉。①牵拉外痔，并在外痔部分做 V 形皮肤切口，注意勿破坏痔静脉丛。②用组织钳提起 V 形内的皮肤，止血钳钝性剥离外痔皮下静脉丛至齿状线上方少许，暴露内括约肌下缘。③钳夹内痔基底部，在其正中用圆针粗丝线贯穿 8 字形结扎，剪去多余组织。④同法处理其他痔体，注意两切口之间应保留正常皮肤，包扎固定，术毕。

术后处理：手术当天控制大便。第二天起正常饮食，便后坐浴，常规换药。

2.切除缝合术

操作方法：取侧卧位，常规消毒，局部麻醉。①用止血钳将外痔部分夹住提起，在基底部做放射状梭形切口，切口直至齿状线处，并将静脉丛一并剥离。②向外牵拉，暴露内痔，用另一止血钳钳夹内痔基底部，切除止血钳以上的组织。③用针线从止血钳顶端起至齿状线处行连续贯穿缝合，撤出止血钳，紧线结扎。④同法处理其他痔核，碘伏消毒创面，包扎固定，术毕。

术后处理：手术后控制大便 72 小时。便后 1∶5 000 高锰酸钾坐浴并换药，术后 1 周可拆线。

3.外剥内扎加芍倍注射术

该方法是治疗混合痔的主要手术方法，适用于各类环状、半环状和单发混合痔。

适应证：各类混合痔。

操作方法：患者取侧卧位，常规消毒铺巾，行局部麻醉。查看内痔各痔核和外痔的大小和位置，选择内痔脱出、外痔较大的点位作为主要的外剥内扎部位，多以 3、7、11 点母痔区为主。用止血钳将外痔提起，做梭形剪切口，并以尖头弯剪将外痔皮瓣分离至齿状线以上。以止血钳钳夹对应内痔的中上部分，并在钳下结扎，剪除残端。修剪外痔切口皮下静脉丛，合并有皮下血栓者可一并剥离或切除。同法处理其他主要点位后，切除剩余的外痔，肛门镜下注射内痔。创面止血，包扎固定，术毕。

术后处理：术后当天少量进食，第二天起正常饮食。常规使用抗菌药物 3 天预防感染。术后 24～48 小时可排便，每天换药。

(叶　骏)

第五章 功能障碍性肛肠疾病

第一节 大便失禁

一、概述

肛门失去控制大便的功能称为大便失禁。失禁的程度又分为以下三种情况:肛门对干便能控制,而对稀便不能控制时称为不完全性失禁;对于干、稀便都不能控制时称完全性失禁;基本上能控制大便,但对稀便控制得不完善,当稀便已到肛门口时,括约肌才收缩,这时已有少许稀便溢出肛门口外面,称为感觉性失禁。

二、病因与发病机制

完整的排便控制功能包括5个因素:乙状结肠与直肠具有大便的储存功能;肛直角正常;内括约肌持续轻微收缩;直肠反射弧的完整;灵敏的括约功能。这5个因素中,任何一个发生障碍,都能引起不同程度的大便失禁。

(一)中医观点

中医认为大便失禁是由于气血衰退,中气不足,气虚下陷,肛门不能收摄或外伤、失治而致。其主要脏器为脾与肾,因肾司二阴,脾虚肌肉萎缩,肾亏后阴失约,肛门收缩无力或不能控制,则排便失禁。

(二)西医观点

西医认为大便失禁主要有以下几方面原因。

1.肛管直肠环损伤

肛管直肠环损伤是较多见的原因。肛门直肠手术切断了肛管直肠环;肛门直肠局部注射药物,刺激性强、浓度过大、部位太深。局部涂腐蚀性过强的药物,局部广泛感染,肛门直肠部大面积深度烧灼等,亦可致肛管直肠环瘢痕化而失去括约肌功能;分娩三度会阴撕裂、麻醉下强烈过度扩肛等,均可损伤肛管直肠环。肛管直肠环的损伤使肛门失去灵敏的括约能力,产生肛门失禁。

2.括约肌发生功能性障碍

长期重度脱肛或内痔脱出,使括约肌疲劳而松弛;或局部瘢痕,使括约肌收缩功能障碍而肛门闭合不严。

3.肛管组织缺损

多因肛瘘手术，肛管皮肤与周围组织切除过多，形成较深的瘢痕沟而引起关闭不严。

4.手术或瘢痕挛缩

由于手术或瘢痕挛缩，使肛管和直肠正常的生理性角度被破坏，失去直肠壶腹的暂存粪便功能，从而造成失禁，如肛门前移。

5.神经性疾病、中枢神经障碍

脊髓神经或阴部神经的损伤，如胸腰椎断压截肢或手术、病变侵袭等造成的骶神经或阴部神经损伤，致使支配肛门的神经失去正常功能，肛门括约肌不能随意收缩、舒张。休克、中风、突然受惊之后出现的暂时性大便失禁，胸、腰、骶椎断压损伤致截瘫后的大便失禁。

6.肛管直肠先天性疾病

先天性无括约肌，肛管直肠环发育不完全及脊柱裂，脊髓脊膜膨出等。

7.外伤因素

工伤、外伤、灼伤、化学伤等，引起肛门括约肌受损；也可因肛周组织破坏、瘢痕的形成影响肛门括约肌收缩功能。

三、临床表现

患者不能随意控制排便和排气，肛门部常有粪便、黏液、分泌物污染、肛门周围潮湿，久之瘙痒、糜烂或出现湿疹。

（一）完全失禁

完全不能随意控制排粪，排粪无数次，咳嗽、走路、下蹲、睡眠时都可有粪便和肠液流出，污染衣裤和被褥。

（二）不完全失禁

不能控制稀便，干便能控制。

（三）感觉性失禁

不流出大量粪便，当粪稀时，排便前常不自觉有少量粪便和黏液溢出，污染内裤，腹泻时更重，常有黏液刺激皮肤。

四、诊断与鉴别诊断

（一）诊断

根据患者既往有不能随意控制排便排气的病史，结合局部检查，即可诊断。

1.局部检查

指诊肛门松弛，嘱收缩肛门时括约肌收缩力减弱或完全无收缩功能。指诊检查括约肌，应了解其失去功能的性质、损伤部位和程度。因脊神经的损伤而造成失禁者，肛门外观无改变，括约肌也完整，但无收缩功能；因外伤使括约肌断裂而造成的大便失禁，可触到括约肌断裂或裂口处瘢痕，括约肌有活动力但不能收缩肛门；因灼伤等原因使肛门部形成广泛瘢痕，造成大便失禁者有两种情况：一种是括约肌完整，有收缩力，但因瘢痕粘连和包裹，括约肌的收缩不能使肛门闭合；一种是括约肌与周围组织形成瘢痕，根本无收缩功能；因肛门外某处局部瘢痕牵扯，括约肌收缩时，肛门闭合不严，因脱肛，内痔长期脱出，造成括约肌萎缩者，局部无瘢痕和畸形，只是肛门口稍张开或黏膜外翻。

2.肛管直肠测压

肛管直肠测压包括肛门内括约肌控制的静息压，肛门外括约肌随意收缩时的最大压力，舒张时刺激的知觉阈，舒张时的知觉阈。在大便失禁时肛门静息压和最大压力下降。

3.肌电图检查

肌电图检查可反映括约肌的生理活动，了解神经和肌肉损伤部位与程度的客观依据。

（二）鉴别诊断

大便失禁主要与急性菌痢及急性肠炎等腹泻患者偶尔出现的大便失禁鉴别，这些患者多数情况下能随意控制排便，并且患者多有腹痛及脓血便或水样便，经对症治疗后，随着腹泻症状的缓解，粪便成形，偶发的大便失禁消失。

五、治疗

（一）非手术治疗

非手术治疗适用于括约肌完整但肌肉萎缩收缩无力，或因神经损伤肌肉失去支配能力所致的大便失禁。

1.调整饮食

避免粗糙及刺激性食物。

2.清洁局部

每天温水坐浴保持清洁，如肛门部有湿疹可给予湿疹膏或中药坐浴。

3.药物疗法

补气以补中益气汤化裁；健肌以葛根麻黄汤化裁；恢复神经，用B族维生素口服。对于腹泻患者给予复方樟脑酊。

4.按摩法

按摩两侧臀大肌、会阳穴、长强穴。

5.提肛运动

早晚各1次，每次30回。

6.针刺法

体针：白环俞、承山、百会、复溜。耳针：直肠下段、肛门、坐骨神经。

（二）手术治疗

1.肛门括约肌修补术

适应证：肛门括约肌断裂所致的大便失禁。

手术操作方法：患者截石位或侧卧位，常规消毒，骶管麻醉下，直肠内用碘伏消毒，于肛门括约肌断端瘢痕外侧1 cm处，作半环形切口，切开皮肤及皮下组织。找到括约肌的两个断端，并将括约肌与周围瘢痕组织分离，适当地切除一部分括约肌断端之间的瘢痕组织，但不宜切除过多，以免缝合时撕裂括约肌的断端。然后用铬制肠线或丝线做U字形缝合，最后缝合皮下组织和皮肤，有时只缝合一部分皮肤，以便引流，外覆盖无菌敷料。术后5天控制大便，进全流质食物2天，术后5～7天拆线。如有感染可提前拆线，以便引流。

2.外括约肌紧缩术

适应证：括约肌松弛，不完全性失禁，无瘢痕缺损者。

3.括约肌折叠术

适应证:肛门括约肌松弛,收缩无力,未断裂的肛门完全性失禁。

4.肛门环缩术

适应证:肛门括约肌松弛无力的失禁。

5.骶尾韧带移植术

适应证:直肠全层脱垂,肛门完全失禁。

禁忌证:有严重的全身疾病,如痢疾、肠炎、腹泻者。

操作方法:患者取膝胸位,或倒置位,髋关节弯曲,两膝跪于床端。头部稍低,取1%利多卡因作骶管阻滞麻醉。

局部常规消毒,麻醉下,在骶尾部距肛门皮下括约肌2 cm处,做7 cm长的纵向切口,切开皮肤,皮下组织,用剪刀钝性剥离切口两侧的皮瓣各2 cm,显露出骶尾韧带,在骶尾韧带的中心线处,纵向切开7 cm,并将韧带的外侧和上端处切断。分别游离出两个7 cm长,1.5 cm宽的韧带。

在肛门前面会阴皮肤部位做2 cm长切口。用弯止血钳在肛门右侧皮下做一隧道从骶尾皮下与筋膜之间穿出并夹在左侧筋膜带的上端,将筋膜带从隧道中牵到会阴切口部位,以同样的方法将右侧筋膜从肛门左侧的皮下隧道牵引到会阴部切口部位,使两个筋膜带交叉汇合并用丝线8字缝合。在缝合时肛门口能通过示指为宜。先缝合会阴部皮肤切口,再缝合骶尾部皮肤切口并在下部放一胶条引流(术后1天取出),外覆无菌敷料固定。

术后注意预防局部感染,用抗炎药物,可禁食3～5天,控制不排大便。

6.会阴修补术

适应证:分娩造成的三度会阴裂伤,阴道后壁和直肠断裂,括约肌断裂造成的失禁。

术前准备:术前两天进半流质食物,术前6小时清洁灌肠。

手术操作:患者取截石位,局部消毒,局麻,先将两侧小阴唇缝于大腿上,用作牵引用剪刀剪除直肠阴道下部的瘢痕组织,以钝性和锐性解剖分离,使阴道后壁与直肠前壁分开,切口边缘上的瘢痕组织均予切除。以丝线做间断缝合,将直肠前壁重新修补,下至肛门边缘。找出括约肌断端,用丝线缝合2～3针,再缝合肛提肌,然后修补阴道后壁,间断缝合阴道黏膜和会阴部皮肤,伤口用灭菌纱布覆盖。

7.臀大肌移植括约肌成形术

适应证:括约肌损伤或先天性无括约肌,以及不能用括约肌修补术治疗的大便失禁。

手术操作:患者取截石位,局部消毒,麻醉下,于尾骨至坐骨结节之间臀部两侧各做一斜切口,长5 cm,切开皮肤,皮下组织,露出臀大肌,从两侧臀大肌内侧缘分离出两条2～3 cm宽的肌束,在与坐骨结节相连端切断,保留后端与尾骶骨相连,将断端肌束牵拉在肛门后方交叉,绕过肛管,在肛管前方与对侧肌束交叉缝合。覆盖无菌敷料,术后应用抗生素控制感染,5～7天拆线。

(苗　贺)

第二节　习惯性便秘

一、概念

习惯性便秘是指多发于老年人的长期慢性功能性便秘。但亦有学者认为习惯性便秘不仅仅限于功能性便秘，它还包括结肠性便秘与直肠性便秘。因此，患有习惯性便秘的人应及早去医院查明便秘的原因对症治疗。习惯性便秘主要是由生活、饮食及排便习惯的改变及心理因素等原因导致的，对其治疗如果不纠正这些诱因，治疗效果往往较差。药物治疗只是临时之举，长期依赖泻药只会逐渐加重便秘程度，生活调摄才是根本治疗。

二、病因与发病机制

（一）中医观点

中医尚无对便秘病名的明确记载，依其临床表现，本病多归于“秘结”“大便难”“不利”“不通”等病范畴，关于便秘症状的描述首见于《黄帝内经》，如《素问・厥论》曰“太阴之厥，腹满䐜胀，后不利，不欲食，食则呕，不得卧。”中医认为便秘发病的原因归纳起来有饮食不节、情志失调、外邪犯胃、禀赋不足等。过食辛辣、肥甘厚味，致使肠胃积热，大便干结；忧愁思虑过度致气机郁滞，不能宣达，通降失常，传导失职，糟粕内停，谷道不通，而致便秘；贪凉饮冷致阴寒内盛，凝滞胃肠，失于传导；热病之后肠燥津亏，大肠失于濡润，大便干结，排便困难；素体虚弱，气血不足，气虚则大肠传导无力，阴血亏虚，无水行舟致大便干结难下，而成便秘。便秘的表象为大肠传导失司，其发生与肺、脾、胃、肝、肾等脏腑功能失调有关。如胃热过盛，津伤液耗，则肠道失濡润；脾肺气虚，则大肠传送无力；肝气郁结，气机壅滞，或气郁化火伤津，则腑失通利；肾阴不足，则肠道失于濡润；肾阳不足，则阴寒凝滞，津液不通，皆可影响大肠传导，发为本病。

便秘的发生部位虽在大肠，表现为腑气不通，排便困难，但却与肺、脾、肝、肾四脏密切相关，很多便秘患者都有服用泻药的病史，有的甚至长期依赖通便药，这些药物多含有大黄、番泻叶等苦寒败坏胃气之品，常服久服必损伤脾胃，脾居中焦，主生气血，行津液，可使清阳升，浊阴降，心肺有所养，肝肾有所藏，腑气得通；肺居上焦，为诸脏华盖，主气机之宣发肃降，与大肠相表里，肺失宣降自然会影响肠道的功能，唐容川在《医经精义・脏腑之官》道：“大肠之所以传导者，以其为肺之腑，肺气下达，故能传导。”肝主疏泄，一身气血条畅有赖于此，且肝经循行部位走前后二阴，肝经气血条畅自然对排便有益，唐容川在《血证论・脏腑病机论》：“木之性主于疏泄。食气入胃，全赖肝木之气以疏泄之，而水谷乃化。设肝之清阳不升，则不能疏泄水谷，渗泻中满之证在所不免。”肾居下焦，一身阴阳之根本，主封藏摄纳，司二便，肾阳充则大肠腑气可得鼓动气化，肾阴足，肠道得津液濡润，有增水行舟之意；很多便秘患者多病程长，久病多虚，久病多瘀，立益气养血、祛瘀通便之法，使肠道气血条畅而有所养，传导之功自复。

（二）西医观点

排便过程是一个复杂的由多种因素参与的综合性活动。健康人直肠内通常没有粪便，随起床引起的直立反射，早餐饮食引起的胃、结肠反射，结肠产生强烈的集团蠕动，把粪便送入直肠，当直肠内粪便达到一定的量，150～200 mL，可产生 5.9～7.3 kPa(45～55 mmHg)的内压，就会刺激直肠壁内神经感受细胞，使直肠运动亢进，直肠纵肌收缩，直肠内压进一步上升，直肠与乙状结肠、降结肠及肛门之间的弯曲度变小或消失，直肠伸展变直，肛门内、外括约肌舒张，粪便排出体外。这一过程称为肛门反射或排便反射。

直肠壁内神经感受细胞对压力非常敏感，当受到一定阈值的压力时，即可将冲动通过盆神经及腹下神经传至骶部脊髓($S_{2\sim4}$)的排便反射低级中枢，此中枢一方面可直接传出冲动，通过盆神经及腹下神经达直肠壁及肛门内括约肌，使其产生效应，进一步收缩或舒张。另一方面又可将冲动上升，传至丘脑和大脑皮质的排便活动高级中枢，引起便意。若条件许可排便，即发出指令至脊髓(S_5)，通过阴部神经，令随意肌的肛门外括约肌舒张，肛提肌向上向外收缩牵拉，使肛管上口张开。同时膈肌下降，腹肌收缩，呼吸暂停，使胸腔内压及腹内压急剧上升，促进粪便排出。当外界条件不许可排便，高级中枢则下达指令使肛门外括约肌收缩，外括约肌收缩引起肛门内括约肌及耻骨直肠肌等同时收缩，从而闭合肛管。此时乙状结肠、直肠舒张，并通过直肠的逆蠕动使粪便返回乙状结肠，便意暂时消失。这种随意性自制有时间限制，当外括约肌疲劳而麻痹后，大便即可自行排出。

排便的这种大脑皮质随意控制作用，有利于人应变环境，养成定时排便习惯。若长期任意延缓排便，将使直肠对粪便压力刺激失去正常的敏感性，使粪便久存积于直肠而不发生排便反射，从而形成习惯性便秘。引起习惯性便秘的原因是多方面的，主要有以下几种。

(1)心理因素：情绪紧张，忧愁焦虑，注意力高度集中于某一工作或精神上受到惊恐等强烈刺激，导致大脑皮质和自主神经功能紊乱，引起便意消失；抑郁性精神病和癔症等，均可引起便秘。这些均属心理因素，是形成便秘的重要原因。

(2)胃肠道运动缓慢：缺乏 B 族维生素，甲状腺功能减退，内分泌失调，营养缺乏等，可影响整个胃肠蠕动，使食物通过缓慢，形成便秘。

(3)肠道运动亢进促进：肠蠕动亢进的副交感神经异常兴奋时，可导致肠运动异常，出现痉挛性收缩，可引起便秘或腹泻交替进行，排出被痉挛的结肠切割成的如羊粪样硬结粪块。

(4)肠道受到的刺激不足：饮食过少或食物中纤维素和水分不足，肠遭受到的刺激量不足，不能引起结肠、直肠的反射性蠕动，结果食物残渣在肠内停留过久，水分被充分吸收，大便干燥，排出困难。西方流行的精细饮食多含有高营养物质，但缺乏纤维素，一次食用量很少，所以容易因肠受到的刺激不足而发生便秘。

(5)排便动力缺乏：手术损伤了肛门部肌肉，年老体弱，久病或产后，致使膈肌、腹肌、肛提肌收缩力减弱，使排便动力缺乏，粪便不易排出，发生便秘。

(6)肠壁的应激性减弱：腹泻之后，肠壁内神经感受细胞为对抗腹泻，保持正常生理，常可应激性降低排粪活动引起便秘。长期使用刺激性泻药也可降低肠壁神经感受细胞反应性，致使不服泻剂或灌肠就难以排便，形成依赖泻剂的顽固性便秘。

(7)铅、砷、汞、磷等中毒：服用碳酸钙、氢氧化铝、抗胆碱药物如阿托品、颠茄，中枢性镇痛药物吗啡、盐酸哌替啶、盐酸曲马多，硝苯地平等钙通道阻滞剂，三环类抗抑郁药物阿米替林、去甲替林等均可能导致肠道蠕动减弱，导致便秘。

(8)水电解质平衡失调：失血、发热、呕吐、下痢等引起脱水，机体代偿性吸收粪便中的水分引起便秘。

三、分型

习惯性便秘又称为功能性便秘，临床可分为弛缓性便秘、痉挛性便秘和直肠性便秘。

（一）弛缓性便秘

弛缓性便秘又称慢传输型便秘，便秘中常见的一种，在功能性便秘中约占13%，具体表现为肠腔内容物由近结肠端向远结肠端和直肠的运动速度明显低于正常人，一般认为该型是肌神经丛兴奋性低下所致。其具体机制包括两种：①促使肠内容物向远端运动的结肠高幅度推进性收缩数量减少；②远端结肠不协调运动增多，从而妨碍了正常的结肠传输，结肠传输试验可诊断该型便秘。测压研究表明患者的结肠动力降低，推测可能存在肠肌间神经递质的改变。

该型由于大便未进入直肠壶腹，一般没有明显症状，仅表现为便意淡或消失，大便超过3天排一次，排出困难，排便时间较长。可伴腹部胀满不适，食欲缺乏，少数有头痛、眩晕、倦怠、疲劳、心悸等症。有时可在左下腹扪及膨大充盈的肠管形。老人、妊娠妇女、素体虚弱、大病之后、长期服用泻药、纤维素及水分摄入不足、体质肥胖、内脏下垂、药物依赖性便秘多属此型。

（二）痉挛性便秘

一般认为痉挛性便秘是由于自主神经系统失调，副交感神经亢进，致肠的运动异常而引起。所以有人又称此型为运动失调型便秘。使用毛果芸香碱后，在X线下可见结肠袋加深，特别是降结肠和乙状结肠呈现痉挛性收缩。用阿托品后可改善便秘。

该型在临床上较少见，常为便秘、腹泻交替进行，排出的粪便如羊粪状。下腹不适或钝痛，排便后缓解。可伴食欲缺乏、嗳气、头痛、眩晕、心悸、疲乏、烦躁等症。在下腹降结肠和乙状结肠部位可扪及痉挛变硬的条索肠管。

（三）直肠性便秘

直肠性便秘是指粪便进入直肠后，排出困难或滞留过久，又叫直肠性排便困难症。一般认为是由于直肠壁上的感受神经细胞应激性减弱，即使进入大量粪便，亦不能引起肛门反射使粪便排出。常有肛门下坠，排便困难，排出不净感、残留感等症。直肠指诊可触及粪块，直肠壶腹可扩大至正常容积的3～4倍，镜检时多有直肠黏膜松弛或直肠黏膜内脱垂。

四、临床表现

患者左下腹有胀压感觉，下腹痉挛性疼痛，腹部胀满或胸腹闷胀不适，欲便不畅，粪块干结。慢性便秘者，有食欲减退、口苦、嗳气、腹胀、多屁、头痛、头昏、神疲乏力等，体检时常可在降结肠和乙状结肠部位触及粪块及痉挛的肠管，直肠指诊可触及粪块。

慢性便秘还可能因粪便滞留时间过长，致肠内容物发酵腐烂，产生过量的有害气体（吲哚、硫化氢、甲烷等）和有害物质（乳酸、乙醇、酚、氨、组胺等），进而引起所谓的自身中毒现象，出现头痛、头晕、神疲乏力、精神涣散、食欲缺乏、腹胀、心悸等症状。此外，便秘还常合并以下症状。

（1）粪嵌塞：多量而坚硬的粪块停滞嵌塞在直肠内不能排出，称为粪嵌塞。嵌塞的粪便在细菌作用下，周围可产生液化便而不时排出肛外，称为假性腹泻，亦即中医学中的热结旁流。

（2）肠石症：粪便或粪便中的异物，如果核、瓜子皮等，在消化道内滞留过久，被钙化而形成球状坚硬的粪块，称为肠石症。常见于慢性便秘，巨结肠症、下部结肠肿瘤、乙状结肠狭窄、直肠狭窄亦可发生。

(3)宿便性溃疡:由于粪便停滞的时间过长,压迫肠壁使肠黏膜缺血,而发生结、直肠壁溃疡,称为宿便性溃疡。常见于恶病质或长期卧床的患者。

(4)痔、肛裂、肛乳头状瘤、肛窦炎等肛门直肠疾病也常被认为是便秘的并发症。

五、诊断

根据患者排便次数减少,大便干结、排便困难等临床症状即可诊断便秘,但必须明确的是便秘是否继发于其他疾病,这就需要详细询问病史、查体结合必要的实验室及影像学检查才能确定,尤其是对于便秘病程短、近期体重明显下降、大便见脓血、黏液的患者更应谨慎。

(一)实验室检查

便常规加隐血检查、肿瘤标志物测定(对肠道而言 CEA、CA-153、CA-199 特异性较强),甲状腺功能测定(甲状腺功能减退可导致便秘)、甲状旁腺功能测定(甲状旁腺功能亢进可致便秘)、血钙测定、血卟啉测定(血卟啉病可导致明显的腹痛便秘,类似于肠梗阻症状)。

(二)直肠指诊

直肠指诊有助于发现直肠癌、直肠狭窄、粪嵌塞、直肠前突、直肠外肿物压迫等。

(三)肛门镜、乙状结肠镜、全结肠镜

肛门镜、乙状结肠镜、全结肠镜可直接观察肠腔内是否存在占位病变,并取病理确定疾病性质。

(四)影像学检查

(1)腹部平片。

(2)腹部 CT、MRI,有助于明确肠道内及腹腔内占位性病变。

(3)胃肠道钡餐,对胃肠道传输功能及明显的占位病变有意义。

(4)结肠传输试验:平衡饮食条件下,经口摄入特定的标志物,然后定时观察和计算标志物在结直肠的运行和分布情况以及排出的时间的一种检查方法。临床上应用最为普遍的是口服不透 X 线的标志物,标志物可以是液态的、半成形的或膜样的,通过定时腹部摄片的方法,记录标志物到达的位置,对于功能性便秘的诊断和分类有重要意义,正常人一般 3 天内可排出标志物的 50%,5 天可排出标志物的 80%。

(5)球囊逼出试验:将一个灌注有 50 mL 水的球囊,置于患者直肠内,嘱其做排便动作,排出水囊,如患者不能排出,则施加一定外力直至球囊排出,本试验简单易行,可用于评价盆底肌群和肛管的排便功能。

(6)排粪造影:了解有无盆底功能障碍、直肠黏膜松弛、直肠黏膜内脱垂、直肠前突等。

六、治疗

对于继发性便秘应治疗原发疾病,就功能性便秘而言,包括以下几个方面。

(一)基础治疗

摄入足量的食物、膳食纤维、水分,合理运动,养成定时排便的习惯,这是其他治疗方法的前提。

1.饮食疗法

饮食中的水、纤维素及一些润滑成分是维持正常排便的重要因素。新鲜蔬菜、水果中水及纤维素的含量较高,如大白菜、芹菜、韭菜、莴苣、菠菜、魔芋、红薯、香蕉、柚子等,应注意每天摄入;

芝麻、核桃、花生、蜂蜜等具有良好的润肠通便作用，足够量的摄入能有效地防止和治疗便秘，尤适合于老人、妊娠妇女、病后体虚者；糙米含有丰富的蛋白质、淀粉、维生素 B_1、维生素 A、维生素 E、纤维素、钙、铁和磷等矿物质，其中丰富的纤维素有助排便。同时应注意平衡膳食，我们在临床中发现一些便秘患者片面理解多吃蔬菜水果有助于排便，主食摄入量明显不足，造成粪便总量过少，不足以引起排便反射。

2.运动疗法

散步、慢跑、气功、太极拳、腹部顺时针揉按、仰卧起坐等运动，一方面可促进肠道蠕动，另一方面可加强膈肌、腹肌收缩力，舒缓患者精神压力均有促进消化和排便的作用。

3.生物反馈治疗

利用现代生理科学仪器，通过人体内生理或病理信息的自身反馈，使患者经过特殊训练后，进行有意识的“意念”控制和心理训练，就便秘治疗而言，他可以帮助患者了解自身的生理异常，进而有意识地纠正这种异常，临床研究表明该疗法可以改善直肠对膨胀刺激的敏感性、重建直肠肛管反射、协调盆底肌群运动，减轻排便时的梗阻症状。

4.心理治疗

让患者了解正常的排便生理，改变其忽视便意，随意延长排便时间的不良习惯，做到每天定时排便。保持心情愉悦、放松思想、解除焦虑也是治疗便秘的重要前提。

(二)药物治疗

药物治疗包括西药治疗和中医药治疗。

1.西药治疗

西药治疗的途径主要包括抑制肠道水分吸收、刺激肠道分泌、提高肠腔内渗透压、促进肠道蠕动几个方面，包括下面几类药物。

(1)容积型泻药：如甲基纤维素(每天 1.5～5 g)、葡甘聚糖(每次 1.5～2 g，每天 3 次)。

(2)高渗性泻药：传统药物为硫酸镁、镁乳等，已较少应用，目前常用药物主要有乳果糖(每次 15～30 mL，每天 3 次)，聚乙二醇。聚乙二醇为新型的高渗性泻剂，难以被肠道分解吸收，一定程度避免了其他高渗性泻药随治疗时间延长，药效减弱的问题。

(3)润滑性泻药：如开塞露(20～110 mL 灌肠)、液状石蜡(每次 10～30 mL 灌肠或口服)。

(4)胃肠道动力药：西沙必利、莫沙必利属全肠道动力药，疗效确切，但对心律有不良影响，目前逐步被选择性作用于结肠的促动力药取代。

(5)肠道微生态制剂：较常用的有双歧杆菌制剂、枯草杆菌制剂、酪酸菌制剂，该类药物具有一定双向调节作用，且作用缓和，无明显不良反应。

2.中药治疗

中医治疗便秘主张从整体出发，针对病因，辨证施治，节饮食、调起居、顺情志。遵循保胃气、存津液的原则。不可滥用泻药，取一时之效，耗气伤津。

(1)肺失宣降，大肠津亏：症见大便干结难下，可见咳嗽、痰多，舌质暗，苔白厚干而少津，脉细滑或细弦。

立法：宣肺和血，润肠通便。

处方：杏仁 15 g、牛膝 15 g、桔梗 12 g、桃仁 15 g、当归 20 g、玉竹 10 g、火麻仁 15 g、生地黄 15 g、生甘草 9 g。

方解：该证型以肠道津亏燥结，肺失宣降为主要矛盾，方中以杏仁、桔梗宣降肺气，以玉竹、火麻仁、生地黄增液生津，濡润肠道，由于肺朝百脉助心行血，肺失清肃，必然影响到血液的正常运行致脉络失和，方中以桃仁活血化瘀、当归养血活血，一补一活谓之和，且二药兼具润肠通便之效，牛膝引药下行，以甘草和诸药。综观全方，以通降为主，通降中寓升提，以滋阴养血为主，养血中寓活血，相反相成，动静结合。

(2)肝肾阴虚，津亏肠燥：症见大便干燥，排便无力，舌红少苔、少津，甚可见裂纹，脉细弱或弦细。

立法：滋补肝肾，润肠通便。

处方：南沙参 15 g、麦冬 15 g、生地黄 20 g、石斛 12 g、火麻仁 15 g、当归 12 g、枸杞子 15 g、肉苁蓉 15 g、川楝子 9 g、生黄芪 40 g、川芎 10 g、木香 9 g、生甘草 9 g。

方解：该证型以肝肾亏虚阴液不足为本，津亏肠燥腑气不通为标，方中以沙参、麦冬、石斛、生地黄滋阴润燥，枸杞、当归、肉苁蓉滋补肝肾养血润燥，生黄芪、甘草益气健脾，木香醒脾运脾，一则补后天以养先天，其次脾气健运，可防滋阴药助湿生痰；川楝子、川芎疏肝解郁，当归、枸杞养肝之体，川楝子、川芎助肝之用。

(3)肝郁脾虚、肠燥津亏：症见便秘、脘闷、腹胀、纳呆，胁肋胀痛，舌质暗，苔腻少津，脉弦细或弦滑等。

立法：疏肝健脾，润肠通便。

处方：当归 20 g、赤芍 20 g、白芍 20 g、柴胡 9 g、麸炒白术 9 g、干姜 9 g、火麻仁 15 g、何首乌 10 g、生地黄 20 g、玉竹 10 g、炙甘草 9 g。

方解：该证型以肝气郁结、肝郁脾虚为主。肝为刚脏，体阴用阳，方中以当归、白芍、制首乌养肝柔肝，柴胡疏肝解郁；白术、炙甘草、干姜益气健脾，温运中阳，使清阳升浊阴降，水谷精微得以布化。生地黄、玉竹、火麻仁生津润燥，取增水行舟之意。方中白芍与甘草同用，酸甘化阴；甘草与干姜同用，辛甘养阳，全方疏肝行气无刚燥之弊，滋阴润肠无助湿之虞。

(4)气虚血瘀、脉络痹阻：症见排便困难，神疲乏力，舌质暗有瘀斑，舌下脉络迂曲，脉细涩无力。

立法：益气养血，祛瘀通便。

处方：生黄芪 30～60 g、赤芍 10 g、川芎 12 g、当归 10 g、火麻仁 10 g、桃仁 15 g、红花 9 g、地龙 9 g、何首乌 15 g、生地黄 15 g、炙甘草 9 g。

方解：便秘病程日久，久病入络，方中重用黄芪，一则益气活血，其次黄芪补脾益气，其性主升，使清阳升浊阴降；桃仁、红花、赤芍、川芎、地龙活血通络，何首乌、生地黄、火麻仁补肝肾，润肠通便，生地黄、赤芍药性偏凉，可兼制黄芪、川芎等辛燥之性，本方以补阳还五汤化裁而来，以补气为主，化瘀为辅，令气旺血行，肠道气血调畅而有所养，传导之功自复。

（王永跃）

第三节　出口梗阻型便秘

一、直肠前突

（一）概念

直肠前突是指排便时直肠前壁和阴道后壁向阴道突入，常导致出口梗阻性排便困难的疾病，为出口阻塞综合征之一，又称阴道后壁膨出、直肠前膨出。该病患者大多为女性，尤其是经产妇及子宫切除术后女性。男性少见，在前列腺行切除术后的患者，可有轻中度的直肠前突表现。

（二）流行病学

国内外多项调查研究表明，直肠前突普遍存在于女性中（20%～81%），甚至女童中，大多无明显症状表现，前突程度具有个体差异。这种情况与女性盆底的解剖生理学特点相关。

（三）病因与发病机制

直肠前突的病因与发病机制至今尚不清楚，目前有多种发病学说，包括直肠阴道隔薄弱学说、组织损伤及退化改变学说及雌激素水平改变学说。常见发病因素如下。

1.性别因素

女性的发病率远高于男性，这可能与男女的盆底解剖、生理功能具有明显差异有关。

2.年龄因素

顺产多子的女性，老年女性患直肠前突比例较高，可能与盆底生理功能改变、女性激素改变、组织退化等有关。

3.疾病因素

慢性便秘患者，子宫切除女性，慢性咳嗽等引起腹压增大的疾病，长时间可引起盆底的改变，从而发病。

4.遗传发育因素

直肠阴道隔的形成与直肠子宫陷凹（道格拉斯腔）的深度相关。在胚胎发育过程中，陷凹的前后壁由上而下靠近融合而成的筋膜膈，参与了阴道后壁及直肠前壁的形成，将直肠与阴道完全分开。当分隔组织发育不全时，可能影响直肠前壁的稳固性，从而容易形成直肠前突。

（四）分类

1.根据排粪造影显示的直肠前突深度分类

（1）轻度直肠前突的前突深度为 6～15 mm。

（2）中度直肠前突的前突深度为 15～30 mm。

（3）重度直肠前突的前突深度在 30 mm 以上。

2.按解剖部位分类

（1）低位直肠前突位于阴道下 1/3。

（2）中位直肠前突位于阴道中 1/3。

（3）高位直肠前突位于阴道上 1/3。

(五)临床表现

1.症状

可无明显症状表现，当排便时，粪便陷入薄弱向阴道膨出的直肠前壁时，可出现症状。其中排便困难为主要症状。症状轻微者可表现为粪便在肛门口排出不畅，排出不尽感明显，排便次数多。症状严重者，需要用手在肛周或者插入阴道内挤压阴道后壁，才能排出大便。部分患者还可出现肛门会阴坠胀不适、黏液血便、性交痛等不适。

2.体征

肛周外观可无明显改变，常通过直肠指检发现。通过指检可触及肛管上方直肠前壁呈圆形或卵圆形囊袋状结构突入阴道内。重度前突患者，还可将直肠前壁向前下推至阴道口。

(六)诊断

根据患者的性别、年龄、分娩史、排便情况、肛门会阴症状及查体情况即可初步诊断，再结合排粪造影，直肠腔内超声等其他辅助检查可明确诊断。

1.排粪造影检查

通过钡剂可显影直肠前突形态，呈囊袋状、土丘状或鹅头状凸向前侧，并能测量前突的部位、深度和宽度情况，为临床诊断分类及手术治疗提供重要的依据。

2.直肠腔内超声检查

特征性表现为直肠阴道隔厚度变薄或表现为前正中部的回声不连续。在用力排便过程的图像上可显示直肠前壁向前移位或膨出，部分可出现直肠前壁特有的五层结构(黏膜、内外括约肌、耻骨直肠肌、膀胱、阴道或前列腺)回声不连续。

3.MRI 检查

具有快速、安全、无放射线暴露、适宜人群广等优点，尤其针对年轻患者。该检查可显示静息和排便时直肠肛管及盆底肌肉等的形态变化。

(七)鉴别诊断

1.结肠慢传输型便秘

两者均表现为排便困难症状。前者主要表现为排便量少，排便次数少，甚至长时间无便意，时间长者可达数月。而直肠前突主要表现为肛门口的排便阻塞感，通常在外力作用肛周或者插入阴道辅助排便，可获得缓解。慢传输型便秘可通过结肠传输试验确诊，直肠前突则可以通过排粪造影进行确诊。

2.肠易激综合征

肠易激综合征也可引起排便困难，表现为粪便干燥，可伴全身性神经症，是由大肠功能紊乱导致的。排粪造影、钡剂灌肠及电子结肠镜检查通常无明显器质性改变。

3.耻骨直肠肌痉挛

耻骨直肠肌痉挛也可引起排便困难，肛门阻塞感明显，伴肛门会阴坠胀不适等。直肠指检常能触及耻骨直肠肌肥厚，排便动作时失迟缓。排粪造影可见排便动作时肛直角无扩大，耻骨直肠肌失迟缓而形成特征性的“搁架征”。当伴直肠前突时，还可出现特征性的“鹅颈征”。

4.盆底腹膜疝

盆底腹膜疝是由盆底腹膜过度松弛，阴道后壁上筋膜支持结构损伤，盆底腹膜扩展至正常无腹膜的直肠前壁，导致在直肠子宫陷凹形成盆底疝。通过腹部直肠双合诊，触及直肠前壁饱满，排粪造影、盆腔造影及腹部 CT 可显示腹膜盆底疝形态改变，直肠腔内超声可明确疝囊内容物情况。

(八)治疗

1.一般治疗

(1)饮食调整:多饮水,尤其早晨起床先喝温水,建议每天饮水1.5～2 L。多食富含膳食纤维及粗纤维食物,易于排出粪便。

(2)生活习惯调整:避免熬夜,保证睡眠,保持良好心情,适当锻炼及运动,尤其是胸腹部运动,加强胸腹部肌肉力量。

(3)排便习惯调整:养成每天按时排便的时间规律,避免频繁人为抑制排便,避免玩手机等引起排便时间过长,排便时不要过度用力。

2.中医内治法

根据中医肛肠科常见病诊疗指南中对直肠前突的辨证分治,可分为气机阻滞证、脾虚气陷证、气阴两虚证、阳虚寒凝证4种类型,可分别采取如下方剂治疗:六磨汤、黄芪汤、八珍汤加减、济川煎加减。

3.中医外治法

根据中医理论"酸可收敛,涩可固脱",常采用中药成分制剂行直肠前壁黏膜下注射,以达到对直肠阴道隔及直肠前壁黏膜的加固,从而达到治疗轻中度直肠前突的目的。

4.非手术治疗

(1)西药口服治疗:常选用缓泻药及胃肠动力药帮助排便,缓解症状,有时也配合使用肠道益生菌,增加疗效。

(2)生物反馈治疗。

5.手术治疗

(1)闭式经肛门直肠前突修补术:①Block术,取截石位,在充分暴露肛门和直肠下端黏膜的情况下,探查直肠阴道隔薄弱处,予血管钳钳夹牵拉,用可吸收线自齿状线上1 cm开始,沿牵拉组织自下而上纵向连续缝合黏膜至耻骨联合部。缝合时注意呈下宽上窄,同时缝合深度要达两侧肛提肌边缘,才能形成有力的肌性柱结构。术后可在缝合两侧黏膜下注射适当硬化剂,加强黏膜与肌层粘连。②Sulivan术,取截石位,采用可吸收线从直肠前突薄弱区的一侧进针,从另一侧出针,缝合深度可到黏膜肌层,间断缝合4～6针,从而加强直肠阴道隔。同时还可在缝合部位黏膜及两侧注射适当硬化剂,加强黏膜与肌层粘连。③闭式荷包缝合术,取截石位,采用可吸收线在薄弱的直肠阴道隔黏膜处行一荷包缝合,收紧打结,同时在荷包上下方黏膜再各行8字形缝合。同时还可在缝合部位黏膜注射适当硬化剂,加强黏膜与肌层粘连。④黏膜多点结扎术,取截石位,用组织钳夹12点位直肠黏膜,并向肛门外充分暴露,自上而下分别予丝线纵向、多点位结扎黏膜组织,各结扎点之间保留0.5～1 cm黏膜桥。1点、11点做相同操作。⑤橡胶圈套扎术,取截石位,充分暴露松弛薄弱的直肠前壁黏膜,用胶圈套扎器对该部位做横向和纵向套扎,共3～5处,套扎部位之间保留0.5～1 cm黏膜桥。

(2)开放式经肛门直肠前突修补术:①Sehapayak术,取截石位,在直肠前壁薄弱处做纵向切开,长5～6 cm,切口深达黏膜下层。根据前突部位宽度分别向两侧游离黏膜瓣,术者用左手示指插入阴道内,将阴道后壁顶向后方直肠方向,便于协助压迫止血及避免损伤阴道。再予可吸收线间断缝合直肠前壁肌层和两侧肛提肌,然后修剪多余黏膜瓣,缝合黏膜。②Khubchandani术,取截石位,充分暴露直肠前壁。在前壁距齿状线上1～2 cm处做一横切口,切口长1.5～2 cm。

沿切口两端向上分别做纵向切口，切口深达黏膜下层，超过直肠阴道隔薄弱区，呈U形。用可吸收线先做3～4针横向间断缝合，再做2～3针纵向间断缝合，加固直肠前突，同时减低黏膜瓣张力。剪除多余黏膜，再缝合黏膜。③经肛吻合器直肠前壁黏膜切除吻合术，代表术式为经肛吻合器直肠切除术。截石位，常采用口径为33 mm吻合器。在直肠后壁插入挡板以便保护直肠后壁黏膜。在直肠前壁分别纵向做3个半荷包缝合，使直肠前突包含缝合范围以内，缝合深达黏膜下肌层，再将打开的吻合器放入肛门内，置于3个半荷包上方，收紧荷包，在吻合器侧方孔中牵拉出，将吻合器旋紧至可击发状态，常规做阴道指检，确认阴道后壁完整性，再均匀用力击发后轻柔退出。检查切除黏膜组织。再用挡板插入肛门，遮挡直肠前壁，暴露直肠后壁，分别纵向做2～3个半荷包缝合，同样操作方法用吻合器做直肠后壁黏膜切除。

(3)经阴道直肠前突修补术：①阴道后壁切开缝合术，患者取截石位，暴露阴道后壁，在阴道后壁正中做一纵向切口，切口长度需超过直肠前突薄弱区的上下缘，再钝性分离黏膜瓣，直至阴道黏膜下肌肉组织。再分别将耻骨阴道肌、直肠纵肌以及两侧肛提肌做横向缝合，再缝合阴道后壁黏膜。②阴道后壁荷包缝合术，患者取截石位，暴露阴道后壁，在阴道后壁正中做一纵向切口，同样钝性分离黏膜，范围稍超过直肠前突薄弱的边缘，暴露阴道黏膜下的肌肉组织，以薄弱区中点分左上、左下、右上、右下4个象限，再分别在4个象限用可吸收线做荷包缝合，收紧结扎，深达肌层，相邻2个象限需有少量重叠。另一手指经肛指检，直肠前突部分明显加固即可。再修剪阴道后壁黏膜，可吸收线缝合。

(4)经括约肌直肠前突修补术：取截石位，在肛门外括约肌皮下部前缘，在阴道后壁后方的会阴部皮肤做一弧形切口，长3～4 cm，钝性分离会阴浅筋膜及肛提肌中线交叉纤维至直肠阴道隔，在分离时应注意避免进入直肠子宫陷凹。再将直肠阴道隔折叠缝合6～8针，再将会阴浅横肌和两侧肛提肌边缘间断缝合，从而加强直肠阴道隔的支撑。也可在钝性分离至直肠阴道隔后，选择补片植入，并与两侧肛提肌边缘缝合固定。该术式未经肛门和阴道，术后切口感染的发生率相对较低。

(5)经腹腔镜下直肠前突修补术：在腹腔镜操作下切开盆底筋膜，沿直肠探查，找到直肠前突薄弱区，予可吸收线缝合固定直肠阴道隔，同时还可缝合修补松弛的阴道后壁黏膜，充分加强直肠阴道隔。

二、直肠内套叠

(一)概述

直肠内套叠又称直肠黏膜内脱垂、不完全直肠脱垂、隐性直肠脱垂，是指松弛或与肌层分离的直肠黏膜下垂壅堵在直肠下端或肛管内而未脱出肛门口。31%～40%的排便异常患者排粪造影检查时可发现直肠内套叠。各年龄段均可发病，多发于儿童、老年人及体弱营养不良的重体力劳动青壮年，女性多于男性。

(二)病因与发病机制

1.中医观点

本病病因既有局部致病因素，又有全身因素。其病因病机主要为小儿元气不实、老年人脏器衰退、妇女生育过多等致气血不足、脏腑虚损，致使气虚下陷，固摄失职，而不能升提固涩，发生本病。其局部功能异常主要为固涩不牢，升提无力，收缩弛张。

2.西医观点

(1)解剖因素:儿童骶尾弯曲度较正常浅,直肠呈垂直状,当腹内压增高时直肠失去骶骨的支持,易于脱垂。

(2)盆底组织软弱:老年人肌肉松弛、女性生育过多和分娩时会阴撕裂、幼儿发育不全均可致肛提肌及盆底筋膜发育不全、萎缩,不能支持直肠于正常位置。

(3)长期腹内压增高:各种原因导致长期腹内压增高,使直肠前壁承受更高的来自直肠子宫陷凹或直肠膀胱陷凹的腹内压,局部组织软弱松弛,失去支持固定作用,使前壁黏膜与肌层分离,前壁黏膜脱垂若进一步发展,将牵拉直肠上段侧壁和后壁黏膜,使之相继下垂,形成全周黏膜脱垂。

(三)临床表现

1.症状

排便梗阻感、肛门坠胀、排便次数增多、排便不尽感最为突出,其他常见症状有黏液血便、腹痛、腹泻及相应的排尿障碍症状等。少数患者可能出现腰骶部的疼痛和里急后重。严重时可能出现部分性大便失禁等。部分性大便失禁常与肛门括约肌松弛、阴部神经牵拉损伤有关。

2.体征

直肠指检时可触及直肠壶腹部黏膜折叠堆积、柔软光滑、上下移动,内脱垂的部分与肠壁之间可有环形沟。肛门镜检查一般采用膝胸位,内脱垂的黏膜通常已经还纳至上方,因此肛门镜的主要价值在于了解直肠黏膜是否存在炎症、孤立性溃疡及痔等。

(四)诊断

根据临床表现结合检查即可诊断本病。

1.排粪造影

排粪造影是诊断直肠内脱垂的主要方法,可以明确内脱垂的类型是直肠黏膜脱垂还是全层脱垂;明确内脱垂的部位是高位、中位还是低位;并可显示黏膜脱垂的深度。排粪造影的典型表现是直肠壁向远侧肠腔脱垂、肠腔变细,近侧直肠进入远端的直肠和肛管,而鞘部呈杯口状。

2.盆腔多重造影检查

盆腔造影结合排粪造影的双重造影检查方法可以区分直肠黏膜脱垂或直肠全层内脱垂。盆腔四重造影技术可以动态显示排便时膀胱、子宫、盆底、直肠的形态学变化,为复杂性盆底功能障碍及伴随盆底疝的直肠全层内脱垂的诊断提供依据。

3.肌电图检查

直肠内脱垂患者随意收缩时参加活动的肌纤维数量减少,波形稀疏,但电位电压>1 000 μV,多相电位增加,排便时呈反常电活动,肌电图表现为神经源性损伤,可能是排便时过度费力使支配神经分支变性,运动单位的肌纤维部分丧失,引起动作电位的电场在时间上和空间上极度分散所致。

4.肛门直肠压力

直肠全层内脱垂的静息压和咳嗽压均显著降低。

(五)鉴别诊断

直肠内套叠应与环形内痔相鉴别。除病史不同外,环形内痔脱垂时,可见到充血肥大的痔块,呈梅花状,易出血,且在痔块之间出现凹陷的正常黏膜。直肠指检环形内痔肛门括约肌收缩有力,而直肠内套叠则肛门括约肌松弛,这是一个重要的鉴别点。

(六)治疗

一般要经过6个月以上的正规非手术治疗,无效者可行手术治疗。

1.非手术治疗

(1)建立良好的排便习惯,避免排便时间过长;调节饮食,多进食富含纤维素的蔬菜、水果,多饮水;提肛锻炼,增强盆底肌及肛门括约肌的力量。

(2)必要时口服通便药辅助排便。

(3)灌肠疗法:用39 ℃生理盐水或肥皂水500~1 000 mL灌肠导泻。

2.手术治疗

目前治疗直肠内套叠的手术方法不尽相同。

(1)单吻合器法:吻合器痔上黏膜环切术。

(2)双吻合器法:在距齿状线6~7 cm处,做黏膜下荷包缝合,置入第一把痔吻合器,完成第一次环切。距齿状线3.0~3.5 cm处再做黏膜下荷包缝合,置入第二把痔吻合器,完成第二次环切,两次环切完成后,吻合口相距至少1.0~1.5 cm,且两吻合口平行不能交叉。

(3)多排柱状缝合法:齿状线上方约1 cm处开始连续或间断纵向柱状缝合直肠黏膜,缝合宽度1.5~2.5 cm,长度5~8 cm,缝合形成的纵向黏膜柱应平行于直肠纵轴,可缝2~3条,男性应避免在直肠前壁操作,以防损伤前列腺。

(4)胶圈套扎法、黏膜点状结扎法:齿状线上方约1 cm处开始纵向套扎或黏膜点状结扎1~3处,共3行,最多套扎或黏膜点状结扎9处。必要时可在套扎部位黏膜下层加注硬化剂。

(5)直肠黏膜切除:改良Delorme手术,电刀环形切除直肠内套叠部位多余的黏膜层,分离后的直肠黏膜下肌层做垂直折叠缝合,可吸收线间断缝合直肠黏膜。

(6)经腹直肠固定或悬吊术:对于严重内套叠患者,尤其是高位直肠黏膜松弛套叠者,经直肠手术难以达到满意疗效,可按Ripstein手术行经腹直肠固定术,对有骶骨与直肠分离者尤为适宜。

(7)联合手术:2种或3种方法联合以增加疗效,如吻合器痔上黏膜环切术加直肠黏膜多排柱状缝合加黏膜下消痔灵注射等。

三、耻骨直肠肌综合征

(一)概述

耻骨直肠肌综合征是出口梗阻型便秘的一种常见类型,表现为排便不规则、进行性排便困难、盆底坠胀不适及肛门骶尾部疼痛,给患者带来极大的痛苦和精神压力,如不尽早干预,可能导致严重的不良后果甚至自杀倾向。

(二)流行病学

耻骨直肠肌综合征在人群中的发病率为2.9%~10.8%,近年来临床上耻骨直肠肌综合征发病率呈上升趋势。

(三)病因与发病机制

1.病因

现代医学认为该综合征的病因目前并不十分明确,可能与先天发育异常,局部炎症,滥用泻药,不良排便习惯,医源性因素(如硬化剂注射、肛门直肠手术、盆底陷凹手术、分娩损伤等)及精神情绪有关。

2.发病机制

各种因素导致的耻骨直肠肌肥厚、增生、纤维化、痉挛，排便时舒张不完全甚至反常收缩，导致肛直角不能充分打开，使推动粪便排出的肛管压力差变小，引起排便障碍。

(四)临床表现

1.症状

主要症状为排便困难或排便不尽感，缓慢、进行性加重，可伴有排便时间延长、粪便变细、排便次数增多、直肠周围疼痛、手法或灌肠辅助排便、精神紧张焦虑等。

2.体征

直肠指检时肛缘后侧可有深压触痛或不适感，肛门紧缩感明显，示指纳入稍困难。可触及肛管压力增大，且肛管肥厚性延长(5～7 cm)。可触及肥大的耻骨直肠肌呈半环状，甚至可于肛管直肠后方触及锐利边缘呈刀锋样。嘱患者模拟排便动作即感耻骨直肠肌未松弛，持续收缩，直肠壶腹加深呈囊袋状，有时直肠内可触及残留粪便。

(五)辅助检查

1.排粪造影

耻骨直肠肌综合征是诊断耻骨直肠肌综合征的主要手段，主要表现为肛直角变小、肛管变长、对比剂不排或少排及“搁架征”。

2.球囊逼出试验

50 mL 和 100 mL 气囊逼出时间延长，大于 5 分钟或不能逼出。

3.肛管直肠测压

静止压及最大收缩压均增高、肛管功能长度增加、排便反射曲线异常。

4.盆底肌电图检查

用针电极或环状表面电极对耻骨直肠肌肌束或整个肌环的肌电检测发现峰-峰电压值增大，多相干扰波增多，伴自发异常电活动，用力排便时肌电活动仍明显。耻骨直肠肌瘢痕挛缩者肌电活动不明显。

5.结肠传输试验

结肠传输试验显示标志物在直肠壶腹内滞留，排除其他出口梗阻情况下反映本病的严重程度，标志物滞留越多，症状越严重。

6.病理切片检查

病理切片检查见横纹肌纤维显著肥大，伴肌间纤维组织增生和肌纤维化。

(六)诊断

1.临床症状

排便困难、肛门坠胀或大便不尽感，部分患者可表现为肛门直肠疼痛。

2.直肠指检

进指困难，可触及肛管延长和锐利边缘。

3.排粪造影检查

用力排便时肛直角较静坐相无变化或减小，并可见“搁架征”。

4.肌电图

耻骨直肠肌排便状态时有反常电活动。

第 1 条为必备条件，伴有 2、3、4 任意 2 条可确诊。

(七)鉴别诊断

1.直肠肛管占位性病变

排便困难或有坠胀和大便不尽感,直肠指检、肛门镜检查及肠镜检查可发现肛管直肠增生物,病理组织学检查可完全鉴别。

2.心理因素便秘

由精神心理因素导致便秘,排粪造影及直肠指检时可发现耻骨直肠肌异常收缩,但耻骨直肠肌无肥厚,肛管直肠测压提示静息压及收缩压均在正常范围内,肌电图检查耻骨直肠肌无异常肌电图活动。

(八)治疗

目前国内外学者对于该病的治疗意见不一,治疗方法广泛而多样,包括非手术治疗和手术治疗,部分治疗方式长期疗效欠佳,与患者的病情轻重、疗程长短、依从性等有关,目前还没有最佳治疗方法。

1.一般治疗

(1)调整不良的生活习惯,多食含纤维素食物,增加饮水量,多运动,养成定时排便习惯如早餐后排便,自行练习提肛运动等。

(2)日常生活中也可经常服用具有润肠通便功效的中药作为保健食(饮)品,常见的包括杏仁、肉苁蓉、何首乌、黑芝麻、当归、蓖麻等。

(3)调节情绪,保持乐观心态,转移注意力,家属同事关怀等。

2.药物治疗

(1)中药治疗:根据辨证论治的原则选择,如肠道湿热选择麻仁丸加减,气滞血瘀选择桃红四物汤和六磨汤加减,阴虚肠燥选择润肠丸加减,肾虚精亏选择济川煎。

(2)西药治疗:主要针对粪便质干患者,可适当选用结肠动力药、膨胀性泻药,但均不能长期服用,可能导致该综合征加重。

3.扩肛疗法

短期疗效肯定,长期疗效较差,对于老年患者不适用,可能导致大便失禁,临床应根据患者情况灵活选择应用,且要防止暴力扩肛及过度扩肛。

4.手术治疗

(1)耻骨直肠肌松解术:在肛门后位做一正中矢状切口,长约 4 cm,上缘达肛缘上 3 cm,深达肛管直肠环下缘,左手示指伸入肛内引导,以弯血管钳从耻骨直肠肌后缘绕过穿至直肠黏膜下,将橡皮筋引入。根据耻骨直肠肌肥厚的程度不同,分别采用双股或单股皮筋收紧结扎,术后适时紧线至橡皮筋脱落。由于挂线强度及病情的不同,存在耻骨直肠肌切断不足或切断后再粘连的可能性,导致症状缓解不佳甚至无缓解。

(2)耻骨直肠肌部分切除缝合术:取尾骨下正中切口,长约 2 cm,显露耻骨直肠肌后以左手示指探入肛门,触摸耻骨直肠肌部位,以电刀刺激肌肉使其收缩来确定耻骨直肠肌的肌束范围,分离、挑起耻骨直肠肌的肌束,游离约 3 cm,钳夹、切断并切除 1.5～2 cm 耻骨直肠肌的肌束,断端缝扎,逐层缝合,切口放置橡皮引流条,术后 24～48 小时拔除。

(3)耻骨直肠肌挂线疗法:取截石位,从尾骨尖至肛门中点皮肤横切一小口,钝性分离耻骨直肠肌,切开皮肤至齿状线黏膜处,内外口用橡皮筋高张力下挂线。

(4)经直肠内纵切横缝术:在截石位用肛门拉钩牵开肛门,在直肠后壁做纵向切口,下方至齿状线约 3 cm 游离黏膜，示指在肛门外向直肠内顶起，暴露耻骨直肠肌，再用两把止血钳夹住游离好的耻骨直肠肌，切断其间的耻骨直肠肌束，形成 V 形缺损，边切边持续扩开双叶肛门镜使切断的肌束分离，要切断全部变硬的肌束，断端缝扎止血，然后将黏膜与肛管皮肤横向缝合，缝合时一定要穿过耻骨直肠肌肌肉断端，才能起到止血和防止断端重新回缩粘连的作用，关闭切口，置引流条。

(5)经肛管耻骨直肠肌挑断术：从肛管后侧齿状线下肛管皮肤、皮下及肛门内括约肌做长约 1.5 cm 纵向切口，在切口处将直肠壁肌层、肛门外括约肌与耻骨直肠肌之间做钝性分离，游离出耻骨直肠肌，部分或全部挑出耻骨直肠肌，用两把止血钳夹住肌束，从中间切断，仔细止血。

(6)经骶尾入路耻骨直肠肌切开结扎开放引流术：从肛管后侧齿状线下肛管皮肤至肛缘做一长 1.5～2 cm 切口，左手示指置于直肠内引导，右手持小弯止血钳从该切口插入，将耻骨直肠肌单独游离，根据检查的具体情况部分或全部挑出耻骨直肠肌肌束，用两把止血钳并列钳住耻骨直肠肌肌束，从中间切断，断端用粗丝线结扎止血，为引流通畅，将切口修剪成 V 形缺损，置引流条，术后照常饮食、排便，24 小时拔除引流条，每天换药引流。

(7)小针刀钩切耻骨直肠肌治疗：用小针刀选择尾骨尖前距肛缘 1.5 cm 中点的皮肤为刺入点，沿肛管直肠后侧闭合性纵深插入，然后左手示指伸入肛管直肠腔中引导，将耻骨直肠肌肌束向上托顶，加强固定在直肠后壁，右手持小针刀从直肠后壁处闭合性纵向切开耻骨直肠肌 1.5～2 cm，再进行手指扩肛，原路退出小针刀，肛门外用塔形纱布固定压迫针眼。

(8)其他手术方法：如闭孔内肌自体移植术，后方横切口切除部分耻骨直肠肌及掩埋断端术，断端翻转包埋术，切开结扎开放引流术。

四、盆底肌痉挛综合征

(一)概述

盆底肌痉挛综合征是指在排粪时耻骨直肠肌和肛门外括约肌均不能松弛，甚至收缩，使肠道出口阻塞，引起排粪困难的临床综合征。

(二)流行病学

盆底肌痉挛综合征患者常为中青年女性和中老年男性，某医院对 1 021 例慢性特发性便秘患者分析，盆底功能异常患者约占出口梗阻型便秘的 55%，其中单纯盆底肌痉挛综合征占 34.3%，合并其他出口梗阻型便秘者占 20.7%。

(三)病因与发病机制

1.病因

临床中对于本综合征的病因众说纷纭，尚无准确标准统一，可能的相关因素包括肌肉因素，神经反射因素，创伤和感染因素，精神和心理因素，排便异常因素(长期便秘腹泻、服用刺激性泻药、排便时间长及医源性损伤)，先天因素等。

2.发病机制

正常静息状态下，盆底肌群呈轻度收缩，以维持会阴正常位置和肛门自制。一般认为，排便时，肛提肌收缩，耻骨直肠肌及肛门外括约肌均迅速松弛，使肛直角变大，肛管松弛，便于粪便通过。若排便时，盆底肌群舒缩失调，耻骨直肠肌及肛门外括约肌不能松弛，甚至收缩，就会阻塞肠道出口导致排便困难。

(四)临床表现

本综合征主要表现为排便疼痛、不适，排便不规律、排便不完全、排便次数减少、肛门下坠感及难以描述的排便困难等。患者的肛管及会阴部肌肉处于高度紧缩状态，可感觉肛门阻塞，排便时会阴部胀满不适伴疼痛，存在便意而自觉肛门口闭塞不开感。严重影响患者的生活质量，久而久之，给患者的精神心理造成严重的影响。

(五)辅助检查

1.盆底肌电图检查

结肠传输试验主要记录肛门内、外括约肌及耻骨直肠肌在静息态和运动态的肌电图特征，而且可以精确地记录单块盆底肌肉的活动变化，对盆底肌痉挛的诊断有显著的辅助意义，但不可过分依赖，只可作为辅助检查。

2.结肠传输试验

结肠传输试验能更好地反映病情轻重，了解肠道蠕动及肛门排便功能的变化。盆底肌痉挛综合征的患者在本试验中表现为直肠处的排空障碍。

3.肛门直肠测压

盆底肌痉挛综合征患者直肠感觉阈值、初始便意感容量及最大耐受容量较正常人群升高。若合并存在肛门直肠抑制反射减弱、消失或者异常改变，即可辅助明确诊断。

4.排粪造影

盆底肌痉挛综合征的患者肛直角于排便时不增大反而缩小或不变，耻骨直肠肌压迹加深、延长。

(六)诊断

盆底肌痉挛综合征是一种肌肉功能紊乱性疾病，除了对患者病史的采集外，需要结合上述辅助检查以明确诊断。

(七)治疗

盆底肌痉挛综合征是一种正常肌肉的功能紊乱，与其他功能紊乱性疾病的原因一样，心理因素可能起重要作用。治疗应以恢复正常肌肉的功能为主，而不应盲目切除或切断正常组织。症状较轻、病史短，特别是耻骨直肠肌痉挛、肥厚伴有反常收缩者，应先采取非手术治疗，经非手术治疗无效者可采取手术治疗。

1.饮食疗法

饮食疗法适用于病情较轻、病程短的患者，部分长期服用刺激性泻药患者，可改服缓泻药或者进食高纤维食物，平素多食水果、蔬菜、酸奶等促进排便。增加每天的饮水量。

2.心理治疗

多数患者存在心理障碍，且精神心理因素在发病及病程中具有一定的作用，因此在行其他治疗时需进行心理疏导，服用抗焦虑药及抗抑郁药以协调治疗。

3.扩肛疗法

扩肛疗法适用于病情较轻的盆底肌痉挛综合征患者，适合在局部麻醉下进行，若在麻醉状态下加入小剂量的亚甲蓝效果更为显著。

4.穴位疗法

穴位疗法主要包括针灸及耳穴压豆。

5.中药疗法

临床上要根据其发病原因和临床表现分辨虚实证治。本病证以虚为主，虚实夹杂。具体可分为肝郁气滞、中气不足、血虚肠燥和阳虚阴寒四型，可分别采取如下方剂治疗：六磨汤、补中益气汤、八珍汤加减、济川煎加减。

6.手术治疗

手术治疗主要有经肛门或经骶尾入路行耻骨直肠肌部分肌束切断术、闭孔内肌自体移植术、耻骨直肠肌切断术以及耻骨直肠肌全束部分切断联合自体闭孔内肌移植术等。但是手术治疗患者的疼痛较剧烈，且由于耻骨直肠肌切断易造成大便失禁，故临床治疗中手术治疗不作为首选。

五、会阴下降综合征

(一)概述

会阴下降综合征是一种盆底疾病。有学者在研究直肠脱垂时观察到盆底肌肉系统张力减退、盆底下降脱垂超过正常范围，直肠前壁过度脱垂，妨碍了直肠的排空，使患者有排便障碍症状，从而提出会阴下降综合征。

(二)流行病学

临床上此综合征并不少见，其真实发病率不明。女性比男性多，经产妇多见，长期蹲位工作者多见。本病可发生于任何年龄，但 30 岁以下者罕见。

(三)病因与发病机制

1.病因

(1)首要原因：排便时过度用力和便秘是首要原因。凡是长期引起腹压增高的疾病及某些生理因素都可以导致会阴下降，如引起排便困难的多种功能性出口梗阻的疾病(直肠前突、直肠内套叠、直肠前壁黏膜脱垂等)。

(2)其他原因：慢性病(如慢性支气管炎、哮喘)；已婚妇女，特别是经产妇多次分娩；老年体弱、子宫切除术后、先天发育不良、长期从事重体力劳动等也是不可忽视的原因。

2.发病机制

腹壁收缩用力时直肠前壁通常更紧密地覆盖在肛管上口，但不突入其中，有利于维持瞬间自制，即活瓣自制理论。若由于某种原因直肠排空不正常，需借助于进一步腹壁用力，长期可致盆底肌肉弹性下降甚至消失，使整个盆底下降。若仅用腹壁用力加压排便长达数年以上，则排便后的盆底收缩效果下降，直肠前壁黏膜陷入肛管不易复位，并刺激产生坠胀感，使患者更用力排便，形成恶性循环，最终使会阴持续下降而形成会阴下降综合征。

(四)临床表现

会阴下降综合征除有消化系统部分解剖、生理、病理改变所具有的症状外，还有因盆底肌及其筋膜、周围神经和盆腹腔及其脏器、生殖泌尿系统的变化引起的症状。

1.症状

排便困难为主要症状，常需靠服泻药、灌肠或用手协助排便。排便时肛管努挣，常可伴有明显的直肠黏膜和内痔脱出。患者常有肛门、直肠、盆腔坠胀疼痛感，腹部胀痛，有时出现黏液便或黏液血便、排便不尽感。女性患者可出现坠胀感和尿频、尿不尽的症状。晚期患者有程度不同的大便失禁和持续性会阴部疼痛，可在坐位时出现或加剧。

2.体征

(1)肛门视诊：在休息时，肛管可位于正常位置或骨盆骨性出口之下 1 cm，但嘱患者蹲位肛门努挣时，可见肛管下降超过 2 cm，甚至超过坐骨结节水平。同时，常可见到有直肠黏膜或内痔的脱出。

(2)直肠指检：在静止期可见肛管扩张力减退，嘱患者做随意收缩时，肛管收缩力明显减弱。

(3)肛门镜检查：可见直肠前壁黏膜堆积，阻塞镜端。

(五)辅助检查

(1)排粪造影、全消化道造影、肠道传输试验是常用、可靠的诊断依据，其中排粪造影检查如提示肛上距>3.5 cm 是诊断会阴下降的标准。

(2)内镜检查、肛门直肠测压、水囊排出试验、肛门肛管肌电图可作为参考的检查方法。

(3)盆腔造影、子宫造影对明确诊断、确定治疗方案有参考价值。

(4)MRI 检查可见到盆底、盆腔及其内部器官的情况，有条件及必要时可以选用，但一般不作为常规检查。

(六)诊断

诊断必须依靠病史、直肠指检、肛门镜及排粪造影、肛门直肠测压等辅助检查，同时还必须排除肠道肿瘤、炎性肠病等。

(七)鉴别诊断

结合上述症状、体征，辅助检查可以确诊，但仍需与单纯内痔脱出、溃疡性结肠炎、直肠脱垂、直肠癌等疾病鉴别。

(八)治疗

1.治疗原则

盆腔及其脏器异常所致排便障碍的原因和病情复杂，临床症状、体征等轻重差异很大，因此治疗时要全身整体和局部病变相结合；注意发病原因，防治相结合。

2.治疗方法

该综合征的最佳治疗方案至今仍有争议，目前仍以非手术治疗为主。

3.非手术治疗

(1)生活指导：改变不良的饮食习惯，增加纤维食物摄入量及饮水量。其次培养合理的排便习惯和规律，每 24 小时排便 1～2 次，以晚上和早晨为佳。努力减少无效排便次数，尽量缩短每次排便时间，以 3～5 分钟为好。

(2)盆底肌肉锻炼：患者应掌握正确的盆底肌肉收缩方法，并有意识地对以肛提肌为主的盆底肌群进行自主性收缩锻炼，以增强盆底支持张力。锻炼方法为在肛提肌运动的同时配合呼吸，吸气时收缩肛门，再收缩尿道，呼气时放松，呼吸保持深而缓，每次收缩不少于 3 秒，每次 15～30 分钟，每天 2～3 次。

(3)提肛运动：强力吸气上提并收缩肛门，频率为每分钟 5～10 次，每次锻炼持续 15～20 分钟，每天早晚各锻炼 1 次，坐卧位均可，以增强肛门及盆底肌群的功能。

(4)膝胸卧位锻炼：保持膝胸卧位 15～20 分钟，每天早晚各 1 次，通过体位变换减轻腹内脏器对盆底肌群的压力，改变某些脏器的位置(如子宫后位或下垂时适用)，以帮助其功能恢复。

(5)中医药治疗：会阴下降综合征无明确的中医病名，但据其临床症状属于中医“便秘”“虚秘”范畴。目前中药治疗主要以补中益气汤化裁，重在健脾益气，升阳举陷。

(6)外用药物:如直肠内充血糜烂甚者,在内服药的同时可配合应用中药保留灌肠以增强疗效。

(7)心理治疗:对于长期慢性排便障碍的患者,在常规治疗的同时,应加强心理疏导及心理治疗,改善患者的心理状态,促进症状的改善。

2.手术治疗

(1)术前准备:同开腹胃肠手术和结直肠癌的术前准备。麻醉可选用全身麻醉,硬膜外阻滞效果也很好。体位有两种,多采用仰平卧位,需行肛门紧缩术或直肠前突手术者用截石位。

(2)操作方法:以女性为例。①下腹正中切口或旁正中切口,从耻骨联合上缘至脐或稍左旁。②开腹后探查有无内脏下垂,直肠子宫陷凹深度,内疝的内容物,骶直分离及子宫后倾、下垂程度,靠盆底头向提拉直肠观察会阴下降程度(一般超过 4 cm),为制订手术方案提供参考。③还纳疝内容物,如下垂的乙状结肠、小肠等。术前检查有结肠慢传输,可做好切除结肠行端端吻合术的准备(最后行此步手术)。④缩短直肠前壁固定黏膜:此步骤前可打开疝囊底,分离暴露两侧肛提肌,以 7 号线缝合缩小盆底肌下口。此步骤因损伤已经很薄弱的盆底肌筋膜,可不打开疝囊底,将其提起缝合加强。⑤上提固定直肠,缩小骶直间距,至直肠前外侧转向侧后骶前,直至 S_3 或 S_2 的高度。同法缝对侧。⑥处理子宫下垂后倾,提高直肠子宫陷凹:向前上方提拉子宫,将子宫圆韧带折叠加强拉紧,缝于同侧腹内斜肌和腹横肌最下缘的肌纤维及其筋膜上。女性子宫圆韧带随该肌纤维止于大阴唇。上提缝合子宫主韧带于同侧盆壁。将子宫体、子宫颈的结合部上缘与折叠的直肠前壁缝合,提高直肠子宫陷凹,并加强子宫骶韧带。在④～⑥的基础上,将两盆壁腹膜及其下方结缔组织缝于直肠、子宫适当位置,将盆底提高。⑦完成以上操作,检查盆底抬高至满意位置,将直肠近端固定在骶前,将乙状结肠缝于左侧髂窝或左侧腰大肌筋膜上。需行乙状结肠部分切除端端吻合术者可以在此时进行。根据手术情况决定是否放置引流。需行肛门括约肌修复紧缩术或阴道外疝疝囊切除、阴道后壁直肠前突手术者,可以放置引流。

(3)术后处理:①常规补液,应用抗生素,一般 24～72 小时拔除胃管,排气后进流食,术后 96 小时可进半流质饮食。7 天后进普通饮食,进食后保持排便通畅,不用力排便;②可用中医辨证用药帮助恢复,注意排便规律习惯的训练。3 个月内不从事较重体力劳动。

除上述手术方法外,对有直肠前壁黏膜脱垂或内痔脱出患者,可采用硬化剂注射治疗,若无效可考虑采用胶圈套扎疗法或手术切除。会阴下降综合征不论有无盆底形态异常,规范的非手术治疗都极为重要,且中西医结合治疗会阴下降综合征多获显著疗效。学者强调应避免继续过度用力排便加重盆底肌的损害,并坚持缩提肛门锻炼,争取恢复其部分弹性。如果有效,这种锻炼及排便方式应是终身的。

六、肛门内括约肌失弛缓症

(一)概述

肛门内括约肌失弛缓症是一种肛管直肠功能紊乱性疾病,具有特殊病理生理基础,以顽固性便秘和排便极为困难为主要症状。

(二)流行病学

肛门内括约肌失弛缓症女性较男性多见,男女比例为 1∶10。可发生于任何年龄,以 30～50 岁多见。

(三)病因与发病机制

目前病因尚未明确,可能与下列因素有关。

1.肛门内括约肌的病理生理改变

肛门内括约肌的病理生理改变包括肛门内括约肌松弛反射异常和肛门内括约肌的器质性病变。

2.长期抑制便意

长期抑制便意,造成肛门外括约肌收缩、紧张,也刺激肛门内括约肌收缩,呈失弛缓状态,直肠呈宽息状态,患者可出现无便意感,粪便长时间潴留于直肠,水分被过度吸收,粪便干燥,出现排便困难等症状。

3.精神因素

精神因素能使交感神经兴奋或肛门内括约肌组织内的神经递质去甲肾上腺素增加,可能导致肛门内括约肌呈失弛缓状态。

4.性别因素

由于女性排尿为蹲位,女性排尿时腹压高于男性。女性排尿时为防止直肠内容物的排出,肛门内括约肌的张力也要高于男性。另外,女性尿道短,容易发生感染,一旦发生泌尿系统感染,将会产生尿频、尿急等症状。上述因素可能是引起女性肛门内括约肌张力增加,导致肛门内括约肌失弛缓的原因。

(四)分类

1.功能性肛门内括约肌失弛缓症

功能性肛门内括约肌失弛缓症是最常见的类型,是自主神经性的或精神性的。

2.肌源性肛门内括约肌失弛缓症

通常由肛门内括约肌和(或)肛门外括约肌纤维化或结缔组织病造成。

3.神经源性肛门内括约肌失弛缓症

该类型可以定义为肛门内括约肌神经性松弛障碍。通常发生在先天性巨结肠中,常与其他肠神经畸形同时发生,如肌间神经丛神经节细胞缺乏症、神经发育不良、神经节细胞不成熟等。

(五)临床表现

1.症状

主要表现为排便费力和排便困难,虽用尽全身的力气,排出的粪便形状仍细窄、量少,排便时间延长却不能排空。患者常有用手挤压下腹部或取蹲位的习惯,甚至用手协助排便。其主要临床表现有无痛性排便困难,腹痛,便意淡漠或无便意,粪便干结,直肠、骶尾部和会阴部坠胀或酸痛。

2.体征

直肠指检有明显的紧缩感,这种紧缩感不同于耻骨直肠肌痉挛、肥厚,后者是越向肛管深部紧张度越高,而肛门内括约肌失弛缓症是肛管的下部紧张,尤以肛门口部明显,肛管的压力增高,甚至指尖进入肛管困难。直肠指检可感觉肛门内括约肌增厚,部分患者有触痛。探查肛门内、外括约肌间沟常发现该沟变深,严重的患者做排便动作时可显示肛门内括约肌突出于肛门之外。在肛管上方可触及有较多的干燥粪块。

(六)辅助检查

1.排粪造影检查

肛门内括约肌失弛缓症患者排粪造影时,有以下 X 线征象。

(1)肛直角的变化:提肛与静息时相比,肛直角明显变小,肛门直肠结合部明显升高,提示耻骨直肠肌功能良好。用力排便与静息时相比,耻骨直肠肌压痕消失,肛直角变大,但肛门直肠结合部下降的幅度较正常人小,可能是痉挛肥厚的肛门内括约肌阻碍了肛门直肠结合部的下降。

(2)排便费力:排便开始迟疑且动作短促而不连续,虽可排钡剂但肛管细窄难开,钡流涓细、量少,排便时间明显延长,钡剂滞留量较多。

(3)Y形征:部分患者有时可见肛门直肠结合部前后原本圆隆外突的边缘轻微内凹,两者与细窄的肛管一起构成两条斜边内凹的Y形,是增厚的肛门内括约肌压迫导致,是肛门内括约肌失弛缓症的典型X线征象。

(4)巨直肠:静息状态下直肠明显扩张,甚至可以出现巨直肠。

(5)“萝卜根”样改变:肛管不开放,肛管以上的直肠颈部呈对称性囊状扩张,在肛门直肠交界处可呈“萝卜根”样改变。

(6)直肠内液平:排钡剂后黏膜相可见直肠壶腹部有液平存在,钡剂不能完全排空。

2.肛门内括约肌肌电图检查

由于肛门内括约肌的收缩与肛门外括约肌和耻骨直肠肌的收缩有不可分割的关系,肛门外括约肌和耻骨直肠肌的异常收缩可导致肛门内括约肌失弛缓,因此在对肛门内括约肌失弛缓症患者做盆底肌电图检查时,常观察到后两组横纹肌有异常放电。

3.肛门直肠压力测定

肛管静息压明显高于正常人。肛门内括约肌松弛反射减弱或不能引出,即在气囊扩张直肠时,肛管的压力下降不明显甚至反而上升,证实了肛门内括约肌失弛缓症患者的直肠内括约肌松弛反射异常。肛门内括约肌失弛缓症患者的直肠耐受量显著高于正常人。

4.腔内超声检查

直肠腔内超声检查可以显示直肠下端固有肌层增厚而上端正常;肛管腔内超声可以显示肛门内括约肌的厚度和直径。

5.肛门内括约肌活检

该检查可以确定肛门内括约肌是否有器质性病变,明确肛门内括约肌的平滑肌纤维是否有变性、肌内膜是否有变化、肌间神经丛是否有变性。

(七)诊断

结合患者临床症状、体征和辅助检查可明确诊断。

(八)治疗

采用个体化治疗为原则的综合治疗。由于长期使用泻药可引起肠肌层神经元退行性变,同时还可造成钾吸收障碍导致低钾血症,加重肛门内括约肌失弛缓症。因此,不应长期使用泻药,特别是刺激性泻药。对本病的治疗除了针对便秘的一般非手术治疗外,还可采取下列措施。

1.心理治疗

使患者认识到本病的本质,正确对待便秘这一症状,打消顾虑,树立治疗的信心。

2.药物治疗

(1)镇静剂:对精神紧张、抑郁或情绪不稳定的患者可给予地西泮2.5~5 mg,口服,每天2次。

(2)麻醉剂:保留灌肠普鲁卡因可使肛门内括约肌较长时间弛缓,并对肛门外括约肌及耻骨直肠肌有一定的松弛作用。方法:每天晨起排便前15~20分钟将2%普鲁卡因10~15 mL灌注于直肠内。该法对症状较轻的患者有一定的疗效。

3.手术治疗

(1)手术适应证:严格非手术治疗无效,或者疗效不显著的患者,可考虑行手术治疗。肛门内括约肌切断术,能降低肛门内括约肌紧张度和肛管压力,使便秘缓解或治愈。

(2)手术方式:肛门内括约肌切断术,包括后正中或左、右侧位肛门内括约肌全束部分切除术,最常用的手术方法是后位肛门内括约肌全束部分切除术。

(3)手术注意事项:手术时注意将肥厚的肛门内括约肌全部切断,切开肌环后强力扩肛 1 次,以防肛门内括约肌切断不全导致术后症状复发或治疗无效。

七、孤立性直肠溃疡综合征

(一)概念

孤立性直肠溃疡综合征是一种少见的局限于直肠的非特异性溃疡,是一种良性疾病。多见于青壮年,特征性病变是直肠远端孤立性溃疡、红斑、息肉样损害,临床表现多种多样,没有特异性表现,因此很容易误诊。

(二)病因与发病机制

目前孤立性直肠溃疡综合征的病因及发病机制尚未明确,多数学者认为与黏膜创伤或局部缺血有关。肛门腔内彩超发现孤立性直肠溃疡综合征患者肛门内括约肌明显增厚。同时肛门外括约肌过度收缩,使患者需要更高的直肠内压才能将直肠内容物排空,直肠内压增高引起直肠黏膜充血、损害,导致直肠溃疡。排便时耻骨直肠肌不能松弛,呈现反常收缩,使直肠前壁压向耻骨直肠肌,造成黏膜损伤,形成溃疡。此外,还可能与外力损伤、肠道炎症、血管异常、细菌或病毒感染等有关。

(三)临床表现

1.症状

其临床表现多种多样,可以无任何症状,仅在肠镜检查时显示有直肠溃疡,也可以有任何肛肠疾病的症状,如直肠出血、黏液便、便秘、腹泻、里急后重、用力排便时肛管阻塞感、痉挛性肛门疼痛、直肠肛门会阴部或骶尾部疼痛等。典型的症状是用力排便时直肠出血,并有黏液便,伴有排便不尽感。

2.体征

直肠指检时通常在肛管直肠交界处可触及增厚而活动的黏膜,可能触及单个溃疡,边缘隆起有压痛,有时硬变区呈结节状或者绒毛状,若伴息肉时可以触及息肉状物。

(四)辅助检查

1.纤维结肠镜检查

一般溃疡多发生在直肠前壁 7～10 cm,高位少见,多为单发,多发病变常为散在性分布,位置较高。形态上可以分为溃疡型、隆起型及混合型,直肠腔内可见黏液、血液、黏膜充血及水肿。

2.排粪造影

排粪造影可以发现直肠脱垂或者其他排便障碍性疾病。作为手术前后疗效的评价。

3.活检

活检是确诊的唯一依据,同时也是鉴别孤立性直肠溃疡综合征与肿瘤、炎性肠病等疾病的依据。其特征性表现是早期局部黏膜呈轻度缺血性改变,部分腺体被拉长,局部有反应性中性粒细胞浸润，随后黏膜固有层纤维化、充血和中性粒细胞浸润，隐窝破坏。黏膜表面糜烂，溃疡形成，其表面有假膜样结构覆盖，黏膜肌层增厚，腺体之间纤维组织增生，有淋巴细胞、浆细胞浸润，晚期直肠腺体细胞明显增生，有一定的异质性，可移入黏膜肌层和黏膜下层的间质内。

4.肛门直肠测压

检测肛门直肠压力和直肠肛管之间的生理反射，评定肛管直肠的功能。

5.肌电图检查

用力排便时耻骨直肠肌无反射，肛门括约肌不能松弛。

6.直肠腔内彩超

肛门外、内括约肌厚度之比明显下降，以排便障碍为主要表现的患者，超声检查发现肛门括约肌肥厚有助于孤立性直肠溃疡综合征的诊断。

(五)诊断

本综合征尚无明确诊断标准，诊断主要依靠症状、内镜表现和组织活检。一般认为具有下列情况时应考虑为孤立性直肠溃疡综合征。①具有一个或者几个以下症状：血便、黏液便、排便障碍、肛门疼痛、腹泻、里急后重、用力排便时肛门阻塞感等；②内镜检查可见直肠前壁或者侧壁有溃疡形成；③病理学活检符合该病病理活检特点，并排除直肠癌、其他类型的炎性肠病。

另外，结合本综合征好发部位也可以判断：完全性直肠脱垂的顶端；会阴下降综合征直肠前壁黏膜脱垂处；痔脱垂的顶端；偶可见回肠造口或结肠造口的顶端。

(六)鉴别诊断

本综合征缺乏特异性，容易误诊。常与直肠癌、溃疡性结肠炎、克罗恩病、艾滋病、性病性淋巴肉芽肿等疾病鉴别。

(七)治疗

一般分为非手术治疗和手术治疗，其治疗方式的选择取决于症状的严重程度和是否合并直肠脱垂。

1.非手术治疗

(1)一般治疗：予高纤维饮食、容积性泻药及排便的指导性治疗，如防止摒便，养成良好的排便习惯，防止便秘、腹泻、努挣大便等，会缓解和改善其临床症状。

(2)药物治疗：局部黏膜保护剂硫糖铝保留灌肠，可以缓解症状，但病理组织学无明显改善。可以根据中医辨证论治，予中药治疗。也可以选用消肿止痛汤、苦参汤、硝矾洗剂等中药熏洗坐浴。痔疮栓剂也有缓解局部症状的疗效。可以选择中药保留灌肠，如连芍灌肠方、三黄汤、败酱草合剂等，于夜间睡前行保留灌肠，保留时间长为宜。

2.手术治疗

对非手术治疗效果不佳或合并直肠黏膜全层增厚及显著脱垂的难治性患者，可以选择手术治疗。手术并非单纯的切除溃疡，而是依据不同病因选择不同的术式。当患者合并直肠脱垂时应行直肠脱垂的手术(如直肠悬吊术、直肠固定术和肠切除术)，对孤立性直肠溃疡综合征的患者治疗效果不错。手术虽然有一定的效果，但只有在生物反馈治疗失败后仍有顽固性症状和(或)有明确的直肠内脱垂时，才考虑手术治疗。

(罗　鹏)

第四节　结肠慢传输型便秘

一、概述

结肠慢传输型便秘是指结肠的运动功能障碍，肠内容物传输缓慢导致的便秘，属慢性、原发性、功能性便秘。主要症状为排便次数减少、粪便干硬，常伴有排便费力、腹胀。本病占功能性便秘的16%～40%，近年来随着生活质量日渐提高，其发病率有升高的趋势。慢传输型便秘已成为影响人们身心健康的重要因素之一。

普通人群中便秘患病率可高达27%，患病率除了存在地区差异外，与流行病学研究样本选取、采用便秘的诊断标准以及调查的方法有关。统计发现，北美洲的患病率为3.2%～45.0%，欧洲为0.7%～79.0%，亚洲为1.4%～32.9%，大洋洲为4.4%～30.7%，南美洲为26.8%～28.0%，南非为29.2%。我国地域宽广，南北饮食及生活习惯等存在较大差异，随机流行病学调查资料表明，成年人符合罗马Ⅳ诊断标准的功能性便秘的患病率为3.6%～12.9%。此外，老年人患病率为20.3%～40.1%，女性患病率高于男性，农村患病率高于城市。

二、病因与发病机制

(一)病因

慢传输型便秘的病因主要包括不良饮食和排便习惯，药物因素，内分泌功能紊乱，代谢性疾病，神经系统疾病，胃肠调节肽含量异常，心理因素，精神疾病等。

(二)发病机制

1.肠道动力学的改变

(1)结肠动力学的变化：结肠的集团运动形式是维持肠腔内压力所必需的。慢传输型便秘患者结肠集团运动减少，餐后集团运动亦显著减少。传输缓慢不仅局限于结肠，也可能是全胃肠运动功能失调。部分慢传输型便秘患者的结肠传输减慢可能是全胃肠动力障碍的主要部分。

(2)直肠肛管动力学的变化：慢传输型便秘患者可伴有直肠感觉阈值显著增高，直肠最大耐受量增加，直肠排便收缩反应减弱。

(3)神经病变：慢传输型便秘患者存在结肠胆碱能神经分布异常。用刺激汗腺反应试验，发现几乎所有的慢传输型便秘患者都存在节前交感胆碱能神经功能紊乱，提示可能是一种选择性末梢纤维神经病，便秘是该病的一种表现。

2.肠道病理组织学的改变

大多数慢传输型便秘患者常规病理检查时肠道并无异常，病理学改变主要表现在消化道的肠神经系统，肠神经系统主要是指黏膜下神经丛、肌间神经丛。其组织学改变有几个方面：①嗜银性神经元数目减少，细胞体积变小、皱缩，轻度肿胀，染色不均匀；②神经节内细胞核变异增多；③神经丝明显减少，甚至缺损；④肠肌间神经丛、神经元和卡哈尔间质细胞变性；⑤肠神经节细胞空泡变性，重度神经节炎；⑥S_{100}蛋白免疫反应性异常增高；⑦神经纤维密度下降。

3.肠调节肽的改变

Kreek 等认为阿片肽与慢传输型便秘有关，便秘患者直肠远端黏膜和黏膜下层内源性阿片肽浓度增加，认为内源性阿片肽的增加导致直肠局部张力性收缩增强，推进性蠕动减弱，肠内容物不易通过直肠导致便秘。

4.肠道菌群改变

便秘患者肠道菌群变化得到了国内外学者的重视和证实，Zoppi 等发现在儿童便秘患者肠道内梭菌属和双歧杆菌数量增加，有学者研究发现，成年便秘患者粪样中双歧杆菌属、乳杆菌属、拟杆菌属、梭菌属、链球菌属等优势菌群数量显著下降，通过粪菌移植恢复肠道微生态后，可显著改善慢传输型便秘患者的临床症状，可见肠道菌群紊乱与结肠慢传输的发生发展密切相关，但两者之间的因果关系尚无一致结论。

三、临床表现

主要表现为长期便次减少，可 5 天以上排便 1 次，有的患者甚至高达 1 个月排便 1 次，完全没有主观排便冲动（无便意），长期腹胀、食欲减退，依靠泻药排便，且泻药的用量越来越大，效果越来越差，甚至用泻药也完全不能排便。多有不同程度的排便困难，排便时间较长，一般在 15～45 分钟，排出的粪便干结，呈羊粪状、球状。部分患者伴有左下腹部隐痛、不适、恶心，无呕吐。部分患者有焦虑、失眠、抑郁等症状。慢传输型便秘患者大多伴有痔，多有不同程度的便血，粪便表面附着鲜红色血液。慢传输型便秘患者多无特殊体征，部分患者可在左下腹触及增粗的肠管或充满粪团的肠管。

四、辅助检查

(一)结肠传输试验

结肠传输试验为慢传输型便秘首选的检查方法。目前主要采用不透 X 线标志物法，该方法简单易行、应用广泛、结果可靠。不透 X 线标志物法诊断标准：80％的标志物 3 天不能排出，仍在乙状结肠和以上部位。

(二)排粪造影检查

了解有无合并出口梗阻型便秘。

(三)肛门直肠测压

了解是否合并存在排便障碍，包括不协调性收缩、直肠推进力不足和感觉功能异常；对某些慢传输型便秘的鉴别诊断有重要意义。

(四)小肠传输时间测定

某些糖类如豆类中含有的木苏糖或合成的乳糖在小肠不能分解，而被大肠中存在的细菌分解并产生氢气，吸收入血并被呼出。受检者口服不吸收的糖类后，检测到呼出气体中氢气浓度明显升高所用时间即为小肠传输时间，即口-盲肠传输时间。主要用于测定胃和小肠的传输功能，诊断是否合并全消化道传输迟缓。

(五)球囊逼出试验

球囊逼出试验主要用于评价受试者排便动力或直肠的敏感性。正常人很容易排出 50 mL 体积的球囊，而慢传输型便秘患者则只能排出较大体积的球囊，甚至当球囊充至 200 mL 以上方能排出。

(六)肛肠肌电图测定

肛肠肌电图测定可发现肛门内、外括约肌和耻骨直肠肌有无在排便时产生反常的肌电活动。

(七)电子结肠镜检查

电子结肠镜检查的主要目的是排除肠道器质性病变,有时可见直肠内脱垂和结肠黑变病。

五、诊断与鉴别诊断

(一)诊断

慢传输型便秘的诊断根据病史、查体、影像学和内镜等辅助检查,不难做出临床诊断。

(二)鉴别诊断

1.出口梗阻型便秘

患者排便费力,排便时肛门直肠堵塞感,需要手法辅助排便和排便不尽感等症状更为突出,部分患者粪便未成形或稀粪,排便费力严重。直肠指检时发现患者用力排便时肛门括约肌不能松弛或呈收缩状态。肛门直肠功能检查可以发现患者在试图排便时盆底肌出现不协调性收缩或直肠推进力不足、感觉阈值升高。部分患者同时合并存在结肠慢传输,因此仅从临床症状上难以区分两者,鉴别诊断需要借助小肠、结肠传输时间测定和肛门直肠功能检查。

2.便秘型肠易激综合征

两者同属于功能性肠病,均表现为便秘。但便秘型肠易激综合征患者以腹痛或腹部不适为主要表现,腹痛或腹部不适的发作伴随排便次数减少和粪便干结。罗马Ⅳ诊断标准强调功能性便秘的诊断应在不符合肠易激综合征诊断标准的前提下,也就是说当患者的症状符合肠易激综合征的诊断时,不再考虑功能性便秘的诊断。

3.慢性假性结肠梗阻

慢性假性肠梗阻累及结肠时可表现为便秘、肠梗阻,患者腹胀明显,很少或不出现高调肠鸣音。腹部X线片可显示肠道气液平,肠管高度扩张,常规通便治疗效果一般。

4.先天性巨结肠

先天性巨结肠是一种常见的先天性消化道畸形,主要累及直肠和乙状结肠。成年患者常表现为严重便秘、腹胀和不全性肠梗阻,钡剂灌肠造影典型的表现有助于鉴别诊断。

5.结直肠肿瘤

结直肠肿瘤的患者表现为排便习惯改变、粪便变形、便血及便秘等,直肠指检非常重要,电子结肠镜、组织学检查可进一步明确诊断。

6.炎性肠病

炎性肠病包括溃疡性结肠炎和克罗恩病,多数患者表现为腹泻、脓血便,伴有腹痛、发热等,少数患者有便秘表现,容易被误诊。多次粪便常规、炎症指标、内镜及X线检查等有助于鉴别诊断。

六、治疗

对于慢传输型便秘患者,首先是严格的非手术治疗,在非手术治疗无效时可考虑手术治疗;应同时给予出口梗阻型便秘的治疗并兼顾心理治疗。

(一)非手术治疗

1.一般治疗

一般治疗是各种疗法的基础,主要包括①调整饮食结构,多饮水,多吃蔬菜、水果,增加膳食中纤维素和水分的摄入量；②保持作息规律，多运动，养成定时排便习惯；③治疗个体化。

2.针灸治疗

本病虚实并存，当辨清虚实寒热，对症选穴施治，从中枢神经系统、交感与副交感神经系统和肠神经系统三层面对胃肠动力进行调节。一般以取大肠俞、募穴及下合穴为主，实则泻之，虚则补之，寒则灸之。主穴有天枢、大横、腹结(左)、大肠俞和中髎；配穴有气海、支沟、上巨虚、照海。

3.大肠水疗

用专用的水疗仪经肛门向结肠内注入净化处理的温水，对整个结肠进行清洁灌肠促进排便，并可向结肠内灌注药物起到治疗便秘的作用。

4.生物反馈治疗

生物反馈治疗是一种生物行为疗法，通过电子工程技术把一些不能或不易被人体感知的生理或病理活动转化为声音、图像等可被或易被感知的信息，利用生物反馈机制，让患者根据其观察到的自身生理活动信息来调整生理活动，以达到治疗疾病的目的。生物反馈治疗包括肛门直肠测压反馈技术和肛肠肌电图反馈技术等，具有相对非侵入性、易忍受、费用低、可在门诊治疗等优点。

5.心理治疗

心理精神因素在慢传输型便秘治疗中不容忽视，要有高度的责任感、同情心，取得患者的信任，医师应从社会、心理、行为着手，采取劝导、启发、支持、同情、保证等方式，帮助患者正确对待治疗结果，提高疗效。

(二)手术治疗

慢传输型便秘是结肠功能障碍性疾病，而非器质性病变，故手术应十分慎重。只有严格非手术治疗无效，有强烈手术意愿者方可手术，但必须告知患者术后并发症及复发情况。手术指征：①符合功能性便秘罗马Ⅳ诊断标准；②多次结肠传输时间测定证实结肠传输时间明显延长；③病程在5年以上，系统的非手术治疗无效；④严重影响日常生活和工作，患者强烈要求手术治疗；⑤无严重的精神障碍；⑥排粪造影或盆腔四重造影，排除出口梗阻型便秘；⑦钡剂灌肠或电子结肠镜检查，排除结直肠器质性病变；⑧肛门直肠测压，无先天性巨结肠的证据。

根据最新便秘外科治疗指南，慢传输型便秘手术方式：①全结肠切除回肠直肠吻合术；②结肠次全切除术；③结肠旷置术；④回肠末端造口术。应根据患者的不同情况选择不同的手术方式。

1.全结肠切除回肠直肠吻合术

切除了导致慢传输型便秘的大部分病灶，相对缩短了肠腔内容物的运输时间，可明显改善患者的排粪困难症状，术后长期有效率高，手术彻底，术后复发率低，是最传统有效的外科治疗术式，一直被广泛采用。但该术式创伤大，切除了盲肠和回盲瓣，导致回盲瓣的限制和逆蠕动功能丧失，术后并发症较多，包括肠梗阻、顽固性腹泻及大便失禁等。

(1)适应证：全结肠动力障碍的患者。

(2)操作方法：全结肠切除回肠直肠吻合术有开腹和腹腔镜全结肠切除术，目前多采用后者。气管插管全身麻醉成功后，患者取平卧位，腹会阴部术野消毒，铺无菌巾。腹部正中绕脐切口10～15 cm，上起脐与剑突连线中点，下止耻骨联合上缘。使用超声刀先由胃结肠韧带中部向右侧游离结肠肝曲，切开脾结肠韧带，沿右侧结肠旁沟切开侧腹膜至回盲部，将结肠向内上方提起，沿Toldt间隙钝性分离肾前筋膜及十二指肠间隙疏松结缔组织。于中部无血管区切开横结肠系膜，向右侧分别结扎结肠中动脉的右侧支、右结肠血管，尽可能靠近末端回肠部位凝断回结肠血管。再沿胃结肠韧带向左侧切开至脾结肠韧带，分离结肠脾曲。沿左结肠旁沟切开侧腹膜至乙状结肠水平。沿 Toldt 间隙钝性分离降结肠与后腹膜疏松结缔组织，注意保护输尿管和性腺血管，向左侧分离横结肠系膜，分别结扎结肠中动脉左侧支、左半结肠的血管、乙状结肠的血管。拖出游离结肠，修剪回结肠系膜。距离回盲部约 10 cm 以 60 mm 切割闭合器关闭末端回肠，残端行浆肌层缝合，直肠-乙状结肠交界处以 60 mm 切割闭合器关闭，移除标本，直肠残端行浆肌层缝合加固。对齐直肠和末端回肠，距离直肠残端 1 cm 部位和末端回肠残端 8 cm 部位戳孔以 60 mm切割闭合器行直肠-回肠顺行侧侧吻合，吻合口残端行全层和浆肌层缝合，或徒手行回肠-直肠端端吻合。关闭系膜，用大量生理盐水冲洗腹腔，彻底止血，根据患者整体状况选择盆底置入双套管或常规引流管。

(3)注意事项：①用超声刀沿结肠壁分离结肠系膜，每次分离系膜不应过多，避免出血、延长手术时间。②因为结肠位于腹腔不同部位，术中要变换多个手术视野，操作较困难，术者要有耐心。③分离脾区结肠时，不应过度牵拉，避免损伤脾脏。④在分离肝区结肠时，避免损伤十二指肠。⑤行回肠直肠吻合时，认清回肠系膜方向，不要将旋转的回肠与直肠吻合。⑥彻底止血，以防术后出血。⑦腹腔用防止肠粘连的药物。

(4)术后处理：①心电监护密切监测生命体征，保持水电解质平衡。②密切观察腹腔引流液的性状。③尽早恢复肠内营养或口服进食。

2.结肠次全切除术

结肠次全切除、盲肠/升结肠直肠吻合术疗效不低于全结肠切除回肠直肠吻合术，由于保留了回盲瓣，术后腹泻发生率明显降低，无顽固性腹泻发生。应根据吻合部位和方式的不同来确定保留回盲部的长度。

(1)适应证：盲肠功能正常、无明显扩张的慢传输型便秘患者。

(2)操作方法：保留回盲瓣、盲肠和部分升结肠的结肠次全切除术的肠管吻合方式分为顺蠕动和逆蠕动两种。顺蠕动吻合即以升结肠与直肠端端吻合，而逆蠕动吻合则以盲肠底部与直肠行吻合。国内外文献中报道的结肠次全切除、盲肠直肠吻合术其实大部分为升结肠直肠吻合术。因为解剖学上真正的盲肠位于回盲瓣水平以下。结肠次全切除、升结肠直肠吻合术一般保留回盲部以上 5～10 cm 升结肠，直肠离断处在骶骨岬稍下方，可切除上 1/3 的直肠。手工或经肛门以吻合器行升结肠-直肠端端吻合。由于在吻合时，需将剩余升结肠、盲肠进行翻转，在一定程度上扭转回结肠血管操作较复杂，且可能增加肠梗阻的发生率。结肠次全切除、逆蠕动盲肠直肠吻合术以盲肠底部与直肠中上段行吻合，不需要对结肠、盲肠进行位置上的大调整。

患者取截石位，连同盲肠一起游离升结肠、横结肠、降结肠及乙状结肠。保留回盲瓣以上5～7 cm 离断升结肠，在骶岬下方离断直肠，切除阑尾。直肠残端置入吻合器抵钉座(头端)，升结肠切除断端置入吻合器器身，旋紧吻合器将盲肠牵入盆腔，以吻合器吻合盲肠底部和直肠残端，结肠断端缝闭。保留升结肠主要是为了保留回盲瓣和便于器械吻合。升结肠保留 5～7 cm 即可，以免导致术后便秘不缓解或复发。

目前，采用腹腔镜下结肠次全切除、逆蠕动盲肠直肠吻合术，取得满意疗效，损伤小，愈合快。

3.结肠旷置术

主要理论基础是结肠具有蠕动功能，使得粪便可直接由术后新建的正常通道排出，因只游离回盲部，手术创伤小、恢复快，近期疗效尚好。保留的盲肠和部分升结肠能起到类似于储粪袋作用，可改善术后腹泻症状。但可出现旷置结肠粪便反流严重，腹胀、腹痛明显，需定期行结肠水疗排空的问题。同时，对肠道功能的长期影响仍需进一步研究。

(1)适应证：高龄合并全身其他系统器官疾病的慢传输型便秘患者。

(2)操作方法：①升结肠切断的结肠旷置、逆蠕动盲直肠端侧吻合术。开腹后，探查结肠的情况；游离回盲部及部分升结肠，使回盲部能下移到盆腔，距回盲瓣 5～10 cm 处切断升结肠及其系膜，远端肠管关闭，旷置远端结肠；近端结肠置入吻合器钉座，荷包缝合收紧；打开腹膜反折，在骶前筋膜前间隙分离直肠，注意保护男性的精囊及前列腺或女性的阴道壁；扩肛并经肛门置入吻合器器身，尖端自腹膜反折处直肠右侧壁穿出，将近端升结肠及盲肠向内侧翻转，连接钉座与吻合器器身，旋紧吻合器将盲肠牵入盆腔，行盲肠与直肠端侧吻合；吻合完成后，将吻合口上方升结肠、盲肠与直肠、乙状结肠并行缝合 5 cm；冲洗腹腔，置入引流管，逐层关腹。②升结肠不切断的结肠旷置、逆蠕动盲直肠端侧吻合术：进腹后探查结肠的情况；游离回盲部及部分升结肠，使回盲部能下移至盆腔，距回盲瓣 7～10 cm 处闭合升结肠不切断，同时切除阑尾；于回盲部尖端置入吻合器钉座(头端)；扩肛并经肛门置入吻合器器身，尖端自距腹膜反折处 5～8 m 直肠右前侧壁穿出，连接钉座与吻合器器身，行盲肠底部和直肠右前侧壁吻合；冲洗腹腔，置入引流管，逐层关腹。③结肠旷置、回肠直肠侧侧吻合术：游离末段回肠和直肠上段，行回肠和直肠侧侧吻合术。在条件允许的情况下，可通过腹腔镜技术进行操作，具有创伤小、并发症发生率低等优点。④改良结肠旷置术：本术式对保留回盲瓣的结肠旷置术进行了改良，即在吻合完成后，将吻合口上方盲肠、升结肠与乙状结肠并行缝合 5 cm，然后在乙状结肠缝合形成三处皱襞，每处皱襞的间隔为 3 cm，针间距为 2 cm，制作人工瓣膜，可有效防止术后旷置结肠的粪便反流，避免因粪便反流所引起的腹胀和腹痛等并发症。

(3)注意事项：术中操作要注意吻合口位置，以吻合口位于直肠上段、腹膜反折以下为适中。过高临床效果不好，过低易并发腹泻。

4.回肠末端造口术

(1)适应证：主要适用于结肠旷置术后出现盲袢综合征的患者、年老体弱不能耐受较大手术的慢传输型便秘患者。

(2)操作方法：将距回盲瓣 20 cm 处回肠离断，远端关闭，近端造口于右下腹部。

(刘 涛)

第六章

感染性肛肠疾病

第一节　细菌性痢疾

一、概述

细菌性痢疾是由痢疾志贺菌引起的肠道传染病，好发于夏秋季。临床主要表现为发热、腹痛、腹泻、里急后重和黏液脓血便，严重者可发生感染性休克和（或）中毒性脑病。本病急性期一般数天即愈，少数患者病情迁延不愈，发展成为慢性细菌性痢疾，可以反复发作。

细菌性痢疾在世界各地都有流行，是全球所面临的公共卫生问题之一，特别是在发展中国家显得尤为突出。全球每年估计有 1.65 亿人次感染志贺菌，造成死亡的约有 110 万，发病率和死亡率居感染性腹泻之首。发达国家年发病率为（1.8～6.5）/10 万。在环境和卫生条件相对落后的发展中国家，细菌性痢疾的年发病率约为 900/10 万，发病占全球发病数的 99%，几乎所有的病死病例都出现在发展中国家。我国近几十年细菌性痢疾监测数据显示，总体看有逐年下降的趋势，但其发病率仍居法定报告传染病的前四位，在某些地区甚至是首位。有关统计数据显示，1990－2009 年我国细菌性痢疾的报告发病率从127.44/10 万下降到 20.45/10 万。但发病率仍显著高于发达国家。随着社会卫生经济条件的改善，虽然发患者数大大减少，但我国每年细菌性痢疾发病仍有 27 万人次之多。细菌性痢疾在临床就诊的腹泻患者中所占比例为 5%～15%，因腹泻造成死亡的病例中约 75%是志贺菌感染引起的。因疾病引起的早死或失能而造成的劳动力丧失排名中，细菌性痢疾位居前列。由此可以看出细菌性痢疾还是对人们的健康造成了很大的威胁，给社会带来了很大的负担。

细菌性痢疾能够得到有效控制，死亡率显著下降，在很大意义上依赖于不同时期不同抗菌药物的发明和临床应用。20 世纪初磺胺类药物是志贺菌主要的治疗药物，但随着抗生素的广泛应用和滥用，产生了严重耐药现象，且常呈现多重耐药。80 年代初喹诺酮类药物开始用于细菌性痢疾的临床治疗，药物敏感率在 95%以上，对氨苄西林等多重耐药的志贺菌表现出强大的杀菌活力，因其高效、低毒等特点而广泛应用，从 80 年代后期逐渐出现了对喹诺酮类药物耐药的菌株，该耐药率越来越高，影响了临床治疗效果。第二、三代头孢菌素类抗生素是近几年治疗儿童细菌性痢疾的主要药物，有研究显示儿童用头孢菌素类耐药率也在上升。由于头孢类药物比较昂贵等原因，加上目前尚无全世界公认的理想疫苗可以保护易感人群，因此根据药敏结果合理使用现有抗菌药物、降低志贺菌产生耐药性的速度以及研制新的抗菌药物是防治细菌性痢疾的一个重要环节。

细菌性痢疾主要是由志贺菌引起的，志贺菌属细菌是细菌性痢疾的病原菌。目前根据生化特性和血清学可分为4群50个血清型(包括亚型)：痢疾志贺菌(A群)，福氏志贺菌(B群)，鲍氏志贺菌(C群)和宋内志贺菌(D群)。其中痢疾志贺一菌包含16个血清型，福氏志贺菌包含6个血清型(15种亚型)，鲍氏志贺菌包含18个血清型，宋内志贺菌仅有一个血清型。志贺菌的4个群均可引起细菌性痢疾，其中痢疾志贺菌1型能产生外毒素，其所致疾病相对严重，而宋内志贺菌感染可出现无症状携带者。

志贺菌各菌群和菌型的分布与变迁随着国家、地区和年代的不同而异，给细菌性痢疾的防治带来很大困难。20世纪40年代以前，主要的流行菌群是痢疾志贺菌；50年代以后，福氏志贺菌在发展中国家占优势；从60年代起，在许多工业发达国家中造成细菌性痢疾的主要是宋内志贺菌。目前许多发达国家的病原菌中，宋内志贺菌占75%以上。而我国不同地区优势菌也不尽相同，多数地区一直以福氏志贺菌为主要流行菌群，又以2a亚型最常见，有些地方宋内志贺菌有上升趋势。

细菌性痢疾是西医学的概念，在中医学古代医籍中没有明确对应的病名，但根据其腹泻、黏液脓血便、腹痛的临床表现，文献中关于"肠澼""滞下""痢疾""便血""泄泻""肠风""脏毒"等病证的论述为我们提供了可借鉴的辨治经验。

痢疾，古代称为"肠游""滞下"等，含有肠腑"闭滞不利"的意思。本病为最常见的肠道传染病之一，一年四季均可发病，但以夏秋季节为最多，无论男女老幼，对本病"多相染易"，在儿童和老年患者中，常因急骤发病，高热惊厥，厥脱昏迷而导致死亡，故而必须采取有效措施，积极防治。有地区观察到痢疾的流行与苍蝇消长期相一致，因此灭蝇对控制本病的传播有积极的意义。中医药对各类型痢疾有良好的疗效，尤其是久痢，在辨证的基础上，采用内服中药或灌肠疗法，更能收到显著的效果。

《黄帝内经》称本病为"肠澼"，对其病因、症状、预后等方面有原则性的论述，指出感受外邪和饮食不节两个致病的重要环节，并从症状、脉象表现判断痢疾的预后。如《素问·太阴阳明论》说："食饮不节，起居不时者，阴受之……阴受之则入五脏……入五脏则䐜满闭塞，下为飧泄，久为肠澼。"《伤寒论》《金匮要略》书中，对痢疾进行了初步的分类，如赤白痢、赤痢、血痢、脓血痢、冷痢、热痢、休息痢等。《备急千金要方》称本病为"滞下"。宋代《严氏济生方》正式启用"痢疾"之病名，即"今之所谓痢疾者，古所谓滞下是也"，一直沿用至今。《丹溪心法》进一步阐明痢疾的流行性、传染性，"时疫作痢，一方一家，上下相染相似"，并论述痢疾的病因以"湿热为本"，提出通因通用的治痢原则。

二、病因与发病机制

(一)病因

痢疾为病，发于夏秋之交，这个季节暑、湿、热三气交蒸，互结而侵袭人体，加之饮食不节与饮食不洁，邪从口入，滞于脾胃，积于肠腑。饮食、湿热积滞其中，与气血胶结，传导失常，脂络受伤，遂成痢疾。痢疾病位在肠腑，肠司传导之职，传送糟粕，又主津液的进一步吸收。邪客大肠，传导功能失司，通降不利，气血凝滞腐败，因而痢下赤白脓血。脾胃主受纳、运化之职，升清降浊。饮食不节，脾胃受损，运化失职，饮食积滞阻之于肠腑。《医碥·痢》说："不论何脏腑之湿热，皆得入肠胃，以胃为中土，主容受而传之肠也。”由此可知，脾胃损伤，可直接影响于肠，所以痢疾病变与脾胃有密切的关系。

（二）发病机制

痢疾的病机主要是邪滞于肠，气血壅滞，肠道传化失司，脂膜血络受伤，腐败化为脓血而成痢。由于时邪疫毒或饮食不节而积滞于大肠，以致气血壅滞，与病邪相搏结，肠腑气机阻滞，通降不利，因而产生腹痛、大便失常之症。热郁湿蒸，气血凝滞，腐败肠间，以致肠腑脂膜血络受损，化为赤白脓血下痢，所谓“盖伤其脏腑之脂膏，动其肠胃之脉络，故或寒或热，皆有脓血”。肠腑传导失司，由于气机阻滞而不利、肠中有滞而不通，不通则痛，腹痛而欲大便则里急，大便次数增加，便又不爽则后重，这些都是由于通降不利、大肠传导功能失调之故。

由于人体的体质有阴阳盛衰的不同，痢疾病机的转化又有不同。素体阳虚者，湿从寒化，寒湿内蕴，再加之饮食不洁，邪气食积于肠中，遂为寒湿之痢。素体阳盛者，湿热内蕴，食用不洁之物，从热而化，乃成湿热之痢。不过，“痢因暑热者多，寒者少”；“种种痢疾，总由湿热入胃（肠），此一句便可悟病形矣”，所以临床上以湿热痢为多见，实证为主。

再者痢疾因治疗不及时，或素体中焦虚弱，正虚邪恋，或治疗不当，苦寒太过，收涩过早，或患者兼其他病如胃痛、胁痛等，以致迁延日久不愈，或时愈时发，反复不休，转为慢性；或正虚邪留，虚实并见，寒热错杂；或正气疲惫，由脾及肾，使病情复杂而缠绵。

三、诊断与鉴别诊断

（一）西医诊断

1.疾病诊断

（1）流行病学史：患者有不洁饮食和（或）与细菌性痢疾病患者接触史。

（2）临床表现：起病急骤，畏寒、寒战伴高热，继以腹痛、腹泻和里急后重，每天排便10～20次，但量不多，呈脓血便，并有中度全身中毒症状。重症患者伴有惊厥、头痛、全身肌肉酸痛，也可引起脱水和电解质紊乱，可有左下腹压痛伴肠鸣音亢进。

（3）临床分型。

急性普通型（典型）：起病急，畏寒、发热，可伴乏力、头痛、食欲缺乏等毒血症症状，腹泻，腹痛，里急后重，脓血便或黏液便，左下腹部压痛。

急性轻型（非典型）：症状轻，可仅有腹泻、稀便。

急性中毒型：①休克型（周围循环衰竭型）。感染性休克表现，如面色苍白，皮肤花斑、四肢厥冷、发绀、脉细速、血压下降等，可伴有急性呼吸窘迫综合征（acute respiratory distress syndrome，ARDS）。常伴有腹痛、腹泻。②脑型（呼衰竭型）。脑水肿甚至脑庙的表现，如烦躁不安、惊厥、嗜睡或昏迷、瞳孔改变，呼吸衰竭，可伴有ARDS可伴有不同程度的腹痛、腹泻。③混合型。具有以上两型的临床表现。

慢性细菌性痢疾：急性细菌性痢疾反复发作或迁延不愈病程超过2个月。

2.鉴别诊断

（1）急性细菌性痢疾应同其他病因所致的急性腹泻相鉴别。

阿米巴痢疾（又称肠阿米巴病）：起病一般缓慢，少有毒血症症状，里急后重感较轻，大便次数亦较少，腹痛多在右侧，典型者粪便呈果酱样，有腐臭。镜检仅见少许白细胞、红细胞凝集成团，常有夏科-雷登结晶体，可找到阿米巴滋养体。乙状结肠镜检查，见黏膜大多正常，有散在溃疡。

本病易并发肝脓肿。

沙门菌肠炎：鼠伤寒沙门菌、肠炎沙门菌等常为其病原，其胃肠型主要临床症状同急性非典型细菌性痢疾相似，但粪便多样化，一般抗菌药物疗效差，粪便培养可分离出沙门菌，或从该病的败血症型患者血中培养出致病菌。

副溶血性弧菌肠炎：此种肠炎由副溶血性弧菌（嗜盐杆菌）引起。为细菌性食物中毒中常见的一种类型。其临床特征：有进食海产品或腌渍食品史；同餐者同时或先后迅速发病；主要症状为阵发性腹部绞痛、恶心、呕吐，多无里急后重；粪便呈黏液血性、血水或洗肉水样，有特殊臭味；取患者吐泻物或可疑食物进行细菌培养有确诊价值。

霍乱与副霍乱病：前一周来自疫区，或者与本病患者及其污染物有接触史。突然起病，先泻后吐，常无恶心腹痛等症状，粪呈米泔样或黄水样。重症病例可致外周循环衰竭。粪便或呕吐物中检出霍乱弧菌或爱尔托弧菌。

空肠弯曲菌肠炎：该病于发达国家发病率高，甚至超过细菌性痢疾，主要临床表现与细菌性痢疾类似，尚伴咽痛、肌痛、关节痛、背痛等症状。粪便在微需氧或厌氧环境中培养可检出该菌，或者双份血清特异性抗体效价增长 4 倍以上，有诊断价值。

病毒性肠炎：多由轮状病毒、Norwalk 病毒致急性肠道感染，有其自限性，消化道症状轻，粪便镜检无特殊，电镜或免疫学方法查及病毒或病毒颗粒可确诊，双份血清特异性抗体效价 4 倍以上增长有诊断意义。

此外，急性细菌性痢疾应同肠套叠、耶尔森菌病、产肠毒性大肠埃希菌肠炎、类志贺毗邻单胞菌腹泻、亲水单胞菌腹泻等疾病相鉴别。

(2)中毒性细菌性痢疾应与下列病症相鉴别。

高热惊厥：此症多见于婴幼儿，既往多有高热惊厥且反复发作史，常可寻找出引起高热惊厥的病因及诱发因素。一经退热处理后惊厥即随之消退。

中毒性肺炎：此种肺炎病前多有受凉史，多伴感染性休克肺炎症状与体征，出现较早，胸部 X 线片提示肺部感染证据。无典型肠道感染的临床表现。粪便（包括肛试）检查无特殊发现。

流行性乙型脑炎（简称乙脑）：夏秋季节发生的中毒性细菌性痢疾需同乙脑相鉴别。乙脑的中枢神经系统症状出现有个过程，其极重型亦需 2～3 天，较中毒性细菌性痢疾为晚。粪便（包括肛试与灌肠）镜检无异常；细菌培养阴性。脑脊液检查呈病毒性脑膜炎改变；乙脑病毒特异性抗体 IgM 阳性有诊断价值。

脑型疟疾：需与脑型毒痢相鉴别。来自疫区，结合发病季节，以间歇性突发性发冷、发热、出汗后退热的临床特征，血片或骨髓片中找到疟原虫可确诊。

脱水性休克：主要因频繁吐泻史所致低血容量性休克。先有脱水，后发生休克，脱水一旦被纠正，休克即随之纠正。

重度中暑：有高温接触史。肛温超高热，皮肤灼热无汗，可伴抽搐、昏迷等神经系统症状，但无定位体征。将患者移至阴凉通风处，病情可迅速缓解。外周血常规、粪便与脑脊液检查无异常。

(3)慢性细菌性痢疾应同下列疾病相鉴别。

慢性阿米巴痢疾：其鉴别要点与急性期大致相同。

慢性非特异性溃疡性结肠炎：此病患者一般状况较差，症状迁延不愈，抗生素治疗无效。粪便培养多次均无致病菌。肠黏膜出血点质脆，接触易出血。钡灌肠或全消化道钡透检查，肠黏膜皱纹消失,晚期结肠袋消失,结肠变短,管腔狭窄为其特征。

肠结核:多继发于肺结核,痰抗酸染色或24小时痰浓集法可查见结核分枝杆菌,肠道病变多在回盲部,故右下腹压痛或扪及肿块,钡剂灌肠X线检查有助于诊断。

直肠癌、结肠癌:多见于中老年人,并发局部感染时酷似细菌性痢疾,需依据肛门直肠指诊、肠镜及肠黏膜活检等手段确诊。

肠道菌群失调:由于滥用抗菌药物或者广谱抗菌药物使用时间较长,易引起菌群失调。主要为肠道杆菌减少或消失,代之金黄色葡萄球菌、真菌(主要为白色念珠菌)及某些革兰氏阴性菌或厌氧菌感染,表现为腹泻不愈,大便性状可因病原不同而异,以乳幼儿、年老体弱者多见。

(二)中医诊断

1.病名诊断

以黏液脓血便、腹痛、里急后重为主要表现者,可称为"下痢";以大便带血为主者,可称为"便血";以排便次数增多,粪质稀薄,或夹黏液为主者,可称为"泄泻"。

2.辨证要点

(1)辨实痢、虚痢:痢疾者,最当察虚实,辨寒热。一般来说,初痢及年轻体壮患痢者多实;久痢及年高体弱患痢者多虚。腹痛胀满,痛而拒按,痛时窘迫欲便,便后里急后重暂时减,轻者为实;腹痛绵绵,痛而喜按,便后里急后重不减,坠胀甚者为虚。

(2)识寒痢、热痢:大便排出脓血,色鲜红,赤白甚于紫黑,浓厚黏稠腥臭,腹痛,里急后重感明显,口渴喜冷饮,或口臭小便黄或短赤,舌红苔黄腻,脉滑数者属热;大便排出赤白,色晦暗,清淡无臭,腹痛喜按,里急后重不明显,面白肢冷形寒,舌淡苔白,脉沉细者属寒。

3.证候诊断

(1)寒湿痢。

主症:腹部隐痛而后坠,痢下色白,或白多赤少。

次症:初起恶寒发热,身痛头疼,不渴,胸闷,不思谷食,小便清,或微黄。

舌脉:舌淡红,苔薄白或白腻,脉缓。

(2)湿热痢。

主症:便下黏液脓血,腹泻,腹痛。

次症:肛门灼热、重滞,里急后重,身热,口干口苦,小便短赤。

舌脉:舌红,苔黄腻,脉濡数或滑数。

(3)湿热毒痢。

主症:腹痛,解黏液脓血便,甚则纯下鲜血,一天十数行,日夜不息。

次症:肛门重滞,里急后重,壮热口渴,甚则神昏惊厥,头痛,烦躁,小便短赤。

舌脉:舌绛红,苔黄燥,脉滑数。

(4)休息痢。

主症:痢下赤白相间,时发时止,缠绵不愈。

次症:腹胀,口干,纳少,里急后重。

舌脉:舌淡,苔白腻或黄腻,脉濡软或细数。

(5)阴虚痢。

主症:里急欲便,坐久而仍不得便,痢下赤白稠浊,或见便血。

次症:口干,烦渴不宁,发热夜甚。

舌脉：舌红，少苔，脉细数。

(6)久痢。

主症：大便频频，痢下清稀，赤白相间，甚则滑脱不禁。

次症：下痢日久，长年不愈，少气懒言，疲倦乏力，纳呆。

舌脉：舌淡，苔薄白，脉细弱。

上述证候确定：主症必备，加次症 2 项以上即可诊断。

四、治疗

(一)中医治疗

1.治疗原则

痢疾的治疗，应根据其病症的寒热虚实，而确定治疗原则。总的来说，热痢清之，寒痢温之，初痢实则通之，久痢虚则补之，寒热交错者清温并用，虚实夹杂者通涩兼施。痢疾初起之时，以实证、湿热证较为多见，肠中有邪，与气血相搏结，而产生脓血便，因此，清除肠中之湿热疫毒、饮食积滞，颇为重要，清肠、清热、解毒、化湿、燥湿就成为实证初痢的常用方法。即使是久痢，若见虚实夹杂、寒热并见者，亦需要兼以清化。其次是调气和血。痢疾者，气血凝滞于肠间，脂膜血络损伤，大肠通降不利，气机阻滞，出现里急后重、痢下赤白脓血。刘河间指出“调气则后重自除，行血则便脓自愈”，这已成为治疗痢疾的常用法则之一。调气，是调理大肠之气滞，鼓舞脾胃之气机；和血，是行血和血凉血，以消血液之凝滞，修复血络之损伤。再者是温中理脾。

虚证久痢，中焦气虚，脾胃亏损，阳气不振，滑脱不禁，故而应用温养之法，兼以收涩固摄，温补中焦，健运脾胃，固摄肠腑。“人以胃气为本，而治痢尤要”，说明顾护胃气，应贯穿于治痢过程之始终。由于治疗实证初痢、湿热痢、疫毒痢的方药之中，苦寒之品较多，长时间大剂量使用，有损伤胃气之弊，因此，应该注意药物的调配。

此外，古今学者提出有关治疗痢疾之禁忌，如忌过早补涩，忌峻下攻伐，忌分利小便等，均可供临床用药之时结合具体病情参考借鉴。对迁延不愈之久痢，因病情复杂，正气已虚，而余邪积滞又未尽，若单纯温补，则滞积不去，贸然予以通导，又恐伤正气，此时治宜兼顾两全，于温补之中，佐以清肠导下祛积，扶正祛邪，权衡运用。

2.辨证论治

(1)寒湿痢。

治法：温里化湿。

主方：藿香正气散。

药物：藿香叶、紫苏、白芷、大腹皮、茯苓、白术、陈皮、法半夏、厚朴、桔梗、甘草、生姜。

加减：若为过食生冷所致，加丁香、肉桂；若血色鲜红，加黑豆以祛湿；若脾虚纳呆，加白术、神曲以健脾祛湿。

中成药选用：藿香正气口服液或藿香正气水每次 1 支，藿香正气软胶囊每次 2 粒，藿香正气片每次4 片，均每天 3 次。

(2)湿热痢。

治法：清热燥湿。

主方：芍药汤。

药物：白芍、大黄、黄芩、黄连、当归、肉桂、槟榔、甘草、木香。

加减:若为壮实初病,里急后重明显,大黄加量,并加芒硝以攻下积滞;若觉腹胀,加枳实以行气;若便血明显,加黄柏以清热燥湿。

中成药选用:加味香连丸口服,每次 6 克,每天 2 次;克痢痧胶囊,口服,每次 2 粒,每天 3~4 次。

(3)湿热毒痢。

治法:清热解毒。

主方:犀角散。

药物:犀角屑(以水牛角代)、木香、黄芩、地榆、黄连、当归。

加减:若腹痛,大便滞涩,臭秽,加大黄、枳实、芒硝以攻下通腑;若神昏谵语,加紫雪丹一同服以清营凉血;若惊厥加羚羊角、钩藤以息风止痉。

中成药选用:久痢丸口服,每次 1 袋,每天 3 次。

(4)休息痢。

治法:温中清肠。

主方:香连丸合驻车丸。

药物:木香、黄连、吴茱萸、当归、阿胶、干姜。

加减:若里急后重明显,加槟榔、白头翁以行气、清热;若腹泻明显,加白术、白豆蔻以祛湿;若少气懒言、疲倦乏力,加党参、炙甘草、白术等以益气;若久痢兼见阳虚加肉桂、附子以温阳。

中成药选用:固本益肠丸口服,每次 4.5 g,每天 2 次。

(5)阴虚痢。

治法:滋阴养血。

主方:黄连阿胶汤。

药物:黄连、阿胶、黄芩、白芍、鸡子黄。

加减:若便血较多,加当归以养血;若口渴明显,加沙参、石斛以滋阴。

中成药选用:驻车丸口服,每次 6~9 g,每天 3 次。

(6)久痢。

治法:固涩止痢。

主方:桃花汤合真人养脏汤。

药物:赤石脂、干姜、木香、诃子、当归、肉豆蔻、罂粟壳、白术、白芍、人参、肉桂、炙甘草。

加减:若黏液脓血较多加地榆以清热祛湿;肠鸣、腹部寒冷加附子以温中散寒;脱肛坠下,肛门疼痛加川芎以行气调血。

3.其他疗法

(1)单方验方:①石榴果皮 30 g、香椿鲜叶 100 g、荠菜 100 g,水煎取浓汁,加红糖适量,每天分多次饮服。②白头翁、秦皮各 30 g,败酱草、马齿苋、红藤、凤尾草各 15 g,赤芍 9 g,甘草 6 g,水煎服,治急性细菌性痢疾。③马齿苋 60 g,扁豆花、薏苡仁各 15 g,山楂 60 g,芡实 15 g,水煎服,治慢性细菌性痢疾。

(2)针刺法:针刺法为治疗痢疾的常用方法之一,里急后重常用复溜、小肠俞、地机、天枢、照海等穴,针刺手法以泻法为主;虚寒久泻常用关元、丹田、中极、天枢、三阴交等穴,针刺手法以补法为主;久痢不止常用中脘、脾俞、天枢、足三里、三阴交等穴,针刺手法以平补平泻为主。

(3)灸法:灸法为治疗痢疾的有效方法之一,行气调血宜灸丹田、复溜、小肠俞、天枢,以艾炷直接灸为主，各灸七壮；温里散寒宜灸关元、合谷、下腰、丹田等穴，以艾炷直接灸为主，各灸五十壮；回阳救逆宜灸百会、气海、天枢、神阙等穴，百会以艾条雀啄灸为主，气海、天枢以艾炷直接灸为主，神阙以隔姜灸为主。

(4)敷贴法：敷贴法较为简易可行，湿热气滞的患者宜蒜泥敷贴涌泉及田螺肉敷贴脐中以行气引火下行，每天 1 次。

(5)灌肠法：灌肠法为治疗痢疾的有效方法之一，宜用于病位在下者；以湿热为主可用千金苦参汤灌肠，主要由苦参、甘草、豆豉、葱白、蜀椒等组成，具有清热祛湿作用，每次 150 mL，保留灌肠，每天 1 次。

4.调护与预后

患者冬春季节要防风寒；夏天防暑热，而且还要防因暑热贪凉而感受寒邪；长夏防湿，秋天防燥，同时须注意调节饮食，忌一切油腻、生冷、水果、酒、鱼腥之物。

痢疾病者脉象应该微小、滑大，不宜浮洪及弦急；宜身温，不宜身热，又不宜身冷；能够进食的患者病情相对较轻，不能进食者较重，完全不能进食者预后不良；下痢纯血、痢下如尘腐色、便下脓血点滴如屋漏水、肛门开如竹筒、嘴唇如朱红等，均为痢疾的凶险证候，预后极差。

5.临证要诀

(1)宜补宜泄、宜止宜和。《普济方·泄痢门·总论》中论述："脏腑泄痢，其症有多种，大抵从风湿热也……治法宜补宜泄，宜止宜和，和则芍药汤，止则诃子汤。有暴下无声，身冷自汗，小便清利，大便不禁，气难喘息，脉微呕吐，急以重药温之，浆水散是也。后重则宜下，腹痛则宜和，身重者除湿，脉洪者去风。脓血稠黏，以重药竭之，身冷自汗，以毒药温之，风邪内缩宜汗之，鹜溏为痢当内之，在表者发之，在里者下之，在上者涌之，在下者竭之。身表热者，内疏之。小便涩者，分利之。盛者和之，去者送之。"其指出痢疾宜补宜泄，宜止宜和，当辨证论治。

(2)寒热虚实，所当熟察。《景岳全书·杂证谟·痢疾》云："凡治痢之法，其要在虚实寒热，得其要则万无一失，失其要则为害最多，辨论如前，所当熟察。前如《泄泻门》调治诸法，俱宜酌用。"

(3)治先通利，久当温补，兼顾胃气：治痢治先通利，久当温补，而尤宜以顾胃气为主，盖百病以胃气为本，而于痢为尤要，故能食者轻，不能食者重，绝不食者死。是痢之赖于胃气者，如此其重矣。

(4)先解其外，后调其内：在表者发之，次调其内。如《医门法律·痢疾门》云："外感三气之热而成下痢，其必从外而出之，以故下痢必从汗，先解其外，后调其内。首用辛凉以解其表，次用苦寒以清其里，一二剂愈矣。"

(5)治宜禁忌，贵在变通：始痢宜下，久痢宜补。至如二阳合病皆下痢、太阳阳明合病自下痢者，宜发汗；太阳少阳合病自下痢者，宜和解；阳明少阳合病自下痢者，此宜攻里。泻痢不可混治：痢与泄泻，其病不同，其治亦异，泄泻多起寒湿，寒则宜温，湿则宜燥也；痢病多成湿热，热则宜清，湿则宜利也。治忌燥毒、忌固涩温补：大要以散风邪、行滞气、开胃脘为先，不可遐用固涩温补之品以补住寒邪、闭住肠胃，贵在病有虚实，治有先后变通，不可执一而治。

(二)西医治疗

1.治疗原则

本病的预防以切断传播途径为主，同时注意传染源的管理与易感人群的保护。

(1)预防如下。

建立监测系统：各地可根据当地的流行状况，建立肠道病监测点，每年收集流行季节或全年患者菌株，了解当地病原菌型分布、药敏谱，逐年分析菌型变化与疾病流行的关系，制订详细的预防控制方案。

控制疾病的暴发流行如下。

重大疫情的报告：以县为单位在5天内发生痢疾100例，可视为重大疫情上报和处理。

上报的方法：所在单位及个人和收治患者的卫生单位必须以最快的速度向县(区)疾病预防控制中心报告，接到报告的疾病预防控制中心应以最快的通讯方式报告上级疾病预防控制中心和当地卫生行政部门，当地卫生行政部门应立即报告当地政府。地、市卫生局接到重大疫情报告后，应于6小时内报告省卫生厅，省卫生厅接到疫情立即通知省级疾病预防控制中心协助处理疫情。

细菌性痢疾暴发现场的处理：省疾病预防控制中心专业人员接到疫情须立即到达现场，并同时与当地卫生人员取得联系和配合，对已经发生的疫情快速作出反应。具体办法可召开专业会议让当地知情人通报首发病例情况和目前传染病流行的状况，然后提出一些可能的假设，再提出一些调查方法去验证这些假设。随后，由省级专业人员带领当地医务人员和有关人员，实施方案，直到发现传播的原因，控制疫情。力争在最短的时间内控制疾病的蔓延。

总结疫情暴发与处理情况，写出相应文件呈报上级主管部门并自己留档。

(2)控制措施如下。

传染源管理：早期发现患者，及时隔离治疗。对疫源地进行流行病学调查，查明传染源和传播途径，对密切接触者行医学观察1周。患者和带菌者隔离治疗。

切断传播途径：注意饮食卫生，防止病从口入。建立良好的供水系统，饮用水按量加入消毒剂，切实保证水源卫生。农村水井远离厕所、粪坑、污物、垃圾。水的消毒：污染的水源可投入有效氯，有效氯的投加量一般不少于12 mg/L(污染严重的水源应增加投入量)，以保证水中有一定的剩余氯。下列消毒剂任选一种：①饮水消毒片按说明书使用；②漂白粉48 mg/L；③漂白粉精24 mg/L。加入消毒剂后进行充分混合，并保证消毒时间不少于30分钟。粪便管理：粪便，垃圾，污水要进行无害化处理。急性期细菌性痢疾病者的粪便应用漂白粉，生石灰搅拌处理后，再倒入厕所。搞好环境卫生、个人卫生，消灭苍蝇。搞好水源、饮食、粪便的管理是防止病从口入的重要环节。保护易感人群开展群众性的体育锻炼，增强人群机体抗病能力。高危人群可服痢疾菌苗。

2.治疗方法

(1)急性细菌性痢疾的治疗。①一般治疗：卧床休息、消化道隔离。给予易消化、高热量、高维生素饮食。对于高热、腹痛、失水者给予退热、止痉、口服含盐米汤或给予口服补液盐，呕吐者需静脉补液，每天1 500～3 000 mL。小儿按150～200 mL/(kg · d)，以5%葡萄糖盐水为主。中毒症状严重时可用氢化可的松100 mg加入液体中静脉滴注，或口服泼尼松10～20 mg，以减轻中毒症状。②病原治疗：由于耐药菌株增加，最好应用2种以上抗菌药物，可酌情选用下列各种药物。③喹诺酮类：抗菌谱广，口服吸收好，不良反应小，少有耐药产生，此外组织渗透性强，可作为首选药物。首选环丙沙星，也可应用左氧氟沙星、加替沙星等。④其他：头孢曲松可应用于任何年龄组，同时对多重耐药株有效。利福平对痢疾志贺菌也有一定杀灭作用。阿奇霉素也可应用于成人治疗。

(2)中毒性细菌性痢疾的治疗。①抗感染：选择敏感抗菌药物，联合用药，静脉给药，待病情好转后改口服。具体抗菌药物同上。②控制高热与惊厥：退热用物理降温，1%温盐水1 000 mL流动灌肠，或酌加退热剂。躁动不安或反复惊厥者，采用冬眠疗法，氯丙嗪和异丙嗪1～2 mg/kg，肌内注射，2～4 小时可重复1 次，共 2～3 次。必要时加苯巴比妥钠盐，5 mg/kg 肌内注射。或水合氯醛，每次 40～60 mg/kg 灌肠，或地西泮每次 0.3 mg/kg 肌内注射或缓慢静脉推注。③循环衰竭的治疗：基本同感染性休克的治疗，主要有扩充有效血容量、纠正酸中毒、强心治疗、解除血管痉挛、维持酸碱平衡、应用糖皮质激素。④防治脑水肿与呼吸衰竭：东莨菪碱或山莨菪碱的应用，既改善微循环，又有镇静作用。⑤脱水剂：20%甘露醇或 25%山梨醇每次 1.0 mg/kg，4～6 小时1 次，可与 50%葡萄糖交替使用。⑥地塞米松：每次 0.5～1.0 mg/kg 静脉滴注，必要时 4～6 小时重复1 次。⑦吸氧，1～2 L/min，慎用呼吸中枢兴奋剂，必要时气管内插管与气管切开，用人工呼吸器。

(3)慢性细菌性痢疾的治疗：寻找诱因，对症处理。避免过度劳累，勿使腹部受凉，勿食生冷饮食。体质虚弱者应及时使用免疫增强剂。当出现肠道菌群失衡时，切忌滥用抗菌药物，立即停止耐药抗菌药物使用。改用复合乳酸菌，以调整肠道菌群失调。加用 B 族维生素、维生素 C、叶酸等，或者口服左旋咪唑，或肌内注射转移因子等免疫调节剂，以加强疗效。

对于肠道黏膜病变经久未愈者，同时采用保留灌肠疗法，可用 1∶5 000 呋喃西林溶液 150 mL，或加氢化可的松 100 mg，或 5%～10%大蒜溶液 150 mL 加泼尼松 20 mg 及 0.25%普鲁卡因溶液 10 mL，保留灌肠，每晚 1 次，10～14 天为 1 个疗程。

3.注意事项

(1)注意中毒性细菌性痢疾的防治：中毒性细菌性痢疾的全身中毒症状与肠道病变程度不一致，虽有毒血症症状，但肠道炎症反应极轻。除痢疾志贺菌内毒素作用外，可能与某些儿童具特异体质，对细菌毒素呈现强烈反应，引致微血管痉挛、缺血和缺氧，导致 DIC、重要脏器功能衰竭、脑水肿和脑疝。

(2)保护易感者：口服痢疾活菌苗，如 F2a 型“依链株”(为在含链霉素培养基上反复传代的无毒菌株)活菌苗，它不能在肠黏膜层繁殖而不致病，但能刺激肠黏膜产生局部保护性抗体—分泌型 IgA，免疫力可维持 6～12 个月。

(3)加强传染源管理：早期发现患者，及时隔离治疗。对疫源地进行流行病学调查，查明传染源和传播途径，对密切接触者行医学观察 1 周。

(4)切断传播途径：对于细菌性痢疾等消化道传染病来说，切断传播途径是最重要的环节。认真贯彻执行“三管一灭”(即管好水源、食物和粪便、消灭苍蝇)，注意个人卫生，养成饭前便后洗手的良好卫生习惯。严格贯彻、执行各种卫生制度。

(三)中西医结合治疗的选择与应用

细菌性痢疾是由痢疾志贺菌引起的一种常见的肠道传染病，以结肠黏膜化脓性溃疡性炎症为主要病变，以发热、腹泻、腹痛、里急后重、黏液脓血便等为主要表现。肠道病变主要分布于结肠，直肠、乙状结肠等部位最显著，但升结肠、回肠下端也不少见。细菌性痢疾是由于侵袭因子和防御因子失去平衡，当侵袭因子占主导地位时，才会引起发病。潜伏期为数小时至 7 天，多数1～2 天。根据其临床表现，可分为 2 期 6 型。

急性细菌性痢疾的治疗，患者应予胃肠道隔离(至症状消失，大便培养连续 2 次阴性为止)和卧床休息。饮食一般以流质或半流质为宜，忌食多渣多油或有刺激性的食物。恢复期中可按具体情况逐渐恢复正常饮食。有失水现象者可给予口服补液盐。如有呕吐等而不能由口摄入时，则可给予生理盐水或 5%葡萄糖盐水静脉滴注，注射量视失水程度而定，以保持水和电解质平衡。有酸中毒者，酌情给予碱性液体。对痉挛性腹痛可给予阿托品及腹部热敷，忌用显著抑制肠蠕动的药物，以免延长病程和排菌时间。这类药物虽可减轻肠痉挛和缓解腹泻，在一定程度上可减少肠壁分泌。但实际上腹泻是机体防御功能的一种表现，且可排出一定数量的致病菌和肠毒素，因此不宜长期使用解痉剂或抑制肠蠕动的药物。特别对伴高热、毒血症或黏液脓血便患者，应避免使用，以免加重病情。婴幼儿也不宜使用此类药物。能够作用于和影响肠道动力的药物有阿托品、颠茄合剂、哌替啶、可待因、吗啡、樟脑酊、地芬诺酯和盐酸洛哌丁胺等。

中医药治疗本病急重症者的疗效虽不如抗生素及糖皮质激素等西药迅捷，但疗效稳定，不良反应小，复发率较低，这可能与中医药的整体调节有关。因此在治疗细菌性痢疾的过程中，应该根据病情和病程，发挥中西医的各自优势，进行优势互补。急性期的治疗，轻度可单一采用中药治疗，中度可采用中西医结合治疗；慢性期的治疗，可采用中医药为主，对于纯中药疗效不佳者可中西医结合，配合得当，则可提高疗效且减少西药不良反应，降低复发率。其中，中医辨证论治配合灌肠的综合治疗近期疗效较好，不论急性期或活动期均可采用。对病情较久，反复发作者，中医也可从整体出发，培补脾肾、益气活血、敛疮生肌，调整机体的免疫功能，可促进局部病变的修复，使机体康复。

五、饮食调护

细菌性痢疾是由痢疾志贺菌引起的肠道传染病，好发于夏秋季。临床主要表现为发热、腹痛、腹泻、里急后重和黏液脓血便，严重者可发生感染性休克和(或)中毒性脑病。本病急性期一般数天即愈，少数患者病情迁延不愈，发展成为慢性细菌性痢疾，可以反复发作。健康宣教、控制饮食及加强疾病护理解，对于预防本病的复发可起到一定的作用。

(一)加强健康宣教

细菌性痢疾常年散发，但以夏秋季为主。预防措施主要以切断传播途径为主，及时合理的诊断和治疗可以避免该病向慢性演变。一般预后良好，本病属肠道传染病，患者及家属有必要掌握本病的相关知识，避免疾病在家庭成员之间传播。

(二)控制饮食

饮食一般以流质或者半流质为主，忌食多渣多油或者刺激性食物。一些水果、雪糕等冰冷食品也应当禁食，以免加重胃肠道负担。注意及时补充水分。恢复期可按具体情况逐渐恢复正常饮食。宜进食适量新鲜的低纤维、低脂肪、高维生素、高蛋白饮食，进食时尽可能细嚼慢咽。患者也可常吃些补中健脾利湿之品等，如莲子肉、薏苡仁、山药、百合等，可以达到食疗的目的。

(三)疾病护理

患者应给予胃肠道隔离，直至症状消失，大便培养连续 2 次阴性为止。患者应以卧床休息为主，注意个人卫生，饭前便后洗手。有体液丢失现象者，可给予口服补液。如因呕吐等原因无法口服者，可静脉滴注生理盐水或者 5%葡萄糖氯化钠溶液，以保持水电解质平衡，并注意保暖。

六、转归与随访

急性细菌性痢疾一般预后良好，经 1 周左右的治疗大多痊愈，但患者具有下列情况易病程迁延发展为慢性病变：①患者感染为福氏痢疾志贺菌；②急性期治疗不及时，不彻底；③原有营养不良、胃肠道疾病、肠道寄生虫病或肠道分泌性 IgA 减少等局部或全身抵抗力低下。

中毒性细菌性痢疾的死亡率为 8%～10%，我国现已降至 1.5%以下。中毒性细菌性痢疾病者中80%为儿童，以1～7岁最多见，约占小儿中毒性细菌性痢疾的80%以上，其次为7～12岁，而1岁以内极少见。临床类型中脑型约为80%，休克型占10%，余下10%为混合型，偶可见并发呼吸窘迫综合征。此型最为凶险，死亡率高。中毒性细菌性痢疾者出现休克或少尿时，氨基苷类抗生素的选用宜谨慎，以免加重药物的耳肾毒性。

（李灵杰）

第二节 肛周脓肿

一、概述

肛周脓肿是指肛管直肠周围软组织内或其间隙发生的急性化脓性感染，并形成脓肿，是肛门直肠周围脓肿的简称。本病任何年龄均可发生，但以20～40岁居多、婴幼儿也时有发生，男性多于女性。一般认为肛周脓肿和肛瘘是一个疾病发展的两个阶段，脓肿是肛瘘的急性发作期，是早期阶段；肛瘘是肛周脓肿的后期，是炎症的慢性化阶段。中医统称为肛门痈疽，因发病部位不同，名称各异。如生于直肠末端称为脏毒；生于尾骨前长强穴称为涌泉疽。

肛周脓肿在任何年龄均可发病，但多见于20～50岁中青年，男性多于女性，婴幼儿也可发病。肛周脓肿发病多较突然、进展快，可引起患者肛周局部剧烈疼痛，重者还可出现发热等全身症状，脓肿破溃脓出后可形成肛瘘。临床多将其作为一种急症处理，因及时积极的治疗不但能减轻患者痛苦，还可避免病情加重和复杂化。

二、病因与发病机制

（一）中医观点

中医中有关于肛周脓肿病因的论述颇多，但归纳起来不外乎虚、实两端。

1.虚证致病

（1）久病极虚，三阴亏损，湿热积聚肛周，如《疡科心得集·辨悬痈论》云："患此者俱是极虚之人，由三阴亏损湿热积聚而发。"

（2）虚劳久嗽，痰火结肿肛门，如《外科正宗·脏毒论》云："又有虚劳久嗽，痰火结肿肛门如粟者，破必成漏。"

2.实证致病

（1）外邪入里化热，下注肛门，如《河间医学六书》云："风热不散，谷气流溢，传于下部，故令肛门肿满，结如梅李核，甚者及变而为瘘也。"

（2）过食膏粱厚味、辛辣醇酒，湿热内生，下注积聚肛门，如《外科正宗》云："夫脏毒者，醇酒厚味，勤劳辛苦，蕴毒流注肛门结成肿块。"

（二）西医观点

1.病因

感染是引起肛周脓肿的主要原因。常见的致病菌有大肠埃希菌、金黄色葡萄球菌、链球菌和铜绿假单胞菌，偶有厌氧菌和结核分枝杆菌，但大多为需氧菌和厌氧菌混合感染，其特点是肠源性、多菌性和厌氧菌高感染率。

(1)感染因素:①肛腺感染是肛周脓肿最常见的原因。有学者曾先后指出,肛窦感染向周围间隙扩散,引起蜂窝织炎并形成脓肿,破溃后导致肛瘘。但是仔细检查内口所在的肛窦,发现肛窦内外壁被覆的上皮组织常完整无损,看不出曾经发生过感染的迹象。但是肛瘘性脓肿的内口位于肛窦的临床现象确实存在,并有时从肛窦溢脓,直肠指检呈中心凹陷的硬结,这从检查和手术中可以得到印证。另外,脓液培养的结果证明都是肠源性细菌,感染的来源是从肛窦、肛腺开始的。②皮源性感染:肛门周围皮肤疾病,如肛周毛囊炎、化脓性汗腺炎、皮下蜂窝织炎、皮脂腺囊肿等感染形成脓肿。

(2)外伤因素:如肛门直肠外伤、直肠异物、干硬粪便等损伤肛门直肠并发感染易形成脓肿。

(3)并存疾病因素:①肛门直肠各种良性和恶性肿瘤等继发感染形成脓肿,常见如粉瘤感染化脓。②性病性淋巴肉芽肿、放线菌病、直肠憩室炎、溃疡性结肠炎、克罗恩病等继发感染所形成脓肿。③某些全身性疾病,如恶性肿瘤、结核病、糖尿病、白血病和再生障碍性贫血等通过血道转移至肛门周围引起感染形成脓肿。

(4)医源性因素:肛门直肠手术未按规范操作或无菌条件有限,如注射疗法和手术后并发感染形成脓肿。

2.发病机制

肛窦开口向上,粪便特别是稀便易进入肛窦,干便易损伤肛窦导致感染,炎症沿肛腺管进入肛腺,使肛腺管充血、水肿,发生阻塞引起肛腺炎。再通过腺体的管状分支或联合纵肌纤维向上、下、外三处蔓延至肛管直肠周围间隙,形成各种不同间隙的脓肿。肛门直肠周围各个间隙内充满含有丰富的微血管和小淋巴管的疏松结缔组织和脂肪。各间隙之间也有结缔组织通道,如不及时手术引流可因脓液增多、压力增高,直接扩散至其他间隙或经淋巴管向周围间隙扩散形成各间隙脓肿。

综上所述,肛瘘性脓肿可分 4 个阶段:肛窦炎阶段、肛管直肠周围间隙脓肿阶段、脓肿破溃阶段、肛瘘形成阶段。

三、病理

肛周脓肿的病理改变过程一般可分为 4 期。

(一)感染形成期

在多种因素或单一因素的影响下,肛窦感染并导致局部炎症。引起肛周脓肿的原发病灶形成。

(二)炎症浸润期

感染和炎症自肛窦经肛腺导管蔓延至肛腺后,又自肛腺经淋巴和血管向肛管直肠周围各间隙和疏松组织扩散。扩散过程中,炎症刺激下的毛细血管通透性增高,血浆成分大量渗出并在组织间隙中潴留,形成炎性水肿,水肿压迫末梢感觉神经引起疼痛。炎症还刺激小动脉充血,使局部血流量加快、增多,导致皮肤变红和皮温升高,加之局部代谢增强,产热增多,故有热感。此时肛周炎形成。

(三)化脓期

在炎症浸润扩散期,大量白细胞向感染病灶移动和集中,同时感染灶发生变性和坏死,坏死组织被白细胞或自身产生的蛋白水解酶液化形成脓液并形成脓腔。脓液一般为黄色或黄绿色混浊液体，是由脓细胞即变性坏死的中性粒细胞、液化的坏死组织、少量浆液、纤维素和病原菌所组成。脓液形成后可继续向周围正常组织浸润，使脓腔范围逐步扩大。

(四)脓肿吸收期或破溃期

小的脓肿可自行吸收而消散，脓肿较大时不易被吸收，可自行破溃或需切开排脓。脓出后，脓腔逐渐由肉芽组织填充并不断缩小，最终可形成瘘管。

四、分类

(一)中医分类法

1.按照证候分

按照证候不同，肛周脓肿分为以下三型。

(1)火毒蕴结型：肛门周围突然肿痛，持续加剧，伴有恶寒、发热、便秘、溲赤。肛周红肿，触痛明显，质硬，表面灼热。舌红，苔薄黄，脉数。

(2)热毒炽盛型：肛门肿痛剧烈，可持续数天，痛如鸡啄，夜寐不安，伴有恶寒发热，口干便秘，小便困难。肛周红肿，按之有波动感或穿刺有脓。舌红，苔黄，脉弦滑。

(3)阴虚毒恋型：肛门肿痛、灼热，表皮色红，溃后难敛，伴有午后潮热，心烦口干，夜间盗汗。舌红，少苔，脉细数。

2.按照部位分

清代吴谦所著《医宗金鉴》，将肛周脓肿按照部位分为“鹳口疽”“坐马痈”等六类，论述也较为全面，介绍如下。

(1)鹳口疽：又名锐疽，生于尾骨尖处。初肿形如鱼肫，色赤坚痛，溃破口若鹳嘴。朝寒暮热，夜重日轻，溃出稀脓为不足；或流稠脓鲜血为有余。

(2)坐马痈：此证生于尾骨略上。高肿溃速脓稠者顺；若漫肿溃迟出紫水者险。虚人患此，易于成漏。

(3)臀痈：生于臀肉厚处，肿、溃、敛俱迟慢。

(4)上马痈与下马痈：生于臀肉之下折纹中。初起如粟，黄脓小疱，渐生焮痛，寒热往来，高肿红亮为轻，平陷黑硬为重。

(5)涌泉疽：生于尾骨之前长强穴。初肿坚硬疼痛，状如伏鼠，十日可刺。得白脓者顺，溃迟青脓者险，紫黑水者逆。

(6)脏毒：此证有内外、阴阳之别。发于外者，肛门两旁肿突，形如桃李，大便秘结，小水短赤，甚者肛门重坠紧闭，下气不通，刺痛如锥，脉数有力，多实多热，属阳易治；发于内者，肛门内结壅肿，刺痛如锥，大便虚闭，小水淋漓，寒热往来，遇夜尤甚，脉数微细，为虚为湿，属阴难治。

(二)西医分类法

现代医学对于肛周脓肿的分类方法较多，例如按发病过程可分为急性肛周脓肿和慢性肛周脓肿；按感染病菌种类不同，可分为特异性肛周脓肿和非特异性肛周脓肿；按脓肿的发展结局可分为瘘管性肛周脓肿和非瘘管性肛周脓肿。目前临床上被广泛应用的是按发病部位分类，包括肛提肌以下脓肿(低位)和肛提肌以上脓肿(高位)。

1.低位肛周脓肿(肛提肌以下脓肿)

低位肛周脓肿包括坐骨直肠间隙(窝)脓肿，肛门前、后间隙脓肿，低位肌间脓肿和肛门周围皮下脓肿，直肠黏膜下脓肿虽多位于肛提肌以上，但位置表浅，编者认为亦应归属为低位脓肿。

2.高位肛周脓肿(肛提肌以上脓肿)

高位肛周脓肿包括骨盆直肠间隙(窝)脓肿、直肠后间隙(窝)脓肿和高位肌间脓肿。

五、临床表现

不同位置的肛周脓肿,有不同的临床表现。

(一)低位肛周脓肿

1.坐骨肛门窝脓肿

坐骨肛门窝脓肿是最常见的一类肛周脓肿。初期肛周有持续性疼痛感,不甚剧烈,局部红肿不明显,指诊可扪及肿块。随着病情发展,脓肿形成,局部肿胀跳痛、灼热感逐渐加重,可影响排尿和正常行走,并可伴发热、身倦乏力等全身症状,肛周可见明显的红肿,皮温升高,压痛明显,有波动感,病变范围可在一侧或双侧。

2.肛门前、后间隙脓肿

肛腺感染扩散到肛门前、后深间隙引起,发病时全身症状不显,局部以肿痛、灼热感为主,指诊皮温升高、有波动感和压痛。肛门后深间隙脓肿如未及时治疗,可蔓延到与其相通的一侧或两侧坐骨直肠间隙,形成低位的后半马蹄或全马蹄形肛周脓肿,如同时向上蔓延穿透肛提肌侵及直肠后间隙,则形成高位马蹄形脓肿。虽然肛门前深间隙也与两侧坐骨直肠间隙相通,但感染极少向该处蔓延,而是易向 colles 筋膜(会阴浅筋膜)延伸,形成会阴部脓肿。

3.低位肌间脓肿

低位肌间脓肿位于齿状线以下内、外括约肌之间,单纯的低位肌间脓肿范围局限,有明显疼痛,肛缘红肿不明显,指诊时肛管内有肿块隆起,压痛明显,如不及时治疗,可向坐骨肛门窝、骨盆直肠窝等间隙扩散。

4.肛门周围皮下脓肿

肛门周围皮下脓肿位于肛周皮下,是较常见的一种脓肿。局部红肿疼痛明显,指诊有波动感,易破溃和治愈。

5.黏膜下脓肿

黏膜下脓肿位于直肠黏膜下间隙内,因位置表浅,学者认为应归属于低位脓肿。主要因肛腺感染引起,小部分由内痔注射不当感染所致。易在肛窦处破溃,部分可扩散至肛周皮下,形成皮下脓肿。发病时肛内有坠胀、疼痛感,肛周局部无明显病理改变,全身症状不显。肛内指诊可触及直肠壁隆起,温度升高,有触痛和波动感,部分可仅表现为直肠壁有压痛的硬结。

(二)高位肛周脓肿

1.骨盆直肠间隙(窝)脓肿

临床上少见,多因坐骨直肠间隙脓肿向上蔓延穿透肛提肌所致,少部分由肛腺感染直接扩散引起。因病灶位置高,起病初期症状不明显,多有不同程度的肛门周围和骶尾部沉重酸胀和便意感,有时影响排尿。病情进一步发展,会出现高热、寒战,精神萎靡、周身不适等全身症状,严重者出现脓毒血症甚至感染性休克。检查时指诊在肛提肌以上可触到肿块,温度升高,有压痛和波动感,肛门镜下偶可见到直肠黏膜肿胀。

2.直肠后间隙脓肿

直肠后间隙脓肿位于直肠后、骶骨前,多因肛门后深间隙脓肿向上扩散穿过肛提肌而形成,也有部分由肛腺感染扩散直接形成。临床症状与骨盆直肠窝脓肿相似,常有肛内重坠感,伴骶尾部钝痛，并向臀部放射，发热、周身不适等全身症状明显。指诊时尾骨与肛门之间有深部的压痛，肛内指诊可触及直肠后壁肿块，有压痛和波动感。

3.高位肌间脓肿

高位肌间脓肿临床上极少见，位于齿状线以上末端直肠的直肠环肌和纵肌之间，常由直肠炎症或直肠损伤并发感染形成。主要临床症状为肛内坠胀疼痛，排便时可加重，肛周肛管一般无明显不适。指诊在齿状线以上可触到肿块、有压痛和波动感，肛门镜下见直肠壁圆形隆起，温度升高，表面可有糜烂。

六、诊断与鉴别诊断

(一)诊断

根据以上不同位置肛周脓肿的症状和体征，一般不难作出初步诊断。但为指导治疗，还应进一步明确脓肿的性质和部位，临床常用的诊断方法包括视诊、指诊、内镜检查、实验室检查等。

1.视诊

观察局部脓液及皮肤状态。脓液稠厚色黄量多，多是金黄色葡萄球菌等所致的急性炎症；混有绿色脓液，应考虑铜绿假单胞菌感染；脓液色黄而臭，多属大肠埃希菌感染；脓液呈清稀米泔样，多属结核分枝杆菌感染；脓血相混，夹有胶冻样物，应考虑癌变。皮肤红、肿、热、痛是急性炎症的表现，皮肤不变色或色暗，无明显热痛，多是慢性炎症，如结核等。

2.指诊

指诊对检查脓肿的形态、性质，深浅、范围，走行，有无合并瘘管以及所累及肌肉等都有重要意义。

3.内镜检查

内镜检查是诊查黏膜下脓肿、高位肌间脓肿及脓肿在肛内原发感染病灶的重要手段。诊查黏膜下和高位肌间脓肿时，可在镜下观察到直肠腔中有局限性异常隆起，后者可有表面糜烂或脓性物附着。检查肛窦处原发感染病灶时，肛门镜下可见感染的肛窦充血、水肿，有时因肛门镜压迫肿胀脓腔，可见脓液自肛隐窝溢出。

4.实验室检查

可根据白细胞的计数与分类确定感染程度。一般情况下的脓肿，白细胞总数在 $20\times10^{9}/L$ 以下，如达到或超过 $20\times10^{9}/L$，则有败血症的可能。

5.脓液菌群培养和药物敏感试验

细菌培养可帮助了解致病菌的种类和性质，药敏结果可作为针对性用药的依据。

6.超声检查

超声检查，尤其是直肠腔内超声检查能够准确诊断肛周脓肿并判断其位置和范围。超声显像脓肿多表现为肛管直肠周围软组织内低回声或液性暗区，为圆形或椭圆形，亦有不规则形，边界模糊不清，后壁回声稍强。其中超声显示不均匀低回声型，为脓肿早期，软组织充血水肿改变，尚未形成脓液；超声显示不均匀液性暗区，为脓肿形成中期，软组织为蜂窝织炎伴部分液化；超声显示均匀性液性暗区，为脓肿后期，软组织坏死明显，大量脓液形成；超声显示强回声与低回声混合型，临床多因脓肿迁延时间较长，部分软组织机化，纤维组织增生，多是瘘管形成所致。

(二)鉴别诊断

肛门直肠周围脓肿应与下列疾病相鉴别。

1.放线菌性脓肿

放线菌性脓肿多发生在黏膜下与皮下，全身中毒症状重。局部脓肿、溃疡、瘘管常并存。脓肿浅在，脓液稀薄，其中有黄色颗粒（菌块）。

2.结核性脓肿

结核性脓肿多发生在肛提肌以下的间隙中，常与全身其他部位原发结核并存，身体虚弱，发病缓慢，疼痛轻微。局部症状状轻，脓液稀薄，常混有干酪样坏死组织。

3.汗腺炎性脓肿

汗腺炎性脓肿浅在分布于肛门周围皮下，脓肿间相互连通，与慢性窦道并存，脓液黏稠呈灰白色，味臭。化脓性汗腺炎范围广泛，常可累及肛周、臀部及会阴，病变部位皮肤色素沉着、增厚、变硬，患者多消瘦、虚弱。

4.肛旁疖肿和毛囊炎

肛旁疖肿和毛囊炎为化脓性细菌感染所致，病变在肛门周围皮下，位置表浅，皮肤红肿，易溃易敛，治疗后不会形成肛瘘。毛囊炎的红肿中心位置与毛囊开口一致，其中有脓栓及毛发和毛囊。

5.坏死性筋膜炎

坏死性筋膜炎是由包括需氧菌和厌氧菌在内的多种细菌混合感染引起，主要累及皮下组织和筋膜。该病起病急，进展迅速，局部疼痛剧烈，高热、寒战、乏力等全身症状明显。局部皮肤先红肿后破溃变黑，广泛坏死后出现感觉麻木，有时产生皮下气体，检查可发现捻发音。病程末期，病变组织液化坏死，味奇臭。

6.骶前畸胎瘤

骶前畸胎瘤发生部位在直肠后，骶骨前。触之呈囊性、光滑有分叶，无明显压痛。如发生急性感染化脓，其症状与直肠后脓肿相似。X线检查，骶骨与直肠之间可见肿块，内有不均匀的钙化影、骨质、牙齿和尾骨移位。

7.梅毒性脓肿

梅毒性脓肿多发生在皮下或坐骨直肠间隙，局部症状轻，脓液稀薄而污秽有臭味，全身梅毒体征，有性病史。血液检查，梅毒抗体阳性，此种脓肿极少见，但亦不可忽视。

8.肛旁皮脂腺囊肿

肛旁皮脂腺囊肿的病程长，一般无皮肤改变，肿物呈圆形或椭圆形，表面光滑，柔软无压痛，有完整囊壁，内容物呈白色粉粥状，与肛管直肠无关联。急性感染后出现肿胀疼痛等症状。

七、治疗

（一）非手术治疗

1.中医治疗

在中医理论体系中，肛周脓肿的发展过程一般可分为初起阶段、成脓阶段和溃后阶段。

(1)初起阶段：指脓肿新发尚未化脓阶段，应以“消法”为治疗原则，“审其症而消之”，使病灶及时消散。此阶段肛痈，多属火毒蕴结者之实证，证见肛周肿痛突发、持续加剧，伴恶寒、发热，便秘、溲赤，局部红肿焮热，质硬压痛，须治以消肿散结、清热解毒、活血止痛，内服方可用仙方活命饮、内疏黄连汤等化裁，外敷药可以活血止痛散、如意金黄膏、玉露散等为主。少数属阳虚寒凝或阴虚内热之虚证者，分别须治以补阳散寒、温经通阳和养阴清热，方用阳和汤或知柏地黄丸加减。

（2）成脓阶段：指脓肿形成期，此期应以“托法”为治疗原则，“因其势而逐之”，使脓肿速溃，透脓外出。临证如见肿疡高起，疼痛剧烈、脓根收束，色晕分明，剧痛难忍，脉证俱实者，属正盛邪实，须治以托毒透脓，方用透脓散化裁；如见疮形平塌、根脚散漫、难溃难腐、疼痛不甚，属正虚毒盛，须治以补托透脓，方用托里透脓汤化裁。成脓后的外用药物可选用白降丹，水调和点放疮顶，代刀破头。

（3）溃后阶段：指脓肿经治疗或自然破溃，脓液流出之后的阶段，治疗应以“补”为原则，“益其所不足而敛之”，促使创口愈合。如溃后脓尽腐除，治法可以补益气血阴阳为主，方用补中益气汤、滋阴除湿汤、四物汤等化裁，同时可外用生肌散、八宝丹等助其生肌收口。但在临证时，常见的情况是脓出不尽、腐肉难除，此时仍须内服透脓散或托里透脓汤透脓外出，亦可外敷升丹等提脓祛腐，待脓尽腐除后，再行“补法”敛疮生肌。

除内服外敷外，目前中药熏洗法也常用于脓肿溃后阶段的治疗。通过熏洗，可起到消肿止痛、清热祛湿、去腐生肌等作用。常用如安氏熏洗剂、苦参汤等。

2.抗感染治疗

根据局部炎症特点或脓液的性状等，初步判断其致病菌的种类，选用有效的抗菌药物。研究表明，大部分广谱抗菌药物对各种肛周脓肿的致病菌均有较好的敏感性，但临床仍需做细菌培养和药敏试验，以提高用药针对性。常用药物有甲硝唑、青霉素、头孢呋辛等，重度深部感染者需联合用药，伴有糖尿病等内科疾病患者需同时使用相应药物配合治疗。

3.对症治疗

对症治疗包括对症止痛、降温、补液等。

（二）手术治疗

1.肛门直肠周围脓肿的手术治疗原则

（1）脓肿一旦形成，宜早期切开排脓，勿待其自行破溃。因皮肤较坚韧，脓液易向深部或左右扩散，如果切开不及时，脓肿必然增大加深。

（2）排脓要彻底，排脓后引流要通畅，不留盲腔。因盲腔内的脓液作为感染灶可继续向周围或深处扩散。

（3）术中尽量找到内口。找到明确内口后，可行一次性根治手术，以防形成肛瘘后再次手术。

（4）行根治术时，要正确处理肛管直肠环，防止发生肛门失禁的发生。

（5）如未找到可靠的内口，或肛提肌以上高位脓肿伴有全身症状较重者，宜先切开排脓，待形成肛瘘再行二次手术。

（6）若术中未顺利找到明确内口，不必强行探查，防止形成新病灶和假灶。

2.寻找内口方法

寻找肛周脓肿内口最基本的方法是肛内指诊。绝大多数肛周脓肿起源于肛窦感染，指诊时可在齿状线原发感染灶扪及硬结，并有压痛，此处一般即为内口。少数肛周脓肿单纯依靠指诊内口位置尚不能明确，须借助其他方法，但需明确脓肿扩散与括约肌的关系（图 6-1）。

（1）在肛门镜下，如见肛窦有充血水肿或脓液流出，常为内口部位。不甚明确时，还可用钩形探针探查，帮助确定具体位置，注意探查时操作要轻柔，因黏膜经炎症刺激，质地变脆，容易造成假内口。

（2）术中排脓后，脓腔完全敞开前，可向脓肿内注入生理盐水，查看有无从肛窦流出，流出部位即为内口。

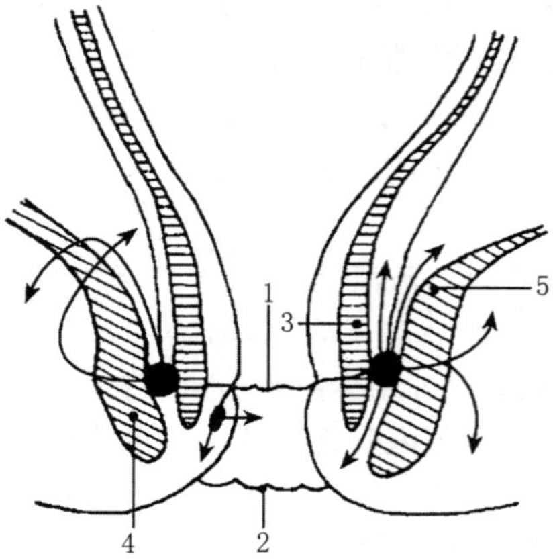

1.齿状线;2.肛门线;3.内括约肌;4.外括约肌;5.耻骨直肠肌。

图 6-1 肛门周围脓肿扩散方向与括约肌关系

(3)切开排脓后,可在肛内以手指作引导,用探针经脓腔向可疑内口处探查,如可顺利探出,即可明确为内口。如不能探出,不可强行用力探查。

(4)脓出后,可沿坏死组织,逐步将脓腔敞开分离,直至齿状线处内口。

3.切开术

切开术是目前临床治疗低位肛周脓肿最常用的手术方法。

(1)适应证:肛周皮下脓肿、直肠前后间隙脓肿、坐骨直肠间隙脓肿和黏膜下脓肿等低位肛周脓肿。

(2)黏膜下脓肿手术方法:取侧卧位或截石位,常规消毒铺巾,局部麻醉。确定内口位置和脓肿范围。在脓肿内口对应点位齿状线下做放射状梭形切口。肛门镜下暴露脓肿部位,与肠腔平行纵向切开,排出脓液后,将齿状线上下切口贯通以保证引流通畅。清除内口周围及脓腔内坏死组织。结扎出血点、凡士林纱条或乳胶管引流,包扎固定,术毕。

(3)其他低位肛周脓肿手术方法:取侧卧位或截石位,常规消毒铺巾,局部麻醉松弛肛门。确定内口位置和脓肿范围。在脓肿部位皮肤上做一以肛门为中心的放射状梭形切口(内口在截石位 6 点时,切口位置选取 5 点或 7 点位,下同),切口长度宜超过脓肿范围 0.5～1 cm。切除游离皮肤,切开皮下组织,用止血钳或手术刀敞开部分病灶排出脓液。将探针探入脓腔,自内口探出后沿探针切开,使脓腔全部敞开。如内口位置和脓腔走行明显,亦可沿坏死组织直接切开。修剪两侧创缘,清除内口周围及脓腔内坏死组织,以保证引流通畅。止血、凡士林纱条引流、包扎固定,术毕。

(4)手术要点和注意事项:①切口的长度取决于脓肿范围的大小,范围越大,切口应越长,以保证引流通畅。切口宽度应能够使脓腔充分暴露,但一般不超过长度的三分之一。②内口及脓腔定位要准确,大多数脓肿的内口和脓腔在同一点位,指诊即可确定。内口位置不明确时,可借助探针和肛门镜寻找,或沿坏死腔直接将内口切开。③处理内口坏死组织时要彻底,不残留;清除脓腔坏死组织时,不必过度搔刮,以引流通畅为度,以防创口扩大和疼痛加重。④切开脓腔后应使其引流通畅,切口远端不留“盲袋”,必要时可适当延长切口。

4.低位切开高位挂线术

低位切开高位挂线术是在传统“挂线术”基础上演变而来的治疗高位肛周脓肿的手术方法。

该方法较单纯挂线法的优势在于皮筋脱落时间变短、疼痛减轻及复发率下降，但因被勒割的肛管直肠环由于炎症浸润而韧性下降质地较脆，仍有一定几率造成肛门失禁。

(1)适应证：高位肛周脓肿。

(2)操作方法：取侧卧位，常规消毒铺巾，宜行骶麻。①明确内口位置和脓肿范围。②按一般低位脓肿手术方法，完全敞开低位脓腔，充分排脓，如无低位脓腔，亦需在肛缘做切口并延至齿状线内口处。③钝性分离肛提肌排出高位脓腔内脓液。④以后端结扎橡皮筋的球头软探针自切口探入高位脓腔，沿脓腔底部轻柔而仔细地探查，同时以另手示指深入肛门，指针结合，寻找最薄弱处穿出，使橡皮筋贯穿脓腔和肠腔，将橡皮筋条两端收紧，结扎。⑤止血、包扎固定，术毕。

(3)术后处理：便后冲洗、坐浴并换药。一般在 10～15 天后皮筋可脱落。

5.低位切开、高位乳胶管引流术：

低位切开、高位乳胶管引流术是治疗高位肛周脓肿和高位肛瘘的一种经典方法。该法避免了传统挂线术持续勒割造成的长时间疼痛，不切开或部分切开肛管直肠环，与挂线术相比损伤更小，又没有肛门失禁的风险。并且只要内口和脓腔全部敞开、引流彻底，术后一般恢复较快，且瘢痕轻，不会复发。

(1)适应证：脓腔位置超过肛提肌的高位脓肿，包括骨盆直肠间隙脓肿和直肠后间隙脓肿。

(2)操作方法：取侧卧位，常规消毒铺巾，行局部麻醉或骶麻。确定内口位置和脓肿范围。在肛缘与内口相同点位的皮肤上做一以肛门为中心的放射状梭形切口，切除游离皮肤，切开皮下组织，敞开部分病灶排出脓液。如无低位脓腔存在，切开时可直接切到内口位置。将探针探入脓腔，自内口探出后沿探针切开，使低位脓腔全部敞开，内口位置和脓腔走行明显时，亦可沿坏死组织直接切开。自内口处沿坏死组织向上钝性分离，排出高位脓腔脓液。示指探入脓腔内，适当扩创，以顶端带有侧孔的乳胶管，置入脓腔深部顶端，缝扎固定。修剪创缘，清除内口周围及低位脓腔内坏死组织。止血、凡士林纱条引流、包扎固定，术毕。

(3)术后处理：便后冲洗、坐浴。换药时，自乳胶管下端灌入生理盐水，彻底冲洗脓腔，使脱落坏死组织排出。经反复多日冲洗，流出的冲洗液清亮无杂质时，说明脓腔内坏死物已完全脱落，可拔管以油纱条引流。

(4)手术要点和注意事项：①术前和术中要对脓腔、内口位置做出正确判断，必要时可借助 B 超等辅助检查。②为保证引流通畅，术中可部分切断肛管直肠环，不超过全部 1/3 时不会造成肛门失禁。③无论低位脓腔是否存在，齿状线以下都必须全部敞开，并做梭形切口，以防齿状线以上的高位脓肿引流不畅。

6.主灶切开对口引流术

主灶切开对口引流术适用于各种范围较大的肛周脓肿，术后创伤小、痛苦少、恢复快。克服了将病灶全部敞开而导致的创面范围大，疼痛明显、恢复慢，瘢痕重，肛门变形等缺点。以引流通畅为原则，本术式化繁为简，在尽量少损伤肛周皮肤及皮下组织的同时，可达到最佳的引流效果，术后疗效肯定。

(1)适应证：马蹄形脓肿和其他范围较大的肛周脓肿。

(2)操作方法：取侧卧位，常规消毒铺巾，行局部麻醉或骶麻。确定内口位置和脓肿范围。在与内口相同点位的脓肿皮肤上做一以肛门为中心的放射状梭形切口，切除游离皮肤，切开皮下组织，敞开部分病灶排出脓液。用探针或弯头止血钳探入脓腔，向肛窦方向轻轻探查内口，自内口探出后，沿探针或止血钳切开内口至脓腔间的组织。示指或止血钳探查脓腔侧缘，探查同时将脓腔内的纤维间隔钝性分离，以保证引流通畅。在侧缘做放射状梭形切口，暴露脓腔，使之与主灶切口贯通。修剪创缘，清除内口周围及脓腔内坏死组织。止血、凡士林纱条引流、包扎固定，术毕。

(3)术后处理：便后冲洗、坐浴并常规换药。如皮桥较窄，术后换药时可直接冲洗，用凡士林纱条贯穿切口引流，如皮桥较宽，则需术中置入带侧孔的乳胶管，每天换药时冲洗，待冲洗液清亮无絮状坏死物后，撤管换凡士林纱条引流。

(4)手术要点和注意事项：①术前和术中要对脓腔的范围、走行及与内口关系做出正确判断。②内口定位要准确，半马蹄或全马蹄形脓肿内口在截石位6点，其他脓肿内口多与红肿最明显处相同点位。③主灶切口如恰在脓腔侧缘处，则只需在另一侧缘做一切口，但如皮桥过宽，则需在两切口间再做一切口，以免引流不畅。

7.切开引流术

切开引流术可一次根治无内口的肛周脓肿；对于不宜行一次根治术者，可达到排出脓液、减轻痛苦、防止疾病蔓延和复杂化的目的。

(1)适应证：暂不适宜行根治术及无内口和未找到可靠内口的肛周脓肿。

(2)操作方法：取侧卧位或截石位，常规消毒铺巾，行局部麻醉。明确脓肿范围。在红肿最明显处做一放射状梭形切口，排出脓液。脓腔较大时，以示指或止血钳探查脓腔，并将脓腔内的纤维间隔钝性分离，以避免脓液残留和引流不畅。修剪创缘、止血、凡士林纱条或乳胶管引流、包扎固定，术毕。

(3)术后处理：便后冲洗、坐浴，换药时冲洗脓腔。

(4)手术要点和注意事项：术前要明确脓腔范围，切开时选择皮肤最薄弱、红肿最明显处。脓腔要引流通畅，范围较大或较深时，可放置乳胶管引流，必要时还可做两个或两个以上切口，形成对口引流。

(李灵杰)

第三节　肛周坏死性筋膜炎

一、概述

肛周坏死性筋膜炎是一种广泛而迅速的皮下组织和筋膜坏死为特征的软组织感染，通常由多种细菌的混合感染所致。其中，化脓性链球菌和金黄色葡萄球菌等需氧菌为主要致病菌。本病感染通常只损害皮下组织和筋膜，由于肛门直肠局部环境特殊，肛腺组织丰富，组织疏松，肛门直肠周围间隙多，是坏死性筋膜炎易发病部位。如发生肛周脓肿、肛瘘等疾病，若治疗不及时或脓液引流不畅，更易发生该病。文献报道其占整个坏死性筋膜炎发病率的比例高达21%。该病起病隐匿、进展迅速，治疗不当可导致菌血症、败血症甚至感染性休克，诊断依赖于临床医师对本病的认识，主要依靠临床症状体征，并结合相关的辅助检查确诊。

肛周坏死性筋膜炎男女均可发病，该病男性较女性多发，男女发病率为2.6∶1。可发生于任何年龄，以婴儿、儿童、老年人、免疫功能低下者发病率和死亡率高，但年轻、免疫功能正常、无手术外伤者有增加趋势，病死率一般为20%～73%。

二、病因与发病机制

肛周坏死性筋膜炎多由局部损伤，肛门、尿道周围或骶部感染导致。病原菌主要包括两种类型：乙型溶血性链球菌或和金黄色葡萄球菌引起；厌氧菌和兼性菌引起。外部因素如软组织损伤、裂伤、血肿等损害了防御屏障，为细菌入侵提供了条件。

该病常继发于会阴和肛门部的各种感染、肿瘤、创伤、手术等，其中肛管直肠周围脓肿最常见。坏死性筋膜炎多发生在条件比较落后的地区和自身免疫力低下的患者，机体免疫力低下是导致此病的诱因，如糖尿病、恶病质、年老体弱、使用免疫抑制药治疗者；滥用抗生素导致的菌群失调性腹泻也是肛周感染扩散的原因之一。

病理学表现为表皮、真皮、皮下组织有大片的凝固性坏死，周围组织呈非特异性炎症细胞浸润，血管壁呈纤维蛋白样坏死，血管内可见血栓。

三、分类

（一）按感染来源不同分类

感染来源：肛门直肠；泌尿生殖器；来源不明，由一种梭状芽孢杆菌，一种非梭状芽孢产气厌氧菌，或需氧和厌氧菌混合协同感染。感染来源不同其侵袭部位也不同。

1.肛门直肠来源

肛门直肠来源的感染主要是筋膜坏死，皮肤和皮下组织是继发侵袭，蔓延至肛门周围、腹膜、臀部和腰部的较多。其扩展分为两型：扩展至肛门直肠邻近组织，表现为肛周或会阴部皮肤红肿变硬，有大疱或明显坏死；由骨盆直肠脓肿扩展至腹膜前间隙，表现为脐周红肿和下腹部软组织脓肿。

2.泌尿生殖器来源

泌尿生殖器来源的感染主要侵袭皮下组织和浅筋膜，蔓延至阴囊、会阴部、腹股沟部的较多。常见的临床表现有阴囊水肿、红斑、皮肤坏死和捻发音。

3.未知来源

感染坏死范围较小，仅侵袭肛周皮肤、皮下组织及浅筋膜，局部形成脓肿，如处理不及时可向周围组织蔓延。

（二）按感染细菌的种类分类

Ⅰ型坏死性筋膜炎为溶血性链球菌、产气杆菌、厌氧菌、创伤弧菌等多种细菌合力侵袭感染导致。70%的Ⅰ型坏死性筋膜炎是由以上数种细菌夹杂在一起感染导致的，多发生于上肢末端、下肢末端、会阴等部位。

Ⅱ型坏死性筋膜炎由乙型溶血性链球菌导致，多见于年轻患者，躯干和四肢好发。此型较为凶险，常伴有感染性休克及多器官衰竭的表现，死亡率极高。最近的研究显示，大肠埃希菌也可引起Ⅱ型坏死性筋膜炎，并被称为“食肉细菌”。

（三）按发病因素分类

依据发病因素分为原发性坏死性筋膜炎和继发性坏死性筋膜炎。坏死性筋膜炎的高发人群为全身免疫功能低下及有小血管病变者，绝大多数患者均有危险因素即为继发性，原发性者仅占15%～18.2%。其中糖尿病是最常见的致病因素和危险因素。

四、临床表现

肛周坏死性筋膜炎通常发病隐匿，早期表现与肛周蜂窝织炎及肛周脓肿相似。临床表现进行性加重，大致可分为3期。

（一）早期

最开始可能仅表现为局部皮肤轻微红肿，而不伴其他特殊表现，紧接着可出现皮肤的红、肿、热、痛、硬，又称为痛性红色肿胀，与皮肤症状不相符的异常疼痛是坏死性筋膜炎的特征性表现，即皮肤表现为光滑发亮的弥漫性肿胀，肿胀范围大于红斑，边界不清，患者可伴有流感症状，如发热、寒战、心动过速、肌肉酸痛、腹泻及呕吐，血压和意识正常，这一时期可持续数小时至数天。

（二）中期

感染范围更加广泛，呈现鲜红色淡紫色肿胀，水疱增多变大，并逐渐由淡紫色、蓝灰色变成暗灰色，疼痛和肿胀加剧，患者全身症状进一步加重。需氧菌和厌氧菌混合感染的患者局部按压有捻发感，50%～60%的患者常可出现皮下捻发音。

（三）晚期或终末期

患者通常表现为持续高热、休克及多器官衰竭，30%的患者皮肤可出现大疱，疱液初始为浆液性，逐渐变为血性，并可伴有异味，由于大量细菌沿筋膜扩散，血管出现炎症并有血栓形成，血管阻塞导致皮肤出现干性坏疽或表皮分离，全身症状包括低血压、心动过速、反应迟钝或意识丧失、急性肾衰竭、酸中毒等休克表现。

五、辅助检查

（一）实验室检查

1.血常规、C反应蛋白

一般可见白细胞、中性粒细胞明显增多，C反应蛋白明显增高，白细胞一般可接近甚至超过 $20\times10^{9}/L$，核左移现象明显，可出现中毒颗粒，红细胞计数与血红蛋白、血小板显著减少。

2.生化指标异常

总蛋白、清蛋白急剧减少，氨基转移酶、肌酶升高，血糖升高，低钠血症。

3.血培养与脓培养

早期血培养、脓培养与药物敏感试验可有助于确定感染细菌，指导抗生素的应用，对控制局部、全身细菌感染有重要的临床意义，未发现梭状芽孢杆菌有助于本病的确诊。

（二）影像检查

1.X线检查

X线检查最早用于坏死性筋膜炎的辅助诊断，可显示软组织肿胀增厚，腹膜后及其他软组织内气体影，胸腔积液等。X线检查显示软组织气体较体格检查敏感，但深筋膜的气体平片很少显示，且其改变属非特异性，对早期诊断价值有限。

2.CT检查

对疑有坏死性筋膜炎者，CT检查有助于早期确诊和发现初步手术清创后由进展性组织坏死导致的并发症。坏死性筋膜炎CT征象如下。

（1）皮肤、皮下组织弥漫性水肿、增厚。

（2）皮下脂肪条索状网状强化。

(3)筋膜增厚和(或)强化为其特征改变,一般表浅筋膜均受累,深筋膜的浅中深层不同程度受累。

(4)软组织积气影,坏死性筋膜炎固有部分广泛积气被认为是坏死性筋膜炎的标志。

(5)局部积液积脓,可同时累及多个不同解剖间隙,也可位于皮下脂肪,或肌肉之间,或沿肌肉分布。

(6)对比剂外渗,表现为注射对比剂后很快在间隙积液中出现高密度影,由动脉或静脉壁坏死破裂导致。

(7)颈内静脉或其他深静脉血栓或脓毒栓子。

(8)淋巴结反应性肿大。

(9)异物存留。

(10)皮肤黏膜瘘。

3.超声检查

超声检查用于坏死性筋膜炎的早期诊断,可显示皮肤水肿、增厚,筋膜变形不规则、弥漫增厚,沿筋膜面异常积液、皮下气体,非金属异物及边界清分叶的脓肿。超声引导脓肿抽吸培养,可识别致病菌。

4.MRI 检查

MRI 检查属于非侵袭性检查,具有很好的软组织对比,对发现积液很敏感,可显示软组织(包括皮肤、皮下脂肪、深浅筋膜、肌肉)微小信号改变,可清楚显示疾病的解剖分布,对疑有坏死性筋膜炎患者有重要作用。

六、诊断与鉴别诊断

(一)诊断

临床表现结合必要的实验室检查可确诊。

(二)鉴别诊断

1.蜂窝织炎

早期两者临床鉴别诊断相当困难,蜂窝织炎只累及皮下组织,筋膜正常。影像显示皮下组织增厚,脂肪组织密度增高,伴条索状不规则强化,伴或不伴皮下和浅筋膜积液,深部结构正常,大多数患者单用抗生素即可治愈,而坏死性筋膜炎常需手术治疗。

2.肌炎、肌坏死

肌炎、肌坏死常由起源于肌肉的软组织感染导致,如气性坏疽、非坏疽性肌炎、全身坏死性蜂窝织炎等,特征是肌肉受累显著。临床特点为疼痛感觉过敏、全身中毒征象,其诊断基于血中存在肌酸激酶,血尿中存在肌球蛋白。影像学上肌炎表现为肌肉增厚,伴或不伴非均质强化肌坏死,表现为肌强化部分中见低密度区或肌断裂。而坏死性筋膜炎的肌肉受累是继发性的,是由原发筋膜感染蔓延至邻近肌肉导致,是其后期特征。

3.筋膜炎-脂膜炎综合征

筋膜炎-脂膜炎综合征曾称嗜酸性筋膜炎,临床特征为皮肤软组织筋膜肿胀,硬结形成,前臂和小腿最常受累,是慢性疾病,预后好,使用激素和免疫抑制药治疗,可获得良好疗效。病理诊断皮下脂肪组织有纤维化增厚的隔,淋巴细胞浸润,近 50%患者有嗜酸性粒细胞浸润。

4.其他疾病

如风湿病静脉性水肿、淋巴性水肿、肿瘤、肝硬化、心力衰竭等可导致软组织水含量增加，水肿多呈对称分布，并见弥漫脂肪条状影，而坏死性筋膜炎筋膜增厚为不对称分布，但大多数疾病从它们的特异临床表现和病史可作出诊断。

七、治疗

本病治疗的关键在于早期诊断，及时治疗。主要的治疗原则包括早期彻底清创引流，使用广谱抗生素，予以营养支持治疗，监测生命体征，反复评估病情。

（一）一般准备

1.优化患者生理状况

在不延迟初次清创时间的前提下，术前应优化患者生理状况。积极治疗原发疾病及全身营养支持，纠正水电解质及酸碱平衡紊乱，纠正贫血及低蛋白血症，密切监测患者的生命体征、血常规、肝肾功能及血糖水平，反复评估病情，重视合并症的治疗，尤其是当合并糖尿病时，需严格控制血糖。给予全肠外营养，少量多次输入新鲜血液，给予高蛋白、高热量、高营养饮食。急性坏死性筋膜炎患者常处于高代谢状态，其基础代谢率增加50%～150%，同时由感染引起的胃肠功能紊乱可导致代谢营养障碍，故给予必要的静脉营养有重要的临床意义。细菌毒素直接损害皮肤和筋膜的血管内皮细胞，形成微小血栓，导致所供区域缺血，抗凝血药或其他改善微循环的药物可在一定程度上减小组织坏死范围，最大限度地保存组织活性。应用大量免疫球蛋白静脉冲击治疗可以封闭抗体，提高机体的非特异性免疫力，对急性期患者的治疗具有重要的作用。

2.抗生素的使用

在未确定致病菌之前，早期应经验性、足量、规范地使用广谱抗生素。通常选用2～3联抗生素联合使用，如第三代或第四代头孢菌素、克林霉素、甲硝唑等，必要时可予碳青霉烯类抗生素，亚胺培南与西司他汀钠联合甲硝唑是临床上多种病原体所致的混合感染的首选药物。根据病情轻重，使用疗程为1～2周。细菌培养应反复多次、多处取标本以提高阳性率；根据血、创面分泌物培养及药物敏感试验结果及时调整抗生素。一旦感染控制，体温、血白细胞计数恢复正常，应注意停用抗生素，防止二重感染发生。

3.术中准备

根据病变受累范围选择合适体位。在患者进入手术室前，应将手术室温度调至30 ℃，特别是病变范围大、需要大面积暴露体表或生命体征不平稳患者，低温会加重凝血障碍和出血。

（二）手术治疗

早期诊断和及时的手术治疗是提高存活率的关键。手术治疗的关键是早期彻底清创，当出现皮肤大面积发黑坏死、休克、弥散性血管内凝血时，病程进展迅速难以逆转，丧失了治疗机会。对进展迅速、常规非手术治疗无效的软组织感染，应怀疑坏死性筋膜炎的可能，特别是伴有皮下瘀斑、水疱、皮肤坏疽、广泛水肿时，则有手术探查的指征。手术时充分切开潜行皮缘，切除坏死组织，包括已坏死的皮下脂肪和筋膜，敞开伤口，脓腔需充分扩创至健康组织。由于筋膜的坏死可能为进行性，一次性清创可能比较困难，有时需多次手术才能将坏死组织彻底清除，注意切口之间需放置橡皮条或多条粗线引流，术中及术后每天用过氧化氢溶液冲洗。

1.疑诊患者的手术

当疑诊肛周坏死性筋膜炎时，基于组织外观应进行一定范围的清创手术，通过探查以明确诊断。虽然多数肛周坏死性筋膜炎患者早期临床表现不明显，有的可能有上呼吸道或轻微皮肤感染史，但有时数小时内病情就会急剧恶化，一些严重的肛周坏死性筋膜炎发生在无明显诱因的年轻患者，感染可能导致广泛的软组织坏死。如果未能认识到疾病的严重程度，会延误初始清创，进而延误确定性治疗。

建议患者在首诊做出疑似诊断的医院进行初始清创，以便更快地控制感染源，只要有适当经验的外科医师，就可立即手术治疗。对于疑诊肛周坏死性筋膜炎的患者，可做一小的皮肤切口，并将其分离至筋膜层；已经确诊肛周坏死性筋膜炎的患者，所涉及的筋膜不会黏附在相邻的组织，用手指沿着筋膜平面可以很容易地进行分离；也可局部探查深部的脂肪和肌肉是否受累。一旦初始清创完成，在病情允许的情况下，应转诊至三级综合性医院，因其具备多学科诊疗环境，对处理这种复杂性质和严重程度的伤口，以及随后进行的组织重建及康复训练更为有利。

2.清创术

从明显坏死皮肤或病灶中心切开，环形清创，从最严重的区域逐渐向外扩展，直到健康的软组织出现为止。根据皮肤的外观，坏死区域通常远超出最初预期的范围。应彻底探查伤口的边缘和深度，以确保完全切除坏死组织。若皮肤没有感染坏死，可行减压引流切口，清除皮下坏死组织，切口之间予宽松挂线对口引流，感染累及深部腔隙应予置管引流。若清创不彻底，可增加患者感染性休克和肝肾衰竭的发生率。男性应保护睾丸，必要时可将其植入腹股沟区，待二期修复重建。术中应避免注射稀释的肾上腺素，虽可减少出血，但注射肾上腺素会促进沿筋膜平面的感染播散或损害组织活力，出血时可使用电灼法止血。在清创过程中，应从多个部位获得多个组织活检和培养物，进行微生物学和组织学评估以确定致病菌，指导敏感抗生素和抗菌敷料的选择应用。伤口边缘的标本也可行病理检查，以确认手术是否已彻底清除所有坏死组织和感染组织。使用过氧化氢溶液反复冲洗伤口，但对深部组织不推荐使用过氧化氢溶液冲洗，以防发生气体栓塞。抗菌敷料及纱布覆盖固定，送回重症监护室进行后续治疗。

3.辅助结肠造口术

对肛周大范围感染，甚至累及直肠、盆腔和腹膜后的患者，若术中发现病情比术前评估更严重，应与患者或家属讨论，是否需行转移性结肠造口术，并告知该疾病的真实预后。

(三)围手术期管理

1.二次手术和后续清创术

如果患者生命体征继续恶化，在保证患者安全情况下，可行 MRI 检查以明确是否有残留坏死感染灶，必要时进行二次手术再次清创。常规换药时，对于小范围的坏死组织，应及时清创，通常需要 3～4 次清创。除了标准的术后血液检查和定期临床评估外，建议每 6～8 小时检测 1 次降钙素原、C 反应蛋白和乳酸水平，因为这些实验室感染标志物有助于确定再次清创的时机。其中降钙素原与感染严重程度和器官功能障碍密切相关，也有助于指导抗菌药物的使用时间及疗效评估。

2.伤口管理

(1)敷料：使用抗菌敷料可以为伤口愈合提供最佳的环境。抗菌敷料在外科清创术中发挥着重要作用，可减少生物负荷和表面污染。抗菌材料包括 0.025%次氯酸钠、聚六亚甲基双胍/甜菜碱、碘伏、醋酸、醋酸美芬酸和各种银离子敷料。

(2)术后创面换药：创面早期坏死组织较多，换药时应予大量过氧化氢溶液及甲硝唑注射液反复冲洗脓腔，并密切观察患者伤口局部及全身情况，若创面坏死组织较多或红肿范围加大时，则应及时行切开引流或多次清创。

(3)负压封闭引流：由含有引流管的多孔海绵状及密封贴膜组成，该技术创造了一个引流充分、血供良好的密闭空间，通过保持持续稳定的负压吸引，既可以充分引流创面渗出物，减少有毒物质吸收，减轻全身毒素反应，又可以促进局部血液循环及毛细血管再生和创面肉芽组织生长，后期也可以为大面积皮肤缺损植皮创造创面环境。但负压封闭引流治疗肛周坏死性筋膜炎时要注意彻底清创，不留无效腔，并维持良好封闭持续负压。

3.高压氧治疗

若患者术后血流动力学稳定，高压氧治疗可作为一种重要的辅助治疗方法。高压氧可提高局部组织氧含量，增强白细胞的吞噬作用，同时改善组织的缺氧缺血症状，减轻血小板的激活和血栓形成，刺激成纤维细胞增生、胶原形成，促进创面愈合。

4.疼痛管理

肛周坏死性筋膜炎患者在整个过程经历严重的疼痛和焦虑。疼痛会损害身体和社会心理康复，并增加异常性疼痛或痛觉过敏的风险，建议使用非甾体抗炎药。需要多次评价和评估患者的疼痛，根据治疗和护理的需要，调整镇痛策略。

5.营养支持治疗

在频繁的外科手术或其他干预措施过程中，如果患者长时间禁食，可能会发生营养不良的情况，导致成纤维细胞增殖不足，损害新生血管形成并降低机体免疫力。合理的肠内、肠外营养，可达到粪便转流效果，减少结肠造口术的应用，使患者获益最大化。低蛋白血症的患者，应给予静脉补充清蛋白或新鲜血浆。

(四)外科重建

一旦感染控制不再需要继续手术清创，下一个目标就是外科重建，包括覆盖和缝合创面。大多数肛周坏死性筋膜炎患者适合用游离皮肤自体移植以获得永久性覆盖。会阴重建包括残余的阴囊皮肤游离移植、带蒂或游离皮瓣移植，如带蒂股薄肌瓣、臀大肌皮瓣，大腿皮瓣和随机皮瓣常用于会阴重建，结果满意。

(五)康复训练

根据患者的年龄、基础疾病、患病前的功能水平、手术干预的阶段以及肛周坏死性筋膜炎的严重程度和位置，来设计具体的康复方案。可以使用多种疗法，包括力量和灵活性训练、夹板、瘢痕治疗和功能康复训练。

(苗　贺)

第四节　肛　窦　炎

一、概述

肛窦炎是以渗出为主的局灶性炎症。因为症状较轻，又在肛管内部，常被忽视。但它是重要的潜在性感染灶，据统计，约85%的肛门直肠疾病是由肛窦原发感染病灶而来的。

肛窦炎可以发生于任何年龄，但以青壮年为主，女性发病率高于男性。临床上肛窦炎以便不尽、坠胀、疼痛、瘙痒为主要表现。由于炎症的慢性刺激，还常伴肛乳头的炎症及增生肥大，二者常可互为因果，因此有人将其视为同一种疾病。

二、病因与发病机制

（一）中医观点

中医认为本病的成因为饮食不节、过食肥甘厚味、辛辣醇酒，致湿热内生，下注肛肠；或大便干燥秘结、用力努挣，肛管损伤染毒，致局部经络阻塞、气血瘀滞；或中气不足、气虚下陷；或肺、肾阴虚，热邪郁积肛肠。

（二）西医观点

1.感染与损伤

肛窦因窦底在下，开口朝上，呈袋状，引流差，容易贮积粪便引起感染，肛窦的边缘又有游离的半月形肛瓣，容易受到干粪块的擦伤或排便时被撕裂。排便次数增多或患肠炎、痢疾、腹泻、便秘等，频繁刺激肛窦和肛瓣。身体和局部抵抗力降低或有慢性消耗性疾病，粪便和异物存积于肛窦，窦道阻塞，使肛腺分泌的肛液引流不畅，加上粪便分解，病菌繁殖，肛窦即感染肿胀。常见的致病菌有大肠埃希菌、葡萄球菌、变形杆菌、产气杆菌、链球菌、结核分枝杆菌等，其中大肠埃希菌占60%～70%。

2.性激素的影响

肛腺的发育与功能主要受人体性激素的调节，性激素的高低直接影响着肛腺的增生与萎缩，因此性激素的水平与肛窦炎的发生有密切关系。而性激素中以雄激素的影响最大。新生儿体内由母体带来的雄激素较多，故肛周感染较多，经过发育成长期，随雄激素水平下降，肛周感染有的可自愈。男性及青壮年雄激素水平较高，肛腺感染增多，肛周脓肿常发于青壮年。老年性激素水平明显下降，肛腺随之萎缩，因此老年很少发生肛窦炎及肛周感染。

3.胚胎发育的影响

在胚胎发育的第7周，泄殖腔膜和肛膜破裂，与后肠融合，此时泄殖腔膜的背侧部分衍生为肛管、齿状线和肛柱的下部，若由于某种原因造成肛膜与后肠之间发生异常融合，不能形成正常齿状线和隐窝，而形成不规则齿状线和过深隐窝，出生后容易受细菌感染和损伤，形成肛窦炎、肛周脓肿和肛瘘。

4.病理变化

肛乳头肥大是由肛乳头炎引起，临床上病理变化以炎症为主。在临床上肛乳头肥大一般是慢性炎症变化的结果，主要病理变化：①巨噬细胞、淋巴细胞和浆细胞的浸润，以淋巴细胞最为常见。②成纤维细胞增生，有时小血管也增生。血小板衍生的生长因子和纤维粘连蛋白分解产物对成纤维细胞有趋化作用。此外，巨噬细胞和淋巴细胞的衍生因子都能刺激成纤维细胞增生并产生大量的胶原。③被覆的复层扁平上皮可出现明显增生，上皮细胞增生肥厚。④偶可见非典型的间质细胞，核大，细胞呈星形。肛乳头肥大的病理生理变化和纤维上皮性息肉的病理生理学十分相似，故临床上病理报告常为纤维上皮性息肉。

三、分类

(一)中医辨证分型

肛窦炎按照中医证候可分为以下四型。

1.湿热下注型

肛门有脓性分泌物,脓质稠厚,肛缘潮湿、瘙痒,肛内坠胀疼痛,局部灼热,便时疼痛加重,并可伴有里急后重感。小便短赤,大便臭秽,舌红苔黄腻,脉弦或滑。检查可见肛窦焮红。

2.阴虚内热型

肛门坠胀隐痛,便时加重,可有分泌物自肛门溢出。五心烦热、盗汗,口干咽燥,大便干燥,舌红苔黄或少苔,脉细数。检查可见肛窦暗红。

3.气滞血瘀型

肛门刺痛,便时尤甚。舌质紫暗,脉弦或涩。检查可见肛窦色紫暗或紫红。

4.脾虚气陷型

肛门下坠不适,便时加重,便后有不尽感,面色少华,少气懒言,纳少便溏,舌淡胖,有齿痕,苔薄白,脉细弱。检查可见肛窦苍白色浅,可有脱肛。

(二)西医分类

西医将肛窦炎分为急性期和慢性期。急性期即炎症急性发作阶段,肛门灼热、坠胀、疼痛,排便时可加重,并可见少量脓性或脓血性黏液溢出。慢性期即肛窦炎症暂时消退或处于慢性炎症阶段,此期肛窦炎不引起明显症状或症状轻微,病程多较长。

四、临床表现

(一)症状

肛窦炎多数无明显症状,只是排便后有不适感、微痛、灼烧感或坠胀感。急性期则有排便疼痛,分泌物多,卫生纸偶带脓血,灼烧不适,肛门坠胀等。慢性期多无明显症状,排便后有肛门短暂时间的微痛或不适,病史多较久。肛乳头炎一般无明显症状,当乳头肥大持续增大脱出肛门后,可见如乳头状,大小不等的脱出物,表面覆盖皮肤,急性期或嵌顿时,可见水肿、充血、坏死、糜烂等。

(二)体征

直肠指检可触及肛口紧缩感,肛窦发炎处有明显压痛,硬结或凹陷,可触摸到肿大压痛的肛乳头。

五、辅助检查

(一)肛门镜检查

肛门镜检查可见肛窦、肛瓣充血水肿,黏膜易出血,轻按肛窦有脓血水流出或黏液较多。若伴有肛乳头炎、肛乳头肥大,则排便时有带蒂肛乳头脱出肛外,指检触之肛乳头增大变硬。肛门镜检查发现肛乳头肥大,急性期可见肛乳头充血、水肿。

(二)探针检查

用球头钩状探针探查肛窦时,肛窦变深,患者感觉疼痛。

六、诊断与鉴别诊断

(一)诊断

根据病史、临床症状、体征,结合检查即可作出诊断。

(二)鉴别诊断

1.肛裂

疼痛时间较长且可有典型周期性疼痛,肛门镜检查肛裂可见肛管纵向裂口溃疡,而肛窦炎没有。但两者可同时并存。

2.直肠息肉

直肠息肉顶部呈球状,表面黏膜覆盖,质软,色鲜红或紫红,常易出血。而肛乳头发于齿状线,呈锥形,表面上皮覆盖,色淡黄或乳白,质硬,不易出血。

七、治疗

(一)中药治疗

中药治疗适用于各类急、慢性肛窦炎的治疗,但应依据证型不同而选择不同的立法和方药。

1.湿热下注型

证见分泌物质地稠厚,肛内坠胀疼痛,肛管灼热,伴里急后重。小便短赤,大便臭秽,舌红苔黄腻,脉弦或滑。治宜清热利湿、活血止痛,方用龙胆泻肝汤内服加却毒汤坐浴或三黄汤保留灌肠。

2.阴虚内热型

证见肛门下坠隐痛,五心烦热、盗汗,口干咽燥,大便干燥,舌红苔黄或少苔,脉细数。宜养阴清热、润肠通便,方用增液汤加减。

3.气滞血瘀型

证见肛门刺痛,舌质紫暗,脉弦或涩。治宜活血化瘀、理气止痛,方用复元活血汤内服加活血止痛散局部外敷或保留灌肠。

4.脾虚气陷型

证见肛门下坠不适,便后有不尽感,面色少华,少气懒言,纳少便溏,舌淡胖,有齿痕,苔薄白,脉细弱。治宜补中益气、升阳举陷,方用补中益气汤。

(二)外治法

1.熏洗法

蛤蟆草 30 g、黄柏 15 g、荆芥 20 g、防风 12 g、黄芩 10 g、苦参 20 g、五倍子 12 g、当归 9 g、苍术 12 g、枯矾 3 g、花椒 12 g、赤芍 15 g、马齿苋 30 g、侧柏叶 10 g,水煎至 1 500 mL,先熏,然后坐浴 10 分钟,每天 2 次。

2.涂药法

以黄连、黄柏、大黄软膏涂敷肛内。

3.塞药法

塞药法可选用中成药栓剂治疗,如肛泰栓、牛黄痔清栓等。

4.灌肠法

黄连、地榆、大黄各 10 g,水煎至 50 mL,每晚 1 次。

(三)药物治疗

1.抗菌药物

甲硝唑是首选药,次为庆大霉素、阿莫西林等。经肛门给药,效果更好、更快。

2.肛门栓剂

对急慢性发作期患者有明显抗炎、抗渗出、镇痛作用。

(四)手术治疗

手术是本病的根治疗法,应根据病变选用适合的术式。

1.肛窦切开扩创术

先用钩形探针钩探加深的肛隐窝,然后沿探针切开肛隐窝到肛门内括约肌,切断部分内括约肌,切除病窦及结节,做梭形切口至皮肤,创面修整,使引流通畅。可于切口上方黏膜处缝合 1 针以止血,注意切除不可过深以防术后出血,本术式可根治肛窦炎。

2.肛乳头结扎切除术

于肛乳头基底部行贯穿结扎,切除顶部,纳入吲哚美辛栓 1 枚,消毒纱布包扎。每次可结扎 1～3 枚肥大的肛乳头,不拆线,7 天左右可自行脱落。肥大性乳头基底部粗大者,应剪开基底部皮肤至近齿状线处,结扎时边松止血钳边紧线,将线结扎在齿状线处,可减轻术后疼痛,缩短疗程。

3.电灼术

小的三角形乳头可选用电刀或电灼器烧灼至基底部,术后纳入吲哚美辛栓,便后坐浴。

(刘　霄)

第五节　肛周化脓性汗腺炎

一、概述

顶泌汗腺位于真皮深部,腺管开口于皮肤表面,一旦被阻塞,即发生感染,腺管因感染而破裂,在皮内和皮下组织内引起感染,反复发作,广泛蔓延,形成范围较广的慢性炎症,小脓肿、复杂性窦道和瘘管称为化脓性汗腺炎。发病部位多在顶泌汗腺分布区,如腋下、脐部、乳晕、肛门、臀部。发生于肛门周围者称为肛周化脓性汗腺炎。

化脓性汗腺炎多发于 20～24 岁身体肥胖,好出汗的人,儿童除非早熟,一般不会发病,女性的发病率是男性的 3 倍。本病长期不愈有恶变可能,多在发病后 10～20 年。

二、病因与发病机制

中医认为本病为内有湿热,外感毒邪,邪毒与气血相搏而发病。

(一)感染

细菌多为金黄色葡萄球菌、链球菌、厌氧菌等。本病感染的细菌有一定的规律性,会阴部主要是厌氧链球菌感染;肛门和生殖器主要是 F 组链球菌感染。

（二）激素

顶泌汗腺、皮脂腺和它们开口所在的毛囊，在发育上都受雄激素的控制。青春期开始分泌，活动的最高峰是在性活跃期。女性绝经后，顶泌汗腺逐渐萎缩，分泌功能明显减弱。本病的发病完全与顶泌汗腺的活动一致，青春期以前从不发病；绝经期后不再发作。

（三）痤疮四联征

本征与聚合性痤疮、脓肿性穿掘性毛囊周围炎或慢性脓皮病可同时存在，称痤疮四联征。但对皮脂腺侵犯不严重，因此可以认为其是痤疮的一种特殊类型。

（四）病理

顶泌汗腺导管开口受到肛周皮肤浸渍，发生角化性阻塞，导致汗液潴留形成囊肿，利于细菌繁殖，进而发展为脓疱、窦道、瘢痕及瘢痕疙瘩。

三、分类

临床一般分为急性、慢性两类。根据病情可分为轻度、中度、重度。急性发作称为急性化脓性汗腺炎，急性发作之后经久不愈，则为慢性肛周化脓性汗腺炎。

（一）轻度

病情较轻，病变范围较小，皮肤病变仅见局部小硬节红肿化脓或溃破有臭味脓性分泌物。

（二）中度

其病变范围较大，皮下硬结化脓溃破并已有窦道形成硬结间相通，炎症明显，伴有一些全身症状，如发热、头痛、全身不适。

（三）重度

病变范围广泛，不仅在肛周臀部甚至蔓延至会阴阴囊、腹股沟。症状显著，不仅全身发热，头痛，还伴有消瘦，贫血甚至低蛋白血症，皮肤变厚，皮色褐色，其下窦道可四通八达，病情严重。

四、临床表现

（一）症状与体征

初期常在会阴、阴囊区出现单发或多发的、皮下或皮内大小不等、与汗腺毛囊一致的炎性条索状硬结、脓疱或疖肿。之后化脓，切开或自溃破后，形成溃疡、窦道，红肿明显，自觉疼痛，溃后排出恶臭的糊状脓性分泌物。但病变仅位于皮下，不深入肛门内括约肌。随着第一个窦道形成，许多窦道相继形成，融合成片，皮下发生广泛坏死，皮肤溃烂，可扩展到肛门周围、阴囊、阴唇、骶尾部、臀部、腰部和股部，开口可达数个至数十个。愈合后常导致硬化和瘢痕形成。

（二）伴随症状

常伴有发热、全身不适、食欲减退、淋巴结疼痛肿大。晚期患者可出现消瘦、贫血，或并发内分泌和脂肪代谢紊乱等症状。

五、辅助检查

（一）窦道造影

通过外口灌注对比剂观察窦道的走行及各口之间是否存在联系，并在 X 线下拍摄正位片以及侧卧位片，确定窦道是否与肛门直肠相通。

(二)三维 MRI

盆底三维影像检查,不仅可以确定窦道走行及各窦道与括约肌之间的关系,也能观察窦道是否通向肛门直肠或肛提肌部位。

(三)瘘管肉芽组织检查

经久不愈的汗腺炎,应该取窦道部分组织做病理检查,以判断是否癌变。

六、诊断与鉴别诊断

(一)诊断

肛周化脓性汗腺炎的诊断应根据病史结合临床症状、体征、辅助检查等进行确诊,一般肛门周围皮下有反复感染化脓不愈,病程长、发病慢的病史。形成许多表浅性皮下小瘘管、窦道和小脓肿,与肛管直肠无明显联系。非顶泌汗腺部位的耳后有黑头粉刺存在是本病早期诊断的标志,月经前多病情加重。同时还应确定有无结核病和糖尿病。

(二)鉴别诊断

1.多发性疖肿(毛囊炎)

毛囊性浸润明显,呈圆锥形,集簇一处,破溃后顶部有脓栓,病程短,任何部位皮肤皆可发生。

2.复杂性肛瘘

瘘管深,内有肉芽组织,有肛周脓肿病史,常有肛窦原发感染内口。

3.克罗恩病

克罗恩病与化脓性汗腺炎可以并存,两者都有慢性窦道,但化脓性汗腺炎无胃肠症状,肛管直肠正常。

4.尾骨前皮样囊肿

本病向深部蔓延常在尾骶骨与直肠之间向上蔓延,因肛管远端后壁有特征性瘢痕,多次手术瘢痕增多,易忽略同时并存的尾骨前皮样囊肿而漏诊。

5.骶尾部畸胎瘤

本病为胚胎发育异常的先天性疾病,多为青壮年时期发病,肛门后尾骨前有外口。直肠指检常可触及骶前有肿物或饱满样感觉,钡剂灌肠侧面片可见直肠骶骨间隙增宽,直肠有半圆形充盈缺损或压迹,手术可见腔内有毛发、牙齿、骨质,亦可见到腔内有黏液。

七、治疗

肛周化脓性汗腺炎属于中医蜂窝漏、瓜瓤漏的范畴,因此其治疗必须进行综合治疗,有糖尿病或结核病等其他疾病者应行相应治疗。

(一)内治法

1.中药治疗

本病总属于虚实夹杂,本虚标实多见。起初表现为硬结、流脓以及炎症,多为阳证、实证。又可伴有全身症状,即标实为主;后期则重在全身与局部症状合参,病久者全身脏腑虚衰而以正虚为主。因本病病程长,病久入络成瘀,无论何种证型,均可适当加用三棱、莪术、土元、丹参等活血化瘀之品,应用清热解毒药物,应选择夏枯草、连翘等兼有消肿散结功效的药物,全蝎、蜈蚣等化痰通络散结药物可酌情少量选用。

(1)实热型:局部红肿疼痛明显,分泌物多,大便燥结,小便短赤,舌质红,苔黄燥,脉浮数,治宜清热解毒，消肿散结。方用仙方活命饮或五味消毒饮加减。

（2）痰湿型：身体肥胖，咳嗽痰多，局部湿烂，分泌物多，舌胖淡，苔白腻，脉濡滑或缓。燥湿祛痰，方用苍术二陈汤合三仁汤加减。

（3）心脾两虚型：久病体弱，面色苍白，心悸气短，体倦无力，少气懒言，食欲缺乏，肉芽不鲜，脓水时多时少，舌质淡，苔薄白，脉细弱。治宜补养心脾，解毒除湿方用归脾汤加连翘、苍术、黄柏、土茯苓、薏苡仁、猪苓等。

2.药物治疗

（1）抗感染治疗：急性期可酌情应用抗生素，一般根据细菌培养和药敏试验，决定选用抗生素的种类。但本病常反复发作，病灶周围纤维化，抗生素可能不易透入，因此药敏试验不一定与临床效果一致。

（2）抗雄激素治疗：抗雄激素药物环丙氯地孕酮或睾酮阻断剂醋酸氯羟甲烯孕酮治疗 2～3 个月，有较好效果。

（3）肾上腺皮质激素：对反复发作患者可选用泼尼松龙、地塞米松等，配合抗生素以控制炎症，但不宜久用。

（4）异维 A 酸：每天 0.5～1 mg/kg，连服 4～8 周，对四联征有良好疗效，但对化脓性汗腺炎则疗效不明显。

（二）外治法

1.熏洗疗法

用苦参汤加减煎水坐浴，每天便后 1 次。避免搔抓，以保持局部卫生。

2.外敷药物疗法

可用醋调如意金黄散等中成药外敷，适用于初期、中期未破溃病变。

3.物理疗法

腐去新生之时可用红外线、TDP 灯做局部照射理疗，促进愈合。

（三）手术治疗

手术是根治本病的基本方法，目的是通过扩创，使引流通畅，便于清除坏死组织和皮下窦管或窦道，这种窦道多数不与肛门直肠相通，只是皮下相互贯通的管道，根据病变情况，手术可一期或分期进行。本病的手术主要是扩创，故术后的换药至关重要，可选用甲硝唑、庆大霉素等局部换药，玉红膏促进愈合。

（1）病灶小者，可行扩创术，刮除坏死组织后敞开病灶，从基底部换药促进愈合。

（2）病灶广泛，深达正常筋膜者可行扩创术，充分切开潜在皮下瘘管或窦道，广泛切除感染灶，伤口二期愈合或植皮。

（3）病灶特大者，可行广泛切除加转流性结肠造口术。造口是为了避免创口污染，并非常规，一般不轻易采用。

（朱智宇）

第六节　肛周蜂窝织炎

一、概述

肛周蜂窝织炎致病菌常为大肠埃希菌、厌氧杆菌、溶血性链球菌、金黄色葡萄球菌，由于链激酶和透明质酸酶的作用，病变扩展迅速，脓液稀薄血性，可引起败血症。葡萄球菌感染容易局限形成脓肿、脓液稠厚；大肠埃希菌感染、脓液稠厚有奇臭，有时是混合感染。炎症可向四周扩散，其特点是初起无头、红肿蔓延成片，中央明显，四周较淡，边界不清，灼热疼痛，若经及时有效治疗，预后良好。有的 3～5 天后中央色褐腐溃，周围湿烂，全身症状明显，发生败血症者，预后不良。

肛周蜂窝织炎多发生于全身有糖尿病、血液病或身体衰弱、抵抗力降低的老人，每年发病率约为 200/100 000。

二、病因与发病机制

肛门周围蜂窝织炎与身体其他部位的蜂窝织炎相同，是肛周皮下、筋膜下肌间隙或深部蜂窝组织的严重的暴发性化脓性感染，可迅速蔓延到会阴、股部、腹股沟、腹壁和腹膜后组织，因组织大块坏死损伤肛门和直肠，造成肛门狭窄和失禁，常危及生命。常见病因主要包括外伤、肛周手术感染、肛门直肠内外炎症或未及时处理的脓肿扩散。

三、病理改变

真皮及皮下组织可见广泛的急性化脓性炎症改变，浸润细胞主要是淋巴细胞和中性粒细胞。皮肤附属器被破坏，血管和淋巴管扩张或栓塞，后期可见肉芽肿形成。

四、分类

肛周蜂窝织炎通常分表浅和深部两类。

表浅者初起时患处红肿热痛，继之炎症迅速沿皮下向四周扩散，肿胀明显，疼痛剧烈。此时局部皮肤发红，指压后可稍褪色，红肿边缘界限不清楚，可出现不同大小的水疱，病变部位的淋巴结常有肿痛。病变加重时，皮肤水疱破溃流出水样液，部分肤色变褐。

深度的蜂窝织炎皮肤症状不明显，常因病变深在而影响诊治，多有寒战、高热、头痛、乏力等全身症状，严重时体温过高或过低，甚至有意识改变等严重中毒表现。

五、临床表现

因致病菌种类、毒性不同，发病部位、深浅不同而有不同的临床表现。自觉发冷、发热，体温升高，有时有败血症症状，肛门直肠沉重感、疼痛和里急后重，以后局部弥漫性肿胀，发展较快、剧痛。直肠周围炎症常有带血臭味脓液由肛门流出，男性可能排尿困难。由大肠埃希菌、厌氧性链球菌、类杆菌和多种肠道杆菌引起的感染症状较轻，体温并不太高，会阴部、腹部红肿，皮下有气肿，按之有捻发音，蜂窝组织和筋膜坏死，脓液恶臭有气，又称捻发音性蜂窝织炎。随着病情的发展，炎症会迅速扩散，久拖不治或者采取的治疗措施无效，会发展为淋巴腺肿，病原菌侵入血液发展为败血症，引发严重后果。

六、辅助检查

（一）实验室检查

血常规示白细胞总数增多及中性粒细胞比例明显增高；降钙素原明显升高。

（二）超声检查

超声检查可以较好地显示液体量，皮下软组织中，显示蜂窝织炎及脓肿形成的异常组织结构，常见脓肿周围的蜂窝织炎中具有典型的鹅卵石样改变。

七、诊断与鉴别诊断

（一）诊断

根据病史、体征，白细胞增多等表现，诊断多不困难，浆液性或脓性分泌物涂片可检出致病菌，血和脓液的细菌培养与药物敏感试验有助诊断与治疗。

（二）鉴别诊断

1.肛周坏死性筋膜炎

肛周坏死性筋膜炎主要引起会阴部、阴囊、肛周软组织快速大范围的坏死，伴有炎症的全身中毒症状，以皮肤、皮下组织及浅深筋膜进行性坏死而肌肉正常。

2.肛周脓肿

肛周脓肿可见局部红肿，搏动性疼痛，指检可触及压痛性肿块，或有波动感，超声检查可见液化脓腔。

3.丹毒

丹毒为浅层炎症，浸润较轻，不形成深在性脓肿，皮损为境界清楚的炎症性红斑，水肿情况不如本病明显。

4.接触性皮炎

患者有接触史，红斑与接触的致敏物一致，边缘清楚，瘙痒明显，一般无发热等全身症状。

5.血管性水肿

血管性水肿仅有水肿，无红斑，无化脓，无全身症状，消退快。

八、治疗

治疗方式以抗生素和支持治疗为主，全身输液、输血，口服或静脉滴注广谱抗生素，如做细菌培养药敏试验，注射敏感的抗生素更好，有时可注射抗毒素，早期急性蜂窝织炎，可用50%硫酸镁湿敷或敷贴金黄散、鱼石脂膏等。

经上述处理不能控制炎症扩散，特别是捻发音性蜂窝织炎应及早做广泛的多处切开引流，切除坏死组织，伤口用3%过氧化氢溶液冲洗和湿敷，采用胶条环套状引流。在早期清创和有效抗生素治疗使患者生命体征平稳后，应尽早二次清创并使用可调节负压封闭引流技术是控制感染和促进创面愈合的有效治疗手段。

（朱智宇）

第七章

肿瘤性肛肠疾病

第一节 大 肠 息 肉

一、概述

大肠息肉是指发生于黏膜上皮表面的局限性隆起状病变，不论大小、形状和组织学类型均称为息肉。中医属于“息肉痔”“瘜肉”“肠蕈”“樱桃痔”等范畴。大肠息肉可发生于大肠各部位，以乙状结肠及直肠多发。根据组织学分类，大肠息肉分为肿瘤性息肉和非肿瘤性息肉。肿瘤性息肉包括腺瘤性息肉；非肿瘤性息肉包括错构瘤息肉、炎症性息肉和增生性息肉。其中，腺瘤性息肉最为常见包括管状腺瘤、绒毛状腺瘤和管状绒毛状腺瘤，具有明显癌变倾向，且癌变率与息肉大小和形态密切相关。临床特点为肿物蒂小稚嫩，其色鲜红，便后出血。单个发生者称单发性息肉，多见于儿童；散在发生者称多发性息肉，多见于青壮年；大量息肉布满直结肠，甚至小肠者称息肉病。在本节内容中，将主要针对肿瘤性息肉展开介绍。

二、病因与发病机制

（一）中医观点

中医学认为本病的发生主要与饮食不节、劳倦内伤、情志失调及先天禀赋不足等因素有关。

1.湿热下注

恣饮醇酒，过食辛辣厚味，以致湿浊内生，郁久化热，湿与热结，下注大肠，肠道气机不畅，瘀血浊气凝结不散，息肉乃生。

2.气滞血瘀

饮食不节或劳倦伤脾，脾胃运化失司，湿邪乃生，下注 大肠，经络阻滞，气滞血瘀而生息肉。

3.脾虚气滞

先天禀赋不足或忧思过度、脾失健运，脾气不行，水湿不化，津液凝聚成痰，痰气郁结大肠，日久而发为息肉。

4.寒凝结滞，阴盛阳虚

多由脾气虚衰进一步发展而来，也可因饮食失调，过食生冷，或因寒凉药物太过，损伤脾阳，命门火衰，阳虚阴盛，寒从内升，寒凝气滞而化为息肉。

(二)西医观点

目前为止,大肠息肉的病因不清楚。此病可能是家族性、遗传性、长期炎症刺激、其他环境及饮食等相关因素共同引起。大肠息肉的病因主要有以下几方面。

1.饮食因素

饮食因素与直肠息肉的形成具有一定的关系,尤其是细菌与胆酸的相互作用可能是腺瘤性息肉形成的基础。膳食中脂肪类成分超过40%是形成结、直肠息肉的一个重要因素,如果脂肪摄入不超过膳食的15%,结、直肠息肉的发病率较低。高脂肪膳食能增加结、直肠中的胆酸。

2.机械损伤和粪便刺激

大便中粗渣和异物及其他因素可造成肠黏膜损伤或长期刺激肠黏膜上皮,使处于平衡状态的肠黏膜受到破坏,或者是细胞的产生增多,或者是肠黏膜上皮凋亡减慢,或两者兼而有之,最终可形成息肉状突起。

3.炎性刺激

大肠黏膜的长期慢性炎症,可以引起肠黏膜上的息肉状肉芽肿。如溃疡性结肠炎、克罗恩病、细菌性痢疾、阿米巴结肠炎等,也可见于手术吻合口附近。

4.基因突变和遗传因素

一般认为,息肉形成与基因突变和遗传因素有密切关系,从目前研究情况表明,突变基因可以由父母遗传给后代子 女,在遗传机会上男女是均等的,没有性别的差异。

三、临床表现

多数大肠息肉起病隐匿,早期临床无任何症状,多数经肠镜检查、X线或钡灌肠造影等检查而发现,随着息肉逐渐增大可出现以下症状。

(一)便血

便血为临床最常见症状之一。多呈鲜红色或暗红色,或仅表现为粪便潜血试验阳性。

(二)肠道刺激症状

腺瘤可分泌大量黏液,多表现为黏液便,便意不尽感和里急后重,有时只排出黏液,成为假腹泻。

(三)息肉脱出

有带蒂的息肉可以在排便时脱出肛门外,甚至一些乙状结肠的长蒂息肉亦可脱至肛门外。

(四)腹痛

腹痛少见,有时较大息肉可导致肠套叠而出现腹痛。

(五)全身表现

病情迁延、反复腹泻可引起电解质紊乱、营养不良、贫血等。

四、诊断

(一)专科检查

肛门指诊:可扪及圆形柔软肿物,表现光滑,活动度大,有长蒂时常有肿物触摸不定的情况。多发性息肉则可触及直肠腔内有葡萄串样大小不 等的球形肿物,指套染血或附有血性黏液。

(二)分类

按组织学表现和病理性质,肿瘤性息肉可分为以下几种。

1.管状腺瘤

管状腺瘤主要由密集排列的腺管构成，腺管大小较为一致，呈圆形或椭圆形，腺管上皮细胞呈现不同程度的异型性，可伴有或不伴有绒毛成分。其外观多为有蒂或亚蒂息肉，息肉体积相对较小，表面光滑或轻度分叶，颜色与周围肠黏膜相近或略红。

2.绒毛状腺瘤

组织学上，绒毛状腺瘤以细长的绒毛状结构为主要特征。该类息肉通常无蒂，基底较宽，呈地毯样生长，体积一般较大，表面呈绒毛状或颗粒状，质软且容易出血。由于绒毛状腺瘤具有较大的表面积和较高的细胞异型性，其癌变率较高。

3.管状绒毛状腺瘤

管状绒毛状腺瘤同时具备管状腺瘤和绒毛状腺瘤的结构特点，腺管和绒毛成分混合存在。其外观可呈有蒂、亚蒂或无蒂，大小不一，形态多样，表面可光滑、分叶或呈绒毛状。具体癌变风险与绒毛成分所占比例相关，绒毛成分越多，癌变可能性越大。

(三)辅助检查

1.粪便潜血试验

其诊断意义有限，假阴性较多，阳性者可提供进一步检查的线索。这是一种简便、易行的初筛方法。

2.X线钡剂灌肠

虽能通过钡剂的充盈缺损敏感地发现大肠息肉，但对病变常常不能正确分类和定性。

3.内窥镜检查

内窥镜检查可明确大肠息肉的部位、数目、大小、形态，并且可以进行活组织检查及内镜下息肉切除治疗，因此是发现和确诊并治疗大肠息肉的最重要手段。

4.病理检查

病理检查可进一步明确性质。

五、鉴别诊断

(一)直肠结肠癌

直肠癌主要以便血，便细，大便频数为主要表现。直肠指诊加活检可确诊。右侧结肠癌以腹部肿块、腹痛、贫血为主要表现。左侧结肠癌以便血、腹痛、大便频数、肠梗阻为主要表现。肠镜及病理可确诊。

(二)内痔

二者均可脱出，便血。但内痔多位于齿状线上左中、右前、右后三处，基底较宽而无蒂，便血量较多，多见于成年人。

(三)肛乳头肥大

位置在肛窦附近，质韧，表面光滑，呈灰白色，多无便血，可脱出肛外，脱出物色苍白、质略韧，常伴有肛裂等。

(四)平滑肌肉瘤

直肠结肠的平滑肌肉瘤可表现为便血、贫血、疼痛、肿块或肠梗阻，缺乏特异性诊断，以手术治疗为主，预后差。

六、治疗

（一）中药治疗

1.湿热下注证

证候：大便黏浊带血，肛门灼热不适，下坠伴腹痛、腹泻、腹胀，息肉表面附着脓性物，糜烂，可有肿物脱出肛外，指诊有时可触及肿物，舌质红，苔黄或黄白相兼而腻，脉弦滑细。

治法：清热利湿、凉血止血。

方药：黄连解毒汤加味。黄连 10 g，黄芩 10 g，黄柏 10 g，栀子 8 g，茯苓 12 g，地榆炭 10 g，大蓟、小蓟各 10 g，枳壳 8 g。若便秘加炒决明子 15 g。

2.气滞血瘀证

证候：病久息肉明显增大，硬而痛，纳少，面黯消瘦，脉弦滑，舌质暗，苔白。

治法：理气活血，化瘀散结。

方药：补阳还五汤加减，气虚通络型方药。生黄芪 20 g，当归 10 g，赤芍 15 g，地龙 6 条，川芎 10 g，桃红 12 g，牛膝 10 g，红花 8 g。腹胀、肛门下坠加枳实 10 g、木香 8 g。

3.脾虚气滞证

证候：自幼出现便血，时有肿物脱出肛外，腹泻病史较长，腹部隐痛，便血时多时少，倦怠懒言，舌淡苔白，脉细弱无力。

治法：温中健脾，理气散瘀。

方药：良附丸加味。高良姜 15 g，制香附 15 g，炙黄芪 20 g，炒枳实 8 g。便时带血加赤石脂 15 g、血余炭 6 g。

4.寒凝结滞，阴盛阳虚证

证候：腹胀痛喜暖，四肢冷而无力，腰膝酸痛，大便清冷，伴面部或下肢水肿，小便少或清长，舌淡暗苔白，脉沉无力。

治法：温中散寒，理气利湿。

方法：金匮肾气丸加减。熟地黄 15 g，生地黄 15 g，山药 10 g，泽泻 8 g，茯苓 12 g，桂枝 8 g，制附片 6 g，山茱萸 10 g，木香 10 g。腹痛者加白芍 15 g，甘草 8 g。

（二）中成药治疗

（1）云南白药：能散瘀止血，适用于肠道出血较重，大便带血者，每天 2～3 次，每次 2～3 粒。

（2）锡类散：能清热解毒，取适量药粉与生理盐水混合后灌肠。

（三）中药灌肠疗法

中药煎剂经肛门灌注于直肠内，根据息肉所处肠段，适时调整体位，以使药液充分作用于病变部位，适用于多发性息肉。多选具有收敛、软坚散结作用的药物。常用的灌肠方有复方青白散、经验方等。

1.复方青白散

复方青白散起到清热解毒、凉血消斑、活血化瘀的功效。方中青黛清热解毒、凉血消斑，白芷、白芍活血排脓、生肌止痛，白术健脾祛湿，白头翁、黄柏清热解毒祛湿，薏苡仁祛湿。

方药：青黛 30 g、白芷 10 g、白芍 10 g、白术 10 g、白头翁 15 g、黄柏 10 g、薏苡仁 15 g。

用法：水煎浓汁 100 mL，保留灌肠，每天 1 次。

2.经验方

本方起到收敛固涩、活血化瘀的功效。方中乌梅涩肠止泻;海浮石软坚散结、解毒消肿;五倍子、五味子、牡蛎能够收敛固涩、软坚散结;紫草解毒祛斑、清热消肿;贯众清热解毒。

方药:乌梅 12 g、海浮石 12 g、五倍子 6 g、五味子 6 g、牡蛎 30 g、夏枯草 30 g、紫草 15 g、贯众 15 g。

用法:水煎浓汁 100 mL,保留灌肠,每天 1 次。

(四)结扎法与套扎法

1.结扎法

结扎法适用于低位带蒂息肉。患者取侧卧位或截石位,局部常规消毒,局部麻醉并扩肛后,用食指将息肉轻轻拉出肛外,或在肛镜下,用组织钳夹住息肉基底部轻轻拉出肛外,用圆针丝线在息肉基底贯穿结扎,然后切除息肉,注入九华膏或放置红油膏纱布条引流。

2.套扎法

本法是通过器械将小乳胶圈套入息肉根部,利用胶圈较强的弹性阻止血液循环,促使息肉缺血、坏死、脱落。套扎法适用于低位带蒂息肉。患者排便后,取胸膝位或侧卧位;先做直肠指诊,以排除其他病变;插入肛门镜,检查息肉位置及数目,选定套扎部位;使用长棉签,清洁套扎部位,常规消毒术野,由助手固定肛门镜,术者左手持套扎器套住息肉基底部,将胶圈推出扎到息肉根部。术后处理同单纯结扎法。

(五)手术治疗

大肠息肉的处理原则是发现息肉即行摘除。目前摘除息肉的方法主要是内镜下手术和非内镜下手术两大类。

1.内镜下手术

根据息肉的形态、大小、数量及蒂的有无、长短粗细而分别采用以下几种方法。

(1)高频电凝切除术:根据息肉的形态、大小、数量及蒂的有无、长短、粗细可采用以下方法。①高频电凝灼除法主要用于多发半球状小息肉。②高频电凝圈套切除法主要用于有蒂息肉。③“密接”摘除法主要用于长蒂大息肉,难以悬于肠腔者采用大息肉密接肠壁电凝切除法。④高频电凝热活检钳除法目前很少应用。

(2)活检钳除法:主要用于单发或少数球状小息肉,简便易行,又可取活组织病理检查。

(3)氩气刀灼除法和微波透热法:适用于无须留组织学标本者。

(4)内镜下黏膜切除术:是指于病灶的黏膜下层内注射药物,形成液体垫后切除大块黏膜组织的方法。它是治疗消化道癌前病变及早期癌有效而可靠的方法,已成为早期癌和临界病变的首选诊疗方法之一,主要适用于部分无蒂息肉、平坦或浅凹陷型息肉、平滑肌瘤、早期癌的切除,安全可靠,并发症少。

(5)内镜下黏膜剥离术:主要应用于治疗癌前病变和早癌患者。

(6)经肛门内镜显微外科手术:是一种微创手术,主要用来局部切除直肠息肉和肿瘤。该手术采用一种特殊的显微镜,通过肛门切除息肉或肿瘤,腹部没有任何伤口。

2.非内镜下手术治疗

对直径>2 cm 的广基息肉、腺瘤癌变者或息肉病者,可根据临床实际情况选择手术方案。

(1)经肛门入路息肉切除术:适用于位于直肠下段的腺瘤。

(2)经骶尾入路息肉切除术:适应于直肠上段的腺瘤。

(3)经腹入路息肉切除术:适应于直径>1 cm 的广基息肉及>2 cm 的有蒂腺瘤,如果用圈套器凝切或经肛门切除有困难，或止血不可靠，或恶变可能性大，或息肉病者。手术方式包括全大肠切除、回肠腹壁造口，全结肠切除、回肠直肠吻合术，结肠次全切除术，全结肠切除、直肠黏膜剥脱、回肠肛管吻合术。

七、预防与调护

(1)积极治疗结直肠疾病，如内外痔、肛漏、肛裂、肛窦炎及慢性肠炎等。

(2)保持大便通畅，养成定时排便习惯，防止便秘或腹泻的发生。

(3)不定期做大便潜血试验，反复潜血阳性者应及时进行肠镜检查，提高早期诊断率。

(4)息肉脱出肛外要及时还纳，切不可盲目牵拉，以免撕伤或断裂而造成大出血。

（王永跃）

第二节　结　肠　癌

一、概述

大肠癌包括结肠癌和直肠癌，是我国常见恶性肿瘤之一，结肠癌占大肠癌40%左右，好发于45～50岁，但1/3患者年龄在40岁以下。近年来结肠癌发病率呈上升趋势，而且值得注意的是在结肠癌中右侧结肠癌的比例呈增加趋势。结肠癌与直肠癌两者在流行病学上有明显不同，因此两者应分别论述。据有关专家统计并得出如下结论。

(1)不同国家或地区有不同的发病率。结肠癌患者主要集中在北美、西欧等工业发达的地区，与他们的高脂肪、高蛋白饮食密切相关。

(2)不同人群(高、低发人群)的结肠癌有不同的解剖部位差别。认为肿瘤分布部位可作为区别高、低发人群的标志。

(3)成人期移居不同地点，移民的结肠癌发病率会发生改变。移民的结肠癌发病率的变化特点是迅速接近移居国发病水平。

(4)我国发病年龄较欧美国家提前，总体男性多于女性。

二、病因与发病机制

(一)中医观点

中医认为忧思抑郁，脾胃失和，湿浊内生，郁而化热；或饮食不节，误食不洁之品，损伤脾胃，酿生湿热，均可导致湿热蕴结，下注大肠，浸淫肠道，肠道气血运行不畅，气滞血瘀，日久蕴蒸化为热毒，血肉腐败故见腹痛腹泻，便中夹有黏液脓血或为便血；湿、毒、痰、瘀、凝结成块，肿块日益增大，肠道狭窄，出现排便困难，病情迁延，疾病后期，伤阴耗气，气阴两虚，阴损及阳，甚至阴阳离决等变化。

1.湿热蕴结

忧思抑郁，脾胃失和；或饮食不洁、久痢久泻、息肉虫积损伤脾胃，运化失司，湿热内生，浸淫肠道，下注肛门，蕴毒积聚，结而为肿。

2.气滞血瘀

病久则湿热阻塞大肠，腑气不畅，气血湿毒瘀滞凝结。

3.气阴两虚

疾病后期，久泻久痢或肿块耗伤气血，致气阴两虚。

(二)西医观点

结肠癌的发病原因与以下因素有关。

1.饮食习惯

食物中黄曲霉素、胆盐分解物等均有致癌作用。高脂肪、高蛋白、低纤维饮食一方面产生致癌物质，另一方面使粪便在肠道停留时间过长，增加了肠黏膜对致癌物质的吸收，故西方国家发病率高可能与此饮食习惯有关。据流行病学调查，高纤维饮食的非洲人，结肠癌发病率低。这说明，低纤维饮食时肠道蠕动缓慢，排便时间延长，从而使胆汁酸、胆固醇与肠道细菌相互作用时间延长，产生致癌物质的量可能增加，同时也使大肠黏膜与致癌物质接触时间延长。

2.癌前病变

家族性息肉病和绒毛状腺瘤被认为是结肠癌的癌前病变，若病程长久则可能恶化。目前对癌前病变有如下认识。

(1)腺瘤越大，癌变率越高。

(2)广基底腺瘤较有蒂腺瘤易于癌变。

(3)异型性越重者，癌变率越高。

(4)多发腺瘤癌变率较单发腺瘤癌变率高，且左半结肠较右半结肠发病率高。

(5)组织学类型不同的腺瘤，其癌变的比率是绒毛状腺瘤＞管状绒毛状腺瘤＞管状腺瘤。

3.结肠的慢性炎症

慢性血吸虫病、溃疡性结肠炎均可能恶化发展成为结肠癌。我国流行病学统计，血吸虫病流行地区，结肠癌发病率增高，说明两者有一定关系。有人认为，慢性溃疡性结肠炎患者，约有5%最终癌变。病程越长，癌变概率越大。其发病机制可能由于反复组织破坏和修复而导致肠上皮增生、腺瘤化，最后癌变。

4.遗传因素

家族的遗传性与结肠癌的发生有一定的联系，但除有遗传的易感性之外，还需有若干后天的激发因素，才能引起癌变。

5.病毒感染

诱发肿瘤的病毒在机体免疫功能低下时可能引起肿瘤恶化。

三、病理分型

(一)大体分型

1.肿块型

肿瘤呈球状或半球状，表面有小溃疡，易出血，主要向肠腔内生长，此型浸润性小，淋巴转移较晚，预后较好，好发于右侧结肠，盲肠部多见。

2.溃疡型

溃疡型是结肠癌的最常见类型，肿瘤表面有深而大的溃疡，边缘隆起，底部深陷，呈碟形，易出血、感染，分化程度较低，转移较早，好发于左侧结肠及直肠。

3.浸润型

沿肠壁浸润生长，瘤组织有较多纤维组织，易引起梗阻，分化极低，转移早，预后差，好发于左侧结肠或乙状结肠与直肠交界处。

(二)组织学分型

1.腺癌

腺癌最常见。癌细胞排列成腺管状结构，依分化程度可分为低恶性、中等恶性、高恶性和未分化癌四级。

2.黏液癌

大多数癌细胞分泌黏液，黏液在细胞内将核挤向边缘，间质内亦有黏液，预后较腺癌差。

3.未分化癌

癌细胞较小，圆形或不规则形，浸润明显，易侵入小血管和淋巴管，预后最差。

4.其他

如鳞状上皮细胞癌、鳞腺癌等。

四、病理分期

目前常用的分期方法有 Dukes 分期和国际 TNM 分期。

(一)Dukes 分期

A 期：癌肿局限于肠壁，未超出浆膜层。

A_0：肿瘤局限在黏膜。

A_1：肿瘤侵及黏膜下。

A_2：肿瘤侵犯基层。

B 期：癌肿穿透肠壁，侵入邻近组织结构或器官，但能切除，但未有淋巴结转移。

C 期：癌肿穿透肠壁，且有淋巴结转移。

C_1：肿瘤附近淋巴结有转移。

C_2：肠系膜上或下血管根部淋巴结有转移。

D 期：癌肿已有远处转移。

(二)TNM 分期

根据手术探查和病理标本检查所见进行分期，结直肠癌国际 TNM 分期见表 7-1。临床 TNM 分期是为手术治疗提供依据，所有资料都是原发瘤首诊时经体检、影像学检查和为明确诊断所施行的病理活检获得的。病理 TNM 分期用来评估预后和决定是否需要辅助治疗，它综合了临床分期和病理学检查结果，被认为是目前最准确的预后评估标准。

表 7-1 结直肠癌国际 TNM 分期

分期	TNM	浸润深度
0	$T_{is}N_0M_0$	原位癌。
Ⅰ	$T_1N_0M_0$	癌肿浸润黏膜下层，无淋巴结转移，无远处转移。
	$T_2N_0M_0$	癌肿浸润肌层，无淋巴结转移，无远处转移。
ⅡA	$T_3N_0M_0$	癌肿穿透肠壁至最外层，无淋巴结转移，无远处转移。
ⅡB	$T_4N_0M_0$	癌肿侵及邻近器官或结构，无淋巴结转移，无远处转移。

续表

分期	TNM	浸润深度
ⅢA	$T_{1\sim2}N_1M_0$	癌肿浸润黏膜下层或肌层，1～3个淋巴结转移，无远处转移。
ⅢB	$T_{3\sim4}N_1M_0$	癌肿穿透肠壁或侵及邻近器官结构，1～3个淋巴结转移，无远处转移。
ⅢC	任何 TN_2M_0	癌肿任何浸润深度，≥4个淋巴结转移，无远处转移。
Ⅳ	任何T任何 NM_1	癌肿任何浸润深度，不计淋巴结转移，伴远处转移，如肝、肺、腹膜、卵巢等。

五、扩散和转移途径

（一）直接浸润

癌组织由黏膜向黏膜下层、肌层、浆膜层生长，在癌向肠壁深部浸润的同时也沿肠管生长，沿肠管周径生长较明显，沿长轴浸润的长度距肿瘤肉眼边缘一般不超过5 cm。

（二）淋巴转移

淋巴转移是结肠癌主要的扩散途径之一，癌浸润肠壁越深，环绕肠管越广，淋巴转移的发生率越高。右半结肠及横结肠癌转移至肠系膜上血管旁淋巴结，降结肠及乙状结肠癌转移至肠系膜下血管旁淋巴结。

（三）血行扩散

癌浸润至黏膜下层或更广泛后，则可能侵入肠壁或系膜血管，静脉一般更易受侵，癌细胞经门静脉进入体循环，可转移至肝、骨和脑等脏器。肝脏是最先受累最常见的血性播散器官，

（四）种植扩散

癌肿穿透肠壁浆膜层后，可弥散至腹腔内任何部位，但以原发癌附近和直肠前陷窝部最多见。女性患者可累及卵巢。广泛的腹腔种植转移常伴有血性腹水，腹水中一般可找到癌细胞。

六、临床表现

（一）排便习惯的改变和大便带血

排便习惯的改变和大便带血是最早出现的症状，常出现大便次数增多、不成形或稀便；大便带血，或鲜红或暗红，亦可为潜血阳性，临床上须与痔疮、肠炎等相鉴别，随着病情的发展，大便可表现为稀便和便秘交替出现。

（二）腹痛

腹痛部位多在中下腹部，呈持续性隐痛，肠梗阻明显时则表现为阵发性绞痛。

（三）腹部包块

癌肿生长到一定程度，腹部可触及包块，一般肿块较硬，形状不规则，表面呈结节状，早期包块活动度尚可，晚期因粘连而活动度差，当继发感染时可出现压痛。

（四）肠梗阻

肠梗阻较少见，肝曲结肠癌易发生梗阻，表现为下腹隐痛，便秘、腹胀明显，恶心、呕吐症状较少见，肠蠕动亢进。

（五）贫血

贫血主要是由癌肿出血及慢性全身性消耗所引起。此外，亦可出现乏力、发热、消瘦、低蛋白血症等症状。

(六)其他症状

晚期肿瘤发生转移,则出现相应症状,以肝转移最多见,表现为肝大、黄疸、水肿、腹水、左锁骨上淋巴结肿大及恶病质等。此外,由于左右两侧结肠解剖及癌肿病理各有特点,故临床表现存在明显区别。左侧结肠肠腔较窄,癌肿病理以浸润型为主,易造成肠腔狭窄,临床表现以梗阻症状为主;右侧结肠肠腔较宽,壁薄且扩张性大,癌肿病理以肿块型为主,并有溃疡发生,故临床表现以大便带血、贫血、腹部包块为主。

七、诊断与鉴别诊断

(一)诊断

结肠癌的早期症状常不明显,易被忽视,因此大多数结肠癌患者发现时已不属早期。30 岁以上患者有以下症状时要警惕结肠癌的可能:①近期出现持续性腹部不适、隐痛、腹胀等,经一般治疗后症状无明显好转。②排便习惯改变,出现腹泻、便秘或腹泻便秘交替。③大便带血、黏液但无其他肠炎或痢疾病史。④结肠部位有可疑肿块。⑤出现原因不明的贫血、消瘦或乏力症状,对有以上症状的患者,特别是大便潜血多次阳性者,应做进一步检查。

1.结肠 X 线检查

结肠 X 线检查是诊断结肠癌最常用而有效的方法。稀钡及气钡对比的检查方法对显示结肠内的形态异常有很高的准确性。结肠癌在钡灌肠中的表现与癌的大体形态有关,肿块型表现为肠壁一侧充盈缺损,黏膜破坏或不规则。有的肿块较扁,结节状,并已累及肠周径全部或大部,即表现为肠腔不规则狭窄。溃疡型癌表现为肠壁不规则并有龛影,其周围较透明。浸润型癌的钡灌肠表现则为肠壁一侧收缩,病变侵及全周径后即呈环状或短管状狭窄。结肠癌的病变长度一般不超过 10 cm,正常黏膜突然转变为黏膜破坏。由于结肠癌在检查时多已侵犯并破坏肌层,因此病变部的结肠袋消失,呈僵硬管状。该法最大缺点是对所见病变不能定性。

2.纤维结肠镜检查

纤维结肠镜是诊断结肠癌最可靠的方法,通过检查能够看清整个大肠肠腔内的情况,且可以进行活检、摄影,结肠癌经 X 线检查诊断后,有条件者应争取做纤维结肠镜检查,对病变部位直接观察并取组织供病理检查,还可检查结肠的其他部位有无腺瘤或其他原发性癌。其最大的缺点是对病变的定位比较差。

3.B 超扫描检查

B 超扫描检查对初步了解腹内有无肿块以及肝内有无占位性病变有帮助。

4.CT 扫描检查

CT 扫描检查主要用于发现肝内有无转移癌的表现,以及腹主动脉旁有无肿大淋巴结。

5.实验室检查

(1)血红蛋白:对于不明原因的血红蛋白降低,应该考虑右半结肠癌的可能,因为右半结肠癌由于长期慢性失血,而患者又无明显的大便习惯改变的症状,而引起血红蛋白降低,临床医师往往引起忽视,只给予对症处理,结果症状无好转,直至出现腹部包块时才考虑结肠癌的可能性。

(2)大便潜血试验:大便潜血试验涉及整个消化道的出血性病变,故对大便潜血阳性患者,应进一步进行纤维结肠镜检查以排除大肠内的病变。由于升结肠和盲肠的肿瘤,往往血和大便混合充分,临床可表现为大便隐血的阳性和不明原因的贫血,故临床应该考虑大肠内的病变。

(3)血清癌胚抗原测定:血清癌胚抗原是一种细胞膜的糖蛋白,大肠癌及其他组织中均可有此类抗原，采用放射免疫法可以测定血清中血清癌胚抗原含量，正常值为 5 ng/mL 以下，约 60% 大肠癌患者血清癌胚抗原值高于正常。如病变尚局限于肠壁内，血清癌胚抗原值高于正常值不及 50%。血清癌胚抗原值测定对结肠癌的特异性不高，其他胃肠道或非胃肠道癌肿或结肠炎性病变也可以有血清癌胚抗原值的增高。但如结肠癌患者手术前血清癌胚抗原值高于正常，切除癌 1 个月后，血清癌胚抗原值仍无明显下降时，预后不佳。癌切除后血清癌胚抗原值降至正常，以后可定期复查；当又出现增高时，患者即使无临床症状，也大多表示可能病情复发。因此，对术前血清癌胚抗原值高的结肠癌患者，术后可用以帮助判断预后和复发。

（二）鉴别诊断

1.溃疡性结肠炎

本病多发生在 20～40 岁，起病缓慢，常以腹泻为主要症状，时有血便。病变部位主要在黏膜层及黏膜下层。内镜检查可见黏膜水肿、充血，黏膜糜烂出血，溃疡融合成片及假性息肉形成。若再发展可出现黏膜及黏膜下层破坏而形成深溃疡，溃疡愈合后因纤维组织增生使肠壁增厚，形成纤维化僵硬的肠管。

2.克罗恩病

本病好发于回肠末端，累及结肠者多合并回肠病变。本病起病缓慢，内镜检查可见病变呈节段性，黏膜水肿或有溃疡，溃疡边缘清楚，病理检查为非干酪性肉芽肿，有淋巴及浆细胞浸润。

3.肠结核

肠结核在我国比较常见，肠结核好发于盲肠及升结肠。溃疡型肠结核表现为黏膜局限性坏死，溃疡形成，并易与周围组织形成粘连。增殖型肠结核表现为结缔组织增生及肠腔狭窄。常有低热、贫血、肿块、消瘦等症状。

4.阑尾炎

阑尾炎占误诊率的 10%。回盲部癌常因局部右下腹痛、反跳痛而误诊。

5.血吸虫病肉芽肿

血吸虫病肉芽肿多见于流行区，我国南方多见，肠血吸虫病是血吸虫卵在肠黏膜下沉积，早期引起较大的慢性炎症性肉芽肿，后期结肠纤维组织增生与周围组织粘连形成炎性肿块，结肠黏膜不断形成溃疡与瘢痕，由于溃疡修复组织增生，形成息肉，少数病例癌变，说明血吸虫与结、直肠癌有密切关系。

6.结肠良性肿瘤或其他恶性肿瘤

大肠平滑肌瘤多发生在直肠，其形态表现为半球状隆起，质较硬，用活检钳顶在瘤体时可见黏膜在瘤体表面活动。脂肪瘤好发于直肠及升结肠，主要表现为黏膜有隆起，表面光滑，血管纹理清晰。大肠恶性淋巴瘤好发于淋巴组织比较丰富的末端回肠和盲肠，其次为升结肠下段，表现为息肉型、溃疡型、结节增生和结节浸润型。

以上疾病，通过详细询问病史，发病症状及病期长短等情况或 X 线钡剂造影征象、粪便的寄生虫检查，纤维结肠镜检查及组织活检等均有助于鉴别。

八、治疗

（一）中医治疗

1.中药治疗

(1)湿热蕴结证：肛门坠胀，便次增多，大便带血，色泽暗红，或夹黏液，或下赤白，里急后重；

舌红，苔黄腻，脉滑数。

治法：清热利湿。

方药：槐角地榆丸加减。常用槐角、白芍、枳壳、荆芥、地榆炭、椿皮、栀子、黄芩、生地黄等。

(2)气滞血瘀证：肛周肿物隆起，触之坚硬如石，疼痛拒按，或大便带血，色紫暗，里急后重，排便困难；舌紫暗，脉涩。

治法：行气活血。

方药：桃红四物汤合失笑散加减。常用赤芍、生地黄、川芎、桃仁、红花、五灵脂等。

(3)气阴两虚证：面色无华，消瘦乏力，便溏或排便困难，便中带血，色泽紫暗，肛门坠胀；或伴心烦，口干，夜间盗汗；舌红或绛，苔少，脉细弱或细数。

治法：益气养阴，清热解毒。

方药：四君子汤合增液汤加减。常用人参、茯苓、白术、甘草、玄参、莲心、麦冬、生地黄等。

(4)对症加减：恶心加姜半夏、广陈皮、黄连、紫苏等；乏力加女贞子、旱莲草、生黄芪、当归、补骨脂、菟丝子、大枣等；腹泻加党参、干姜、黄芩、黄连、半夏、大枣、甘草等；便秘加大黄、枳实、厚朴、麻子仁、瓜蒌仁、肉苁蓉、莱菔子等；腹胀加薏苡仁、陈皮、鸡内金、炒麦芽、神曲、砂仁、扁豆等。在辨证论治的基础上，可以加用具有明确抗癌作用的中药，如白花蛇舌草、半枝莲、半边莲、漏芦、藤梨根、红藤、苦参、马齿苋、败酱草、白英、龙葵、土茯苓等。

2.中成药治疗

根据病情选择应用西黄丸、平消胶囊、小金胶囊、健脾益肾颗粒等。

3.辨证选择静脉滴注中药注射液

根据病情选择应用复方苦参注射液、榄香烯注射液、参麦注射液。

4.直肠滴入疗法

适应证：消化道完全性或不完全性梗阻；消化道恶性肿瘤患者伴有腹胀症状者；无法耐受口服中药者，增加用药途径。

禁忌证：门静脉瘤栓，严重痔疮，痔静脉曲张，消化道出血等。

推荐用药：本方起到清热解毒、通络止痛的功效。生大黄 9 g，枳实 15 g，当归 9 g，地龙 3 条，柴胡 9 g，生黄芪 15 g，槟榔 9 g，黄柏 9 g。方中生大黄泻下攻积，清热泻火，凉血解毒；枳实破气消积；当归活血止血；地龙通络止痛；柴胡疏散退热；生黄芪托毒生肌，补气升阳；槟榔消积、下气、行水；黄柏清热解毒。

用法：中药保留灌肠技术标准为取胃、十二指肠引流管 1 根，经消毒后备用。疗程为 1 个月。取 250 mL 洁净输液瓶 1 只，中药浓煎至 150 mL 后至 40 ℃放入输液瓶中备用。取输液皮条将输液瓶与胃、十二指肠引流管连接后，以液状石蜡将待插入管端润滑后，令患者侧卧取胸膝位，将该管自肛门口缓慢插入至少 30 cm，以输液控制阀控制滴速为每分钟 60 滴，以输液方式缓慢将中药滴入，并尽可能使中药在肠道保留时间延长。

5.中药灌肠疗法

适应证：直肠癌放疗后局部炎症、疼痛、肿胀者。常选用清热解毒、活血化瘀、利下祛湿等功效的中药，常用自拟方。

(1)方一：苦参 20 g，青黛 10 g，血竭 9 g，全蝎 9 g，枯矾 6 g，儿茶 12 g，鸦胆子 5 g。该方起到活血化瘀止痛、清热解毒祛湿的功效。方中苦参清热燥湿，用于治疗便血等症；青黛清热解毒；血竭止血敛疮消痈；全蝎疏经通络止痛；枯矾解毒，燥湿，止血；儿茶活血止痛，收湿敛疮；鸦胆子清热解毒,抗癌。

用法:将上方药物加水 600 mL,煎至 200 mL 左右。从肛门插入导尿管 20～30 cm,注药后保留 2～3 小时。每天 1～2 次,30 天为 1 个疗程。

(2)方二:生大黄 20 g,黄柏 15 g,栀子 15 g,蒲公英 30 g,金银花 20 g,红花 15 g,苦参 20 g。该方起到清热解毒、活血止痛的功效。方中生大黄泻下攻积,清热泻火,凉血解毒;黄柏清热解毒;栀子清热泻火;蒲公英清热解毒,消肿散结;金银花清热解毒;红花活血止痛;苦参清热燥湿,用于治疗便血等症。

用法:将上方药物加水 800 mL,煎至 200 mL。从肛门插入导尿管 20～30 cm,注药后保留 1～2 小时。每天 1 次,30 天为 1 个疗程。局部红肿热痛者可用上方适量加水坐浴。腹痛、脓血便或便血甚者,易山栀为山栀炭,加五倍子 15 g 收敛止血。高热、腹水者加白花蛇舌草 30 g、徐长卿 30 g、芒硝 15 g。

(3)方三:该方主要选用具有抗癌功效的药物抗癌灌肠治疗。方中败酱草清热解毒,祛瘀排脓;白花蛇舌草清热解毒,消痈散结,利尿除湿,均具有明确的抗癌作用。

用法:败酱草、白花蛇舌草等浓煎保留灌肠,每天 2 次,每次 40 mL。

6.中药外敷疗法

适应证:腹水、不全肠梗阻、腹部肿块疼痛。注意事项:用药期间如有局部皮肤溃破、皮疹、瘙痒、疼痛等不适反应,暂停用药,待症状缓解后酌 情使用。常选用自拟方外敷治疗,肛管癌溃烂者外敷九华膏或黄连膏。

推荐用药:甘遂 1 g,大戟 1 g,芫花 1 g,商陆 1 g,麝香 0.25 g。该方起到泻下逐水、抗癌的功效。方中甘遂、大戟、芫花具有强效泻下逐水、消肿散结等功效,治水肿、腹水之实证,以及疮痈肿毒等症。

7.中药泡洗疗法

适应证:手足综合征或化疗导致手足麻木。

推荐用药:该方起到温经通络的功效。方中川乌、草乌味辛,性热,有大毒,具有温经通络止痛、祛风散寒的功效;透骨草祛风湿,活经络;艾叶温经散寒;红花活血化瘀。

川乌 10 g,草乌 10 g,透骨草 30 g,艾叶 30 g,红花 30 g。

用法:将上方药物煎取 200 mL,加入温水 1 000 mL 中,每天浸泡手足约 20 分钟,每天 1 次,每周 5 天。

8.针灸治疗

(1)结直肠癌肠梗阻治疗。取穴:内关、足三里、天枢、下巨虚、中脘。方法为平补平泻,留针 30 分钟,每天 1 次,连续针 3 天。

(2)骨髓抑制治疗。主穴有足三里、三阴交、血海、膈俞;配穴有太冲、太溪。方法:行多补少泻手法,每天或隔天针刺 1 次,6 次为 1 个疗程,一般治疗 1～3 个疗程。

(二)西医治疗

1.手术治疗

手术切除是治疗结肠癌的主要方法,如癌局限于肠壁或局部淋巴转移,则将见到的病变全部切除;如有少量远处转移,则应争取切除原发癌,以解除梗阻、失血、感染等并发症,术后进行化疗、中医疗法等辅助治疗,以延长患者生命;广泛性癌肿晚期或全身极度虚弱患者不宜行手术治疗。

(1)右半结肠切除术:适用于盲肠、升结肠和结肠肝曲肿瘤,其切缘范围包括切除15 cm末段回肠、盲肠、升结肠、结肠肝曲及右侧横结肠、结扎结肠中动脉、大网膜及系膜淋巴结切除。

手术要点:手术切口取右腹直肌切口或正中切口,切口宜偏上,利于结肠肝曲、胃、结肠韧带的处理。按层切开腹壁后探查腹腔,提起胃及横结肠,显露胃结肠韧带,沿胃大弯血管弓外切开胃结肠韧带,从左向右分离该韧带,显露十二指肠,提起横结肠,从横结肠系膜根部结扎、切断结肠中动脉。分离、切断右半横结肠系膜于根部。注意保护输尿管,结扎、切断右结肠血管及回结肠血管。切开右侧结肠旁沟腹膜,从侧方分离升结肠,将升结肠向内侧牵拉,切断肝结肠韧带,分离回盲部。距回盲部10~20 cm切断末段回肠,于横结肠中段切断横结肠,行末段回肠与横结肠保留断端-端吻合(或端-侧吻合)。吻合完成后,间断缝合、关闭吻合口下的系膜裂口,防止术后内疝形成。

(2)横结肠切除术:适用于横结肠中部肿瘤,其切除范围包括全部大网膜、横结肠及肝曲和脾曲及其系膜和淋巴结。

手术要点:患者取平卧位,取上腹部正中绕脐切口,逐层进入腹腔后,探查腹腔,观察病变范围,检查区域淋巴结及其他脏器或血管有无肿瘤转移或侵犯,确定病变能否切除及切除范围。在远离肿瘤约10 cm的左右两侧肠管上,用细纱条穿过肠系膜结扎闭锁肠腔及其边缘血管,以防止癌细胞在肠腔内散播,或沿肠系膜的边缘静脉经血行扩散。将横结肠向前上提起,小肠推向下腹并用温盐水纱布垫隔离保护,显露横结肠系膜根部。在根部分别结扎、切断结肠中动、静脉。将横结肠拉向下腹部,将胃上提,自胃网膜血管弓外侧分离、结扎、切除全部大网膜。结扎、切断脾结肠韧带和肝结肠韧带,切除部分胰前被膜,在后叶切口相应部位剪开根部横结肠系膜前叶,在十二指肠水平部下缘切断Treitz韧带。沿左、右结肠旁沟剪开降、升结肠上段外侧腹膜,钝性分离相应肠管后的疏松结缔组织,使上段降、升结肠及横结肠脾曲、肝曲得以充分游离,注意勿损伤输尿管。自结肠中动、静脉离断处,分别向左、右呈扇形分离、结扎,切开降、升结肠系膜至拟切断的肠管部,避免损伤左、右结肠血管。将已游离需切除的标本提起,以温盐水纱布垫将之与腹腔隔离。切断肠管,移去标本,乙醇涂擦肠断端黏膜。吻合升、降结肠。最后缝闭系膜裂孔及侧腹膜。检查手术野无出血后,用无菌蒸馏水清洗手术区,分层缝合腹部切口。

(3)左半结肠切除:适用于结肠脾曲和降结肠肿瘤。切除范围包括大网膜、横结肠左半、脾曲、降结肠及其系膜淋巴结。视肿瘤部位高低的情况是否切除部分乙状结肠。

手术要点:取左中线旁正中或经腹直肌切口进入腹腔。探查肝脏、盆腔、腹主动脉旁及横结肠系膜有无转移及肿大之淋巴结。游离左半结肠将小肠及大网膜推向右侧,用温盐水纱布垫保护好,将降结肠与乙状结肠推向内侧,显露降结肠旁沟,在其外侧缘剪开侧腹膜,上至结肠脾曲,下至乙状结肠游离系膜处。然后分离结扎左半结肠的胃结肠韧带、脾结肠韧带、膈结肠韧带。切除、结扎系膜及内部血管,切断乙状结肠系膜,切除左半结肠。将横结肠的切断端与乙状结肠吻合。

(4)乙状结肠切除:适用于乙状结肠癌,切除范围包括乙状结肠及其系膜和淋巴结。

手术要点:取左中线旁切口开腹,将乙状结肠牵向中线,切开乙状结肠外侧腹膜,游离乙状结肠和下段降结肠,显露出左侧输尿管。切开乙状结肠内侧腹膜,分离显露肠系膜下动脉、结肠左动脉和乙状结肠动脉。在结肠左动脉下方结扎切断肠系膜下血管和上部乙状结肠的血管弓。乙状结肠上段癌在降结肠下部和乙状结肠下部切断,保留乙状结肠远段。切除部分乙状结肠、肿瘤和肠系膜,将降结肠下端与乙状结肠远端吻合;或做高位前切除,在直肠腹膜反折处或正下方切断，将降结肠与直肠吻合。乙状结肠下段癌需游离一部分直肠，切除乙状结肠及其肿瘤和上部直肠，将近段乙状结肠与直肠做端-端吻合。盆腔负压引流，缝合腹壁。

(5)全结肠切除术：适用于结肠多处原发癌。切除范围包括末端回肠 15 cm，全部结肠及其系膜和淋巴结以及大网膜，行回肠与直肠吻合。

手术要点：腹部正中切口进入腹腔。游离全结肠从升结肠、横结肠、降结肠及乙状结肠顺序游离。显露升结肠旁沟、剪开侧腹膜，钝性分离腹膜后脂肪。将小肠推向下腹部，分别钳夹、切断、结扎肝结肠韧带、胃结肠韧带、脾结肠韧带、膈结肠韧带等，然后将小肠推向右侧，显露降结肠旁沟，剪开侧腹膜至直肠近端，并钝性分离腹膜后脂肪，提起结肠，在靠近结肠系膜缘分别钳夹、切除、结扎结肠系膜及其内部血管。全部结肠游离后，在距回盲部 15～20 cm 回肠处和直肠远端分别切断，行回肠与直肠吻合。

(6)腹腔镜下结肠癌切除术：近年来随机对照临床研究已经确定腹腔镜下结肠癌切除术可作为结肠癌的手术方式，其明显的优点：切口小，疼痛轻，短期内即可恢复进食，住院时间短且与开放性手术有同样的肿瘤学效果。

2.化学药物治疗

常选用氟尿嘧啶、呋氟尿嘧啶、丝裂霉素 C 等化学药物。

九、预防

(1)调整饮食习惯：多食新鲜水果、蔬菜、粗粮适当降低脂肪摄入量。减少脂肪类食物的摄入，以鱼、禽、瘦肉、低脂奶制品代替动物油过多的肉食，以煮、蒸食物代替油炸食品。增加绿色叶类和根类蔬菜、水果的摄入。多吃纤维素多的食物。保持适当的体重，适量运动。每天的食盐摄入量低于 5 g。少吃腌、熏食物，不吃发霉食品。少饮含乙醇饮料，绿茶有益于防癌。膳食中的大蒜、洋葱、韭菜、葱中含有的硫醚；柑橘类含有的萜；葡萄、草莓、苹果中含有的植物酚以及胡萝卜、薯蓣类，西瓜中含有的胡萝卜素以及蘑菇和芦笋都被认为是能够抑制突变，具有抗癌作用。尤其是大蒜，有研究表明，大蒜是具有最强保护作用的蔬菜。

(2)对 50 岁以上患者，应常规行结肠镜检查。大便潜血多次出现阳性，更应考虑结肠癌的可能性，这有利于发现症状不明显的结肠癌。

(3)家族性多发性息肉病恶化可能性高，应及早进行治疗，定期复查结肠镜。

(4)结肠腺瘤应及时手术根除，防止恶变。

(5)结肠慢性炎症患者应积极治疗，定期行纤维结肠镜检查。化学预防目前应用最多的药物是维生素与微量元素。有研究表明，补充维生素 A、维生素 C、维生素 E 能使腺瘤患者的结肠上皮过度增生转化为正常，但目前资料尚不支持用抗氧化维生素来预防大肠癌。微量元素与大肠癌的关系，目前研究还不甚详细。叶酸可能减少大肠癌的发病，但具体机制不清楚。

(6)积极防治血吸虫病。

(7)有研究报道防治肥胖、戒烟戒酒可能减少大肠癌患病危险。

（王永跃）

第三节　直　肠　癌

一、概述

直肠癌是指从齿状线至直肠乙状结肠交界处之间的癌，是消化道最常见的恶性肿瘤之一。直肠癌位置低，容易被直肠指诊及乙状结肠镜诊断。但因其位置深入盆腔，解剖关系复杂，手术不易彻底，术后复发率高。中下段直肠癌与肛管括约肌接近，手术时很难保留肛门及其功能是手术的一个难题，也是手术方法上争论最多的一种疾病。我国直肠癌发病年龄中位数在45岁左右。青年人发病率有升高的趋势。中医对肛肠肿瘤的记载是比较丰富的，在中医文献中如肠积、积聚、锁肛痔、脏毒便血、肠覃、痰结等术语皆与本病有关。如《外科大成》中记载："锁肛痔，肛门内外如竹节锁紧，形如海蜇。里急后重，粪便细而带扁，时流臭水……"说明中医学已经对本病症状作了详细的描述。其早期特点是便血、大便习惯改变。直肠癌手术治疗的历史在不断发展。虽然至今仍无一种绝对理想的术式，我国医师仍然在继承的基础上不断探索，特别是根据国人直肠癌患者在腹膜反折以下者占大肠癌80％左右的特点，以及对直肠解剖生理学和直肠癌病理学的深入研究，如淋巴流向，远段肠管系膜的切除长度，及新型吻合器、闭合器、腹腔镜等先进器械的问世，促进了低位直肠癌保肛手术范围的不断扩大，提高了5年生存率和患者的生活质量。

二、病因与发病机制

(一)中医观点

中医认为本病是由于忧思抑郁，以致气滞血瘀、湿热蕴结、乘虚下注或由于饮食所伤，久泻久痢等诱发。如《灵枢・刺节真邪》云："有所结，气归之，卫气留之，不得反，津液久留，合而为肠瘤，久者数岁乃成……"又如《灵枢・水胀篇》云："肠覃者，寒气客于肠外，与卫气相搏，气不得荣，因有所系，癖而内着，恶气乃起，息肉乃生。"指出机体失调，再加上外来因素的影响，是诱发本病的主要原因。

(二)西医观点

西医认为本病确切的病因仍未完全明确，但与下列因素有关。

1.饮食因素

致癌物质可由饮食进入肠道，或在大肠内由细菌形成。目前认为高脂肪、高蛋白低纤维素的所谓西方饮食与直肠癌发生有关。其一，高脂肪、高蛋白能够增加胆汁酸的生物合成，促进胆汁酸进入肠道，并能够使肠黏膜增加对致癌物质的吸收；其二，癌的发展需要胆固醇，胆固醇有促进癌瘤生长的作用；其三，在这种饮食环境下，粪便中的3-甲基胆蒽增多，此种物质属于致癌物质，若同时食物中纤维素含量少而容易发生便秘，使高浓度的3-甲基胆蒽与黏膜接触时间延长，加强了致癌作用。西方国家是大肠癌、直肠癌的高发地区，与此对比的南非班替氏族摄取的是低脂肪而富有纤维素的粗糙食物，直肠癌发病率低。其原因可能是富含纤维的食物能够增加粪便量、稀释致癌物质的浓度、缩短肠道通过时间，减少致癌物与大肠黏膜的接触，从而减少癌症的发生。

2.慢性炎症

血吸虫性直肠炎，由于血吸虫卵在直肠黏膜上沉积，可能引发病变，已被国内学者所证实。溃疡性结直肠炎、慢性菌痢、阿米巴痢疾等，可通过肉芽肿、假性息肉阶段而发生癌变。克罗恩病，只有少数患者可能发生癌变，癌变主要在增生狭窄及瘘管处。

3.息肉恶变

与直肠癌有密切关系，家族性腺瘤病和绒毛状腺瘤被公认为癌前期病变。国内文献有报道，家族性多发性息肉病，如不治疗，10～15 年后将发生癌变。同时，单个腺瘤直径＞1.5 cm 者，癌变率明显增加。

4.遗传因素

大量研究认为约有 25％结直肠癌患者与遗传因素有关。另一些研究调查了大肠癌患者一级亲属恶性肿瘤的发病率显示比普通人群高 4 倍。有报道称大肠癌患者约 1/3 的后代可能发生癌，尤其是癌患者比较年轻(年龄 40 岁左右)或多发性息肉存在时，其父母有 15％～20％的患病可能性，大肠癌亲属属于高危人群，应定期检查。

三、病理分型

(一)中医分型

中医认为“正气存内，邪不可干，邪之所凑，其气必虚”。人体在致癌因素作用下，致使阴阳失衡，正气虚弱，脏腑功能失调，病邪留滞而使气血瘀滞，痰凝毒聚，互相搏结，脾失健运，湿热蕴结于内，并下注大肠，滞留积聚，凝结成积。其或是热毒壅滞，或是脾虚湿聚，阴阳气血皆虚。

(二)西医分型

1.肿块型(菜花型)

癌体较大，常向肠腔内生长，小的呈乳头状，大的呈结节状，肿瘤与周围组织界限较清楚，浸润较为表浅、局限。此型分化程度较高，转移较晚，预后较好。

2.溃疡型

溃疡型肿瘤多见，肿瘤向肠壁深层生长，深达或超过肌层，并向肠壁深层浸润，中央形成溃疡，边界多不清楚，易出血、坏死或继发感染。分化程度低，转移较早。

3.浸润型

浸润型肿瘤向肠腔各层弥漫浸润，可累及肛管全周，由于肿瘤内纤维组织异常增生常引起环状狭窄。此型浸润广泛，转移早，预后较差。

(三)组织学分型

1.腺癌

腺癌占大多数，约 90％，癌细胞排列成不典型的腺管状结构，腺管的大小、形态、增生程度及间质数量等变异较大，见于大体分型中的菜花型、溃疡型等，依分化程度可分为Ⅰ、Ⅱ、Ⅲ、Ⅳ级，Ⅳ级分化最差。

2.黏液腺癌

癌瘤呈胶冻状，癌细胞分泌不同程度的黏液，细胞核被黏液挤到一侧。恶性程度较高，预后较腺癌差。

3.未分化癌

癌细胞是圆形或不规则形，排列不规则，易侵入小血管和淋巴管，预后最差。

4.腺鳞癌

腺鳞癌是腺癌和鳞癌并存的肿瘤。

5.其他

如鳞状细胞癌、嗜银细胞癌等。

(四)镜检分型

依肠镜检查肉眼看到的形状，直肠癌一般可分为5种类型。

1.溃疡型

样子像火山口，周围隆起，中心凹陷，溃烂面上有炎症、出血及分泌物。恶性程度高，最为常见。

2.增生型

形状呈菜花样，突起在肠腔内，表面凹凸不平，有溃烂、出血、炎症和坏死，恶性程度较低。

3.狭窄型

狭窄区呈环状，癌肿沿黏膜蔓延，有广泛纤维组织增生，多发生在乙状结肠及直肠、乙状结肠交界处，易引起肠梗阻。

4.恶性腺瘤型

形状呈葡萄样，是腺瘤恶变而来，多发生在直肠或下段结肠。

5.恶性乳头状癌型

恶性乳头状癌型呈乳头状，多为绒毛乳头状腺瘤恶变而来。

四、临床分期及转移途径

(一)临床分期

根据手术探查和病理标本检查所见进行分期，见结肠癌部分表7-1。临床TNM分期是为手术治疗提供依据，所有资料都是原发瘤首诊时经体检、影像学检查和为明确诊断所施行的病理活检获得的。病理TNM分期用来评估预后和决定是否需要辅助治疗，它综合了临床分期和病理学检查结果，被认为是最准确的预后评估标准。

(二)转移途径

癌肿转移途径有多种类型，它可通过一种方式转移，亦可通过几种方式联合播散或转移。

1.直接蔓延

癌肿沿肠壁可向上、向下并环绕肠管蔓延，亦可向深部发展，侵入肠壁全层后可侵犯邻近脏器，如前列腺、膀胱、子宫、卵巢、阴道和骶骨等。癌肿沿肠壁上下蔓延，环绕肠管蔓延的速度较慢，浸润肠管一周病程需要18～24个月。

2.淋巴转移

淋巴转移是直肠癌最主要的转移方式，分别沿上、中、下3个方向向淋巴引流区扩散。发生在直肠上1/3段癌肿，均向上方沿直肠上动脉、肠系膜下动脉及腹主动脉周围淋巴结转移。向下方淋巴结转移较少，但当淋巴结已有癌转移时，淋巴液的正常流向受阻，则可逆向转移到低于原发癌的淋巴结，可向下和向两侧扩散。直肠下段癌肿的淋巴引流主要也是向上，但同时可沿痔中血管进入髂内淋巴结或肛提肌及盆壁筋膜的淋巴管及闭孔淋巴结，有时癌细胞也可向下穿过肛提肌与痔下血管伴行至坐骨肛门窝内的淋巴结，或引流入腹股沟淋巴结。

3.血行播散

癌肿的恶性度越高,则癌细胞通过血行播散的机会越多,癌细胞侵入静脉后形成癌栓,在血管内生长,癌可通过肠系膜下静脉、门静脉、髂静脉或其他静脉转移,其中以经门静脉转移到肝脏者最多见,也可转移到肺、骨、脑等。

4.种植转移

种植转移多见于腹腔内种植、吻合口种植及切口种植。癌细胞脱落后,也可种植到肠黏膜的其他部位,穿透肠壁的癌肿,可种植在壁腹膜和腹腔内其他器官的表面,生长成转移癌结节。

5.神经鞘转移

肿瘤浸润到神经或神经鞘后,可沿神经鞘发展蔓延。患者常有疼痛,提示预后不良。

五、临床表现

直肠癌早期常无明显症状,随着病情的进展,病灶不断增大,且出现破溃或感染而出现一系列临床症状。

(一)便血

便血是直肠癌最常见症状,便血多为暗红色,有时混有粪便及黏液,或偶伴血块及坏死组织,但常被人们自以为是痔疮而忽视。

(二)直肠刺激症状

直肠刺激症状常见腹泻,里急后重及排便不尽感,有时每天排便数十次,但每次量不多。部分患者可表现为腹泻及便秘交替出现。

(三)癌肿破溃感染症状

癌肿破溃感染症状常见大便带有脓血及黏液,一般出血量较少,血呈鲜红色或稍暗,附于大便表面,便血常为间歇性,少数病例可发生大量出血,患者有肛门下坠不适感。

(四)肠腔狭窄梗阻症状

癌肿绕肠壁周径浸润,使肠腔狭窄,尤其在直肠乙状结肠交界处,多为狭窄型硬癌,初起大便变形、变细。当造成肠管部分梗阻后,出现腹胀、腹痛、肠鸣音亢进等不全性肠梗阻表现。

(五)转移征象

直肠癌一般无疼痛,但若癌肿浸润到肛管和括约肌则疼痛显著。如果括约肌功能丧失,脓血便经常从肛门流出;在男性患者,癌肿可浸润至后尿道、前列腺或膀胱后壁,出现尿频、尿痛、排尿困难、淋漓不尽等;女性患者癌肿可浸润至阴道后壁;晚期癌肿侵及骶神经丛时,在会阴部和骶部有剧烈持续性疼痛,并可放射到下腹部、腰部和大腿部;肝脏腹膜转移则可出现肝区疼痛、肝大、黄疸、腹水。

(六)慢性消耗性症状

晚期直肠癌如浸润其他脏器及组织,可引起该处病变症状,侵犯骶神经丛会引起骶部及会阴部疼痛;侵犯膀胱、前列腺,可引起膀胱炎、尿道炎、膀胱直肠瘘、尿道直肠瘘,女性引起直肠阴道瘘,阴道部排出粪便及黏液脓血。转移到肝脏则出现腹水、黄疸,患者由于长期慢性消耗,可出现贫血、消瘦等恶病质征象。

六、辅助检查

(一)直肠指诊

直肠指诊是一种简便可靠的检查方法,80%~90%的直肠 8 cm 以下低位直肠癌可于指诊时触及肿瘤。检查时,应注意肿块的位置,距肛缘的距离、方位、形态、硬度、累及的范围和活动度等。指诊检查时可触及形状不规则、边缘不整齐的硬性肿块,表面欠光滑,周围黏膜增厚,早期活动度尚可。当癌肿已形成溃疡时,可触及其质地较硬,边缘隆起,呈蝶形。如累及肠壁全周,可形成环状狭窄,晚期肿块固定,活动度差,指诊退指后指套上染血,并有黏液及坏死组织。

(二)内镜检查

内镜检查有直肠镜、乙状结肠镜及纤维结肠镜,通过直肠镜检查,可直接观察直肠癌肿的形态、大小、部位,同时可以钳取活体组织做病理检查,一次阴性并不能排除肿瘤可能性,需重复活体组织检查。纤维结肠镜检查可排除结肠多原发癌可能。

(三)直肠癌脱落细胞学检查

对临床怀疑直肠癌的患者,在解完大便或灌肠后,在直肠镜直视下用棉签在病变处拭取细胞,涂 2~4 张,立刻置于乙醇固定液中,固定 30 分钟,作苏木精伊红染色,镜检阳性率为 97.8%。或用生理盐水作直肠或乙状结肠灌肠,将排出液沉淀涂片检查,此法简便,阳性率高,设备简单,无出血等并发症,不失为有效的诊断方法。

(四)X 线钡剂灌肠检查

X 线钡剂灌肠检查对于诊断直肠癌价值不大。对疑有大肠高位癌,需要排除在癌肿上方是否同时合并其他病变则有重要作用,但如有肠腔明显狭窄者,不应做钡剂检查,以免钡残留肠腔加重梗阻症状。

(五)肿瘤标志物检查

临床中癌胚抗原对中晚期直肠癌有一定诊断价值。用于观察手术后化疗的效果及癌肿复发的监测。

(六)直肠腔内超声检查

直肠腔内超声检查可为直肠癌的诊断提供参考。可检测癌肿浸润肠壁的深度及有无侵犯邻近脏器,可为术前对直肠癌的分期提供帮助。

(七)CT 检查

CT 检查可判断肿瘤浸润肠壁的深度及邻近组织、器官是否受累,为术前制定手术方案或是否行新辅助治疗提供参考。也可排除有无肝转移。

(八)其他检查

女性患者病变位于直肠前壁时,须作阴道和盆腔检查;男性患者有排尿异常症状时应做膀胱镜检查,以确定是否有癌肿浸润。并应注意全身和腹部检查,以了解全身的健康状况,如营养、心、肺、肝、肾等功能状态是否良好,以及有无肝脏、腹腔、腹股沟淋巴结及锁骨上淋巴结等远处转移。

(九)组织病理切片检查

直肠癌的最后确诊有赖于病理检查证实,凡直肠指诊和直肠镜检查发现直肠肿瘤时,均需行活体组织病理切片检查。采取标本时,应在病变与正常组织交界部位取活组织,活检时,尽可能避免右前、右后及左正中部位,因为此处直肠血管分布较丰富。采取活检标本,应在癌肿边缘和正常组织之间，一般分三处钳夹，以取得较高的阳性率。钳夹时，深度适宜，严禁在溃疡中心取材，以免引起出血。根据细胞分化程度及其形态，组织结构等变化情况，除明确诊断外，同时还有助于指导治疗和判断预后，对检查结果为阴性者，应重复检查。

七、诊断与鉴别诊断

（一）诊断

直肠癌的早期症状多不明显，即使有明显症状，也并非本病的独有特征，而且与直肠肛管的其他疾病非常相似，如果缺乏警惕性，检查不细致，极易误诊、误治，故凡有消化不良、大便习惯改变和便血的患者，尤其是40岁以上者，均应考虑有直肠癌的可能性，应及时进行进一步检查，有家族性息肉病、家族有结肠、直肠癌史者应划为重点对象。

（二）鉴别诊断

1.直肠炎性疾病

直肠炎性疾病如非特异性溃疡性直肠炎、细菌性痢疾、阿米巴痢疾、放射性直肠炎等。

2.肛门疾病

肛门疾病如痔疮、肛瘘、肛裂、肛窦炎等。

3.直肠其他良性肿瘤或恶性肿瘤

直肠其他良性肿瘤或恶性肿瘤如直肠息肉、直肠平滑肌瘤、淋巴肉瘤、直肠炎等。

4.直肠良性狭窄或肉芽肿

直肠良性狭窄或肉芽肿如阿米巴肉芽肿，梅毒性、结核性、性病或血吸虫性肉芽肿，放射性直肠炎所致狭窄等。

5.直肠邻近器官肿瘤

直肠邻近器官肿瘤如宫颈癌、前列腺癌，以及种植在盆底腹膜的其他恶性肿瘤，如胃癌、卵巢癌等。

上述各类疾病，若经详细询问病史，认真进行直肠肛门指诊、内镜及病理组织检查，与直肠癌不难鉴别。

八、治疗

（一）中药治疗

中医在治疗肿瘤方面积累了丰富的经验，在临床上取得了一定的疗效。中医治疗的精华是从整体出发进行辨证论治，在肠癌的治疗上不仅要注重局部病变，更要通过全身病情变化辨证治疗以调节脏腑功能，根据病情变化要分清虚实寒热，在用药上要分清寒热温凉，不宜滥用攻补或抗癌中草药，应在合理应用抗癌中草药的同时结合辨证治疗，这样才能收到良好的疗效。同时，在治疗上应根据病程的早晚或轻重，采取相应的治疗原则。早期病情轻，全身状况良好，肿瘤尚无转移，正盛邪实，治疗上以祛邪为主、扶正为辅。中期病情较重，全身状况尚可，肿瘤发展较大，邪实正虚，宜攻补兼施。晚期病情危重，全身状况较差，或有恶病质，肿瘤已有转移，正气衰败，应以扶助正气为主。在临床上，根据肠癌的病理机制和临床表现特点，辨证分为实证和虚证，实证包括湿热型和瘀毒型，虚证分为脾肾阳虚、肝肾阴虚、气血两亏型。

1.湿热壅盛

症状:腹痛、腹胀,里急后重,便带脓血,伴发热、胸闷,舌红,苔黄腻,脉滑数。

治则:清利湿热。

方剂:槐花地榆汤加减。

方药:地榆、槐花、败酱草、马齿苋、白头翁、黄柏、黄芩等。

2.瘀毒阻滞

症状:腹痛明显,里急后重,泻下紫脓血,伴烦热口渴,舌紫暗,有瘀斑,脉细数。

治则:活血化瘀,解毒清热。

方剂:桃红四物汤加减。

方药:桃仁、红花、当归、赤芍、川芎、败酱草、马齿苋、金银花等。

3.脾肾阳虚

症状:畏寒肢冷,腹痛喜按,五更泄泻,少气之力,舌淡苔白,脉细弱。

治则:温补脾肾。

方剂:参苓白术散、四神丸加减。

方药:党参、茯苓、白术、补骨脂、肉豆蔻、诃子、干姜、附子、薏苡仁等。

4.肝肾阴虚

症状:头晕目眩,五心烦热,少寐盗汗,腰膝疲软,舌红少苔,脉弦细而数。

治则:滋补肝肾。

方剂:知柏地黄丸加减。

方药:生熟地黄、山茱萸、知母、黄柏、五味子、女贞子、牡丹皮、泽泻等。

5.气血两亏

症状:面色苍白,神疲乏力,少气懒言。可伴脱肛,舌淡,脉沉细无力。

治则:补气养血。

方剂:八珍汤加减。

方药:党参、黄芪、当归、熟地黄、白芍、白术、茯苓等。

(二)手术治疗

手术治疗是目前直肠癌的主要治疗方法,根据肿瘤的位置、大小、浸润深度、有无淋巴结转移,术前、术后辅以放疗、化疗、生物治疗等综合治疗,可提高 5 年生存率。根治性手术原则是将直肠和直肠以上的一段肠管,连同直肠的周围组织和有可能转移的淋巴引流区一并切除,以达到根治目的。其适应证是直肠肿瘤必须仅限于直肠壁,即使已侵犯直肠周围组织但尚未固定,同时转移亦仅限于局部淋巴结,最多不超过肠系膜下血管的结扎点以上,女性患者若肿瘤仅侵入阴道壁和子宫,亦可将这些器官一并切除。直肠癌常用手术方式有如下几种。

1.腹会阴联合切除术

腹会阴联合切除术是治疗直肠癌常用的一种典型手术。此手术适用于直肠下 1/3 段,距肿瘤边缘切除 3 cm 直肠须一并切除肛门直肠环者、癌肿已直接浸润肛门直肠环者、肛管及肛管癌、直肠癌术后局部复发者。切除范围包括全部直肠和下段乙状结肠及其系膜,肠系膜下动静脉血管根部以下的淋巴组织、盆腔底部腹膜、直肠侧韧带、肛提肌和肛门括约肌、坐骨直肠间隙的淋巴组织、肛管和肛门周围皮肤,切除范围如。根治切除后,在左下腹行永久性乙状结肠造瘘术(人工肛门)。

手术要点：患者麻醉成功后，取头低脚高膀胱截石位，取腹部正中或左下腹旁正中切口，起自耻骨止于脐上 3～5 cm，探查肝脏、腹主动脉旁及肠系膜下动静脉处淋巴结是否有转移，盆腔侧壁有无肿大淋巴结；邻近器官如膀胱、前列腺、子宫、阴道后壁等处有无浸润，全大肠有无多发肿瘤等。根据肿瘤侵犯的范围及周围组织固定程度，决定切除的可能性和采取的术式。决定术式后，即用温盐水纱垫将小肠推向右上腹腔或拉出体外装入无菌塑料袋内，充分暴露术野，用纱布条结扎肿瘤近端肠管，防止肿瘤手术挤压时发生转移。切开乙状结肠系膜两侧的腹膜，下到直肠膀胱凹陷处，向上到肠系膜下动脉根部。并在根部钳夹切断，缝扎肠系膜下血管，注意避免损伤输尿管。用右手插入骶前间隙分离直肠后壁至尾骨尖，用钝、锐两法将直肠前壁从膀胱、输精管、精囊和前列腺后壁（女性为子宫和阴道）分离，分离切断缝扎左右两侧直肠侧韧带，从而使直肠前后左右都分离至肛提肌平面（此时可同时开始会阴部手术）。切断乙状结肠，无菌橡皮手套包扎远端后置入盆腔，将近段乙状结肠经腹壁的腹膜外隧道拉至左下腹做永久性造瘘。肛门用 10 号丝线做荷包缝合闭锁肛门，作梭形切口，前边到会阴中点，后面到尾骨尖，切开皮肤及皮下组织，切除环绕肛门两侧坐骨肛门窝的脂肪淋巴组织，切断肛尾韧带及肛提肌与尾骨附着部分，切断肛提肌，将手伸入骶前间隙并与腹部手术组会师，拉出这段乙状结肠、直肠及其肿瘤，分离直肠肛管前壁，将已分离切断的乙状结肠及直肠从骶骨前拉出。彻底止血，冲洗盆腔会阴部伤口。骶前放置引流管，缝合会阴部伤口。此时腹部手术组重建盆底腹膜，把小肠放回腹腔。清点器械敷料，逐层关闭腹腔，术毕。

此法手术特点是肿瘤切除较彻底，5 年生存率高。缺点是手术损伤大，腹部留有永久性人工肛门即带粪兜，大多数患者难以接受。

2.经腹部直肠切除吻合术（直肠癌前切除术、Dixon 手术）

经腹部直肠切除吻合术可分为：①高位前切除术，其结肠与直肠的吻合口，在盆底腹膜反折以上；②低位前切除术，吻合口在反折以下；③超低位前切除要求肠吻合口在齿状线上 2 cm，需用吻合器吻合。

手术要点：开腹、探查，游离结、直肠以及离断肠系膜下动、静脉和清扫范围均同于腹会阴联合切除术方式。若吻合困难可以将结肠脾曲游离在满足吻合处切断；必须保证肿瘤下切缘的肠管长度＞2 cm，直肠系膜长度＞5 cm。上切缘做肠吻合时需在无张力、血供良好的情况下施行吻合。切除肠管，两吻合肠腔消毒，擦拭干净，按外科常规端-端吻合法吻合。即将肠腔后壁做间断浆肌层、全层缝合，前壁全层缝合加浆肌层缝合。吻合后检查肠腔通畅、无扭转和张力，冲洗盆腔，骶前放引流，由右下腹引出，接引流袋。如用吻合器吻合，必须保证吻合口无张力、血运好。可减少吻合口瘘的发生。

3.Hartmann 手术

Hartmann 手术是在肿瘤切除后将近端肠管造口、远端肠管封闭。适用于在根治性手术时由于患者高龄，一般状况差，或肿瘤近期有复发的可能。吻合口复发。直肠癌或乙状结肠癌合并急性肠梗阻近端肠管扩张、水肿明显，吻合后容易发生吻合口瘘者。

手术要点：取右旁正中切口，入腹腔，探查转移、肿瘤活动情况。游离直肠、乙状结肠，在肠系膜下动脉的乙状结肠分支动脉处上方，结扎血管。在肿瘤远端 2～3 cm 处外侧以大直角钳夹住直肠。经肛门以温盐水加碘伏冲洗远端直肠。在预定切线远侧再置一把大直角钳夹住直肠，切断肠管。最后切断乙状结肠后移去标本。用闭合器或手工缝合关闭残端。于盆腔放置引流，于右下腹壁引出。左下腹做乙状结肠造瘘。

4.姑息性手术

如癌肿广泛侵及远处脏器或患者一般情况极差，不能耐受广泛性切除者，可考虑施行姑息性手术，其手术原则应尽量利用局部切除，恢复肠道的连续性，保留肛门的功能，癌肿不能切除者，可考虑结肠造瘘，减少痛苦，其手术方法有直肠癌经会阴部切除、腹部人工肛门手术、直肠癌经阴道会阴切除术、直肠癌用电凝治疗和冷冻疗法。

（三）电凝治疗

高频电灼器作用于癌组织后，能在局部组织产生高热，使蛋白质凝固，从而使癌组织坏死脱落达到治疗目的。术前做好清洁灌肠，术中充分暴露癌肿，每4～5天治疗1次，3～6次为1个疗程，一般2～4个疗程可达到目的。

（四）冷冻治疗

低温使细胞内外形成冰晶，从而导致局部组织缺血坏死，以达到摧毁癌组织的目的。冷冻治疗前清洁灌肠，暴露癌肿，选用适当的冷冻头，进行接触冷冻，并根据癌瘤的大小，掌握合适的时间，待自融后可重复1次，术毕，局部用凡士林纱条覆盖填塞2～3天。

（五）直肠癌放疗

直肠癌术后局部复发率为20%～70%。复发和转移的原因是多方面的。尽管手术完全切除了肿瘤原发灶，但仍有15%～50%的患者在常规手术后发生盆腔局部复发。为提高生存率，手术前后采用放射治疗是预防复发的有效手段，目前临床上放射治疗一般分为术前放疗与术后放疗。

1.直肠癌术前放疗

直肠癌术前放疗的主要目的：①降低癌细胞活性减少转移和局部复发，提高5年生存率；②降低肿瘤分期以利于切除原本难以切除的肿瘤；③提高低位直肠癌的保肛率。临床上剂量通常选择每次2.0 Gy或1.8 Gy，总共46～60 Gy，这1个疗程需要4～7周，以使局部复发率降低。一般主张应在放疗结束后6周左右再行手术治疗，因为此时不但达到肿瘤降期目的，而且肿瘤周围组织受放疗影响造成的充血、水肿基本消退，术中分离较容易。

2.直肠癌术后放疗

肿瘤穿透肠壁、周围淋巴结有转移、有相邻脏器受累、未能完全切除肿瘤，均应加做术后放疗。术后放疗盆腔剂量应在45 Gy以上，不超过70 Gy，能使盆腔复发率降低。

直肠癌放疗近期不良反应：腹泻；白细胞或血小板减少；排尿困难、尿频、尿急、血尿等。腹泻经使用洛哌丁胺后一般可缓解；白细胞减少可加用养血饮、盐酸小檗胺等升高白细胞药物。

（六）直肠癌辅助化疗

辅助化疗是大肠癌综合治疗中的重要组成部分，也是防治远处转移的主要手段。

1.常用化疗药物

（1）氟尿嘧啶：大肠癌的有效治疗以氟尿嘧啶类药物为主。临床前研究和临床研究结果提示氟尿嘧啶的作用机制与给药方案有关。短时间静脉推注的方式给药时，氟尿嘧啶主要抑制RNA的合成，而延长滴注时间至数天或数周时氟尿嘧啶主要抑制胸苷酸合成酶，从而抑制DNA的合成。

（2）伊立替康和奥沙利铂：伊立替康是拓扑异构酶抑制剂，破坏DNA的双链结构。通过与拓扑异构酶和DNA形成的复合体稳定结合，特异性抑制DNA重连步骤，引起DNA单链断裂，使DNA产生不可逆损伤。奥沙利铂是二氨基环己烷的铂类复合物，主要阻断DNA的复制和转录。

(3)卡培他滨:为口服化疗药,在胃肠道经羧酸酯酶代谢成5′-DFCR,再在肝的胞苷脱氨酶代谢为5′-DFUR,然后在肿瘤组织内经胸苷酸磷酸化酶转变为氟尿嘧啶。由于肿瘤组织比相应的正常组织含有非常丰富的胸苷酸磷酸化酶,因而本品对肿瘤细胞具有选择性的杀伤作用。推荐单药2 500 mg/(m^2·d),分两次口服,用2周休息1周。

2.常用化疗方案

(1)氟尿嘧啶加左旋咪唑方案:即氟尿嘧啶加左旋咪唑,其作为术后辅助化疗方案已获得较好效果。大肠癌根治术后28天开始,静脉注射氟尿嘧啶450 mg/m^2,每天1次,连用5天,以后改为每周1次,连用48周。术后28天开始口服左旋咪唑50 mg,每8小时1次,连服3天,每2周重复1次,共服1年。此方案可作为Ⅲ期结肠癌术后辅助化疗的标准方案。

(2)氟尿嘧啶加亚叶酸钙:即氟尿嘧啶加亚叶酸钙,是目前大肠癌较新和较有效的治疗方案。亚叶酸钙能够增强氟尿嘧啶的抗肿瘤作用,使治疗大肠癌的缓解率增加一倍。一般成人患者用亚叶酸钙20～200 mg/m^2加入5%谷胱甘肽合成酶250 mL,静脉滴注,2小时内滴完,滴至一半时,静脉注入氟尿嘧啶370～400 mg/m^2,每天1次,连用5天为1个疗程,每月1个疗程,可连用6个疗程。

(3)氟尿嘧啶/亚叶酸钙双周疗法:亚叶酸钙200 mg/(m^2·d),持续静脉滴注2小时;氟尿嘧啶400 mg/(m^2·d),先静脉推注,接着氟尿嘧啶600 mg/(m^2·d),持续静脉滴注22小时,每2周1次。

(4)卡培他滨方案:术后3周开始口服卡培他滨3～4粒(1 500～2 000 mg),每天2次,早、晚餐后半小时用开水200 mL吞服,连用2周,停1周再重复,一般术后用药6个疗程。

(七)靶向治疗

靶向治疗是在细胞分子水平上,针对已经明确的致癌位点(该位点可以是肿瘤细胞内部的一个蛋白分子,也可以是一个基因片段),来设计相应的治疗药物,药物进入体内会特异地选择致癌位点来相结合发生作用,使肿瘤细胞特异性死亡,而不会波及肿瘤周围的正常组织细胞。成为治疗肿瘤的一个新途径。

一般的生物靶向治疗药物主要是干扰生长因子介导的细胞信号转导系统。生长因子作用的一般途径为配体首先结合于细胞膜上的生长因子受体,促进其磷酸化,进而启动细胞内信号转导活动,最终影响效应蛋白的活性,来调控或者核外的细胞活动或细胞接触,或者核内下游基因的表达转录,或者诱导肿瘤的形成。在生长因子信号转导途径的每一个步骤都是潜在的治疗靶点。在大肠癌中研究最多的生物靶向治疗药物分为两类:一类影响肿瘤的微环境,抑制肿瘤新生血管的形成;另一类为干扰或阻断表皮生长因子及其受体。

(八)生物治疗

生物治疗就是从患者的外周血中采集单个核细胞,然后送到GMP工作室内进行培养、扩增、诱导、行肿瘤抗原刺激,从而获得能识别癌细胞的DC细胞和具有高杀瘤活性的CIK细胞,然后如同打点滴一样分次回输到患者体内,有效抑制肿瘤细胞生长、消除转移病灶,达到预防和控制肿瘤复发和转移的目的,实现延长患者生存期、提高患者生活质量的多重目标。与传统方法相比,生物治疗技术是利用人体自身的免疫细胞,而不是传统的化学药品来杀伤肿瘤细胞的新型治疗方法。

(王永跃)

第八章

肛周皮肤病

第一节　肛门瘙痒症

一、概述

肛门瘙痒症是指肛门周围皮肤无任何原发性损害仅有瘙痒症状的一种皮肤病。为一种较常见的局限性神经功能障碍性瘙痒症。临床主要表现为肛门顽固性瘙痒，经久不愈。搔抓后可出现各种继发性皮肤变化，如抓痕、血痂、皮肤肥厚及苔藓样变等，并可蔓延至会阴、阴囊或阴唇。中医学称为“朐痒”“风痒”“肛门痒”。

二、病因与发病机制

(一)中医观点

中医学认为，肛门瘙痒的外因主要是风、湿、热邪及虫毒内扰，内因常为血虚风燥、肝肾亏虚、脏腑虚弱、肝经湿热下注等，有“血虚则生风，风聚则发痒。”之说。

(二)西医观点

西医学认为，皮肤瘙痒症可分为原发性和继发性两种。原发性肛门瘙痒是一种自觉症状，但机制还不很清楚。一般认为表皮内及真皮内浅层的游离神经末梢是痒觉感受器，这些感受器受物理、化学刺激后，先导致局部组胺、激肽和蛋白分解酶等化学性介质的释放，后者作用于神经末梢，引起冲动，由感觉神经纤维中无髓鞘 C 组织纤维传导，经脊髓丘脑束至丘脑，最后达大脑皮质感觉区，产生痒觉。继发性肛门瘙痒症病因如下。

1.肛门直肠局部因素

(1)直肠疾病导致的：肛瘘、脱出型内痔、肛乳头炎、肛窦炎、直肠脱垂、肛门失禁等，使肛门口分泌物增多，潮湿刺激皮肤引起瘙痒。

(2)皮肤病因素：如肛门湿疹、神经性皮炎、癣、肛周化脓性汗腺炎、肛周尖锐湿疣等。

(3)寄生虫病：如蛲虫病，也容易导致肛门瘙痒。

2.全身性因素

(1)变态反应：如果食用刺激性的食物，如辣椒、芥末、香料、酒或海鲜等特异性蛋白质食物，均可因过敏而引起肛门瘙痒。

（2）内分泌和代谢性疾病：如糖尿病患者存在周围神经病变，导致肛门周围神经末梢感觉异常；甲状腺功能亢进症导致基础代谢率增高、肛周皮肤多汗，可刺激肛门瘙痒。

（3）胃肠疾病：急慢性腹泻、便秘、胃肠自主神经紊乱等。

（4）老年性肛门瘙痒：老年人因皮脂腺分泌功能减退，皮脂分泌减少，皮肤干燥，肛门周围皮肤褶皱增多，粪便、汗液容易积于其中，导致细菌滋生，易发生于肛周皮肤黏膜交界处的慢性炎症而引起肛门瘙痒。

三、分类

肛门瘙痒症可分为原发性肛门瘙痒症和继发性肛门瘙痒症。

（一）原发性肛门瘙痒症

原发性肛门瘙痒症指无明显继发性疾病者。

（二）继发性肛门瘙痒症

（1）肛瘘、内外痔、肛裂、肛窦炎、肛乳头炎等，导致肛门潮湿和分泌物刺激。

（2）肛门松弛使分泌物增加，黏液外溢。

（3）女性阴道分泌物过多，肛周皮肤汗腺和皮脂腺分泌物刺激。

（4）阴虱、蛔虫、疥螨等寄生虫病。

（5）湿疹、癣、湿疣、毛囊炎、皮炎、神经性皮炎等皮肤病。

（6）体胖臀裂深、老年皮肤萎缩退化或因干燥、气候寒冷、温度变化，或肛门局部过度清洁，或肥皂及便纸太硬等刺激。

四、临床表现

（一）症状

初起时一般限于肛门周围皮肤，轻度发痒，多为阵发性。如反复不愈，瘙痒加重，可蔓延至会阴、阴囊或阴唇等部位。痒如虫爬蚁走或如蚊咬火烤，夜间为甚，难以入睡，坐卧不安。常无法忍受而搔抓皮肤，暂时止痒，皮肤抓破后继发疼痛、出血。

（二）体征

患处皮肤有干性抓痕或有出血、糜烂、刺痛，渗液、结痂等继发性损害。久病后皮肤变厚，皱襞肥大，发生苔藓样变，色素沉着或色素减退。

五、辅助检查

肛门瘙痒症的辅助检查主要用于排除相关的继发性疾病，如肛门镜检查、电子结肠镜检查、真菌实验、真菌镜检和培养等。必要时可行病理活组织检查，镜下可见上皮细胞水肿、毛囊过度角化、皮脂腺萎缩、血管和淋巴管扩张，但神经末梢无明显变化。

六、诊断

（一）病史

有长期、顽固的肛周瘙痒病史。

（二）局部检查

初起肛周无原发性皮损，长期发作可见肛门多处皮肤变厚、抓痕、糜烂、出血、皲裂，肛门皱襞粗大，皮肤苔藓样变，皮肤光泽与弹性消失。

（三）排除其他病变

瘙痒是一种自觉症状，因个人感觉及精神因素的影响而不同，患者的反应通常有所夸大或缩小，诊断时需全面询问病史，并行相关检查。为排除其他病变，应做较详细的全身性检查，如粪便检查有无发酵、腐败和肠寄生虫，尿常规检查有无尿糖，皮肤变态反应试验检查皮肤对食物和真菌有无敏感反应等。

七、鉴别诊断

（一）神经性皮炎

神经性皮炎有原发扁平圆形或多角形丘疹。

（二）肛门湿疹

肛门湿疹有急性发作史，表现为丘疹、水疱糜烂渗液等多形性损害，渗出较明显。

（三）老年性瘙痒症

老年性瘙痒症常见于60岁以上老年人，瘙痒以躯干、四肢为主，也可累及会阴部、肛门，长期搔抓后皮肤可发生湿疹样改变。可能与年老皮肤萎缩、干燥和变性有关。

（四）冬季瘙痒症

冬季瘙痒症的特点是秋、冬季发作，春、夏季好转。多发生于躯干、小腿屈面、关节周围、股内侧及肛门。常在脱衣就寝前发作，与皮肤温度骤变有关。

（五）肝、肾疾病瘙痒

黄疸伴瘙痒，常提示有梗阻性胆道疾病，其原因与胆盐在血中和皮肤内含量增高有关。尿毒症常伴有皮肤瘙痒。

（六）内分泌性瘙痒

糖尿病引起的瘙痒可累及全身，也可局限于会阴、肛门等部位。其原因为皮肤含糖量增高，刺激神经末梢。甲状腺功能亢进的皮肤瘙痒可能是精神紧张、多汗、基础代谢增高等引起。

（七）精神性瘙痒

精神性瘙痒可泛发全身或局限于肛门及会阴。瘙痒部位无明显皮肤损害及抓痕，瘙痒常被夸大，伴有神经精神症状或皮肤寄生虫恐惧症。

八、治疗

应尽可能祛除病因，及时治疗引起肛门瘙痒的有关疾病，清淡饮食，忌酒、辛辣饮食，纠正便秘。避免热水烫洗、搔抓、摩擦止痒及使用碱性肥皂，区别不同病变，对症施治。

（一）非手术治疗

1.中药治疗

（1）风热郁结型：肛门瘙痒，灼热坠胀，如火烤虫咬，瘙痒难忍。甚至皮肤抓破出血、裂口，心烦如焚，夜不能寐，口燥咽干，便秘溲赤，痛苦不堪，精神不振，焦躁易怒。舌苔薄腻边红，脉微数。治宜疏风清热、通便泻火。方用龙胆泻肝汤加减，方药：苦参、乌梢蛇、大黄、泽泻、黄芩、黄柏、龙胆草、茯苓、栀子、苍术、桑叶、荆芥、防风、生地黄、当归、甘草。

（2）风湿夹热型：肛门瘙痒，渗出潮湿，经活动摩擦则痛更甚，肛门下坠不适，困倦身重，腹胀食少，夜卧不安，舌苔厚腻，脉濡滑。治宜疏风清热，健脾除湿。方用消风散加减，方药：苍术、苦参、黄柏、薏米、生地黄、当归、防风、牛蒡子、蝉衣、荆芥、防风、生甘草等。

(3)血虚生风型：肛门奇痒，皮肤干燥，失去光泽及弹性，皱裂如蛛网，累及阴囊或阴唇，伴有口舌干燥，消瘦，夜不能寐，舌红，脉细数。治宜养血熄风，滋阴润燥，方用当归饮子加减，当归、白芍、生地黄、川芎、阿胶、生黄芪、何首乌、麦冬、僵蚕、荆芥、防风、浮萍、刺蒺藜、甘草。

2.灌肠疗法

百部 50 g 加水 200 mL，煎成 30 mL，晚上保留灌肠连用 1 周。

3.熏洗治疗

苦参、白鲜皮、益母草、川椒、益母草、石榴皮、苍术、黄柏、陈皮、生地黄。

4.针灸疗法

可取长强、腰俞、承山、三阴交、阴陵泉等穴位，强刺激，每天 1 次；或用梅花针点刺肛门周围皮肤。

5.药物治疗

治疗原则是去除可能引起或加剧本病的病因，使患者尽量避免搔抓和局部刺激，避免刺激性食物和饮料，酒、浓茶、咖啡，养成清洁习惯。

(1)全身治疗：对于由于过敏引起的肛门瘙痒症可应用抗组胺药，如氯雷他定、西替利嗪、左旋西替利嗪等药物。如围绝经期和老年患者做性激素测定，激素水平明显下降者，可适当应用性激素，男性患者可用十一酸睾酮注射液每月 1 次，每次 250 mg，连续 4 个月；或丙酸睾酮 25 mg，肌内注射，每周 2 次；甲睾酮因长期大剂量应用易致胆汁淤积性肝炎，出现黄疸，且需每天服用，目前已很少应用。女性患者可服己烯雌酚 0.5 mg，每天 2 次，或用黄体酮 10 mg，肌内注射，每天 1 次。也可配合甲基维生素 B_{12} 口服，改善神经功能。

(2)肛门局部用药：原发性肛门瘙痒症的药物治疗应以局部外用治疗为主，全身治疗所用的各类药剂，如糖皮质激素、抗炎症介质类制剂等对肛瘙痒并无明显止痒作用，在没有明确适应证情况下应避免应用，一般对症应用 2% 樟脑霜，5% 硫黄煤焦油软膏，1% 薄荷炉甘石粉剂等。

(二)手术治疗

1.皮浅神经末梢切断术

患者取截石位，常规消毒、骶麻，在肛门两侧各作一弯形切开，向肛门皮下潜行解剖，在外括约肌皮下部下方切断感受神经末梢，皮肤复位，对口缝合，术后可预防性给予抗菌药物，注意预防感染，5～7 天拆线(图 8-1)。

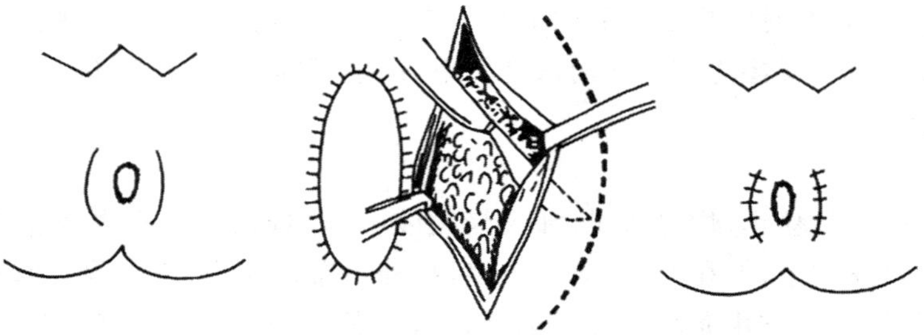

1. 切口　　2. 切断皮下神经　　3. 术后

图 8-1　皮浅神经末梢切除术

2.瘙痒皮肤切除缝合术

患者取截石位，常规消毒，骶麻，在肛门皮肤两侧各做一月牙状切口，切除瘙痒皮肤，在肛门皮下进行潜行分离，破坏感觉神经末梢，皮肤切口对端缝合，注意潜行分离充分，不可张力过大，术后注意预防感染，5～7天拆线(图8-2)。

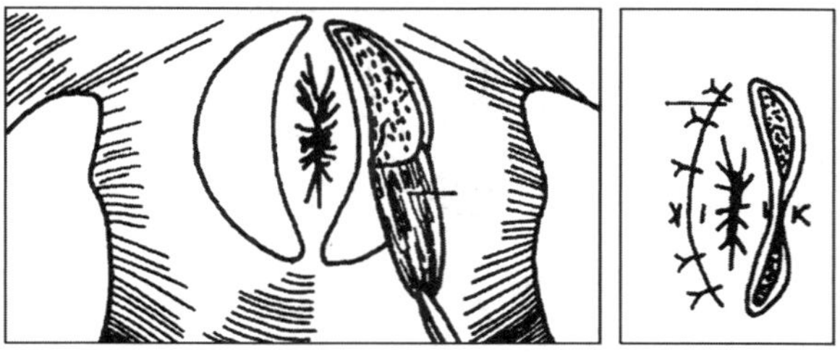

1. 切除皮片　　2. 切口缝合

图8-2　**瘙痒皮肤切除缝合术**

手术的目的在于切除病损皮肤、阻断感觉神经冲动上传至大脑皮质，但手术疗法也不可避免地会损伤肛门周围运动神经，同时肛门周围皮肤对于其他感觉的反应亦会减弱，所以手术仅在患者临床症状严重，保守疗法无效后采用。

3.小针刀治疗肛门瘙痒症

近年来，有人以小针刀治疗肛门瘙痒症也取得了一定效果。用甲紫将瘙痒区标出，选择尾骨尖至肛缘间的中点为进针处，将0.5%利多卡因20 mL加亚甲蓝2 mL、肾上腺素2滴摇匀后，进行肛周浸润麻醉。右手持小针刀仍从进针处刺入皮肤，深达皮下组织。在肛外左手示指引导下，小针刀先向肛门左上侧倾斜，并潜行性缓慢切割肛周皮下组织呈扇形面。向外超过瘙痒区2 cm，向内达肛缘，向前达会阴部。勿切穿肛周皮肤及肛管，此后退回小针刀并将刀锋改为反向而紧贴肛周皮肤的内面，边搔刮边退小针刀至原进针处。同法治疗肛门右下侧，并于会阴汇合，完成肛周皮肤及皮下组织的游离术。然后用小针刀在进针处，将肛门外括约肌皮下部切断，松解肛周皮肤防止括约肌痉挛。最后用干纱布挤压肛周，使积血从原进针处排出，该种疗法较传统手术方式损伤小，保留肛周皮肤组织的同时，阻断了肛周感觉神经冲动的上传，远期疗效有待观察。

(三)注射疗法

将药物注射到皮下或皮内，破坏感觉神经，使局部感觉减退，症状消失，但局部注射药物不仅破坏感觉神经，也可破坏运动神经，常发生轻重不同的感觉性肛门失禁和括约肌功能不良，绝大部分患者经过一段时间可自行恢复，常用的注射药物有乙醇和亚甲蓝，乙醇能溶解神经髓鞘，不损伤神经轴，使感觉神经末梢变性，皮肤失去感觉，亚甲蓝溶液注射到肛门周围皮内，使肛周神经发生脱髓鞘改变，瘙痒消退。两种药物均是通过使神经发生脱髓鞘改变阻断感觉传导，达到止痒目的，但神经髓鞘再生后，瘙痒可再次出现，部分患者远期疗效不理想。常规消毒，铺巾，局部麻醉成功后，以芍倍注射液5 mL配0.5%利多卡因20 mL，由离肛缘外病变区边缘进针，点状均匀注射于肛周皮下，注射完，皮肤用消毒纱布揉按，防止出血并使药液均匀分布，盖无菌纱布，胶布固定。手术时注射不宜过深也不能过浅，达到皮下即可(图8-3)。

九、预防

保护肛门局部清洁，勤换内裤，积极治疗原发病，尽量避免刺激性食物，不用刺激性洗剂，切勿高温水洗浴。避免焦急、忧虑、过度紧张，不要用手搔抓肛门皮肤。

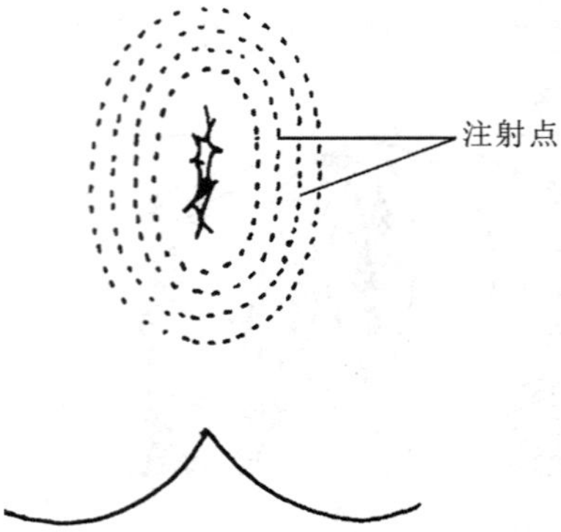

图 8-3 肛门瘙痒症点状注射法

（苗 贺）

第二节 肛门湿疹

一、概述

肛门湿疹是由多种内、外因素导致的肛门周围皮肤浅层真皮及表皮的过敏性炎症性皮肤病，是一种特殊部位的湿疹。临床上迁延难愈，常反复发作。肛周湿疹当属中医的“肛门湿疡”，古代文献中称“浸淫疮”“血风疮”“顽湿”等。本病任何性别、年龄均可发生，尤以喜食辛辣荤腥食物、嗜烟酗酒者多见。

二、病因与发病机制

（一）中医观点

中医认为湿疹的内因是脾虚为湿热所困，运化失职，湿热下注所致；外因是感受湿热之邪，充于腠理，湿热搏结是湿疹的基本病因。急性湿疹为湿热内聚，复感外邪，浸淫肌肤。慢性湿疹为病久耗血，血虚生风生燥，风燥郁结，肌肤失荣。

（二）西医观点

病因尚未明确，一般认为是一种变态反应性皮肤病，发病多与以下因素有关。

1.内在因素

内在因素包括体质与遗传因素、精神与神经功能障碍、消化系统功能障碍及内分泌紊乱等。

2.外部因素

外部因素包括某些蛋白质食物、花粉、皮毛、染料等局部刺激，都可诱发变态反应，引发湿疹。

3.诱发因素

肥胖、肛周潮湿、内裤摩擦、卫生巾刺激等都可能诱发湿疹。

三、病理

（一）急性湿疹

急性湿疹以渗出为主，在红斑期，真皮浅层毛细血管扩张，显著水肿，表皮细胞内水肿，严重时可使细胞破裂，细胞间液增多，表皮内发生水疱，水疱不断增大，融合成大疱，常由搔抓形成渗出糜烂面，表皮细胞可见角化不全。皮肤附件和血管周围有炎症细胞浸润。

（二）慢性湿疹

慢性湿疹以增生为主，常见棘状层肥厚，上皮脚延长，表皮细胞间轻度水肿，角质层角化明显不全，基底层黑色素增多，真皮浅层血管周围有中度炎症细胞浸润，弹力纤维和胶原纤维均有变性。

四、分类

（一）病情分类法

1.急性湿疹

皮损多为密集性粟粒大小丘疹、丘疱疹或小水疱，基底潮红。瘙痒难耐，抓破后疹顶端可见小点状渗出和糜烂，有浆液不断渗出。病变中心部较重，向周围蔓延，外围可见散在丘疹、丘疱疹。合并感染可形成脓疱、毛囊炎等。

2.亚急性湿疹

多由急性湿疹转变而来，未及时处理，迁延日久而成。皮损、潮红、肿胀明显减轻，以丘疹、结痂、鳞屑为主，仅有少量水疱及轻度糜烂，但瘙痒较剧烈。

3.慢性湿疹

由急性或亚急性湿疹转变而来，反复发作，经久不愈。特点是皮肤增厚，表面粗糙，肛周及肛管可有裂口、糠样鳞屑及抓破后形成的结痂，外围可见散在丘疹、丘疱疹。

（二）皮损特点分类法

1.红斑型

湿疹初起，患部发热、潮红、发痒、肿胀，分布对称，边界不清，可逐渐向健康皮肤蔓延。

2.丘疹型

随病程发展，出现散在或密集成片的小米粒状丘疹。

3.水疱型

炎症加重，则丘疹出现浆液，变为水疱型或丘疮疹。

4.脓疱型

水疱感染成为脓疱，可引起腹股沟淋巴结发炎、肿痛，也可出现毛囊炎、疖肿或发热。

5.糜烂型

由于搔抓，水疱或脓疱破裂，浆液或脓液流出，疮面湿润糜烂，渗液腥臭，触之疼痛。

6.结痂型

渗液干燥后，形成粘连的痂皮。

7.鳞屑型

各型湿疹的炎症减轻，患部覆以细微的白色糠皮状脱屑。

五、临床表现

（一）症状

1.瘙痒

瘙痒是肛门湿疹最主要的症状。呈阵发性奇痒，搔抓破后则痒痛或灼痛交加，可影响睡眠和休息。

2.肛门潮湿

渗出可引起肛门潮湿不适、内裤污染和皮肤磨损。

3.肛门疼痛

肛周、肛管皮肤皲裂或感染后，常发生肛门疼痛和排便时疼痛。

4.消化道症状

患者常有消化不良、腹胀、便秘或腹泻等症状。

5.神经精神症状

头晕、失眠、烦躁等全身性症状。

（二）体征

可见红斑、丘疹、水疱、渗出、糜烂、结痂、脱屑等多形性皮损，常对称性分布，易复发，急性者有渗出，慢性者有浸润肥厚。

六、诊断与鉴别诊断

（一）诊断

根据病史、皮疹形态及病程，湿疹的诊断一般不困难。湿疹的皮损特点是多形性、弥漫性、对称性分布，急性者有渗出，慢性者有浸润肥厚。病程多不规律，反复发作，瘙痒剧烈。

（二）鉴别诊断

1.肛门神经性皮炎

肛门神经性皮炎常先瘙痒，后出现扁平丘疹，有典型苔藓样变，无多形性皮疹，无渗出表现，病变部位可延至尾骶部、会阴及阴囊。

2.肛门瘙痒症

以肛门皱襞肥厚为主，可见苔藓样变和放射状皲裂，无渗出，仅见干性抓痕及血痂。

3.肛门接触性皮炎

有明显的接触物刺激病史，容易查清，皮疹仅限于接触部位，形态单一，境界清楚，去除病因后，易痊愈，很少复发。

七、治疗

（一）治疗原则

应根据不同致病原因和局部改变，进行合理的整体和局部治疗。尽可能寻找致病原因，改善可诱发湿疹的环境、生活习惯、饮食嗜好，增强体质，根治可引起湿疹的全身性疾病和肛门直肠疾病。

（二）非手术治疗

1.中药治疗

肛周湿疹可以分为风湿热证、血虚风燥证、脾虚湿盛证、肝郁化火证及热毒壅盛证，分别予消风散或疏风清热饮加减、四物消风散或当归饮子、除湿胃苓汤加减、泻肝安神丸或丹栀逍遥散加减，仙方活命饮加减等方剂治疗进行辨证论治。

2.外治疗法

急性期无糜烂渗液者，可外涂炉甘石洗剂，2%硼酸溶液湿敷。对糜烂、渗出明显者，可用复方硫酸钠溶液、2%～3%硼酸溶液、5%醋酸铝溶液湿敷，或者中药煎汤湿敷。脱屑期应用清凉膏或一般乳剂，以保护皮损，促进角质新生。亚急性期治疗以消炎止痒、干燥、收敛为主，可用氧化锌乳膏、乳剂或泥膏。慢性期治疗以止痒，抑制表皮血管增生，促进真皮炎症吸收为主，选用软膏、乳剂、泥膏为宜。

3.针灸治疗

(1)针刺法，主穴为血海、三阴交、会阴。配穴为脾虚配足三里、关元；瘙痒配太溪、长强。采用平补平泻针法，每天1次。

(2)艾灸法，将艾炷放在皮损的周围，每隔1.5 cm放1壮，顺次点燃，可止痒。适用于慢性湿疹，隔天1次。

4.西医药物治疗

(1)抗组胺药和镇静药：可酌情选用1～2种服用，如氯苯那敏、阿司咪唑、苯海拉明、异丙嗪、地西泮等。

(2)非特异性脱敏疗法：0.25%普鲁卡因注射液10～20 mL加维生素C 500 mg静脉注射，每天1次；或用普鲁卡因4～6 mg/kg，用生理盐水配成0.1%溶液加维生素C 500～1 000 mg，静脉注射，每天1次；亦可用10%葡萄糖酸钙10 mL静脉注射，每天1次。

(3)类固醇激素：炎症广泛而严重且其他疗法无效时，可适当应用类固醇激素，待症状控制后逐渐减少剂量至停药。

(4)抗生素：对伴有感染、发热、淋巴结肿大者，可酌情应用抗生素。

5.心理治疗

(1)病因治疗，仔细询问病史，了解患者的一般情况，询问家中有无相同疾病患病史，有无哮喘、变应性鼻炎及其他疾病。

(2)心理咨询与指导，首先告诉患者本病非“不治之症”，解除思想顾虑，帮助患者树立信心，配合治疗。

(3)避免再刺激。

6.物理治疗

(1)暴露、冷水浴有利于急性湿疹恢复。

(2)硫黄温泉浴有利于亚急性湿疹恢复。

7.放射疗法

局部皮损，经多种药物治疗效果不佳者，可采用浅层X线照射或用放射性核素敷贴治疗。

(三)手术治疗

肛周湿疹皮内长效麻醉剂封闭术适用于肛周急、慢性湿疹，见有局部潮湿、潮红、皲裂、皮肤粗糙、肥厚或干燥脱屑、色素脱失者。不能耐受手术者、腹泻者为禁忌证。

1.操作方法

以长效麻醉剂(1%亚甲蓝2 mL、0.5%利多卡因20 mL、1%亚甲蓝2 mL、0.5%利多卡因10 mL、0.5%罗哌卡因10 mL)于湿疹皮损区行点状皮内注射，使皮肤呈皮丘状隆起并呈蓝色。

各皮丘互相连接没有间隙，布满所有病灶区，不遗留皮损，用药总量可至 20 mL。

2.术中注意

(1)长效麻药液注入皮内为佳，注入皮下效果差，切不可注入肌层。

(2)积极治疗原发病是根治肛门湿疹的关键，如有内痔、肛裂，应一并手术治疗。

3.术后处理

(1)术后普通饮食，忌食辛辣刺激食物及饮酒。

(2)术后保持肛周清洁、干燥，便后坐浴

(3)局部外用药物涂搽。

(苗　贺)

第三节　肛门接触性皮炎

一、概述

肛门接触性皮炎又可称为肛门环周毒物性皮炎，临床上很常见，肛门接触性皮炎是由血液的传染导致的，其发病与自身的清洁和周围的环境有很大关系。在中医文献中没有统一的病名来概括接触性皮炎，而是根据接触物的不同，而分别命名，如“马桶癣”“漆疮”“膏药风”“粉花疮”等。本病任何性别、年龄均可发生，以成年人及儿童多见，发病前有明显的变应原接触史。

二、病因与发病机制

(一)中医观点

中医认为由于禀性不耐，皮毛腠理不密，一旦接触某些物质，如漆、药物、染料、橡胶制品、化纤制品、花草等，就会引起邪毒外侵皮肤，郁而化热，邪热与气血相搏而发病；或素体湿热内蕴，复外感毒邪，两者相合，发于肌肤而成。

(二)西医观点

西医认为根据发病机制不同，可将病因分为原发刺激性和变态反应性两种。

1.原发刺激性

常见的刺激物质包括强酸、强碱、金属元素及其盐类、有机溶剂等。刺激物质直接作用于皮肤或黏膜导致发病，无一定潜伏期，皮损多局限于接触部位，边界清楚，停止接触后皮损可消退。

2.变态反应性

常见的变应原可分为动物性、植物性、化学性三种，其中有的可引起刺激性接触性皮炎，有的可引起变态反应性接触性皮炎。

三、分类

本病可根据病程分为急性肛门接触性皮炎、亚急性肛门接触性皮炎和慢性肛门接触性皮炎。

(一)急性肛门接触性皮炎

起病急，皮损多局限于接触部位，皮损形态与接触物质有关。

(二)亚急性和慢性肛门接触性皮炎

表现为轻度红斑、丘疹,边界不清楚。长期反复接触可致皮损慢性化,表现为皮损轻度增生及苔藓样变。

四、临床表现

发病前均有变应原或刺激物接触史,一般发病急,皮损发生在接触部位。皮损的轻重与变应原或刺激物质强弱、作用时间长短、接触面积大小及机体敏感性有关。轻者局部仅有充血,境界清楚的淡红或鲜红色斑;重者可出现丘疹、水疱、大疱、糜烂、渗出等损害;刺激性强者可致皮肤坏死或溃疡;机体高度敏感时,可泛发全身。除瘙痒疼痛外,少数患者可有寒战、发热、恶心、呕吐等全身症状。本病有自限性,除去病因后,可很快自愈。若未能及时除去病因,使病程迁延,可转变为慢性,类似湿疹样皮炎。变应性接触性皮炎,接触物斑贴试验常呈阳性。

五、辅助检查

斑贴试验是诊断肛门接触性皮炎最简单可靠的方法,是寻找并明确接触性变应原的"金标准"。当病因不明或与多种接触物质接触,需要寻找病因时,可进行斑贴试验。

六、诊断与鉴别诊断

(一)诊断

根据患者发病前有接触史,皮损发生在接触部位和典型的皮疹表现及斑贴试验阳性,即可作出诊断。去除病因后,适当处理皮损很快消退也提示本病。

(二)鉴别诊断

本病需与肛门湿疹、肛门皮肤癣、肛门瘙痒症等相鉴别。

1.肛门湿疹

病变多局限在肛门周围的皮肤,也可蔓延至臀部、会阴、阴囊、阴蒂等邻近部位,以红斑、丘疹、水疱、渗出、糜烂、结痂、鳞屑、苔藓样变等多形性皮肤损害,瘙痒为临床特点,临床上迁延难愈,常反复发作。

2.肛周皮肤癣

发病初期,仅有患部间歇性瘙痒,夜间尤甚,常致失眠,经搔抓皮肤出现淡褐色圆形或多角形丘疹,表面光滑或覆有糠皮样鳞屑,密集成群,随病情发展,丘疹渐融合成片,形成典型的苔藓样变。根据临床好发部位和典型苔藓样变损害,无水疱,阵发性剧痒,慢性经过等特点,一般可作出诊断。

3.肛门瘙痒症

临床主要表现为肛门顽固性瘙痒,经久不愈。由于搔抓可出现各种继发性皮肤变化,如抓痕、血痂、皮肤肥厚及苔藓样变等,并可蔓延至会阴、阴囊或阴唇等部位。

七、治疗

本病的治疗原则是首先寻找变应原、祛除病因,迅速脱离接触物并积极对症处理,以后尽量避免接触已知的变应原。

(一)内治法

1.中医治疗

本病以清热去湿止痒为主要方法,急性者以清热祛湿为主,慢性者以养血润燥为主。

2.西医治疗

(1)抗组胺药:可口服苯海拉明 25～50 mg、氯苯那敏 4～8 mg,每天 3～4 次;或阿司咪唑 10 mg,每天 1 次,可并用维生素 C 100～200 mg 每天 3～4 次。

(2)钙剂:可口服钙片,肌内注射维生素 D_2 果糖酸钙注射液、静脉注射 10%葡萄糖酸钙。

(3)肾上腺皮质激素:皮损广泛而严重时,可配合口服泼尼松 10～20 mg,每天 3～4 次,或将地塞米松 10～20 mg 加入至 5%葡萄糖液 500 mL 中静脉滴注,每天 1 次。

(4)利尿剂:对伴发全身皮疹,水肿严重者,可配合口服氢氯噻嗪 25 mg,每天 2～3 次,连服 2～3 天,有利于消肿。

(二)外治法

(1)皮疹有糜烂渗液者,可选用 5%硼酸溶液、1%硫酸镁、0.1%明矾溶液、醋酸铝溶液冷湿敷,合并感染者可用 1∶(5 000～10 000)的高锰酸钾冷湿敷。

(2)潮红、丘疹为主者,可用三黄洗剂、炉甘石洗剂外搽,或用青黛散冷开水调敷,每天 4～5 次。肿胀糜烂渗液较多者,可用蒲公英 60 g,桑叶、生甘草各 15 g,水煎待冷后湿敷。并可用 10%黄柏溶液,生理盐水,3%硼酸水湿敷。糜烂结痂者可用青黛膏或清凉膏外搽每天 3～4 次。瘙痒者可用苦参汤煎水坐浴。

(3)皮疹红肿明显无糜烂渗液者,可用炉甘石洗剂外搽。

(4)皮疹亚急性期有少量渗出时外用氧化锌软膏、糖皮质激素糊剂,无渗液时用糖皮质激素霜剂,有感染时可加用抗生素。

(5)皮疹呈慢性湿疹样皮炎者,选用乳膏或霜剂。可用维生素 E 乳膏,肾上腺皮质激素类乳膏,如醋酸氢化可的松乳膏、醋酸氟氢化可的松乳膏、醋酸地塞米松乳膏等。

(朱智宇)

第九章
肛肠疾病的中医治疗基础与特色疗法

第一节　中医辨证方法

中医治疗讲究辨证论治，肛肠疾病虽然只是局部病症，但是总体与局部是密不可分的，结合中医总体观，对肛肠疾病进行辨证论治，才能更好地服务临床，更好地治疗疾病。临床中应用于肛肠科最多的辨证方法为阴阳辨证及气血津液辨证两种，现分述如下。

一、辨阴证阳证

阴阳是八纲辨证中的纲领，欲使外科疾病的辨证正确，首先必须辨清其阴阳属性，是阳证，还是阴证。现将辨别阴证、阳证的要点分述如下。

（一）发病缓急

急性发作的病属阳；慢性发作的病属阴。

（二）病情深浅

病发于皮肉的属阳；发于筋骨的属阴。

（三）皮肤颜色

红活嫩赤的属阳；紫暗或皮色不变的属阴。

（四）皮肤温度

灼热的属阳；不热或微热的属阴。

（五）肿形高度

肿胀形式高起的属阳；平坦下陷的属阴。

（六）肿胀范围

肿胀局限，根脚收束的属阳；肿胀范围不局限，根脚散漫的属阴。

（七）肿块硬度

肿块软硬适度，溃后渐消的属阳；坚硬如石或柔软如棉的属阴。

（八）疼痛感觉

疼痛比较剧烈的属阳；不痛、隐痛、酸痛或抽痛的属阴。

（九）脓液稀稠

溃后脓液稠厚的属阳；稀薄或纯血水的属阴。

(十)病程长短

阳证的病程比较短;阴证的病程比较长。

(十一)全身症状

阳证初起常伴有形寒发热,口渴,纳呆,大便秘结,小便短赤,溃后症状逐渐消失;阴证初起一般无明显症状,酿脓期常有骨蒸潮热,颧红,神疲,自汗,盗汗等症状,溃脓后更甚。

二、辨气血津液

气血津液是人体生命活动的物质基础,宜充足协调,运行畅通。若气血津液的质与量或运动状态出现异常,则可导致人体相关脏腑发生病变。正如《素问·调经论》说:“气血不和,百病乃变化而生。”气血津液异常是肛肠疾病的常见病理变化,因此,对气血津液的辨证在肛肠病诊断中具有重要意义。

(一)辨肛肠病的气血异常

肛肠病临床常见的气血异常有气虚、气陷、气滞、血虚、血瘀、血热等。

1.气虚

肛肠疾病属气虚证者,常以少气懒言、神倦乏力或头晕目眩、自汗、动则尤甚,排便乏力,舌淡脉弱为特征。气虚证常见于久病、重病之人,或先天不足,后天失养,或老年体弱,元气自衰者。若以脾胃气虚为主,可见腹胀纳少,食后胀甚,大便溏薄,面色萎黄,四肢乏力;若脾虚摄血无权则可见便血量多色淡;若肾气虚下元不固,则可见肛门失禁,滑泄不止,伴有神疲、耳鸣、腰酸膝软。

2.气陷

肛肠疾病属气陷证者,以大便溏泄、腹部及肛门坠胀,甚或脱肛,肛内肿物易脱出肛外而难收为特点。伴头晕眼花、少气倦怠等症。本证是气虚无力升举,应升不升反而下陷所致,为中气虚损的进一步发展。常见于先天不足,后天饮食失调,或久病失养、年老体衰之人。

3.气滞

情志不调或术后排气不畅,导致气机阻滞,升降失司,表现为腹胀肠鸣,大便秘结,或腹痛即泻,泻后痛减,肛门胀痛,或有内痔嵌顿。

4.血虚

肛肠疾病出现血虚证者,表现为面色淡白或萎黄无华,唇、甲色淡,头晕眼花,心悸多梦,手足发麻,大便干燥难解,舌质淡,脉细无力。此证多见于长期便血或手术失血较多者。

5.血瘀

肛肠疾病有血瘀证者,常表现为疼痛和局部肿块。其疼痛的特征为痛如针刺、刀割,痛处固定不移而拒按。其肿块的特征为范围局限,质地较硬,瘀结于肛周皮下者,肿块呈青紫色,或表面有青紫斑点,按之内有硬结;瘀结腹内肠腔者,触之坚硬,推之不移,病位固定。

6.血热

肛肠疾病属血热证者,常表现为便血和肿痛。其便血由热邪内炽,迫血妄行所致,具有下血暴急、量多、色深红的特点。其局部具有红、肿、热、痛俱重的特点。常伴有心烦、口渴、身热、舌红绛、脉滑数等。

(二)辨肛肠病的津液异常

大肠在人体津液代谢中具有一定的作用。因此,肛肠功能异常可导致津液异常,而津液异常也可引起肛肠病变。肛肠病常见的津液异常有大肠津亏、津液耗伤等。

1.大肠津亏

大便干结，甚者结块如羊粪，数天一行，解时困难，伴有口干咽燥、口臭、头晕、肛痛、便血、舌红少津、苔黄燥，脉细涩。常见于素体阴亏或素食辛辣醇酒之人。

2.津液耗伤

津液耗伤又称脱液、液耗，属津液损伤较重者。主要表现为咽干，唇舌焦裂，眼眶凹陷，皮肤干燥甚或枯瘪，渴欲饮水，小便短少，大便干结，气短困倦，表情淡漠，头晕目眩，下肢痿软，或痉挛抽痛，形容憔悴，性情狂躁，甚者昏迷，舌红而干，脉细数无力。此证多由壮热、大汗、大泻、大吐以及燥热耗津过度所致。

（苗　贺）

第二节　中医治法

一、内治法

临床大多应用于初期的肛门疾病。如内痔、外痔发炎及年老体弱兼有其他严重疾病的患者（如肝病、肾病、心脏病、肿瘤等），或者是肛裂、肛门周围脓肿、瘘管发炎期，包括所有的肛门急性感染的初期。其治疗归纳为消、托、补三大法则，临床上根据病势的不同情况而灵活掌握。如治疗肛门直肠脓肿时，可以根据病程的初起、成脓、溃后三个阶段，分别施以消、托、补三法治疗。

（一）治疗法则

1.消法

消法就是用消散的药物，使初期肛门直肠部位的炎性疾病得以消散，避免溃脓和手术切开之痛苦。此法仅适用于没有成脓的肛周痈疽、炎性外痔、血栓性外痔和肛裂等病。在治疗方法上必须是因病而异，有表邪者宜解表，里实者宜通里，热毒蕴结者应清热解毒，寒邪凝结者宜温通，兼气滞者应行气，血瘀者宜活血化瘀等。同时，还要视患者体质的强弱、痈疽发生部位所循行的经络路线，综合分析归纳出治疗法则。凡是未成脓之患，首先采用内消，如果不能内消，也要移深出浅，化大为小，转重为轻。如脓汁已成，则内消之法不可应用，以免养脓为患，毒散不收，甚则血气受损，脓毒内蕴，由轻转重为难治之症。

2.托法

托法是以补养气血的药物，扶助正气，托毒外泄，以免毒邪内陷。此法应用于肛门周围化脓性疾病破溃后，正气虚弱，毒邪偏盛，以及脓汁不净，痈疽外形平塌，根脚散漫，疮色晦暗，难溃难腐，腐肉不脱，新肉不生的虚症。如毒气盛而正气未衰者，可用透脓的药物，促其脓汁排泄，消肿减痛，免留后患。

3.补法

补法就是用补益的药物，使正气得复，患处新生，使疮口、瘘口早日愈合。此法适用于老年体弱者，气血虚弱，疮疡后期。如肛肠疾病手术后热毒已去，病灶已除，而且精神衰瘦、面色苍白、语气低微兼有脓水清稀、疮口难敛者，以及长期便血和直肠脱垂等患者。凡属气血虚弱者，宜补养气血；脾胃虚弱者，宜理脾和胃；肝肾不足者，宜补养肝肾。但在毒邪未尽时，切勿早用补法，以免助邪为患，使病邪内蕴，久而不愈。

(二)内治法的具体应用

上述消、托、补三种方法，是治疗大肠肛门外科疾病总的治疗原则。由于致病因素、发病原因不同，病势轻重不一，所以在具体运用上述三个总的治疗原则时，治法又多种多样。大致归纳有清热凉血、清热利湿、清热解毒、泻热通腑、养阴润燥、补益气血、补中益气、滋阴清热、活血祛瘀、温阳健脾等方法。下面分述主要证候及治疗药物。

1.清热凉血法

清热凉血法适用于燥热之邪引起的肛门实热证。主症为口渴喜饮，唇燥咽干，大便秘结，小便短赤，便时疼痛出血，肛门灼热，痔核红肿，疼痛剧烈，坐卧不宁，脉洪大或弦数，舌质红、苔黄燥。血热肠燥的内痔出血和血栓性外痔初起、肛裂、肛乳头炎属于此证。常用药物为生地黄、玄参、麦冬、赤芍、知母、生地榆、槐角等。常用方剂：凉血地黄汤，槐角丸化裁治疗。

2.清热利湿法

清热利湿法适应于大肠湿热证及肛门湿热证。大肠湿热表现为腹泻、下痢脓血黏液或黄绿粪水、里急后重、腹痛纳呆，伴有发热、口渴、呕恶、身重肢倦、小便短赤、舌苔黄腻、脉滑数。肛门湿热证表现为纳少腹胀，肛门坠胀，便秘，小便短赤，肛门红肿，疼痛不安，或肛旁生疖，或溃破流水，苔黄腻，脉弦滑。常用药物为黄连、黄芩、黄柏、苦参、秦皮、红藤、败酱草、穿心莲、土茯苓、薏苡仁、猪苓、泽泻等药物。热重于湿常用白头翁汤、黄连解毒汤等；湿重于热可用三仁汤、甘露消毒丹、连朴饮、中满分消丸等；湿热并重可用黄连除湿汤。大肠湿热病常见于痢疾、伤寒、阑尾炎、溃疡性结肠炎、阿米巴肠病等。肛门湿热证多见于炎性外痔、肛周脓肿、肛窦炎等症。常用方剂：萆薢渗湿汤、龙胆泻肝汤化裁治疗。

3.清热解毒法

清热解毒法适用于肛门直肠周围痈疖肿毒的实症及内外痔感染，红肿热痛伴有高热、大汗、气粗、烦躁、口苦、舌苔黄厚、脉象洪大。常用方剂：黄连解毒汤、仙方活命饮化裁治疗。

4.泻热通腑法

泻热通腑法适用于因热结肠燥而引起便秘者。表现为便结便闭、腹痛拒按、痞满不通、身热、肛门灼热、小便短赤、热结旁流、烦躁、谵语，甚则神志不清、循衣摸床、舌苔厚燥或苔焦黄起芒刺、脉沉实有力。即《伤寒论》中的阳明腑实证。常用中药为大黄、芒硝、厚朴、枳实、番泻叶、莱菔子等。常用方剂：大承气汤。近年来用于急性阑尾炎、肠梗阻、暴发性菌痢等危重疾病，收到良好效果。

5.养阴润燥

养阴润燥适用于血虚津乏，老人或妇女产后便秘者。表现为大便干结、数天一行、形如羊粪、难于解出、口臭咽干、头昏腹胀、食少乏味、舌红少津、舌苔黄燥、脉细等症。常用药有生地黄、当归、肉苁蓉、怀牛膝、麦冬、玄参、柏子仁、郁李仁、火麻仁、酸枣仁、杏仁、何首乌等。常用方剂：滋阴增液可用增液汤、六味地黄汤、济川煎等；润肠通便可用五仁汤或润肠丸化裁；肺燥以致大肠津液不足便秘者，用养阴清肺汤治疗；血虚以致津液匮乏者，四物汤加肉苁蓉、何首乌。

6.补益气血

补益气血适用于气血不足或久病虚弱，大手术失血过多的恢复期患者。表现为面色萎黄甚或苍白、乏力气短、动则汗出、心悸多梦、睡而不实、舌淡苔白、脉细无力。常用中药为党参、黄芪、茯苓、陈皮、何首乌、酸枣仁、鸡血藤、山药、黄精等。常用方剂：十全大补汤、八珍汤化裁治疗。

7.补中益气

补中益气适用于因气虚下陷所致直肠脱垂或年老体衰经产妇、内痔反复脱出的患者。表现为身体虚弱、气短乏力、动则汗出、少言懒语、肛门下坠、便后肿物脱出甚则行走即脱出不能自行还纳，舌淡苔白，脉细无力。常用中药有黄芪、党参、升麻、柴胡、当归、陈皮等。常用方剂：补中益气汤化裁治疗。

8.滋阴清热

滋阴清热适用于肛瘘（如结核性肛瘘）、痔疮等阴虚有热之症，表现为盗汗、心烦、失眠、乏力、口渴少饮、舌红瘦少苔或无苔。常用中药为生地黄、地骨皮、青蒿、鳖甲、牡丹皮、赤芍、玄参、麦冬等。常用方剂：青蒿鳖甲汤化裁治疗。

9.活血祛瘀

活血祛瘀适用于气滞血瘀、经络受阻以及外伤所致血肿之症。如肛门血肿、血栓性外痔、术后水肿、术后瘢痕吸收不良等可用本方法。气滞血瘀表现为局部肿痛甚或刺痛，有明显的局部体征，舌质淡暗、脉涩。常用药有三七、红花、三棱、莪术、穿山甲、桃仁、丹参、鸡血藤、赤芍、元胡、川芎、皂角刺等。常用方剂：桃红四物汤化裁治疗。

10.温阳健脾

温阳健脾适用于阳虚脾弱或肾阳虚引起的便血或久泻不止。脾阳虚表现为溏泻或久泻不止、便下清冷、腹满时痛、喜温喜按、口不渴、肛门坠胀、直肠脱出、气短声低、舌淡苔薄白、脉沉细；肾阳虚表现为鸡鸣腹泻、形寒肢冷、腰酸腿软、小便清长。常用药有附子、干姜、肉桂、鹿茸、鹿角、紫河车、巴戟天、肉豆蔻、五味子、补骨脂、灶心土、五倍子等。常用方剂：中气下陷、久痢脱肛者可用补中益气汤、真人养脏汤；便下脓血、迁延日久者用桃花汤；大便下血、日久不愈者可用黄土汤、脏连丸加减；五更泻可用四神汤加减。

11.行气法

用理气的药物使气机畅达，气血调和，从而达到消肿散坚止痛的目的。

（1）疏肝解郁：用于大便滞涩，欲便不解，嗳气频作，胸胁痞满，甚则腹胀痛。纳食减少，舌苔薄腻，脉弦。方选六磨汤、逍遥散等，常用药如柴胡、木香、白芍、乌药、枳壳、玄胡、郁金等。

（2）理气宽肠：适用于消化不良引起的肠胀气，气机不畅之肠鸣腹痛、痛无定处，手术后腹胀、肠粘连、肠麻痹等。泻热宽肠用木香槟榔丸，散寒理气选厚朴温中汤，挟积滞用枳实导滞丸，痛甚者用行气止痛汤。有学者以通气汤用于直肠癌、结肠癌术后，有促进肠蠕动，使肠中积气下行，恢复正常排气之功能，认为是防止肠麻痹的有效方剂。常用药物有厚朴、木香、枳实、香附、川楝、乌药等。

二、外治法

大肠肛门疾病的外治法是运用手术和一定的器械配合使用药物等，直接作用于体表的病变部位，以达到治疗疾病的目的。中医学的外治法有详细的图文记载，《医学源流》中说：“外科之法，最重外治。”所以，与内治法相比，外治法在大肠肛门疾病中是主要的治疗手段。此法不但可以配合内治法以提高治疗效果，缩短疗程，而且许多大肠肛门疾病专用外治法方能收效。如严重的肛周痈疽及复杂性肛瘘等。

外治法的运用，必须同内治法一样，进行辨证施治，以疾病的不同发展过程和性质，使用不同的治疗方法。大致归纳为药物疗法、手术疗法、其他疗法等

(一)药物疗法

就是用药物制成一种剂型，或经过合理配伍，直接或间接地施用于患者患处，通过药物的作用，使药达病所，从而达到治疗目的。中医学应用中药外治肛肠病，历史悠久，效果可靠。

1.油膏

油膏是将一定比例的药物同油类煎熬为膏，或将药物研为细末，与油类搅匀成膏的制剂，统称为软膏。常用麻油、黄蜡、白蜡和凡士林等调剂。优点是柔软、滑润、简便易行。此类药物在肛门疾病中普遍应用。适用于内痔、外痔、肛裂、肛门周围痈疽等，对肛门皮肤病和大的疮口腐烂更为适宜。

在使用时，鉴于肛门各种疾病的病史和性质的区别，膏剂的药物组成也不相同。因此，在具体使用时，也要采用中医辨证施治的方法。如对炎性外痔、肛门周围脓肿初起者，常用四黄膏、金黄膏、黄连膏、玉露膏、九华膏等。这些药物适应于阳证，即红肿热痛反应较重者。又如创面溃疡久不愈合，常用生肌玉红膏、珍珠散等。功能是活血祛腐、解毒止痛、润肤生肌收口，适用于一切溃疡或肛肠病术后腐肉未脱、新肉未生之时或久不能收口者。肛门皮肤病如湿疹多见，可用祛湿散祛湿、消炎、止痒。也可用风油膏润燥、杀虫、止痒。对急性肛门湿疹和肛门周围皮肤红肿痒痛出水者，可用青黛散以祛湿止痒，清热解毒。对于痈疽已溃或未溃者，可用化腐生肌丹散瘀、止痛、生肌。

在使用上述油膏类治疗疾病时应注意：创面愈合过程正常、肉芽组织新鲜不可勉强应用。再如肛门周围皮肤潮湿、糜烂、疮口腐肉不尽，贴用油膏时应涂薄些，并勤换药贴，防止脓水浸湿皮肤，不易收口。对于术后创面渗血或溃疡后流血不止者，可用赛霉安粉、三七粉、止血粉、云南白药涂敷局部，均有止血作用。如属活动性大出血，则必须手术治疗，以免因出血过多引起气随血脱，发生休克。

2.箍围药

它是借助药粉具有箍拢围聚以缩疮毒的作用，从而使肿疡消散或邪毒局限。箍围药必须根据病情的需要，同相应的液体调成糊状，方可应用。阳证多用菊花汁、冷茶汁调制；阴证多用酒、醋调制，取其温通散瘀之功。

3.洗涤法

洗涤法是用中药煎汤趁热熏洗和浸泡患部。古称溻渍法和熏洗法。在古代文献中，又分为浸渍、坐浴、淋浴和湿罨等法。在大肠肛门疾病的治疗中应用极为广泛。内外痔、脓肿、肛瘘、皮肤病患者，采用药物坐浴可以减轻症状。对一些早期患者，坚持使用中药坐浴可以治愈。脓肿溃后，内外痔发炎水肿、肛周软组织蜂窝织炎以及肛门湿疹，均可用洗涤法清洁创口，以去除毒邪，利于肉芽生长，根据病情不同选用不同方剂。如祛毒汤有消肿止痛、收敛止血作用，适用于痔疮发炎、脱肛嵌顿水肿以及肛门癌。苦参汤有祛风除湿、杀虫止痒的功能，用于肛门湿疹、肛门瘙痒症。食盐、朴硝、花椒煎水熏洗坐浴，可以达到消肿、止痛、止痒、收敛的目的。将药物煎汤后盛入坐浴盆内先熏后洗，每次15分钟左右，每天便后坐浴或酌情浴洗2～3次。有学者研究的肛肠洗剂(鱼腥草、苦楝皮、苦参、侧柏叶、生甘草等)临床具有很好效果，具有消肿止痛、杀虫止痒之功效，本品为袋泡茶式包装，只需热水冲开即可，使用非常方便，很受患者欢迎。

4.灌肠法

将药物煎水后装入灌肠器或注射器内，接上肛管或导尿管，涂上液状石蜡或甘油滑润剂后，再纳入肛门内，缓慢将药液注入直肠内。常用药液如三黄汤、承气汤、甘油、肥皂水和生理盐水等。此法大多数用于治疗非特异性溃疡性结肠炎、放射性直肠炎、慢性直肠炎以及术前肠道准备和术后便秘等。灌注药物的种类很多，数量和次数也视病情而定。对痔疮、肛瘘、肠息肉，术后换药每天1～2次，常用九华膏、京万红和三黄液。对便秘患者，常用甘油、承气汤煎剂200 mL，注入直肠10～15分钟，即可排便。对于直肠炎可根据病情，选用药物煎水灌肠50～200 mL，每天1～2次，保留灌肠。用于术前肠道准备，大多在手术当天早晨，用肥皂水或生理盐水灌肠，每次600～1 000 mL。一般清洁灌肠多用生理盐水，2～3次，直至排出清水为止，以达到手术要求。

5.栓塞法

栓塞法是将药物制成栓剂，放入患者肛内，然后自行溶化、吸收，直接作用于肠壁创面。一般用于内痔、肛肠疾病术后、肛裂、肛瘘、脓肿等病。现常用栓剂有氯已定痔疮栓、九华栓、化痔栓、吲哚美辛栓、红霉素栓等。

患者大便后，洁净肛门，坐浴后将药物栓圆头向着肛门轻轻塞入肛内，勿使其滑出。每次1粒，每天1～2次。术后疼痛并有低热者，可放吲哚美辛栓帮助止痛。内痔术后可放九华栓。红霉素栓用于内痔发炎充血、便血者，如术后放入肛内，对创面刺激大，疼痛加剧。要视情况而定，不可千篇一律。使用栓剂目的是为进一步消炎生肌，加速创面愈合。

6.枯痔法

枯痔法为传统治痔的主要疗法，因剂型和用药方式不同，又分为枯痔散疗法、枯痔钉疗法、枯痔液疗法。但这些药物中多含汞和砷，因汞和砷腐蚀力强，痛苦巨大，毒副作用明显因而已经被淘汰。如枯痔散，一般用于痔疮，将此药涂敷痔核表面，使之焦枯脱落。由于古方枯痔散中含有砒霜，容易引起砒霜中毒而死亡，后世虽有无砒枯痔钉、枯痔散，但刺激性强、不良反应大、治疗痛苦大，目前已逐渐被新型制剂所代替。但据近年观察，一些医师仍在应用含有腐蚀剂的药物涂抹痔疮，并声称所谓的非手术疗法，据临床所见，一些患者应用此方法后常出现大出血、肛门狭窄等后遗症。临床曾有一患者，涂药后7天，肛门出血不止，检查时见肛门一周糜烂坏死，颜色紫黑，伴有血性分泌物，肛门内痔核出现溃疡，出血，体温升高，后经过抗炎及手术整形后患者逐渐恢复正常。因此，根据临床实际和应用的目的，对传统的中医药应取其精华、去其糟粕的继承和施用。

(二)手术疗法

对于痈肿疮疖，虽然均欲内消，但在内服中药、外敷药物治疗效果不明显或病情继续发展，如脓肿已形成时，则宜采用手术疗法，以排出脓毒、除去病灶，促使疮疡早日愈合。特别是肛周瘘性疾病、脓肿，应在脓肿形成时施行手术，再配合内、外治法治疗。

由于证候各异，病情轻重不同，手术方法多种多样。大致归纳有刀法、烙法、注射法、挂线法、结扎法等。分别应用于痔、肛门直肠周围脓肿、肛瘘、息肉、肛裂、乳头瘤等疾病。各种方法互相配合使用，严格消毒，防止事故发生。

1.刀法

它适用肛门直肠周围的大多数疾病。例如，脓肿的切开引流，根据病灶使毒随脓泄，肿消痛止，逐渐愈合。《证治准绳》中说："若当用针烙而不用，则毒无从而泄，脓瘀蚀其膏膜，烂筋坏骨，难乎免矣。"不难看出古人指出了开刀法是外科疾病中的主要措施。所以对于脓肿和引起功能障碍的疾病，如不及时手术，脓毒内蕴，侵蚀正常肌肉，腐烂筋骨，循隙外窜，病灶扩散，延长病程，危及生命。

临床上根据病种和病情的不同，在使用开刀法之前，应正确掌握切开排脓的时机，如脓未成，可以先用内消法，免受开刀之苦。如脓已成，则需尽快开刀。至于开刀的方法，《备急千金要方》中说："破痈口，当令上留三分，近下一分。"说明了刀法必须低位引流的原则。为后世提示了切口位置，应选择在脓肿稍低的位置，可使脓液畅流。

脓肿切开方向，在肛门直肠部宜行放射状切开；离肛门较远宜弧形切开；瘘管则应根据管道方向切开，切忌盲目动刀。总之开刀法应以不损伤肛门括约肌收缩功能和不造成肛门畸形为原则。切口的大小与脓腔深度成正比。不然如脓深而切开浅，则内脓不得外出，反伤气血。如脓浅而切开深，则脓毒虽除却损伤了正常肌肉，均为不当。

切口的大小，取决于其脓肿范围的大小和病变部位所涉及的肛门括约肌和直肠环。凡是脓腔大而深，涉及肌肉丰厚的，切口宜大，反之切口宜小。一般手术切口不宜过大和过深，以防损伤肛管直肠环。也不宜过宽地切除皮肤和损伤过多的肛管皮肤，以免愈合后瘢痕过大影响肛门收缩功能。然而也不能过小，以免引流不畅，拖延治愈时间。主灶切开对口引流术可以很好地使复杂的脓肿或肛瘘创口变小。

切开法在操作时，宜在良好的局部麻醉或骶管麻醉下进行。常规消毒，充分麻醉后，用指诊来确定脓肿的大小和部位。考虑引流通畅的部位，确定切口方向、深浅和大小，采用不同形状的切口，切开皮肤和皮下组织，钝性分离脓腔，排尽脓液。并在左手示指的引导下，右手持探针轻柔地从切口外探查，看有无内口。如有内口，在不损伤肛管直肠环和肛门收缩功能的前提下，沿探针做放射状切口。切开脓腔与内口之间的表面组织。如遇搏动性出血，可用丝线结扎或缝扎止血。最后用凡士林油条填充引流。

正确应用刀法，能够去除疾病，防患于未然。根据临床经验总结刀法如下。

(1)先仔细了解病情情况(如是否已经做过手术等)，仔细检查病灶的深浅及与周围括约肌的关系，将病灶定位清楚后再行刀法，防止形成人为的假灶，增加患者痛苦。

(2)定位清楚后，根据病灶的大小确定手术方式，如低位单纯瘘可直接切开；低位复杂瘘采取主灶切开对口引流法；单纯高位肛瘘采用切开加乳胶管引流法；高位复杂瘘则采取前两者结合的办法。

(3)根据外科原则，切口需引流通畅，不留无效腔。

(4)切口宜放射状梭形切开，可以防止瘢痕较大或出现沟状缺损。

2.烙法

中医学中的烙法是应用针和烙器在火上烧灼后进行手术的一种方法。与现代医学的电灼法相同，烙法适用于高位带蒂息肉和无恶性病变的广基息肉，也可用于止血。受检者在被查前宜清洁灌肠，医师使用乙状结肠镜伸入直肠肿瘤或出血处，使瘤体和出血灶在直视内，再取下目镜，在直视下将电灼器尖端接触病灶烧灼。电灼时必须用吸引器随时吸出血液黏液或烟雾。大的有蒂息肉，可用胶圈套扎器扎于蒂上，切除之后，再用电灼。注意不要烧灼过深，以免组织坏死，引起出血或穿孔。

3.挂线法

有以线带刀的说法，为我国传统中医的特有疗法。采用药线、丝线或橡皮筋等来挂断瘘管或窦道。利用药线或橡皮筋的紧力，促使气血阻绝、肌肉坏死，达到切开目的。这种方法操作简便，使组织呈渐进坏死，容易修复，但必须注意引流通畅。

此法适用于高位复杂性肛瘘、肛管直肠狭窄、肛裂、高位脓肿等。操作时在局麻或骶麻下进行。取截石位或侧卧位，常规消毒，先在探针尾端缚扎一橡皮筋，再将探针另一端从瘘管外口徐徐向内口探入(切忌暴力造成假道),再将探针从瘘管内口完全拉出,使橡皮筋经过瘘管外口,紧贴皮下切口用止血钳夹住,在止血钳下方,用粗丝线双重结扎橡皮筋。然后在结扎线以外 2 cm 处,剪去多余的橡皮筋,松开取下止血钳。用凡士林油条压入伤口,压迫止血,外敷纱布包扎,胶布固定,整个操作过程完毕。

4.结扎法

结扎法又称缠扎法。很早就被外科领域广泛应用。如《外科正宗》中就有用头发结扎脱疽的记载;《景岳全书》中有用蜘蛛丝缠扎赘瘤的记载。现代医学一般多采用丝线结扎。经过结扎,促使患处经络阻塞,使病变组织逐渐坏死脱落,从而达到治愈之目的。一般多用于内痔、息肉、肛门皮肤疣等。

凡顶大基小的直肠息肉、肛门皮肤赘疣、内外痔等,以双套结扣住扎紧。对大的内痔核和直肠息肉,可用缝线贯穿其根部,行 8 字贯穿结扎,两线交叉扎紧。如混合痔外痔剥离、内痔结扎法。环状混合痔可采用分段结扎法,先将环状内痔分为几个痔块,然后用止血钳夹住痔核的基底部,贯穿 8 字形结扎。也可采用胶圈套扎法,使小乳胶圈套入痔核根部。利用胶圈较强的弹力,阻断内痔的血液供应,使痔核缺血、坏死脱落而达到治愈目的。

(三)其他疗法

1.针灸法

利用针刺或艾灸以疏通经络,调理气血,平衡阴阳。适用于脱肛、肛裂疼痛、术后尿潴留和术后疼痛等症。脱肛,可针刺足三里、长强穴;肛周炎、肛裂,可针刺长强、白环俞穴;对于肛门疾病术后疼痛,可根据情况,选用长强和白环俞等穴;术后尿潴留,小便困难者可针刺关元、气海、三阴交。此外,耳针对肛门肿痛、便血、便秘等亦有很好疗效,常用穴位如大肠、直肠、肛门、皮质下、神门等。同时也可在耳轮找出反应点,用毫针刺激后再埋皮内针固定,可随时按压埋针处,以加强治疗作用。

2.挑治法

主要适于肛门肿痛、便血等。如上唇系带处有痔征即白色滤泡时,消毒后可用三棱针将其挑破或令适当放血,后按压止血即可。亦可在背部找出痔点,局部消毒后,以三棱针挑破痔点皮肤,再向深层挑刺,挑断部分白色纤维,局部粘贴敷料。

(唐晓雪)

第三节 常用方剂

一、清热解毒类

(一)仙方活命饮

《外科发挥》处方:金银花、防风、白芷、归尾、赤芍、乳香、没药、贝母、天花粉、陈皮、炙穿山甲、皂角刺、甘草。

方解:方中金银花清热解毒,为治疮疡要药;乳香、没药、归尾、赤芍活血化瘀;贝母、天花粉化痰散结;防风、白芷除湿排脓消肿;陈皮理气消胀;穿山甲、皂角刺穿透经络,直达病所以排脓消肿；甘草清热解毒。

功能：清热解毒，消肿排脓，活血止痛。

主治：肛门脓肿、痔、瘘及全身痈疽疔肿初起或成脓期，局部红肿疼痛，伴发热、口渴，舌红，苔黄腻，脉数。

用法：水煎服。

（二）五味消毒饮

《医宗金鉴》处方：金银花、蒲公英、紫花地丁、野菊花、紫背天葵。

方解：方中金银花清热解毒，消痈散肿；蒲公英、野菊花清热解毒；紫花地丁、天葵消散肿毒。诸药合用，清热解毒之力更强。

功能：清热解毒。

主治：内、外痔发炎及疔疮疖肿。

用法：水煎服。

（三）黄连解毒汤

《外科正宗》处方：黄连、黄柏、黄芩、山栀。

方解：方中黄连为主药，泻心火兼泻中焦之火；黄芩为辅药，泻上焦之火；黄柏为佐药，泻下焦之火；栀子为使药，泻三焦之火。

功能：清热解毒。

主治：疮疡阳证，虫咬皮炎，药疹及急腹症里热患者。

用法：水煎服。

（四）三黄汤

（经验方）处方：黄连、黄芩、大黄。

方解：方中黄连泻心、胃、肝、胆的实火；黄芩清热燥湿；大黄直达下焦，清泻血分实热，荡涤胃肠积滞。

功能：清热解毒。

主治：阳证疮疡热毒盛者。

用法：水煎服或调成糊剂涂患处。

（五）八正散

《太平惠民和剂局方》处方：木通、车前子、滑石、萹蓄、瞿麦、大黄、栀子、炙甘草。

方解：方中瞿麦利水通淋，清热凉血；木通清热利尿，为主药。辅以车前子、萹蓄、滑石、灯芯草清热利尿通淋。佐以大黄、栀子清热泻火，导热下行。使以甘草调和诸药。

功能：清热利尿。

主治：肛门直肠手术后引起的尿潴留。

用法：水煎服。

（六）内疏黄连汤

《外科正宗》处方：黄连、黄芩、大黄、槟榔、木香、栀子、连翘、薄荷、当归、白芍、甘草、桔梗。

方解：大黄、槟榔泄热下行；黄连、黄芩、栀子加强清热泻火之力；当归、白芍、木香活血行气。

功能：清火解毒。

主治：痈疽实热证。

用法：水煎服。

(七)祛毒汤

《医宗金鉴》处方:瓦松、马齿苋、川文蛤、川椒、苍术、防风、葱白、枳壳、侧柏叶、火硝、甘草。

方解:方中瓦松止血敛疮;侧柏叶凉血止血;马齿苋、生甘草清热解毒;文蛤清热利湿,化痰散结;川椒解毒止痒;火硝散毒消肿;苍术、防风、葱白祛风胜湿;枳壳苦降下行。

功能:清热解毒,凉血止血,祛风止痒。

主治:各种痔疮,肛瘘、肛门脓肿及其术后。

用法:水煎外洗。

(八)白头翁汤

《伤寒论》处方:白头翁、秦皮、黄连、黄柏。

方解:方中白头翁清热解毒,善治热毒赤痢。黄连、黄柏、秦皮协助白头翁清热解毒,燥湿止痢。

功能:清热解毒。

主治:湿热痢之热盛者。

用法:水煎服。

(九)芍药汤

《河间六书》处方:芍药、黄芩、黄连、肉桂、当归、木香、槟榔、大黄、甘草。

方解:方中黄芩清胃肠湿热,芍药调血和肝,甘草协助芍药以缓急止痛,当归、木香行气活血,大黄、槟榔、黄连清泄肠中湿热。此即所谓行血则便脓自愈,调气则后重自除。

功能:清热解毒,行血调气。

主治:湿热痢。

用法:水煎服。

(十)安氏熏洗剂

(自治经验方)处方:益母草、五倍子、芒硝、马齿苋、苦参、侧柏叶、花椒等。

方解:方中益母草味辛苦、凉,活血消肿,五倍子抗炎收敛,芒硝清热消肿,马齿苋清热解毒,散血消肿,苦参清热燥湿,侧柏叶凉血止血,花椒温中止痛,杀虫止痒。合而为清热解毒,收敛止血消肿之剂。

功能:清热解毒,收敛,止血,消肿。

主治:内外痔发炎、痔术后及肛门脓肿,血栓性外痔等。

用法:用开水浸泡 15～20 分钟,待水温后坐浴。

(十一)如意金黄膏

《外科正宗》处方:大黄、黄柏、白芷、天花粉、苍术、厚朴、陈皮、南星、姜黄、甘草。

方解:方中大黄泻火解毒,活血化瘀;黄柏清热燥湿;姜黄活血通络;天花粉排脓消肿;白芷用于疮疡,初起能消散,溃后能排脓;南星化痰散结;平胃散燥湿行气导滞。

功能:清热除湿,散瘀活血,消肿止痛。

主治:疮疡阳证。痈疽疔疖、肛瘘、肛周脓肿。

用法:研为细粉,与蜂蜜或香油或金银花露以及丝瓜叶捣汁调和,外涂患处。

(十二)黄连膏

(经验方)处方:黄连、姜黄、当归、生地黄。

方解:方中黄连清热泻火;生地黄、当归凉血清热;姜黄活血止痛。

功能:清热、凉血、解毒。

主治:疮疡属于阳证者。

用法:诸药浸入麻油内,放置1天,用文火熬至枯黄,加入黄蜡,文火制成膏剂,外涂患处。

(十三)葛根芩连汤

《伤寒论》处方:葛根、黄芩、黄连、甘草。

方解:方中葛根解表;黄芩、黄连清解里热;甘草和中。合而为表里双解之剂。

功能:清热止痢。

主治:实热泄泻。

用法:水煎服。

(十四)大连翘饮

《外科正宗》处方:连翘、瞿麦、滑石、赤芍、车前子、山栀、木通、当归、牛蒡子、防风、荆芥、蝉蜕、石膏、黄芩、柴胡、甘草。

方解:连翘、石膏、黄芩、山栀、牛蒡子清热解毒;瞿麦、滑石、赤芍、车前子、木通清热利湿;当归、防风、荆芥、蝉蜕活血祛风;柴胡疏理气机;甘草调和诸药。

功能:清热解毒,除风止痒。

主治:湿热性肛门脓肿初期,肛门湿疹。

用法:水煎服。

(十五)内消散

《外科正宗》处方:金银花、天花粉、知母、白及、半夏、穿山甲、皂角刺、乳香。

方解:金银花、天花粉、知母清热解毒;白及、半夏、穿山甲、皂角刺、乳香软坚散结,止痛。

功能:清热解毒,软坚散结。

主治:肛门脓肿初期。

用法:上药各3 g,水酒各1碗,煎8分,分服。

(十六)玉露膏

《经验方》处方:芙蓉花叶晒干研成细面,加凡士林制成20%软膏,外用。

功能:清热、凉血、消肿。

主治:肛门炎症,痔疮肿痛,脓肿初期。

(十七)止痛如神汤

《医宗金鉴》处方:秦艽、桃仁、苍术、防风、黄柏、泽泻、槟榔、当归尾、熟大黄、皂角子(烧灰存性研)。

方解:苍术、防风祛风解表,黄柏、泽泻利湿热,秦艽、桃仁、皂角子行气活血止痛,槟榔、当归尾、熟大黄清热润肠通便使火自粪便而消。

功能:清热祛风利湿。

主治:诸痔发作时,肿胀痒痛。

(十八)普济消毒饮

《外科正宗》处方:黄芩、黄连、人参、陈皮、玄参、甘草、柴胡、桔梗、连翘、牛蒡子、马勃、板蓝根、升麻、僵蚕。

方解:黄芩、黄连、连翘、牛蒡子、马勃、板蓝根、升麻、玄参清热解毒为主,僵蚕、柴胡、桔梗疏散风邪,人参、陈皮、甘草健脾益气使寒药不致伤胃。

功能：清热解毒，疏散风邪。

主治：风热疫毒所致的头痛、痈肿、疮疡。

二、活血化瘀类

（一）桃红四物汤

《医宗金鉴》处方：桃仁、红花、当归、白芍、熟地黄、川芎。

方解：方中四物汤活血养血，配伍桃仁、红花更加强活血化瘀之力。

功能：活血化瘀，养血。

主治：血瘀型疮疡，脱疽之证。

（二）大黄䗪虫丸

《伤寒论》处方：大黄、䗪虫、牛膝、桃仁、赤芍、生地黄、水蛭、虻虫、蛴螬、黄芩、杏仁、甘草。

方解：方中大黄、桃仁、䗪虫、水蛭、虻虫、牛膝、蛴螬活血化瘀通络；生地黄、芍药、甘草养血缓急；杏仁、黄芩宣散郁热。

功能：活血化瘀，消痞通络。

主治：血瘀积块。

用法：制成丸剂，每服 3 g，每天 1～2 次。

（三）活血化坚汤

《外科正宗》处方：防风、赤芍、归尾、天花粉、金银花、贝母、川芎、皂角刺、桔梗各 3 g，僵蚕、厚朴、五灵脂、陈皮、甘草、乳香、白芷梢各 15 g。

方解：僵蚕、厚朴、五灵脂、陈皮、甘草、乳香、白芷、皂角刺、归尾具有活血软坚散结的作用；余药行气散结。

功效：活血化坚。

主治：肠道息肉、肿瘤。

用法：水 2 盅，煎 8 分，临服用酒 1 小杯，食后服。

（四）血府逐瘀汤

《医林改错》处方：桃仁、红花、当归、川芎、赤芍、生地黄、柴胡、枳壳、甘草、桔梗、牛膝。

方解：桃仁、红花、当归、川芎、赤芍、生地黄活血化瘀，柴胡、枳壳、甘草、桔梗行气解瘀，牛膝引药下行。

功效：活血逐瘀。

主治：瘀血内阻，头痛胸痛，腹中结块。

用法：水煎服。

（五）活血散瘀汤

《外科正宗》处方：川芎、归尾、赤芍、苏木、牡丹皮、枳壳、瓜蒌仁、桃仁、槟榔、炒大黄。

方解：川芎、归尾、赤芍、苏木、牡丹皮活血祛瘀，枳壳、瓜蒌仁、桃仁、槟榔、炒大黄润肠通便。

功能：活血散瘀，消肿化结。

主治：肠道积热，肠痈、痢疾。

用法：水煎服。

三、攻下通便类

(一)大承气汤

《伤寒论》处方:生大黄、芒硝、枳实、厚朴。

方解:方中大黄苦寒泄热通便,荡涤胃肠;辅以芒硝软坚润燥;佐以枳实、厚朴行气导滞。诸药合用,有峻下热结的功效。

功能:泻热攻下。

主治:疮疡及急腹症里热实证。

用法:水煎服。

(二)麻子仁丸

《伤寒论》处方:大黄、厚朴、枳实、麻子仁、杏仁、白芍。

方解:方中小承气汤行气通下,配麻仁润肠通便,杏仁宣降肺气,白芍养阴活血。以蜜为丸,取其缓缓润下之义。

功能:清热,润肠,通便。

主治:燥热引起的便秘。

用法:炼蜜为丸,睡前服 1 丸。

(三)调胃承气汤

《伤寒论》处方:大黄、芒硝、甘草。

方解:方中大黄泻热通便,芒硝软坚,甘草和中,为泻下阳明实热的轻剂。

功能:清热通便。

主治:热结便秘。

用法:水煎服。

(四)五仁汤

《世医得效方》处方:麻仁、郁李仁、柏子仁、杏仁、瓜蒌仁。

方解:本方以果仁组成,诸药合用,润肠通便作用较大。

功能:润肠通便。

主治:津液不足之便秘。

用法:水煎服。

(五)六磨汤

《医学正传》处方:沉香、木香、槟榔、乌药、枳实、大黄。

方解:枳实、大黄、槟榔攻下通便,沉香、木香、乌药行气消胀。

功能:行气通便。

主治:气滞便秘,腹胀。

用法:水煎服。

(六)防风通圣散

《宣明论》处方:防风、荆芥、连翘、麻黄、薄荷、川芎、当归、白芍、白术、山栀、大黄、芒硝、石膏、黄芩、桔梗、甘草、滑石。

功能:疏风、解表、清热泻下。

方解:防风、荆芥、连翘、麻黄、薄荷祛风解表,当归、白芍、白术、山栀、大黄、芒硝清热通便,石膏、黄芩、桔梗、甘草、滑石清泄肺胃之火，合而解表通便。

主治：发热、怕冷、头痛、大便秘结、肛门肿痛。

用法：做成丸散或水煎服。

(七)温脾汤

《备急千金要方》处方：附子、干姜、人参、甘草、大黄、芒硝、当归。

方解：附子、干姜、人参、甘草温中益气，大黄、芒硝、当归泻下通便。

功能：温中通便。

主治：寒实积聚，便秘、腹痛。

用法：水煎服。

四、补益气血类

(一)四君子汤

《太平惠民和剂局方》处方：党参、白术、茯苓、炙甘草。

方解：方中以党参为主药，补气健脾；辅以白术、茯苓、甘草健脾益胃。

功能：补气健脾。

主治：元气亏损，痔核反复脱出或脱肛，短气懒言，食欲缺乏。

用法：水煎服。

(二)八珍汤

《正体类要》处方：党参、白术、茯苓、当归、白芍、熟地黄、川芎、炙甘草。

方解：八珍汤由四君子汤与四物汤合成，合而为治气血两亏的常用方剂。

功能：补益气血。

主治：肛肠术后气血两虚，伤口愈合缓慢或痔疮反复出血患者。

用法：水煎服。

(三)补中益气汤

《外科正宗》处方：党参、白术、黄芪、陈皮、当归、升麻、柴胡、炙甘草。

方解：方中党参、白术、炙甘草甘温益气；黄芪补中益气；升麻、柴胡协同参、芪以提升下陷阳气；当归养血；陈皮理气化滞。

功能：补益中气。

主治：脱肛、痔核脱出不易还纳或疮疡中气不足者。

用法：水煎服。

(四)十全大补汤

《太平惠民和剂局方》处方：党参、黄芪、白术、当归、熟地黄、白芍、肉桂、陈皮、阿胶、槐花炭、炙甘草。

方解：方中以党参、黄芪、白术、炙甘草补气健脾；当归、熟地黄、白芍、阿胶补血养血；陈皮、槐花炭健脾理气止血。

功能：补气养血。

主治：气血两亏的疮疡、溃疡脓液清稀或肛肠术后气血虚弱者。

用法：水煎服。

（五）归脾汤

《外科正宗》处方：党参、黄芪、白术、当归、茯苓、木香、远志、酸枣仁、龙眼肉、炙甘草、生姜、大枣。

方解：方中以四君子汤健脾益气；当归补血汤益气生血；龙眼肉、酸枣仁、远志养心安神；木香行气化滞；生姜、大枣调和营卫。

功能：益气健脾，补血养心。

主治：肛肠疾病出血过多而贫血或术后气血不足者。

用法：水煎服。

（六）参苓白术散

《太平惠民和剂局方》处方：党参、茯苓、白术、山药、薏苡仁、陈皮、砂仁、扁豆、莲肉、桔梗、炙甘草。

方解：方中四君子汤补气健脾；薏苡仁、山药、扁豆、莲肉健脾利湿；砂仁、陈皮健脾行气。

功能：健脾渗湿。

主治：脾虚型湿疹、泄泻及肛肠术后脾气虚弱，伤口分泌物增多而稀落者。

用法：水煎服。

（七）人参养荣汤

《太平惠民和剂局方》处方：人参、黄芪、白术、茯苓、当归、熟地黄、白芍、陈皮、五味子、远志、肉桂芯、炙甘草、生姜、大枣。

方解：方中以四君子汤加黄芪、陈皮补气健脾；当归、白芍、熟地黄养血补血；五味子、远志养心安神；肉桂温补阳气；生姜、大枣调和营卫。

功能：补益气血，宁心安神。

主治：肛肠术后或疮疡后期气血不足，或贫血的患者。

用法：水煎服。

五、养阴清热类

（一）三甲复脉汤

《温病条辨》处方：甘草、生地黄、白芍、麦冬、阿胶、麻仁、牡蛎、鳖甲、龟板。

方解：麦冬、阿胶、麻仁、牡蛎、鳖甲、龟板、生地黄为主具有滋阴潜阳降火功效，白芍、甘草酸甘化阴为辅。

功能：滋阴潜阳。

主治：下焦温病，余热未清。

（二）大补阴丸

《丹溪心法》处方：知母、黄柏、熟地黄、龟板、猪脊髓。

方解：熟地黄、龟板滋阴潜阳，黄柏泻火坚阴，知母滋润肺肾，猪脊髓填精补髓，以助滋阴。

功能：滋阴降火。

主治：肛肠术后低热者。

（三）青蒿鳖甲汤

《温病条辨》处方：青蒿、鳖甲、知母、生地黄、牡丹皮。

方解：青蒿芳香透络，从少阳领邪外出，生地黄、牡丹皮滋阴泻火，鳖甲知母直入阴分。

功能：养阴清热。

主治：肛肠术后低热或肠结核、结核性肛瘘者。

六、化腐生肌类

（一）生肌散

《外科正宗》处方：当归、白芷、血竭、轻粉、紫草、甘草、白醋、麻油。

功能：活血镇痛，润肤生肌。

主治：肛肠术后创面肉芽生长缓慢，不易愈合及疮疡溃后脓水将尽的患者。

用法：将药均匀涂纱布上，敷贴患处。

（二）九一丹

（经验方）处方：熟石膏、红升丹。

方解：煅石膏外用生肌敛疮；红升丹祛腐提脓。

功能：祛腐提脓。

主治：瘘管流脓未尽和溃疡患者。

用法：撒于创面或制成药捻插入瘘管或疮口。

（三）生肌玉红膏

《外科正宗》处方：白芷、甘草、当归、血竭、轻粉、白蜡、紫草、麻油。

功能：生肌润肤，活血祛瘀。

主治：肉芽生长缓慢、创面不易愈合者。

用法：制成药膏外用。

（四）托里消毒散

《外科正宗》处方：人参、川芎、白芍、黄芪、当归、白芷、白术、茯苓、金银花、甘草、皂角刺、桔梗。

功能：补中益气，托里透脓。

主治：痈疮因中虚脓成不溃，服之即溃。

用法：水煎服。

（五）珍珠散

《外科正宗》处方：青缸花、珍珠、真轻粉。

功能：生肌长皮。

主治：促进创面皮肤生长。

用法：研细磨外用。

七、止血剂类

（一）槐角丸

《沈氏尊生书》处方：槐角、地榆炭、当归、炒枳壳、黄芩、防风。

方解：方中槐角、地榆炭凉血止血；黄芩清大肠之热；枳壳行气导滞；当归养血润肠；防风祛风。

功能：清热凉血止血。

主治：大肠湿热，痔瘘肿痛和大便带血等症。

用法：每服 10 g，每天 2 次。

(二)凉血地黄汤

《外科正宗》处方：川芎、当归、白芍、甘草、生地黄、白术、茯苓、黄连、地榆、人参、山栀、天花粉。

方解：人参、白术、茯苓、甘草为四君子汤，具有健脾统血功效；黄连、地榆、山栀、天花粉、生地黄清热凉血止血；川芎、当归、白芍养血和血。

功能：凉血止血。

主治：内痔出血，大便干燥。

用法：水煎服。

八、祛湿止痒类

(一)二妙丸

《丹溪心法》处方：黄柏、苍术。

方解：方中黄柏苦寒清热燥湿；苍术燥湿健脾。

功能：清热除湿。

主治：肛周及会阴部湿疹。

用法：每服 10 g，每天 2 次。

(二)苦参汤

《疡科心得集》处方：苦参、金银花、野菊花、黄柏、蛇床子、地肤子、白芷、菖蒲。

方解：方中苦参、蛇床子、地肤子清热燥湿，止痒杀虫；黄柏、金银花、野菊花清热解毒，凉血消肿；白芷祛风止痒；菖蒲祛风消散。

功能：祛风除湿，止痒杀虫。

主治：瘙痒性皮肤疾病。

用法：水煎加猪胆 4～5 枚，熏洗患处。

(三)蛇床子汤

《外科正宗》处方：蛇床子、当归尾、威灵仙、苦参。

方解：蛇床子、威灵仙、苦参祛风燥湿止痒杀虫为主，当归尾活血祛风为辅。

功能：祛风除湿，止痒杀虫。

主治：瘙痒性皮肤疾病。

用法：水煎熏洗患处。

(四)青黛散

《杂病源流犀烛》处方：青黛、石膏、滑石、黄柏。

方解：方中青黛清热解毒；滑石、黄柏清热祛湿；石膏清泻实热。

功能：清热解毒，祛湿止痒。

主治：皮肤瘙痒，脓肿痒痛出水者。

用法：研为细末，外用。

九、腐蚀枯脱类

(一)三品一条枪

《外科正宗》处方：白砒、明矾、明雄黄、乳香。

方解：方巾白砒外用有强烈腐蚀作用；雄黄解毒杀虫；白矾解毒疗疮，杀虫止痒；乳香活血化瘀止痛。

功能：腐蚀。

主治：痔疮、肛瘘等。

用法：将药条插入患处，外以膏盖护之，因易引起砒中毒，现已少用。

（二）白降丹

《医宗金鉴》处方：朱砂、雄黄、水银、硼砂、火硝、白矾、皂角刺、食盐。

功能：化腐脱管。

主治：肛瘘术后脱管，肉芽过度生长。

（崔　乾）

第四节　常用中医外科操作

一、药捻的搓制方法

（一）外粘药物的药捻搓制方法

（1）清洁洗手。

（2）裁剪桑皮纸：1 号药捻需长×宽为 28 cm×7 cm 的桑皮纸；2 号药捻需长×宽为 20 cm×6 cm 的桑皮纸；3 号药捻需长×宽为 14 cm×4 cm 的桑皮纸；4 号药捻需长×宽为 10 cm×3 cm 的桑皮纸；5 号药捻需 7 cm×2 cm 的桑皮纸（图 9-1）。

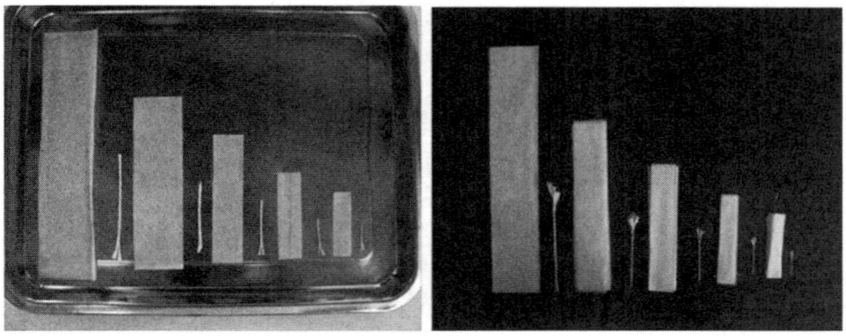

图 9-1　裁剪桑皮纸

（3）将裁剪好的桑皮纸向同一个方向搓捻，形成紧实的线状后，在中点处对折，一手捏紧对折点，另一手将纸的两端继续向同一个方向搓捻，捏紧对折点的手配合向相同方向搓捻顶端，直至形成一根螺旋状线形的药捻（图 9-2）。

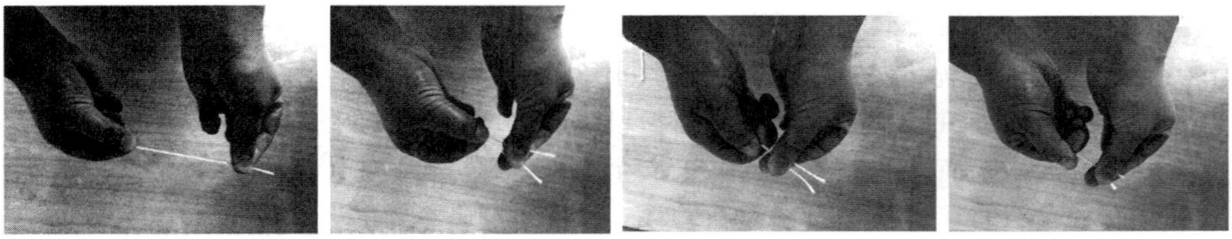

图 9-2　药捻的搓制

(4)搓制好的药捻规格:1 号药捻长度为 12 cm,2 号药捻长度为 8 cm,3 号药捻长度为 6 cm,4 号药捻长度为 4 cm,5 号药捻长度为 3 cm。

(5)高压蒸汽消毒备用。

(二)内裹药物的药捻搓制方法

(1)清洁洗手。

(2)裁剪桑皮纸:具体规格同上。

(3)将药物放入裁剪好的桑皮纸内,参照外粘药物的药捻搓制方法进行搓捻。

(4)高压蒸汽消毒备用。

(三)关键步骤

(1)裁剪出长宽符合规定的桑皮纸备用。

(2)药捻搓制过程中,双手配合,要始终向同一个方向搓捻,使线的两端呈螺旋状环绕。

(3)药捻搓制过程中,用力均匀,保持药捻的硬度。

(四)操作误区及分析

(1)搓制成的药捻,相同型号,但长短不一:在搓制药捻之前,要按照规定的长宽,裁剪桑皮纸;搓制过程中,用力均匀,避免相同型号的药捻紧实度不一致,导致长短不一。

(2)药捻过软,不能进行窦道的探查及治疗:药捻搓制过程中,注意用力均匀,双手配合,向同一个方向搓捻,使纸的两端呈紧实螺旋状环绕。

(五)操作小结

(1)药捻,俗称药线、纸捻,目前多用桑皮纸搓制而成,具有探查及治疗窦道的作用。

(2)药捻的制备有外粘药物药捻及内裹药物药捻两种,目前临床常用的是外粘药物药捻。

(3)在药捻搓制前,要按照规定尺寸,裁剪桑皮纸。

(4)在药捻搓制过程中,注意双手配合,始终向同一个方向搓捻,使线的两端呈螺旋状环绕,并且用力均匀,保持药捻的硬度。

(5)药捻搓制后,必须高压蒸汽消毒后备用。

二、疮面换药

(一)目的

(1)了解和观察疮面愈合情况,以便酌情给予相应的治疗和处理。

(2)清洁疮面,去除异物、渗液及坏死组织,减少细菌的繁殖和分泌物对局部组织的刺激。

(3)疮面局部外用药物,促使炎症局限,或加速疮面肉芽生长及上皮组织扩展,促进疮面尽早愈合。

(4)包扎固定患部,使局部得到充分休息,减少患者痛苦。

(5)保持局部温度适宜,促进局部血液循环,改善局部环境,为伤口愈合创造有利条件。

(二)疮面判断

(1)脓腐期:疮面脓栓未落,腐肉较多,或脓水淋漓,新肉未生。

(2)肉芽生长期:疮面腐肉已脱,脓水将尽,可见新鲜肉芽生长。

(3)上皮爬行期:疮面腐肉、脓水脱尽,肉芽生长良好,疮周可见白色上皮爬行。

(三)基本方法

(1)取合理体位,暴露换药部位,垫治疗巾。

(2)揭去外层敷料,用镊子取下内层敷料。

(3)观察疮面,用镊子夹取75%乙醇棉球消毒疮口周围皮肤,用1∶5 000呋喃西林棉球清洁疮面。

(4)药粉均匀撒在疮面上,再将已摊涂好药膏的纱布覆盖疮面,胶布固定,酌情包扎。

(四)关键步骤

(1)药粉需均匀撒在疮面上。

(2)外敷药必须贴紧疮面,包扎固定时注意松紧适度,固定关节时注意保持功能位置。

(3)摊涂药膏宜薄,以免疮面肉芽生长过剩形成胬肉而影响疮口愈合。

(五)操作误区及分析

1.揭除干结敷料时未浸润

在揭除敷料时,如敷料干结,宜用消毒液浸润后再揭下,以免损伤肉芽组织和新生上皮。

2.清洁疮面时用力过大

用消毒液清洁疮面时,动作宜轻柔,以免损伤新生肉芽组织。

3.上丹药时,撒在疮面外正常皮肤

上丹药时须保护周围组织,勿将丹药撒于疮面外。

(六)操作小结

(1)疮面换药法是对疮疡、烧伤、痔瘘等病证的疮面进行清洗、上药、包扎等,以达到清热解毒、提脓祛腐、生肌收口等目的的一种处理方法。

(2)进行疮面换药法操作时,疮面要清洁干净,勿损伤肉芽组织,并应根据疮面的情况选用合适的药物。

(3)对汞剂过敏者禁用丹药,眼部、唇部、大血管附近的溃疡均不用腐蚀性强的丹药。

三、清创术

(一)基本方法

(1)患者平卧位,暴露患处。

(2)局部常规消毒。

(3)予1%利多卡因注射液局部浸润麻醉。

(4)用镊子或血管钳钳取已松动的坏死组织,用手术剪刀或手术刀去除已失活和已游离组织,至红色肉芽组织暴露。

(5)如深部仍有病灶,则适当扩大创口和切开筋膜,保持引流通畅。

(6)如有活动性出血,则予结扎或电凝止血。

(7)用生理盐水冲洗创口。

(8)再次检查手术区无活动性出血后,用九一丹薄撒于疮面上,金黄膏贴敷后,包扎固定。

(二)关键步骤

(1)疮面内已失去活力的组织及脓腐尽量去除干净。

(2)探明病灶范围,不遗留无效腔而造成脓液积聚。

(3)清创后,用九一丹或八二丹等撒于疮面以祛腐,并加压固定,以防止出血。

(三)操作误区及分析

(1)清创范围过小:清创后,如清创口过小,则不能起到引流的目的。

(2)遗留深部病灶:病灶较深,则必须清创到深部直至正常组织暴露,以免毒邪深窜入里而使病情加剧。

(四)操作小结

(1)清创术是用外科手术的方法,清除疮口内的异物,切除坏死、失活或严重污染的组织,使之尽量减少污染,有利于受伤部位功能和形态的恢复。

(2)清创术的目的是显现溃疡真正的面积,去除所有影响上皮组织从溃疡边缘生长的物理阻碍因素,引流脓液。

(3)清创治疗的关键是清除无活力的感染组织,直到出现新鲜健康的组织边缘。

(4)清创治疗后,创面保持湿润,促进创面微血管形成和结缔组织形成,促进溃疡愈合。

四、切开法

(一)基本方法

(1)患者取俯卧位,暴露患处,常规消毒铺巾。

(2)予1%利多卡因注射液局部浸润麻醉。

(3)在波动感最明显处,左手拇、示两指按在要进刀部位的两侧,三角刀刀刃向上,在脓点部位向内直刺,深入脓腔见脓液流出。

(4)再将刀口向上或向下轻轻延伸,然后将刀直出。

(5)用血管钳钝性分离脓腔,充分引流脓液。

(6)术后用纱条蘸取九一丹放置脓腔中引流,外敷金黄膏,胶布固定。

(二)关键步骤

(1)选择切口应为脓肿最低位或最薄弱处。

(2)切开深度以得脓为度。

(3)切口不超越脓腔范围。

(三)操作误区及分析

(1)切开时,进刀过浅:患部为皮肉较肥厚的臀部,进刀稍深无妨,以得脓为度。

(2)切开时,切口过小:肌肉丰厚的深部脓肿,切口宜大,以免引流不畅,脓水难出。

(3)切开后用力挤压:切开后,拔出脓栓后应由脓自流,如用力挤压,会使红肿扩散,毒邪内攻。

(四)操作小结

(1)切开法是运用手术刀把脓肿切开,以使脓液排出,从而达到疮疡毒随脓泄、肿消痛止、逐渐痊愈的目的。

(2)适应证为一切外疡,不论阴证、阳证,确已成脓者。

(3)运用切开法前,应当辨清脓成熟的程度、脓肿的深浅、患部的血脉经络位置等情况,然后决定切开与否。

(4)切口选择以便于引流为原则,选择脓腔最低点或最薄处进刀,一般疮疡宜循经直切,免伤血络。一些特殊部位,如乳房部、面部、关节区等的切口选择应依据解剖结构的不同而灵活选择切口。

(5)切开的深浅应根据脓腔的范围及深度而定。

五、拖线法

(一)基本方法

(1)患者平卧位,硬膜外麻醉。

(2)局部常规消毒。

(3)以银质球头探针自上方溃口处探入,从下方溃口处穿出,贯通上下方溃口。

(4)以刮匙清除管道内的褐色坏死组织及虚浮的肉芽组织。

(5)将6～10股医用丝线(国产7号)引入管腔内,两端打结,使之呈圆环状,并保持松弛状态,以来回能自由拖动为度。

(6)检查手术区无出血点后,常规包扎固定。

(7)术后创面处理:手术次日起每天换药,1天1次;换药时拭净溃口、管腔及丝线上的腐肉组织;先用生理盐水灌注冲洗;用干燥的棉球吸干管道及疮面的分泌物;将祛腐的九一丹撒在丝线上,拖动丝线,将丹药引入管道蚀管脱腐并引流。

(8)拖线时间一般为2～3周;后根据局部管腔腐肉组织脱落状况、肉芽组织色泽及脓液性状,采用“分批撤线法”撤除丝线,配合“垫棉法”,至创面愈合。

(二)关键步骤

(1)手术时,明确溃口的位置,以硬刮匙清除溃口及管道内的腐肉组织。

(2)通过银质球头探针将医用丝线(国产7号)引入主管道内,丝线两端打结,使之呈圆环状。

(3)换药时,必须注意祛除溃口及丝线上的腐肉,保持引流畅通,可配合生理盐水灌注冲洗。

(4)换药时将提脓祛腐药放在丝线上,来回拖拉丝线。

(5)待管腔腐肉已尽,局部肉芽组织红活,局部脓液纯净黏稠,可采用“分批撤线法”,每2天撤线1次。自撤线开始之日起,管腔周围配合“垫棉法”,至管腔闭合。

(三)操作误区及分析

(1)充分重视操作前检查:操作前结合超声、X线造影、CT造影三维重建等检查,明确管腔位置、形态、数量、走向、分支、与邻近组织器官的相关性等。

(2)根据管腔腔径大小确定拖线的粗细,一般采用10股医用7号丝线;管道腔径在1 cm以上或管腔呈不规则结构,可以增加丝线股数或用纱条。

(3)探查管道时宜耐心细致,动作轻柔,切忌用暴力,以防形成假性管道。

(4)注意清除溃口及管道内的腐肉组织,并配合刮匙搔刮,保持引流的通畅。

(5)拖线时丝线或纱条两端要迂折于管外打结,以防脱落,但不必拉紧,以便日后来回拖拉引流。

(6)根据局部腐肉组织脱落、肉芽组织的色泽及脓液的性状确定拖线时间。

(7)换药时注意配合生理盐水灌注冲洗,以利管腔腐肉组织的祛除及保持引流畅通。

(8)适时配合局部垫棉压迫法:拆除拖线后,需配合局部垫棉法,压迫整个管道空腔,并用阔绷带扎紧,促使管腔粘连闭合。

(9)对多层较大管腔的瘘管、窦道,应以切开法为主,配合拖线法。

(四)操作小结

拖线法是用球头银丝探针导引,到达管腔基底部,以粗丝线或纱条贯穿于瘘管、窦道管腔中,将祛腐药物掺于丝线上,通过拖拉引流,排净脓腐,从而达到治疗瘘管、窦道的一种治疗方法。主要适用于各种难愈性窦瘘类疾病，包括各种先天性发育异常形成的窦瘘，皮肤感染性疾病、糖尿病性坏疽、浆细胞性乳腺炎、复杂性肛瘘及各种手术后形成的窦道、瘘管；对邻近心、肝、脑、肺等重要脏器，颅骨、胸骨等骨骼、肌肉及血管而行手术扩创风险大的病灶尤其适用。进行拖线法操作时，应根据管腔的大小、管壁厚薄及坏死组织的多少等，采用多股丝线或纱条的拖线疗法。每天换药时，注意将祛腐药物撒在丝线上，并祛除溃口及丝线上的腐肉，保持引流畅通，必要时做辅助切口实施拖线法，或配合灌注冲洗法。拖线拆除后，注重局部垫棉法的运用。

六、捻引流法

（一）基本方法

（1）暴露换药部位，观察疮口，常规消毒。

（2）将搓成的药捻蘸取少量油膏，再蘸取九一丹，然后插入疮口。

（3）药捻末端留出一小部分在疮口之外，向疮口下方折放，用胶布固定。

（4）外敷油膏固定。

（二）关键步骤

（1）根据窦道的深度，选择合适长度及粗细的药捻。

（2）药捻插入疮口时，首先应尽量插到窦腔底部，然后再适当拔出少许固定。

（3）如疮口脓水已尽，药捻应蘸取生肌敛疮之品插入窦腔，不插药捻后，注重局部垫棉法的运用。

（三）操作误区及分析

（1）药捻过短：药捻过短，不能插到窦道底部，则药物无法作用到整个窦腔。

（2）药捻过粗：药捻过粗，则堵塞疮口，造成引流不畅。

（3）脓水已尽，流出淡黄色黏稠液体，仍插药捻：脓水已尽，流出淡黄色黏稠液体，为将愈之象，如果仍插药捻，则影响收口时间。

（四）操作小结

（1）药捻引流法是借着药物及物理作用，将药捻插入溃疡疮孔中，使脓水外流，同时利用药捻之绞形，使坏死组织附着于药捻而使之外出，腐脱新生，防止毒邪扩散，促使溃疡早日愈合的一种治法。

（2）适用于溃疡疮口过小、脓水不易排出者，或已成瘘管、窦道者。

（3）药捻法所使用的药线，有外粘药物和内裹药物两类。目前临床上多数应用外粘药物的药线。

（4）操作时应先用球头银丝探针探查窦道的走向和深浅；CT 窦道造影、B 超等检查了解窦道位置、形态、数量、长度、走向、分支、残腔及与邻近组织器官的关系。如窦道位置深、弯曲、管道多、有分支等，要配合灌注法，后期愈合期，可配合垫棉法。

七、灌注法

（一）基本方法

（1）暴露换药部位，常规消毒。

（2）一次性注射针筒抽取中药药液后，与一次性静脉输液针相接。

（3）用球头银丝探针探明窦道走向。

(4)剪去静脉输液针前端针头及部分输液管后，将剩余输液管缓缓插入窦道底部，将祛腐中药药液缓慢注入管腔，每天1次。

(5)灌注结束后，窦道口内置药捻引流，用橡皮膏固定，外敷油膏固定。

(二)关键步骤

(1)根据窦道的深度，留取静脉输液针合适长度的输液管。

(2)一次性输液器一端插入窦道时，手法宜轻柔，切勿用力而使输液管插入正常组织内，形成假性管道。

(3)随着窦道的渐渐变浅，应及时缩短一次性输液管长度，使窦道基底部肉芽组织充分快速生长。

(4)灌注的药液组成、剂量、时间、速度等因人、因病而异。

(三)操作误区及分析

(1)灌注时过度加压：灌注时如过度加压则会因压力过大而形成假性管道甚至造成透膜损伤。

(2)灌注时输液管堵住窦口：灌注时如输液管堵住窦口，会使冲洗液及窦腔内的分泌液不能充分引流，而使窦腔加深，毒邪入里，甚至成透膜之变。

(3)灌注一段时间后，窦道内仍有脓性分泌物，而妄用生肌药物灌注：灌注的药液选择，不能仅凭灌注时间而定，必须根据患者的病情而辨证选用祛腐或生肌中药药液。

(四)操作小结

(1)灌注法是利用液体无处不到之特性，在不同时相分别将祛腐或生肌等中药药液缓慢注入管腔而达到祛腐、生肌作用的一种外治方法。

(2)适用于窦道分支较多，管道狭长或走向弯曲或外端狭小或内端膨大成腔的窦道，药线无法引流到位，又不宜做扩创者。

(3)操作时应用球头银丝探针探查窦道的走向和深浅；CT窦道造影、B超等检查了解窦道位置、形态、数量、长度、走向、分支、残腔及与邻近组织器官的关系。

(4)操作时应根据病情，在不同时相分别将相应的中药药液注入管腔，并可根据情况配合切开引流法、拖线法、药捻引流法、垫棉法等其他外治方法。

八、结扎法

(一)基本方法

(1)患者取左侧卧位，尽量暴露臀部，肛门常规消毒，盖无菌洞巾，暴露视野。

(2)予1%利多卡因注射液40 mL局部浸润麻醉。

(3)用碘伏再次消毒肛管及直肠下段，用双手示指扩肛，使痔核暴露。

(4)用右手持弯血管钳夹住痔核基底部，左手持组织钳夹住痔核向肛外同一方向牵引。

(5)用持针钳夹住已穿有10号丝线的缝针，将双线从痔核基底部中央稍偏上穿过。

(6)将已贯穿痔核的双线交叉放置，并用剪刀沿齿状线剪一浅表裂缝，再分段进行8字形结扎。

(7)结扎完毕后，用弯血管钳挤压被结扎的痔核，加速痔核坏死。

(8)将存留在肛外的线端剪去，再将痔核送回肛内，纳入痔疮栓1枚，红油膏适量，纱布覆盖，胶布固定。

（二）关键步骤

（1）充分暴露痔核。

（2）在痔核基底部进行结扎。

（3）结扎线必须扎紧。

（4）在结扎术后当天禁止排便，以免发生出血及水肿。

（5）在结扎后的 7～9 天，为痔核脱落阶段，嘱患者减少运动，大便时不宜用力努挣，以避免大出血。

（三）操作误区及分析

（1）内痔用缝针穿线结扎，穿过患处肌层：缝针穿过痔核基底部时，不可穿入肌层，否则结扎后可引起基底部坏死或并发肛门直肠周围脓肿。

（2）结扎线未扎紧：结扎线应扎紧，否则不能达到完全脱落的目的，并易发生大出血。

（3）结扎线未脱落而提早硬拉脱：结扎线应待其自然脱落，硬拉可能造成出血。

（四）操作小结

（1）结扎法是将线缠扎于病变部位与正常皮肉分界处，通过结扎，促使病变部位经络阻塞、气血不通，结扎远端的病变组织失去营养而致逐渐坏死脱落，从而达到治疗目的的一种方法。

（2）适用于瘤、赘疣、痔、脱疽等病，以及脉络断裂引起的出血之症。

（3）凡头大蒂小的赘疣、痔核等，可在根部以双套线扣住扎紧；凡头小蒂大的痔核，可以缝针贯穿其根部，再用 8 字结扎法，或回字结扎法两线交叉扎紧；如截除脱疽坏死的趾、指，可在其上段预先用丝线缠绕 10 余圈，渐渐扎紧；如脉络断裂，可先找到断裂的络头，再用缝针引线贯穿出血底部，然后系紧打结。

（4）对血瘤、癌肿禁忌使用。

九、扩肛法

（一）基本方法

（1）患者取截石位，肛门直肠常规消毒，局麻或腰麻下使肛门松弛。

（2）术者戴无菌手套，涂润滑剂，先用两手示指掌面向外扩张肛管，逐渐伸入。

（3）两中指呈四指扩肛，持续 3～5 分钟，动作不可粗暴。

（4）术后每天便后坐浴，肛门换药至伤口愈合。

（二）关键步骤

先用两手示指掌面向外扩张肛管，待括约肌适应后逐渐伸入两中指呈四指扩肛，持续 3～5 分钟，做扩肛动作不可粗暴。

（三）操作误区及分析

（1）动作粗暴：扩肛动作粗暴，容易撕裂肛门括约肌，造成肛门失禁。

（2）扩肛时间不够：扩肛时间过短，括约肌尚未适应，容易造成肛门括约肌损伤。

（四）操作小结

（1）扩肛法又称肛门扩张术，是以手指扩张肛门括约肌，使括约肌松弛，减轻或解除括约肌痉挛，改善局部血运，促进裂损愈合，从而达到治愈目的。

（2）扩肛法适用于无哨兵痔等并发症的新鲜肛裂患者。

十、挂线法

（一）基本方法

（1）患者侧卧位或截石位，硬膜外麻醉。

（2）局部常规消毒。

（3）用探针自外口探入沿瘘管走行，至齿状线附近时，另一手示指进入肛内协助寻找内口穿出，贯通内外口。

（4）以刮匙清除管道内的坏死组织及虚浮的肉芽组织。

（5）在探针的头部结扎一粗丝线，粗丝线的另一端结扎橡皮筋1条，再缓慢地将探针由内口经过瘘管退出外口，橡皮筋也跟随拉出。

（6）用手术刀或手术剪沿探针由外向内切开瘘管处的肛管皮肤、皮下组织及外括约肌皮下部浅部。再拉紧橡皮筋于紧贴切口处用止血钳夹住，在止血钳下方用粗丝线将橡皮筋扎紧。

（7）检查手术区无活动性出血后，用凡士林纱布填塞疮面，外盖无菌敷料，胶布固定。

（8）术后疮面处理：手术次日起每天换药，1天1次；换药时拭净内口、窦道上的腐坏组织。

（二）关键步骤

（1）明确内口的位置。

（2）用粗丝线将橡皮筋扎紧，使橡皮筋紧扎在外括约肌深部或肛管直肠环上，达到慢勒割作用。

（3）换药须祛除内口及窦道内的腐坏组织，保持引流通畅，可配合生理盐水灌注冲洗。

（4）7～10天后，橡皮筋即可切开瘘管表面组织而脱落，留下一沟状肉芽疮面，逐渐愈合。

（三）操作误区及分析

（1）未能准确找到内口：未准确找到内口的确切位置，可造成假道。

（2）未能收紧橡皮筋：收紧橡皮筋前，在局麻下切开皮肤以及外括约肌皮下部，除可减轻疼痛外，并可缩短脱线日期。

（3）橡皮筋过紧或过松：结扎橡皮筋时要适当收紧，过松则往往需手术后再一次收紧，给患者增加痛苦。

（四）操作小结

（1）挂线疗法是中医学治疗肛瘘采用的传统方法之一，适用于各种肛瘘，尤其适用于高位肛瘘。

（2）肛瘘挂线治疗的原理是利用橡皮筋或药线的机械作用（药线尚有药物腐蚀作用）使结扎处组织发生血运障碍，逐渐压迫坏死；同时结扎线可作为瘘管引流物，使瘘管内渗液排出，防止急性感染发生。在表面组织切割的过程中，基底疮面同时开始逐步愈合。此种逐渐切割瘘管方法的最大优点是肛门括约肌虽被切断，但不致因收缩过多而改变位置，一般不会造成大便失禁，较好地解决了高位肛瘘手术中切断肛门括约肌造成的肛门失禁问题；显著减少了肛管及其周围组织的缺损，瘢痕小，不会造成严重的肛门畸形；引流通畅，复发率低。

（3）每天换药时，注意保持引流通畅，必要时做辅助切口实施拖线法，或配合灌注冲洗法。

（唐晓雪）

第五节　熏洗治疗法

熏洗治疗法在肛肠疾病的治疗中源远流长，早在《黄帝内经》中就有记载。熏洗法是利用药物煎汤趁热在皮肤或患处进行熏蒸、淋洗的治疗方法（一般先用药汤蒸气熏，待药液降温时再洗）。此疗法是借助药力和热力，通过皮肤、黏膜作用于肌体，促使腠理疏通、脉络调和、气血流畅，从而达到预防和治疗疾病的目的。熏洗法可分为全身熏洗法和局部熏洗法两种。临床一般应用局部熏洗法的较多。局部熏洗包括手熏洗法、足熏洗法、眼熏洗法、坐浴熏洗法、熏烟法、熏蒸法、熏吸法、洗法、淋洗法、坐浴法、浸渍法、漱口法、洗眼法、药浴法熏洗等。

肛肠疾病，特别是肛管直肠疾病，运用熏洗法可在局部用药达到治疗疾病的目的，避免全身用药带来的诸多不良反应，所以在临床治疗肛肠疾病中，熏洗法是非常常用的手段之一。下面就肛肠科最常用的坐浴熏洗法进行介绍。

一、坐浴熏洗法步骤

（1）按照病症确定好用药处方，准备好脸盆、横木架、坐浴椅或专用熏洗盆、毛巾。

（2）将煎好的药汤趁热倾入盆内，在盆上放置横木架，患者暴露臀部坐在横木架上进行熏疗；或用坐浴椅，把盆放在椅子下熏疗；或将药物倒入专用熏洗盆内，启动熏蒸模式进行熏洗。待药汤不烫手时，把臀部浸入盆中，让药液和肛门充分接触泡洗。

（3）熏洗完毕后，用干毛巾擦干，更换干净的内裤。

一般每天熏洗1～3次，每次20～30分钟。其疗程视疾病而定，以病愈为准。

二、坐浴熏洗法的禁忌证

（1）急性传染病、严重心脏病、重症高血压、严重肾病、主动脉瘤、有出血倾向者禁用熏洗疗法。

（2）恶性肿瘤、脓已局限的病灶禁用熏洗疗法。

（3）妇女妊娠期和月经期，不宜进行熏洗疗法，尤其是坐浴法。

（4）饱食、饥饿、大汗以及过度疲劳时，不宜进行熏洗疗法。

三、坐浴熏洗法的注意事项

（1）注意药液温度。以药液温度不烫手为度，避免烫伤。

（2）坐浴时间不宜过久。一般不超过30分钟，时间过短容易造成疗效不佳，时间过久容易使局部水肿加重、新的血栓形成等。

四、坐浴熏洗常用方剂

（一）苦参汤

出处：《金匮要略》。

组成：苦参。

主治：肛管直肠疾病引起的肛门肿胀、疼痛、憋坠等肛门不适。

1.演化方 1

出处：《疡科心得集》。

组成：苦参，蛇床子，白芷，金银花，野菊花，黄柏，地肤子，大菖蒲。

主治：肛门直肠疾病以局部肿胀、疼痛、瘙痒为主要症状的。

2.演化方 2

出处：《家庭治病新书》。

组成：苦参，蜀椒，川柏，地肤子。

主治：肛门局部疾病以瘙痒、刺痛为主要不适的疾病。

3.演化方 3

出处：《肘后备急方》。

组成：苦参，黄芩，生地黄。

主治：肛周疾病如肛周脓肿，以局部肿痛伴有灼烧感为主要表现的。

4.演化方 4

出处：《外科正宗》。

组成：苦参，大菖蒲。

主治：肛门局部潮湿，瘙痒，下坠感。

5.演化方 5

出处：《治疹全书》。

组成：苦参，黄柏，荆芥，赤芍，当归尾，金银花，石菖蒲，何首乌。

主治：肛裂、肛周脓肿、肛瘘等以肛门局部肿胀、疼痛、流脓、瘙痒为主要表现的。

6.演化方 6

出处：《圣济总录》。

组成：苦参，槐白皮，熊胆。

主治：肛门肿痛、出血等。

7.演化方 7

出处：《太平圣惠方》。

组成：苦参，槐白皮，桃白皮。

主治：血栓性外痔等疾病以肛门局部凸起肿物，伴刺痛甚至有便血者。

8.演化方 8

出处：《备急千金要方》。

组成：苦参，地榆，黄连，王不留行，独活，艾叶，竹叶。

主治：陈旧性肛裂等疾病病程较长，局部刺痛，酸胀，皮肤皲裂，伤口不易愈合者。

9.演化方 9

出处：《外台秘要》。

组成：苦参，龙胆草，栀子，升麻。

主治：肛门内有肿物脱出，伴局部疼痛、流黏液、烧灼不适感。

10.演化方 10

出处：《麻科活人全书》。

组成:苦参,大风子,荆芥,防风,白芷,独活,何首乌,白附子,威灵仙,胡桃仁,全蝎,僵蚕,白蒺藜,牛蒡子,生姜。

主治:直肠脱垂等脱出型疾病以大便后肛门内肿物反复脱出者;或直肠癌等疾病以翻花样肿物脱出,表面不规则、疼痛、流血及黏液者。

11.演化方 11

出处:《医学心悟》。

组成:苦参,生地黄,黄柏,当归,秦艽,牛蒡子,赤芍,白蒺藜,丹参,牡丹皮,金银花,贝母,甘菊。

主治:直肠癌等疾病以局部有肿块或硬结,局部烧灼样疼痛、黏液外流者。

12.演化方 12

出处:《济生方》。

组成:苦参,蛇床子,白矾,荆芥穗。

主治:直肠肛管疾病以肛门内有肿物脱出伴瘙痒者。

13.演化方 13

出处:《证治准绳·疡医》。

组成:苦参,地榆,桃仁。

主治:直肠肛管疾病以局部有肿痛、流血为主要表现者。

14.演化方 14

出处:《杨氏家藏方》。

组成:苦参,大黄,赤芍,黄柏,蛇床子,菝葜。

主治:直肠肛管疾病以局部有肿块、疼痛、瘙痒,伴大便排出困难。

15.演化方 15

出处:《普济方》。

组成:苦参,槐皮,黄柏,香薷。

主治:直肠肛管疾病以局部有潮湿、瘙痒、便血为主要表现者。

16.演化方 16

出处:《婴童百问》。

组成:苦参,大黄,枳壳,黄连,甘草,荆芥,赤芍,黄芩。

主治:婴幼儿直肠肛管疾病。

17.演化方 17

出处:《眼科龙木集》。

组成:苦参,地骨皮,丹参,乳香。

主治:直肠肛管疾病以局部疼痛,特别是以刺痛为主要表现者。

(二)祛毒汤

出处:《疡科选粹》。

组成:五味子,蒲公英,苦参,苍术,生侧柏叶,防风,黄柏,赤芍,生甘草,朴硝,地榆,川椒。

主治:直肠肛管疾病以肛门内反复肿物脱出,局部潮湿瘙痒,手纸染血为主要表现者。

上述方剂虽为古代名方,要依据自身症状进行选择或在医师指导下选用,如出现局部过敏或应用两天以上效果不佳者,应到医院专科进行诊治。 **(王永跃)**

第六节　小针刀疗法

小针刀治疗肛肠病是“针眼外科”范畴。它通过试验，寻找出病变关键部位，以微创外科为基础，以微小的灵巧器械选择性地改变组织结构，以最小的创伤达到最佳的治疗效果。它可以保持局部结构基本完整，不伤及正常组织，不留瘢痕。

自配合小针刀疗法以来，不但将许多复杂的肛肠开放性手术变为简单、闭合性手术，而且疗效好，是中西医结合的结晶。小针刀治疗肛肠病，是以西医解剖学和诊断学知识为基础，对病变定性、定位，再运用中医小针刀的刺、切、钩、割和挑拨手法解除病痛的方法。因而手术创面小，不损伤正常肛肠组织，不会导致肛门失禁。它将针刺疗法的针和手术疗法的刀融为一体，即中医针灸疗法与西医手术疗法结合，因而既是传统医学发展的新成果，也是中国的特色疗法。该疗法的许多创新之处，不仅获得多项专利，也获得不少国内外大奖，好评如潮。

小针刀疗法闭合性手术，有其独特的理论基础，操作简单，技法灵巧，可做到无切口，不出血，且局部麻醉安全可靠，无后遗症，无并发症和无不良反应。患者治疗前后，均可以照常饮食、排大便和活动。

可以说，小针刀治疗肛肠疾病的诊断基础是西医，而治疗基础是中医，两者结合的优点：①西医先确定诊断，中医再进行辨证，缩小中医辨证范围，便于摸清中医辨证规律，从中医辨证的角度掌握病变的实质；②中西医结合诊断，弥补了彼此的不足，创造了新的有利条件，丰富了现代诊断方法，提高了治疗效果；③推动了中西医结合治疗的发展，进而产生了新疗法和新理论。

一、治疗机制

激光探头制成的小针刀，是将激光光纤制成套管空心，然后与小针刀结合为载体，将光纤输入端准确深达。肛门内括约肌或病灶，使激光对其深部组织直接照射起到双重效果。即小针刀闭合切开深部病灶，探头可挂线，同时又可使激光对切开组织产生“凝固”止血、消炎作用，防治再“粘连”；还可通过控制小针刀的进针方向，使光纤、光束顺利达到深部组织，避免激光传输过程中造成周围组织损害。

采用不同激光聚光束功率密度，则可选用对组织的“汽化”切割或“碳化凝固作用”。

(一)CO_2 激光器

根据病理检查，采用不同量的激光，使距离、照射时间与被照射部位产生不同的效果。中、低度 CO_2 激光功率调至 8～10W，对组织可产生轻度碳化，至形成黄焦色的凝固膜为妥。

(二)机械套管空心小针刀

长 5～6 cm，为激光束与组织的距离。激光探头与激光导线接头连接。

(三)操作方法

激光器开关采用脚踏式。脚踏开关即可发出激光束，并立即(如同电烧器一样)将深部病灶组织碳化为黄色凝固膜，穿透深度为 0.1～0.2 mm，以小针刀切开与激光凝固同步完成为好。因疾病不同，要求激光作用的强度也不同。

二、常见肛门直肠疾病的治疗

(一)内痔

CO_2 激光调至 8～10W。激光小针刀对准内痔,采用点状或扇形照射,至内痔表面呈焦黄色凝固斑膜,深达 0.1～0.2 mm,使内痔血管蛋白变性、萎缩,达到碳化凝固、止血、消炎作用。

(二)肛门内括约肌狭窄

CO_2 激光调至 8W,应用激光小针刀从肛门外,在示指(肛内)导引下闭合插入内括约肌,边切开边给激光照射,使内括约肌切开同时切缘发生凝固、止血,防止再粘连,并有消炎作用。

(三)痉挛耻骨直肠肌

激光小针刀治疗,同肛门内括约肌狭窄疗法。其激光小针刀切断耻骨直肠肌痉挛狭窄部,勿损伤肛门直肠环肌。

(四)单线肛瘘

自肛瘘外口插入激光小针刀,顺瘘管边切开边照射,使瘘管前壁敞开,伤口边缘凝固,同时清除瘘管内的坏死组织。复杂瘘应加用挂线疗法。

(五)肛裂

将肛裂上端的肛窦,中段的肛裂溃疡,下端的哨兵痔,由上至下纵行边切开边激光照射,使切口碳化凝固、止血、消炎。

(六)肛旁脓肿

自肛旁脓肿最下缘,用激光小针刀边切开边照射,使脓肿前壁敞开至内口。如内口超过直肠环,则配合挂线疗法。

(七)外痔

(1)小外痔:2 cm 内者,可利用激光小针刀边切除边照射,使伤口创面凝固、止血、消炎。

(2)大外痔:超过 2 cm 者,利用激光小针刀先散焦照射,使瘤体血管凝聚,包膜皱缩,再用激光汽化切割。

(八)直肠癌

配合用激光小针刀,从肿瘤边缘边切开边汽化,深达肿瘤底部及周围使之凝固、止血。

(九)直肠硬结症

常因内痔注射所致,可在肛门镜下用激光小针刀边切边凝固、止血、消炎。

(十)肛门瘙痒症

用激光小针刀于皮下边切边凝固、止血、消炎,破坏引起瘙痒的神经末梢。

三、肛门尖锐湿疣的配合治疗

(一)病因病机

尖锐湿疣是由 Papova 病毒的亚类——人乳头状瘤病毒引起的一种良性表皮肿瘤。据报道,人乳头状瘤状病毒尚未能在体外培养成功,故人类是其唯一宿主。本病在国外的发病率较高,尤其是在欧美国家。我国近年来的发病率亦有明显增加,并已上升为国内性病的第二位,仅次于淋病,必须引起人们的重视。

中医学认为,本病由于房事不节,感受秽浊,房劳伤精、秽浊病毒乘虚侵入,下注阴器,浊毒而发。浊毒与痰湿蕴积,故见疣状增生;湿、毒、热互结,表面溃烂、流水、流脓,甚则出血。肛门尖锐湿疣多发生在肛管黏膜内、肛门周围皮肤等处。临床上以凸凹不平呈菜花样增生为主要特征。国内外有关资料表明，癌变率较高。近年来，病例明显增多。采用二氧化碳激光小针刀和抗病毒药物局部注射，结合中药外洗的综合疗法治疗肛门尖锐湿疣。效果显著，明显优于其他疗法。

(二)诊断

根据皮疹特点、发生部位、发展情况、结合询问接触史，一般诊断不难。

(三)鉴别诊断

1.扁平湿疣

扁平湿疣为表面扁平的潮湿的丘疹，基底狭窄，可找到梅毒螺旋体、梅毒血清学阳性。

2.皮脂腺异位症

丘疹在黏膜内，无重叠生长，多为淡黄色。

3.皮脂腺增生

淡黄色丘疹，无蒂、无棘刺、无重叠、无融合。

4.传染性软疣

单个不融合的皮色半球形丘疹，周围光滑，中央有脐凹，可挤出软疣小体。

5.阴茎珍珠丘疹病

阴茎珍珠丘疹病多见于青壮年，为冠状沟部珍珠状半透明丘疹，白色、黄色或红色，呈圆锥状、球状或不规则状，无明显自觉症状。

6.系带旁腺增生

包皮系带两侧成对排列的淡红色丘疹。基底不窄，粟粒或针头大，无明显自觉症状。

7.鲍温样丘疹痛

皮疹常由多个色素性丘疹组成，也可单个出现，散有分布或有群集倾向，排列成线状或环形，严重可融合成斑块，发展缓慢(数月或数年)。本病为原位鳞癌，可由尖锐湿疣发展而来。本病女性稍多，主要分布在大小阴唇、肛周。

8.假性湿疣

假性湿疣又称女阴尖锐湿疣样丘疹。多见于青壮年。皮疹位于两侧小阴唇内侧面，表面为群集不融合的鱼子状或息肉状小丘疹，触之有颗粒感或柔软感，淡红色，较潮湿，一般无自觉症状，有的有轻度痒感。

9.龟头炎

初起包皮肿胀、潮湿、发红，继而在龟头和包皮内发生渗液、糜烂和溃疡，其上覆盖少许淡黄色脓性分泌物。

10.肛门梅毒

肛周有扁平疙瘩隆起，亦有乳白色或灰白色奇臭滋水流出，根据其梅毒史、化验反应强阳性分泌物。

11.阴茎梅毒

癌肿长大时亦步亦趋可有溃疡、奇臭的分泌物，肿块质地坚硬，呈菜花样增生，触之易出血，呈浸润性生长。初发症状类似尖锐湿疣。如诊断有困难时，可行病理组织活检，以资区别。

(四)治疗

1.全身治疗

加强机体免疫力，提高身体素质。选用聚肌胞 2 mg，隔天一次肌内注射(也可局部注射)或病毒唑 100 mg，每天 1 次肌内注射；口服病毒灵 0.5 g，左旋咪唑 100 mg，每天 3 次，饭后服。7～10 天为 1 个疗程。

2.激光小针刀治疗

患者取截石位或左侧卧位，常规消毒、局麻，先用 0.9%生理盐水湿敷尖锐湿疣，再用激光小针刀探头对尖锐湿疣逐一碳化，碳化至略低于皮肤为准，外涂甲紫药水或氟尿嘧啶软膏，纱布包扎固定。

（唐晓雪）

第十章 肛肠疾病的中医治疗

第一节 肠易激综合征

肠易激综合征(irritable bowel syndrome,IBS)是临床上最常见的一种肠道功能性疾病,肠道本身无器质性病变,肠道对各种刺激处于过度或异常反应的病理状态,以腹部不适、腹痛、腹胀、肠鸣、便秘或腹泻为主要表现。

IBS的认识经历了较为曲折的过程,历史上曾有多种名称,如黏液性肠炎、过敏性肠炎、痉挛性肠炎、激惹性肠综合征、肠应激综合征等,这些名称可从不同方面概括IBS的临床症状特点及发病机制,近年来学术界逐渐倾向于以肠易激综合征命名。

美国国立卫生研究院制定的肠道激惹综合征的定义为除器质性病变外,还有以下特点。①腹痛通过排粪减轻;②每年发生6次以上;③如果出现上述腹痛则至少持续3周;④排除无痛性腹泻及无痛性便秘。该定义已被广泛使用。

IBS可发生于任何年龄,以青壮年居多,据文献报道,全球人群中10%～20%的成人和青少年有IBS症状,女性多于男性,IBS的发病率文献报道不一,新近研究结果显示,西方国家IBS患病率为5%～24%,大洋洲国家11%～17%,非洲国家10%左右,亚洲国家5%～10%。我国北京、广东、香港等地也曾开展关于IBS流行病学调查工作,如北京的患病率为0.82%(Romeo标准)和7.26%(Manning标准),较亚洲平均水平偏低;而广东的患病率为5.62%;香港的患病率为6.6%,与亚洲其他国家水平相近。

一、病因病理

从IBS的临床症状及发病特点来看,该病当属于中医学泄泻、腹痛、便秘范畴,多由情志内伤,外感寒湿、劳倦过度等因素导致,肝气郁结、木不疏土,寒湿困脾、湿浊内生,清浊不分而生飧泄,病久及肾,而成脾肾双亏之证,总之该病的发病与肝、脾、肾三脏关系最为密切。

二、分类分型

肠易激综合征目前尚无统一分类标准,目前临床上主要分为以下三型。

(1)痉挛性结肠型:以下腹尤其是左下腹痛和便秘为主。

(2)无痛性腹泻型:以腹泻为主,伴有黏液。

(3)混合型:可有腹痛、腹胀与便秘,亦有腹泻者,或二者交替出现。

此外,本病尚有其他分型方法,如 Bockus 所分三型为:结肠痉挛型、黏液腹痛型、神经性下痢型。另一种三型分类法分为不安定型、持续下痢型、分泌型。另有分为四型者,即腹泻型、便秘型、腹泻便秘交替型、黏液型。

三、临床表现

本病临床表现不一,归纳有以下几种。

(1)腹痛:为本病最主要表现,部位多在下腹部或左下腹部,呈胀痛,也有短时间的绞痛。便前和进食后加重,便后缓解。夜间较轻,常在早晨 4～5 点开始出现,与中医学所讲的五更泻相似。

(2)便秘:主要由结肠痉挛引起,尤其是降结肠和乙状结肠痉挛,肠腔狭窄,肠内容物推进缓慢,粪便停留时间过长,水分被过度吸收。腹部胀满不适,排气多,粪便干硬呈球状或羊粪状,伴阵发性痉挛性左下腹痛。腹痛时可扪及痉挛性肠曲。

(3)腹泻:分水样泻和黏液泻。水样泻主要因小肠功能障碍,伴脐周不适或阵发性疼痛和肠鸣亢进,往往因情绪波动而激发。黏液泻临床少见,由于结肠分泌亢进,粪便呈糊状,含有大量黏液,有时在排便后,连续多次只排黏液而无粪质。

(4)假性肠梗阻:因肠管功能异常而引起肠管局部持久强烈收缩,其他部位肠段运动也被抑制。

(5)患者还可出现上腹饱胀、厌食、嗳气、心悸、气促、心前区不适、乏力、多汗潮热、头痛、失眠、焦虑、抑郁等症状。

(6)体征:腹部或左下腹部于腹痛时可扪及条索状物或包块。

四、诊断与鉴别诊断

IBS 目前尚无统一诊断标准,现主要存在以下几种诊断方法供参考。

(一)中国成都标准

(1)以腹痛、腹胀、腹泻及便秘等为主诉,伴有全身性神经症状。

(2)一般情况良好,无消瘦及发热,系统检查仅发现腹部压痛。

(3)多次粪常规及培养(至少 3 次)均阴性,粪潜血试验阴性。

(4)X 线钡剂灌肠检查无阳性发现,或结肠有激惹征象。

(5)纤维结肠镜示部分患者有运动亢进,无明显黏膜异常,组织学检查基本正常。

(6)血、尿常规正常,红细胞沉降率正常。

(7)无痢疾、血吸虫等病史,试验性治疗无效。临床研究选择病例时,其病程应超过 2 年。

(二)罗马标准

(1)腹痛出现于排便后并伴有各种类型的排便异常。

(2)存在各种类型的排便异常(至少在 25%的时间内出现两种以上排便异常),包括大便频率、大便性状(便秘、大便干结、水样便、黏液便等),排便异常(排便困难、腹泻、排便不尽感)。

具有上述症状并持续 3 个月以上。

(三)罗马Ⅱ标准

罗马Ⅱ标准主要是对罗马标准进行了进一步完善,进行了细化,增加了 IBS 诊断的若干临床症状，可操作性更强。过去 12 个月内，至少有 12 周(不必连续)出现腹部疼痛或不适，且这些症状具有以下三种特征中的两种：①症状可因排便而缓解；②症状的发生与排便次数改变相关；③症状的发生与大便性状改变有关。

支持 IBS 诊断的症状：①每周排便<3 次，提示便秘倾向；②每周排便>3 次，提示腹泻倾向；③硬或干结的大便；④稀便或水样便；⑤排便紧迫感；⑥便急；⑦排便不尽感；⑧黏液便(仍有大便实质)；⑨腹部饱胀感。以腹泻为主者，有②、④、⑥的一项或以上，同时没有①、③、⑤；以便秘为主者，有①、③、⑤的一项或以上，同时没有②、④、⑥。

(四)日本川上标准

(1)有 IBS 的典型症状：①儿童时有腹痛病史；②因腹部剧痛，曾需紧急治疗；③以往常有腹痛；④腹部得暖则疼痛减轻；⑤排粪后腹痛减轻；⑥可见肠管功能异常；⑦排粪诱发腹痛；⑧腹痛伴腹泻；⑨腹泻便秘交替；⑩以前有腹泻或便秘的病史；有兔粪状便和腹痛；粪便中可见黏液。如有上述 6 项即可怀疑本征。

(2)一般检查无异常，无发热，红细胞、白细胞、血红蛋白、红细胞沉降率等均正常。

(3)粪便潜血试验阴性。

以上 3 种诊断标准各有侧重，目前国际上公认且可操作性强的为罗马Ⅱ标准，需要指出的是 IBS 症状并无特异性，所有症状均可见于胃肠道器质性疾病，所以诊断该病除详细询问病史、临床症状、体格检查外，应常规进行血常规检查、大便常规和潜血试验、肝功能检查、红细胞沉降率检查，肠道肿瘤标志物筛查及结肠镜检查，必要时做腹部影像学检查、甲状腺功能测定、血钙测定、72 小时粪便脂肪定量、乳糖氢呼气试验等，以排除其他器质性疾病，本病应与溃疡性结肠炎、克罗恩病、肠道肿瘤、细菌性痢疾、甲状腺功能亢进乳糖缺乏症肠道吸收不良综合征等鉴别。

五、治疗

从中医角度看，本病发生主要由于情志刺激、饮食失宜、寒湿内侵等因素导致肝气郁结，脾胃失和、脾肾亏虚，而生腹胀、腹痛、腹泻、便秘诸症，根据临床所见，常分为如下证型。

(一)肝郁气滞

腹痛、便秘、脘腹胀满、疼痛走窜，以左下腹为主，排气后缓解，恼怒忧虑易发作，舌苔薄，脉弦。治宜疏肝行气为主，柴胡疏肝饮加减，方药：柴胡、炒枳实、白芍、甘草、青皮、陈皮、制香附，痛剧加川楝子、元胡，便秘加火麻仁、柏子仁、厚朴、槟榔等；如肝郁偏于阴虚者，可应用一贯煎加减。

(二)肝脾不和、中焦痞满

大便黏滞，甚者带黏冻状物，肠鸣矢气多，腹胀，时痞满、食少、脉弦。治宜调和肝脾，消痞除满，方药以半夏泻心汤加减，方药：半夏、黄连、黄芩、干姜、甘草、大枣、人参，该方寒热互用以和其阴阳，辛苦并进以调其升降，补泻兼施以顾其虚实，方中虽无疏肝理气之品，但可调气机之升降，气机畅达，肝气自舒，湿重而便白黏冻者，加厚朴、苍术、砂仁。

(三)脾胃虚弱

水样泻，挟不消化食物，面色萎黄、食少神疲、腹胀不舒、舌淡、苔白，脉濡缓。治宜健脾化湿，参苓白术散加减，方药：党参、白术、茯苓、甘草、陈皮、山药、薏苡仁、白扁豆、莲子、砂仁等。

(四)脾肾虚寒

肠鸣腹胀、五更溏泻、食少不化、久泻不止、面黄肢冷，舌淡苔白滑，脉沉。可予附子理中丸、四神丸化裁，方药：制附片、党参、炒白术、干姜、甘草。肉豆蔻、补骨脂(盐炒)、五味子、吴茱萸、大枣(去核)。

(五)针灸治疗

针刺天枢、大肠俞、阳陵泉、足三里;灸上脘、天枢、神阙、关元、气海。针灸治疗 IBS 力专效捷,用之得当,具有良好的解痉、止痛、止泻功效。

(唐晓雪)

第二节 急性肠炎

一、概述

急性肠炎是各种细菌、病毒引起的急性肠道炎症,临床以急性腹泻为主要特征。本病起病急骤,可伴有腹痛、恶心、呕吐、发热等,严重者可致脱水、电解质紊乱,酸中毒,休克等。临床上与急性胃炎同时发病者,又称为急性胃肠炎。

急性肠炎是常见病、多发病,夏、秋两季发病率高,无性别差异,并且可以发生在任何年龄阶段,若能得到及时治疗,一般不会危及生命。

目前疫苗是预防腹泻病最经济有效的手段,现有细菌性腹泻病疫苗分为灭活全菌体疫苗、亚单位疫苗和减毒活疫苗 3 大类,正在研究中的细菌性疫苗主要是产毒性大肠埃希菌类。目前,肠毒素性大肠埃希菌(ETEC)疫苗中仅 rCTB-CF ETEC 在流行区开展了成人及婴幼儿现场保护效果研究,新近出现的菌蜕疫苗、DNA 疫苗、转基因植物疫苗技术为疫苗的研制提供新的思路。轮状病毒活疫苗是我国自主研制开发的一类新药,又是预防轮状病毒所致急性肠炎唯一经济有效的手段。

急性肠炎主要是由细菌及病毒等微生物感染所引起。常见病毒有轮状病毒、诺如病毒、肠道腺病毒、副轮状病毒等。细菌感染主要为大肠埃希菌感染,常见致病性大肠埃希菌菌株如产肠毒素性大肠埃希菌、肠致病性大肠埃希菌、肠侵袭性和出血性大肠埃希菌等。其他还有肠炎沙门菌、空肠弯曲菌、副溶血性弧菌、金黄色葡萄球菌感染等。其中轮状病毒是婴幼儿急性腹泻的常见病因,而产肠毒素大肠埃希菌是成人急性肠炎的主要病原。多与饮食不节或误食被污染的食物有关,部分患者会因食物过敏引起。

细菌感染后,主要通过以下 3 种机制引起腹泻:一为肠毒素作用。多数病原菌进入肠道后,并不侵入肠上皮细胞,仅在小肠内繁殖,并黏附于黏膜,释放致病性肠毒素。肠毒素与肠黏膜上皮细胞的受体结合,从而使三磷酸腺苷转变而来的环磷酸腺苷大量聚集。环磷酸腺苷可刺激隐窝处细胞分泌氯离子、碳酸氢根离子和肠液,并抑制小肠绒毛上皮细胞对氯离子、钠离子等的正常吸收,当分泌量超过肠道吸收能力时可发生水样腹泻。二是通过黏附作用。如黏附性大肠埃希菌,通过其菌毛抗原的定居因子,黏附于上皮细胞刷状缘,可瓦解微绒毛,并使之变钝、扭曲、变形甚至液化,使肠黏膜吸收面积减少、刷状缘表面酶的减少,造成吸收障碍,可致吸收障碍性腹泻及渗透性腹泻。三是侵入固有层。沙门菌属可侵入肠上皮细胞,通过吞饮囊穿过细胞,进入肠壁的固有层,引起固有层大量多形核白细胞的趋化反应和炎性病变,导致渗出性腹泻。临床上可见发热、腹痛等症状。

病毒进入胃肠道后，直接感染小肠黏膜的上皮细胞及绒毛，使柱状上皮细胞变平或脱落，被从隐窝部上移的立方形上皮细胞取代，未成熟的立方形上皮细胞导致电解质运送紊乱及吸收不良，从而引起腹泻。由于含有丰富的 Na^{+}-K^{+}-ATP 酶的绒毛顶部细胞受损，细胞对钠离子的吸收转运发生障碍，造成大量水分与电解质在肠内积聚，引起吸收障碍性腹泻。绒毛上皮细胞的病变，又使刷状缘表面的双糖酶活性减少，双糖不能水解为单糖，以及木糖、乳糖、脂肪等的吸收障碍，肠腔内渗透压增高，水分大量渗入导致渗透性腹泻的发生。临床常伴低热、恶心、呕吐，少数患者会出现咳嗽、流涕等呼吸道症状。

急性肠炎主要表现为排便次数增多，粪质稀薄，在中医学古代医籍中与“泄泻病”相对应。本病首载于《黄帝内经》，《素问·气交变大论》对其病因病机等有较全面论述，指出风、寒、湿、热皆可致病；陈无择在《三因极一病证方论》中提出外邪可导致泄泻，这都与现代医学中细菌及病毒感染引起急性肠炎一致。

二、病因病机

(一)致病因素

急性肠炎在中医学中属“泄泻”范畴，中医学认为其主要致病因素为感受外邪、饮食所伤，这与西医学中细菌、病毒感染的观点不谋而合。六淫之邪均能使人发生泄泻，其中以暑、湿、寒、热较常见，尤以湿邪致泻者甚。饮食过量，化为积滞；或恣食肥甘，滋生湿热；或过食生冷，寒湿伤中；或误食不洁，化生浊邪等均可导致脾胃受损，引发泄泻。其次，情志不畅导致肝脾不和、脾胃虚弱、年老虚损而命门火衰等内因也是泄泻的常见病因，脾胃虚弱乃其主要的发病基础，这与临床上免疫力低，易感染相对应。

(二)病机特点

本病病位在肠，脾失健运是病机关键，同时与肝、肾密切相关。小肠的分清化浊、大肠的传导变化，都是在脾的主导下进行的，无论外邪、内伤，只有影响到脾的运化，才能导致泄泻，因此张景岳有“泄泻之本，无不由于脾胃”之说。脾喜燥而恶湿，湿邪最易困阻脾土，以致脾失健运，清浊不分，水谷混杂而下，发为泄泻。其病理因素主要为湿。外邪夹湿令湿邪偏盛，临证可见泄泻黏腻、脘腹满闷、身重、口不渴或渴而不欲饮、苔腻、脉滑等。若风寒夹湿，一则损伤脾胃，见泄下清稀，甚如水样，且寒主收引，可伴腹痛肠鸣；一则侵袭皮毛肺卫，可有恶寒发热、肢体酸痛、鼻塞流涕等。湿与热邪相兼，则热迫肠道而泻下急暴；湿热蕴结、气机不畅，则泻而不爽；湿热下注可致肛门灼热、大便黄而臭、小便短赤；热伤津液而见烦热、口渴。另外，饮食不洁(节)，宿食湿浊内停，阻滞肠胃，传化失常，故腹痛肠鸣，脘腹胀满；浊气上逆，则嗳腐吞酸；宿食下流，则泻下臭如败卵；泻后腐浊外泄，故腹痛减轻。

脾气虚弱者，清阳不升，不能受纳水谷、运化精微，湿滞内生，清浊不分，遂成泄泻。因此可见完谷不化或稍进油腻则泄泻；脾虚精微不能化血，见面色萎黄，肢倦乏力。土虚而肝木易于相对偏旺，一有变动便可致土气受阻，而发为泄泻。肝气郁结、失于条达，则见腹痛攻窜、每因情志变化而易发，常伴嗳气、胸胁胀闷等症。年老体衰、阳气不足，或久病之后，或房事无度，多可肾阳受损、命名火衰，而致釜底无火、脾失温煦、运化失权而成泄泻。因五更之后，阳气未复、阴气极盛，故易于泄泻，又称“五更泄”。阳气不足、阴寒极盛，故腹部冷痛、形寒肢冷、腰膝酸软等。然内因而致脾胃虚弱者，又易受外邪侵袭，发为泄泻。

三、诊断与鉴别诊断

(一)病名诊断

以粪便稀溏或完谷不化,甚如水样,并多伴有排便次数增多为主的病症。泄指大便溏薄而势缓;泻指大便清稀如水而势急,临床一般将两者统称泄泻。

(二)辨证要点

1.辨轻重缓急

急者多发病急、病程短,或兼见表证,多以湿盛邪实为主,夏季多发;若泄泻不能食,形体消瘦,泻下无度,或久泻滑脱不禁,致津伤液竭,则每有亡阴亡阳之变,多属重症。缓者多起病缓、病程长,易因外感、饮食、情志、劳倦等导致急性发作,多以脾虚为主;若脾胃不败,饮食如常,多为轻症。

2.辨泻下之物

大便稀溏,其色黄褐,气味臭秽,泻下急迫或泻而不爽,肛门灼热者,多为湿热之证;大便清稀,甚如水样,气味略腥,多见于寒湿之证;大便溏垢,臭如败卵,多为伤食积滞;大便完谷不化,无腥无臭,常为虚寒之证。

3.腹痛情况

泄泻伴腹痛者,应辨明其寒热虚实、在气在血。寒痛多拘急而痛,腹中作冷,得温则减;寒实者坚满急痛,虚寒者痛势绵绵;热痛多灼热而痛,或伴口干喜冷饮,得冷则舒。实痛多腹部坚满、拒按;虚痛多痛势缠绵、经久难愈、按之则缓。气滞作痛多为胀痛、攻窜不定,或攻撑作痛,得嗳气或矢气则舒;素有胸胁胀闷,腹痛每因情志变化而加剧,且伴见肠鸣者,多为肝郁脾虚;瘀血作痛多为刺痛,痛处固定、拒按,多伴舌质紫黯、有瘀斑等。

(三)证候诊断

1.寒湿内盛证

主症:腹痛便溏,大便清稀,甚如水样;舌淡红,苔白腻。

次症:腹痛拘急;肠鸣;脘闷食少;肢体倦怠头重如裹;脉濡缓。若兼外感风寒,则恶寒发热,头痛,肢体酸痛,苔薄白,脉浮。

2.湿热内蕴证

主症:腹痛泄泻交作,泻下急迫或泻而不爽,大便或稀或溏,色黄褐而臭;舌质红,苔黄腻。

次症:肛门灼热;烦热口渴,小便短赤;脉滑数或濡数。

3.食滞肠胃证

主症:腹痛腹泻,泄后痛减,泻下臭如败卵;苔垢黄或黄腻。

次症:腹部胀满疼痛、拒按;不思饮食,嗳腐吞酸,呕吐酸馊食物,吐后胀痛得减;脉滑或沉实。

4.肝气乘脾证

主症:腹痛即泻,泻后痛减;常因情志变化诱发;苔薄白。

次症:腹部胀痛,攻窜不定;肠鸣矢气,嗳气食少;情绪抑郁或急躁易怒;舌质淡红;脉弦或弦细。

5.脾胃虚弱证

主症:大便时溏时泻,迁延反复,完谷不化;苔白。

次症:腹痛绵绵,喜按;稍进食油腻则大便次数明显增多;食少纳呆;面色萎黄,神疲倦怠;舌质淡有齿痕；脉细弱。

6.肾阳虚衰证

主症：五更之前腹痛肠鸣即泻，完谷不化，泻后痛减；苔白。

次症：形寒肢冷；腰膝酸软；小便清长；舌质淡脉沉细。

上述证候确定：主症必备，加次症2项以上即可诊断。

四、治疗

（一）治疗原则

《素问·阴阳应象大论》指出"湿胜则濡泄"，因此健脾化湿为其总的治疗原则。同时也要审证求因，辨证论治。一般起病急、病程短者多以湿盛为主，多见于寒湿内盛、湿热内蕴，治疗首重化湿，治以散寒化湿、清热利湿；夹有表邪者，佐以解表；夹有暑邪者，佐以清暑；夹有伤食者，佐以消导。久泻以脾虚为主，当以健脾；肝郁脾虚者，应抑肝扶脾；肾阳虚衰者，应温肾健脾。久泻者不可分利太过，以防伤其阴液。

（二）辨证论治

1.寒湿内盛证

治法：芳香化湿，解表散寒。

主方：藿香正气散（《太平惠民和剂局方》）加减。

药物：藿香、半夏曲、陈皮、白茯苓、白术、大腹皮、厚朴、白芷、紫苏、桔梗、炙甘草、生姜、大枣。

加减：兼见表证、寒热身痛显著者，可加荆芥、防风；湿邪偏重者，可酌加苍术、佩兰等；寒邪重者，加合用纯阳正气丸。

中成药选用：藿香正气水，口服，每次5～10 mL，每天2次。

2.湿热内蕴证

治法：清热利湿，升清降浊。

主方：葛根芩连汤（《伤寒论》）加减。

药物：葛根、黄芩、黄连、甘草、车前草、苦参。

加减：大便欠爽、腹胀满痛者，加木香、大腹皮、枳壳；热邪偏重者，加蒲公英、连翘。

中成药选用：葛根芩连片，口服，每次3～4片，每天3次。胃肠宁冲剂，口服，每次8 g，每天3次，小儿酌减。枫蓼肠胃康颗粒，口服，每次1袋，每天3次。

3.食滞肠胃证

治法：消食导滞，通因通用。

主方：保和丸（《丹溪心法》）合枳实导滞丸（《内外伤辨惑论》）加减。

药物：山楂、焦六曲、半夏、白茯苓、陈皮、连翘、莱菔子、枳实、大黄、黄芩、黄连、泽泻、白术。

加减：兼见脾虚者，可加白术、白扁豆。

中成药选用：保和丸，口服，每次8丸，每天3次。健胃消食片（口服液），口服，每次2.4 g或1支，每天3次。

4.肝气乘脾证

治法：益肝宁神，健脾扶土。

主方：痛泻要方（《丹溪心法》）合四逆散（《伤寒论》）加减。

药物：陈皮、炒白术、炒白芍、防风、炒柴胡、炒枳实、党参、茯苓、炙甘草、茯神、远志。

加减：腹痛明显者，加延胡索、路路通；胸胁胀闷、嗳气者，加柴胡、旋覆花。

中成药选用：逍遥丸，口服，每次 8 丸，每天 3 次。柴胡舒肝丸，口服，每次 9 g，每天 3 次。

5.脾胃虚弱证

治法：健脾渗湿，益气止泻。

主方：参苓白术散(《太平惠民和剂局方》)加减。

药物：党参、白茯苓、炒白术、山药、炒米仁、西砂仁(后下)、陈皮、桔梗、白扁豆、莲子、炙甘草。

加减：腹痛位于少腹脐周为主，加小茴香、乌药；久泻不止、泻下无度者，加诃子、肉豆蔻等；脾阳虚衰者，合用附子理中丸；久泻致中气下陷脱肛者，加补中益气汤。

中成药选用：参苓白术丸，口服，每次 6 g，每天 3 次。补脾益肠丸，口服，每次 6 g，每天 3 次，儿童酌减，重症加量或遵医嘱。补中益气丸，口服，每次 6 g，每天 2～3 次。

6.肾阳虚衰证

治法：温补脾肾，固涩止泻。

主方：四神丸(《内科摘要》)加减。

药物：补骨脂、吴茱萸、五味子、肉豆蔻。

加减：兼见脾虚者，可合用四君子汤；阴寒内盛、命名火衰者，合用附子理中丸。

中成药选用：四神丸，口服，每次 3 g，每天 3 次。附子理中丸，口服，每次 3 g，每天 3 次。

(三)其他疗法

1.单方验方

丁果散：丁香 20 个(约 2 g)、草果 1 枚(4 g)、白面 250 g、红糖或白糖 200 g，将丁香、草果炒黑并研细末，再炒白面粉至焦黄，把红糖或白糖加入，乘热在锅内将药末、面粉、糖搅拌均匀，糖遇热微溶后与药末、面粉相粘形成颗粒状，装瓶备用。成人每次 2～3 匙，小儿 1～2 匙，每天 3～4 次，调水糊服或干吃(《中国中医秘方大全》)。

水泻速效茶方：粳米、绿茶、干姜、食盐，取 14 g 用开水 200 mL 冲闷，待温后取上清液服，也可连药渣一起服下，小儿剂量减半，每天 3 次(《中国中医秘方大全》)。

扁豆，研末和醋服，止泻；鲜扁豆叶捣碎，加入少量醋浸泡，取其汁服用，治疗腹痛(《食疗本草》)。

2.针灸与穴位注射治疗

针刺治疗：主穴为神阙、大肠俞、天枢、上巨虚、三阴交。寒湿内盛加脾俞、阴陵泉；湿热内蕴加合谷、下巨虚；食滞肠胃加中脘、建里；肝气乘脾加太冲、期门；脾胃虚弱加脾俞、足三里；脾气下陷加百会；肾阳虚衰加肾俞、关元、命门。

耳针：取大肠、小肠、脾、胃、腹、神门。每次 3～5 穴，毫针浅刺；或用王不留行籽贴压。

穴位注射：取天枢、上巨虚，用小檗碱注射液或维生素 B_1、维生素 B_{12} 注射液，每穴注射 0.5～1.0 mL。

脐疗：取五倍子适量，研末，用食醋调成膏状敷脐，以伤湿止痛膏固定，2～3 天一换。适用于久泻。

3.推拿

患者仰卧位，先用一指禅推法由中脘至天枢、气海、关元往返 5～6 遍，然后摩腹。患者俯卧位，用㨰法施于脊柱两侧，重点在脾俞、胃俞、肾俞、大肠俞，并按揉上述穴位及长强。

(四)临证要诀

1.化湿为主,辨明健运

"湿"为泄泻的主要病理因素,临床治疗泄泻应注意"健脾"与"运脾"的灵活运用。脾虚失健则运化失常,湿邪内生,故当健脾以化湿;脾为湿困,则当以运脾化湿为主,运脾者,燥湿之谓,即芳香化湿、燥能胜湿之意,药如藿香、佩兰、白豆蔻、苍术等。

2.暴用分利,久宜升提

暴泻多外邪夹湿,治疗上应重用化湿,佐以分利之法,利小便而实大便。寒湿者宜温化寒湿,湿热者应清利湿热。久泻者多见脾虚,应首重健脾,久泻而见脾气下陷者,应健脾升清。

3.注重邪滞,慎用收涩

暴泻以邪盛为主,因此不可骤用补涩,以免闭门留寇。积滞内停者,可通因通用,攻下积滞,使邪去正安。久泻而兼见虚实夹杂,不宜过早使用收涩药,以免邪气留恋,而应通补兼施。对于久泻滑脱,元气大亏者,应以固涩为要,以免滑脱不禁,延误病情。

五、饮食调护

急性肠炎主要因饮食不当所引起,发病期要注意合理安排饮食,以防加重病情;治疗好转后,应养成良好的饮食及生活习惯,避免复发。

(一)合理饮食

饮食宜清淡,以柔软、易消化、富含营养、有足够热量、低脂及少纤维为原则。供给充足的营养,限制机械性刺激,保护肠道功能。同时应避免食用刺激性和纤维多的食物,忌食生蔬菜、水果及带刺激的调味品,尽量限制食物纤维。排气、肠鸣过强时,应少吃蔗糖及易产气发酵的食物,如土豆、黄豆、牛奶、萝卜等。

(二)预防肠道感染和食物中毒

患者须保持环境清洁,注意个人卫生及饮食卫生,不食不新鲜的食物,不饮不洁冷水,防止肠道感染及食物中毒。

(三)增强体质

合理作息,避免过度劳累导致体质虚弱,可适当体育锻炼,增强体质,增强抗病能力,减少复发。

六、转归与随访

急性肠炎若能得到及时治疗,预后好。若不能及时治疗,大量急性腹泻可导致脱水、水和电解质紊乱甚至休克等,严重者可危及生命;感染较重者可伴全身中毒症状;急性肠炎未能得到正确治疗者,可迁延不愈,发为慢性肠炎。

因此,及时、正确的治疗是治疗急性肠炎的关键。

(唐晓雪)

第三节　缺血性结肠炎

缺血性结肠炎(ischemic colitis,IC)是由各种因素导致某一段结肠供血不足或血液回流受阻引起的病变。本病可发生于全结肠,病变呈节段性,以结肠脾曲和乙状结肠多见。其早期病变局限于黏膜层和黏膜下层,临床表现为突发性腹痛、便血及腹泻,可伴有恶心、呕吐、食欲缺乏,有时可触及腹部假包块,严重者可致肠坏死、穿孔、腹膜炎及感染性休克。是下消化道出血的常见原因之一,早期确诊较为困难。本病与急性肠系膜缺血(acute mesenteric ischemia,AMI)、慢性肠系膜缺血(chronic mesenteric ischemia,CMI)统称为缺血性肠病。

缺血性结肠炎是西医学的概念,中医学古代医籍中没有明确对应的病名,但根据其临床表现,可归属于中医学“腹痛”“血症”“肠风”等范畴,进行辨病、辨证治疗。患者主要证候表现为腹痛、便血,伴有恶心、呕吐、食欲缺乏,以及腹胀、腹泻。由于年老脏腑虚损,气虚运血无力,血脉运行不畅,肠脉骤闭;或脾虚,气血生化乏源,肠之脉络失荣,或脾虚运化失健,湿浊内生,郁久化热,湿热壅滞,腑气不通所致,不通则痛或不荣则痛,故症见腹痛。湿热内蕴,气机不畅则里急后重;热灼伤血络则见出血。

根据临床表现,可参照中医“腹痛”“血证”“肠风”进行辨病、辨证治疗。血栓性疾病中医辨证多为“血瘀证”,如本病临床多见腹痛有定处,拒按;便血色黯或夹有血块;舌质紫黯,或有瘀斑,脉涩等,《血证论·瘀血》曰:“瘀血在中焦,则腹痛胁痛;瘀血在下焦,则季胁、少腹胀满刺痛,大便色黑”,故本病的病机多为瘀血阻络,不通则痛;血不循经,血溢脉外。本病多急性发病,病情发展迅速。

一、病因病机

(一)病因

缺血性结肠炎属非炎症性肠病,中医学认为其主要发病因素在于内因,即年老气虚,无力推动气血,气滞血瘀、瘀血阻络,或阴血不足,血脉瘀阻,伴有气机失调、阴阳失和。这与西医学以血栓性疾病为发病内因的观点相一致。本病临床多见腹痛有定处,拒按;便血色黯或夹有血块;舌质紫黯,或有瘀斑,脉涩等,符合中医对“血瘀证”的认识,瘀血阻络,不通则痛,发为腹痛;血不循经,血溢脉外,则便血。

(二)病机

本病病位在大肠,但病机根本在气血,多与热、瘀相关。疾病过程中可产生热、毒、瘀等病理产物。血瘀是缺血性结肠炎基本病机,多属本虚标实,病程较久,后期可出现虚实兼夹证。急性期患者多以为气虚血瘀或湿热壅滞,腑气不通,亚急性期及慢性期则可兼见气血不足、阴阳不和等证。

缺血性结肠炎不同阶段病机均有血瘀病理基础,急性期病机重点多为热毒炽盛、腑气不通、热滞伤络,慢性期病机为气阴两伤,邪热未净。总之,血瘀是其基本病机。或为年老脏腑虚损,气虚运血无力,血脉运行不畅,肠脉骤闭;或脾虚,气血生化乏源,肠之脉络失荣,或脾虚运化失健,湿浊内生,郁久化热,湿热壅滞,腑气不通所致,不通则痛或不荣则痛,故症见腹痛。湿热内蕴,气机不畅则里急后重;热灼伤血络则见出血。

二、中医诊断

(一)病名诊断

本病首发症状多为腹痛、便血、泄泻,根据其临床表现,可称为“腹痛”“血证”“肠风”等。

(二)辨证要点

1.辨轻重缓急

掌握病情的轻重缓急对制订治疗方案和判断预后十分重要,如腹痛剧烈,便下鲜血较多,或伴发热,或腹痛突然加重,属急症、重症。腹痛隐隐,便血量少,病情较缓,属于轻症。

2.辨正邪虚实

虚则补之,实则泻之,不辨虚实,易犯虚虚实实之戒。一般而言,急性期见突发腹痛,伴腹胀、腹泻,恶心、呕吐,便下鲜血,里急后重,肛门灼热,舌红或黯红,苔黄或腻,脉弦滑者,多属实证;亚急性期及慢性期腹痛、腹胀缓解,腹泻减少,便血量减,色转淡,面色萎黄,乏力倦怠,苔薄或少,脉沉细或弦细者,多属正虚邪恋。

3.辨寒热阴阳

热则寒之,寒者热之,临证宜详辨之,如便血鲜红量多,味腥恶臭,肛门灼热,里急后重,小便短赤,苔黄厚腻,多属湿热证;腹痛、腹泻,大便棕褐水样或鲜血便,口干口苦,纳呆,舌红苔黄,多为热滞伤络;腹痛隐隐,大便溏软,夜间低热,气短乏力,舌苔花剥少津,多为阴伤邪热未退。

4.辨脏腑气血

腹痛、腹泻、肠鸣者,多为脾虚木乘,或为湿阻气滞,不通则痛;便溏久泻者,多为脾虚。以便血为主者,病在血分,多属热毒或湿热炽盛,动血入络,亦有湿热伤阴,虚火内炽,灼伤肠络者。

5.辨腹痛

腹痛游走,肠鸣腹胀,便后则缓,多病在气分;痛处固定,缠绵反复,多为瘀血入络,病在血分;病久而腹痛隐隐,多属气虚血瘀。

(三)证候诊断

1.湿热壅塞,腑气不通证

主症:阵发性剧烈腹痛拒按,大便黯红或鲜红色糊状样,味腥恶臭;舌质红,苔黄厚燥或腻。

次症:恶心、呕吐;腹胀;肛门灼热;里急后重;小便短赤;脉滑数或弦滑。

2.热滞伤络证

主症:腹痛腹泻,大便棕褐水样或鲜血便;舌质黯红,苔黄。

次症:口干口苦;烦渴;腹部灼热感;纳呆;脉滑数或弦滑。

3.热毒炽盛证

主症:腹痛剧烈,便血鲜红,气味腥臭;舌质红绛,舌苔黄燥。

次症:恶心、呕吐;口渴引饮;壮热头痛,烦躁,甚则神昏、谵语、抽搐;脉滑数。

4.邪盛正脱证

主症:腹痛,发热,冷汗淋漓,四肢厥冷,脉微细欲绝,神志恍惚模糊。

次症:面色苍白;口淡不渴;利下不止;动则喘促。

5.气阴两伤,邪热未净证

主症:腹痛隐隐,大便溏软或秘结,气短乏力;舌苔花剥少津。

次症：热退神疲，间有低热，或五心烦热，骨蒸盗汗；四肢疲软；劳则乏甚或气喘；脉濡细或沉细无力。

上述证候确定：主症必备，加次症 2 项以上即可诊断。

三、中医治疗

（一）治疗原则

本病临床以虚实夹杂证多见，血瘀基本贯穿整个疾病过程，治疗总体以扶正祛邪、标本兼顾为原则，同时应注意分清缓急、标本、虚实、寒热。一般病程急性期病机重点多为湿热壅塞、热滞伤络、热毒炽盛，治疗以清热利湿、调气通滞、化瘀通络为主；慢性期病机为气阴两伤，邪热未净，兼有血瘀，治疗宜益气养阴、清热散瘀。

（二）辨证论治

1.湿热壅塞，腑气不通证

治法：清热解毒，急下存阴。

主方：黄连解毒汤（《外台秘要》）合小承气汤（《伤寒杂病论》）加减。

药物：黄连、枳实、大黄、黄柏、栀子、厚朴、蒲公英、槐花、甘草等。

2.热滞伤络证

治法：清热解毒，凉血止血。

主方：黄连解毒汤（《外台秘要》）加减。

药物：黄连、地榆、槐花、黄柏、黄芩、栀子、牡丹皮、茅根、甘草等。

3.热毒炽盛证

治法：清热凉血，解毒止痉。

主方：犀角地黄汤（《小品方》）加减。

药物：水牛角、赤芍、生地黄、牡丹皮、黄芩、栀子、玄参、花蕊石、茜草根、地榆炭等。

4.邪盛正脱证

治法：回阳固脱。

主方：参附汤（《圣济总录》）加味。

药物：红参、熟附子、丹参、金银花、白芍、炙甘草等。

5.气阴两伤，邪热未净证

治法：益气养阴，兼清余热。

主方：生脉散（《医学启源》）合清骨散（《证治准绳》）加减。

药物：人参、麦冬、五味子、莲子肉、白芍、炙甘草、石斛、天花粉、银柴胡、胡黄连、地骨皮等。

在辨证的基础上可考虑随症加减：腹痛较甚者，加徐长卿、延胡索；便血明显者，加仙鹤草、紫草、槐花、地榆；伴发热者，加金银花、葛根；里急后重，加槟榔、炒枳壳；久泻气陷者，加炙升麻、柴胡、荷叶；排便不畅者，加制大黄、麻子仁、冬瓜仁。

（三）其他疗法

1.单方验方

大量便血者，云南白药 0.5 g，1 天 3 次。

大黄 30 g、槐花 30 g，水煎至 200 mL，保留灌肠，1 次/天，10 天为 1 个疗程。

白芍 30 g、甘草 6 g，水煎，腹痛时服。

大黄、连翘各10～15 g，厚朴、枳实、桃仁、红花、木香、槟榔各5～10 g，赤芍10 g，金银花15～30 g。水煎服，1天1剂，分2次服。适用于热毒炽盛者(《胃肠病治疗特效方》)。

黄芩、大黄(后下)、炒地榆、炒槐花、白头翁、牡丹皮、枳实各10 g，黄连6 g，甘草3 g。水煎服，1天1剂，分2次服。适用于湿热壅盛者(《胃肠病治疗特效方》)。

熟大黄、金银花、蒲公英各6 g，牡丹皮、桃仁、没药、地榆、三七各3 g，红藤10 g。水煎服，1天1剂，分2次服。适用于热毒血瘀者(《胃肠病治疗特效方》)。

2.针灸

治疗的针灸常用取穴有足三里、合谷、中脘、天枢、气海、内关、足三里、曲泉、阴陵泉、内庭、公孙等。

(四)临证要诀

(1)治疗应以活血化瘀为主：中药治疗本病，应以活血化瘀为主，配合辨证论治，方可用少腹逐瘀汤加减，常用药物如小茴香、干姜、元胡，乳香、没药、当归、川芎、丹参、蒲黄、五灵脂等。如伴身热不扬，胸闷不饥、四肢怠惰、舌苔黄腻者，可加用清热利湿化浊解毒之品，如藿香、连翘、黄芩、菖蒲、半夏、茯苓等。

(2)凉血化瘀，宁络止血：缺血性结肠炎可归于中医血证范畴，清代名医唐容川认为，血证的用药，应严格掌握其适应证以及用药的禁忌，《血证论》提出治血四法中的“消瘀”“宁血”，亦颇符合本病的治疗。

(3)邪实兼顾，标本兼顾：邪实正脱或血热妄行致气血亏虚者，当标本兼顾或固脱扶正。大多数的血证患者，在补益脾肾之气的基础上，兼用活血化瘀、调气利水，或者是调和阴阳等方法，有利于疾病的痊愈。

四、饮食调护

缺血性结肠炎的复发是综合因素造成的，文化因素、对疾病的认识程度、经济因素、治疗情况、饮食因素、精神情绪因素、环境因素、体质因素以及一些未知因素等影响疾病复发。慢性期要对本疾病及基础疾病以外的影响因素也加以干预，方能维持缓解，防止复发。健康宣教、节制饮食、保持心情舒畅、增强体质，对于有基础疾病患者发病及慢性期预防本病的复发可起到一定的作用。

(一)加强健康宣教

缺血性结肠炎发病多为老年人，且有基础疾病，当患者出现反复腹部隐痛、腹胀，服用消化药无效时，应警惕本病发作，注重对患者的教育，及早发现、及早治疗，以便提高治疗的依从性，积极避免诱发因素。

(二)控制饮食

患者应控制动脉硬化，低盐低脂，饮食尽量清淡，避免暴饮暴食，戒烟少酒、控制体重，减少服用咖啡因，一般宜进食适量新鲜的低纤维、低脂肪、高维生素、高蛋白饮食，进食时尽可能细嚼慢咽，并保持大便通畅。

(三)解除不良情绪和重视心理治疗

临床研究发现肠易激患者中缺血性结肠炎发病率明显升高，可以看到久病患者常伴有不同程度的精神神经症状，如焦虑、忧郁、睡眠质量不好等，可能是缺血性结肠炎潜在的复发诱因。患者可通过看电视或阅读杂志等，以分散注意力，解除思想顾虑。另一方面可以给予心理疏导，帮助其减轻压力;精神神经症状较重时,可以配合柴胡、合欢皮、茯神、百合或甘麦大枣汤等方药以解郁安神。

(四)增强体质

避免过度劳累导致体质虚弱,而适当的运动锻炼可以强身健体,愉悦心神,增强体质。

(唐晓雪)

第四节 放射性肠炎

放射性肠炎是西医学概念,在中医古代医籍中并没有相对应的病名,但可根据其早期腹泻、便血为主要特点,同时可伴有里急后重、恶心呕吐等临床表现,文献中关于"便血""泄泻""肠风""下痢""便秘"等病症的论述为我们提供可借鉴的辨证治疗规律。

《伤寒论》中有桃花汤证、《普济本事方·肠风泻血痔漏脏毒》及历代对肠风下血的论述均与本病急性期便血情况相类似,本病可归为"便血"。本病的另一个临床症状便为腹泻,常可伴有里急后重之感,故本病又可归于"泄泻"范畴辨证论治。因本病以病情迁延不愈为特点,在疾病后期本病又以排便不畅为特点,故又与中医的"便秘"相似。

一、病因病机

(一)病因

放射性肠炎是盆腔、腹腔、腹膜后恶性肿瘤经放射线治疗后而引起的肠道损害,先有恶性肿瘤在前,又有放射损伤在后。因此中医学认为其病为本虚标实,又可因病情迁延日久造成气血阴阳亏虚。既存在正气亏虚之本,又有癌毒结聚之实性包块,外加放射线之"热毒"侵犯,故脾气亏虚,水湿不化,痰瘀互结。且肠络灼伤而湿热毒邪结聚,血瘀痰凝,湿热下注,腐肉败血,以及泻下所致水液丢失,津气耗伤。后期若热毒耗伤津液,气血生化乏源,则致身体羸瘦,肠腑津液失司,水不载舟,造成糟粕排出不畅。

(二)病机

本病病位在肠腑,而根本在脾,与肝、肾、肺三脏有关。疾病过程中可产生湿、热、瘀、毒、痰等病理产物,使病情迁延难愈。正气虚弱,热毒蕴结,湿浊壅滞,气滞络瘀,蕴积肠腑,是放射性肠炎基本病机。

故本病属本虚标实之证,急性期以标实为主,主要为湿热蕴肠,气血不调;后期属本虚标实,主要为正虚邪恋,运化失健,"射线"之热毒邪气先伤太阴之本,太阴本虚则无力运化水谷,故外证显现太阴之标病,太阴阳明互为表里,太阴本伤阳明燥化失司,故症见泄泻。脾胃为后天之本,后天气血生化无源,久病必及肾,故在疾病后期多有肾虚表现。此病初伤在气,久病入络,反复出血,瘀血固着。

放射性肠炎不同症状的病机侧重点有所不同,急性期时以脓血便为主。病机重点是湿热蕴肠,热极伤络。以泄泻为主症者分别虚实,实证为湿热蕴肠,大肠传导失司;虚证为脾胃气虚,运化失健。以便血为主者,实证为湿热蕴肠,损伤肠络,络损血溢;虚证为湿热伤阴,虚火内炽,灼伤肠络,两者的病机关键均有瘀热阻络,迫血妄行。腹痛实证的主要病机是湿热蕴肠,气血不调,肠络阻滞，不通则痛；虚证为土虚木旺，肝脾失调，虚风内扰，肠络失和。脓血便伴发热者的主要病机是热毒内盛，血败肉腐。后期便秘与便血交替出现，为热邪耗伤津液，导致津液不布，大便难于排出，邪热内炽，灼伤肠络，迫血妄行。

二、中医诊断

(一)病名诊断

根据本病不同的临床症状特点，中医诊断可参照“下痢”“便血”“泄泻”“便秘”等病证辨证论治。以黏液脓血便、腹痛、里急后重为主要表现者，可诊为“下痢”；以大便带血为主者，可诊断为“便血”；以排便次数增多，粪质稀薄，或夹黏液为主者，可诊为“泄泻”；以大便秘结，排便不畅为主要表现者，可诊为“便秘”。

(二)辨证要点

1.辨轻重缓急

在急性期，如便下脓血，或纯下鲜血，或水样便，大便日行十数次，腹痛、腹胀较剧，或伴发热，属急症、重症。大便虽烂而每天次数不多，腹痛、腹胀不甚，则病情较缓，属于轻症。

2.辨正邪虚实

一般来说，急性期症见便下脓血，下利腹痛，里急后重，肛门灼热，舌红，苔黄厚腻，脉弦滑者，多属实证；慢性期便稀泄泻，或夹黏液，或便秘难排，肠鸣腹胀，面色萎黄，乏力倦怠，舌边齿痕，苔薄腻，脉沉细或弦细者，多属正虚邪恋。

3.辨脏腑气血

本病病位在肠腑，又与脾、肝、肾功能失常与气血失调关系紧密。便溏泄泻为主者，病多在脾；腹痛肠鸣者，多为脾虚木乘，或为湿阻气滞，不通则痛；久痢久泻者，多脾肾两亏；黏液便为主者，多为脾虚痰湿下注，肺气失调。以便血为主者，病在血分，多属湿热炽盛，动血入络，亦有湿热伤阴，虚火内炽，灼伤肠络者。

4.辨脓血便、黏液便

放射性肠炎辨证应结合病势、病程等综合考虑，急性期血色鲜红多属热，若久病气亏、气不摄血，多血色淡稀；血黯多属瘀，然血瘀的病机亦可有虚实之异：急性期湿热酿毒可入络成瘀，多血色紫黯凝块腥臭；久病脾肾阳虚，运血无力可气虚为瘀或寒凝为瘀，多血色淡黯。

(三)常见证候诊断

1.湿热内蕴证

主症：腹痛，腹泻，便下黏液脓血；舌质红，苔黄腻。

次症：肛门灼热；里急后重；身热，小便短赤；口干口苦，口臭；脉滑数。

2.脾胃虚弱证

主症：不思饮食，大便溏泻，四肢乏力；舌苔白腻。

次症：形体消瘦，面色萎黄，精神萎靡，不思饮食，睡卧不宁，脉象细缓。

3.脾阳不足证

主症：大便溏薄，黏液白多赤少，或为白冻；舌质淡红，边有齿痕，苔白腻。

次症：腹痛隐隐；脘腹胀满，食少食欲缺乏；肢体倦怠，神疲懒言；脉细弱或细滑。

4.肝脾不和证

主症：腹痛即泻，泻后痛减；常因情志或饮食因素诱发大便次数增多。

次症:大便稀溏,或黏液便;情绪抑郁或焦虑不安;嗳气不爽,食少腹胀;舌质淡红,苔薄白;脉弦或弦细。

5.肾阳虚衰证

主症:久泻不止,夹有白冻,甚则完谷不化,滑脱不禁;形寒肢冷。

次症:腹痛喜温喜按;腹胀,食少食欲缺乏;腰酸膝软;舌质淡胖,或有齿痕,苔薄白润;脉沉细。

6.阴虚火旺证

主症:排便困难,粪夹少量黏液脓血;舌红少津,少苔或无苔。

次症:腹中隐隐灼痛;午后低热,盗汗;口燥咽干;头晕目眩,心烦不安;脉细数。

三、中医治疗

(一)治疗原则

(1)本病临床以正虚邪恋、虚实夹杂证多见,治疗总体以扶正祛邪、标本兼顾为原则,同时应注意分清缓急、标本、虚实、寒热。以清热解毒、补虚除湿、涩肠止泻立法。急则治标,缓则治本。部分患者体内水液短时间丢失甚多,有失津乃至亡阳之变,证候凶险,急应止泻。一般病程急性发作期,病以标实为主,多为湿热蕴结,气机阻滞,肠络损伤,治宜重祛邪,以清热燥湿、调气和络止血为主;疾病后期,以肠燥津枯、气阴两虚为主,表现为便秘、排便困难,常伴消瘦、疲乏,同时应注意,本病是继发于肿瘤正气亏虚之本,同时有癌毒结聚之实性包块,加之外邪放射线“热毒”侵犯,因此治疗时应注意本病是继发于肿瘤放疗之后,应从患者整体情况出发考虑病情,其核心总以固护人体真阳元气为主,处处留心保护人身之生机,平调阴阳,凡阴阳之要,阳密乃固。

(2)放射性肠炎的治疗应以保存人身之真阳元气为主,可在放疗之前预先用药固护正气,正气相对充足之后,病则无由入其腠理,正所谓“正气存内邪不可干”体现治未病思想。疾病一旦发生,应当内外并重,内治应注重行气、调血、通滞,外治强调生肌敛疡,行中药灌肠局部治疗,使药物直达病所。

(二)常见证型的辨证论治

1.湿热内蕴证

治法:清热化湿,调气行血。

主方:葛根芩连汤(《伤寒论》)或白头翁汤(《伤寒论》)加减。

药物:黄连、黄芩、白头翁、木香、炒当归、炒白芍、生地黄榆、白蔹、肉桂(后下)、秦皮、生甘草。

中成药选用:香连丸,口服,每次 3～6 g,每天 2～3 次;小儿酌减。槐角丸,口服,每次 3～6 g,每天2～3 次。芩连胶囊,口服,每次 2～4 粒,每天 3 次。

2.脾胃虚弱证

治法:健脾益气,化湿助运。

主方:参苓白术散(《太平惠民和剂局方》)加减。

药物:党参、茯苓、炒白术、山药、炒薏苡仁、砂仁、陈皮、桔梗、木香、黄连、地榆、炙甘草。

中成药选用:参苓白术丸,口服,每次 6 g,每天 3 次。补脾益肠丸,口服,每次 6 g,每天 3 次;儿童酌减;重症加量或遵医嘱。

3.脾阳不足证

治法:温阳健脾,养血止血。

主方：黄土汤(《金匮要略》)加减。

药物：甘草、干地黄、白术、附子、阿胶、黄芩、灶心黄土。

中成药选用：理中丸，口服，每次 3 g，每天 3 次。

4.肝脾不和证

治法：疏肝理气，健脾和中。

主方：痛泻要方(《景岳全书》)合四逆散(《伤寒论》)加减。

药物：陈皮、炒白术、炒白芍、防风、炒柴胡、炒枳实、党参、茯苓、炙甘草。

中成药选用：固肠止泻丸(结肠炎丸)，口服，每次 4 g(浓缩丸)，或每次 5 g(水丸)，每天 3 次。逍遥丸，口服，每次 3 g，每天 3 次。

5.肾阳虚衰证

治法：健脾补肾，温阳化湿。

主方：真人养脏汤(《太平惠民和剂局方》)合椿根皮散加减。

药物：党参、焦白术、炒白芍、炒当归、肉豆蔻、肉桂、炙甘草、木香、诃子、罂粟壳、炒椿根皮。

中成药选用：附子理中丸，口服，每次 3 g，每天 3 次。四神丸，口服，每次 3 g，每天 3 次。

6.阴虚火旺证

治法：滋阴清肠，养血宁络。

主方：知柏地黄汤(《景岳全书》)加减。

药物：知母、黄柏、熟地黄、山药、山茱萸、泽泻、茯苓、牡丹皮。

中成药选用：知柏地黄丸，口服，每次 8 g，每天 3 次。

加减应用：大便脓血较多者，加败酱草、秦皮、槐角；腹痛较甚者，加徐长卿、延胡索；便血明显者，加仙鹤草、紫草、槐花、地榆；大便白冻黏液较多者，加苍术、薏苡仁；伴发热者，加金银花、葛根；畏寒怕冷者，加干姜；里急后重，加槟榔、炒枳壳；久泻气陷者，加炙升麻、柴胡、荷叶；久泻不止者，加赤石脂、石榴皮、诃子；排便不畅、便夹脓血者，加制大黄。

(三)其他疗法

1.灌肠

常用灌肠中药如下。①敛疮生肌类：儿茶、白及、赤石脂、枯矾、炉甘石和诃子等。②活血化瘀和凉血止血类：蒲黄、丹参、参三七、地榆、槐花、仙鹤草、鸡血藤、血竭、炮姜炭、侧柏叶和云南白药等。③清热解毒类：黄连、黄柏、白头翁、秦皮、败酱草、苦参、金银花、鱼腥草和白蔹等。④其他：石菖蒲、椿根皮、五倍子、锡类散等。

2.针灸

针灸常用穴位有脾俞、天枢、足三里、大肠俞、关元、胃俞、神阙、上巨虚、承山、气海、照海、三阴交、曲池、阴陵泉、中脘等。面色差者，加血海、神阙，起针后艾灸关元、天枢。

(四)临证要诀

1.审辨虚实

此病或中脏即发，或中之伏而后发，或仗其热毒灼伤血脉，伤脾胃之气，使脾失健运，谷气下行，或伏待正虚而发；由此观之，病由都尽，均宜审其阴阳，观其脉证，知犯何逆，随证治之。

2.脾肾为本

放射性肠炎病位在肠腑，又与脾、肾亏虚密切相关。病初多见脾虚，故健运脾胃自不待言，补脾、运脾是主要治则；健脾实脾，还有预防本病发生的作用。脾虚则肺弱，肺弱宣降失职则痰湿停聚，在健脾的基础上调肺化痰可增强疗效。本病下利腹痛，多为肝脾不和，肝木乘脾占多，然《金匮要略》有"见肝之病，知肝传脾，当先实脾"之训。故实脾则肝病自愈，痛泻要方中的方义即如此。然穷必及肾，肾失封藏则为滑脱，肾不藏精，阴精亏虚，阴虚火旺，肠失濡润则大便秘结不解。必以知柏地黄之类上以润肺之津，下以清郁结之火，佐以行水，增水行舟则便自出矣。

3.凉血止血

本病多见血便或黏液脓血便，总属湿热伤络，迫及肠腑，络伤血溢，治宜清热凉血、止血，可用地榆散、槐角丸加减。如兼有阴伤络损血溢者，则合用金银花、石斛、生地黄等药对；如纯为便血者，则可按肠风下血的治疗规律用药，下部出血多用风药升之，因其热与风合之故，常加用荆芥或荆芥穗、侧柏叶、仙鹤草、防风、茜草等祛风和络止血；如治疗无效者，可适当使用收涩药物，散收结合，风平火息，肠络自宁，血自归经。

4.调气行血

本病肠腑湿热蕴结、气滞血瘀为临床所常见，因此治疗应注重调气和血。而其湿蕴、气滞、血瘀常伴有肝郁脾虚或土虚木旺等肝脾不和的证候。肝主疏泄，为气血之枢机，肝失疏泄，则可导致气滞血瘀。故临证调和气血多从肝论治，理气除陈皮、木香、枳壳、大腹皮等行气导滞外，常配以郁金、香附、柴胡、佛手等疏肝理气药；和血除当归、白芍等养血和血药外，多用三七、赤芍、丹参、元胡等行气活血药散瘀止痛。因此痛泻要方、四逆散、逍遥散是常用方剂。

5.固涩当慎

本病久泻难愈，临床常见虚实夹杂，湿热留恋，即使见脾肾不足，也有别于单纯的脾虚证或脾肾阳虚证。因此治疗上在扶正的同时应注意配伍疏泄导滞、运化祛湿。邪甚时应慎用涩肠止泻之品，以防闭门留寇，加重病情；对于久病体虚、滑脱者，在则应酌加诃子、乌梅、石榴皮等收涩药。此时特别注意，罂粟壳既可止泻又可止痛，现代药理学证实其能抑制结肠蠕动，对于放射性肠炎患者用之易腹胀，甚则引起肠麻痹，导致中毒性巨结肠等严重并发症，故临症使用时当谨慎。

四、饮食调护

急性期应卧床休息，限制纤维素摄入，饮食以无刺激、易消化、营养丰富、多餐少食为原则，平时禁烟戒酒。慢性放射性小肠炎常伴有多发性肠管狭窄，可限制脂肪与牛乳的摄入。由于肿瘤患者治疗期间或多或少都存在一定的精神紧张及焦虑，故应进行心理疏导。故此病饮食调护可归结为 9 个字：调饮食、避风寒、畅情志。

（唐晓雪）

第五节　溃疡性结肠炎

一、概述

溃疡性结肠炎（ulcerative colitis，UC）是一种长期，反复发作的直肠和结肠慢性非特异性炎症性疾病，病变主要限于结肠黏膜与黏膜下层，以炎症和溃疡为主要病理表现。范围多累及远段结肠，可逆行向近段发展，甚至累及全结肠和末段回肠，呈连续性分布。临床症状以腹泻、黏液脓血便、腹痛为主。本病与克罗恩病(Crohn's disease,CD)统称为炎症性肠病(inflammatory bowel disease,IBD)。其病程迁延,易反复发作,且有癌变倾向,被 WHO 列为现代难治病之一。

溃疡性结肠炎 1859 年由 Wilks 首先描述,1920 年被医学界公认,我国于 1956 年首次报道。该病在西方国家相当常见,欧洲和北美溃疡性结肠炎的发病率为 10/105～20/105、患病率达 100/105～200/105。近年来随着生活方式和饮食结构的改变以及对本病认识水平的提高,我国报道的病例明显增多,基于多家医院病例统计推测,我国溃疡性结肠炎的患病率为 11.6/105,但有被低估之虞。溃疡性结肠炎可发生于任何年龄,以 20～40 岁多见,男女发病率无明显差异。

治疗方面,自从 1942 年 Dana Svartz 医师首先将柳氮磺胺吡啶(SASP)应用于溃疡性结肠炎的治疗后,SASP 成为溃疡性结肠炎治疗的一个里程碑,大大改善了患者的生活质量,使复发率降低为原来的1/4。经过半个多世纪的实践,SASP 一直是溃疡性结肠炎患者广泛应用的药物之一,但由于该药口服耐受性差,不良反应多,其临床地位正逐渐被 5-氨基水杨酸(5-ASA)制剂所取代。5-ASA 作为 SASP 的有效成分,避免了由磺胺吡啶产生的不良反应,具有耐受性好,不良反应少的优点。20 世纪 40 年代,肾上腺糖皮质激素开始应用于活动性溃疡性结肠炎患者的治疗,并取得了极显著的疗效,使重度溃疡性结肠炎患者的病死率从 37%下降到 1%以下。近年来,多种难吸收性或肝首过作用增加的局部用制剂的出现显著降低了激素的不良反应,成为皮质激素类药物研制的趋势。硫唑嘌呤、6-巯基嘌呤、环孢素等免疫抑制剂被用于重症及难治性患者的病情控制和维持缓解,但因起效慢,不良反应多,临床应用受到限制。主要应用于克罗恩病(CD)治疗的生物制剂,如英夫利昔,亦越来越多地应用于对常规治疗无效的活动性 UC 患者。

本病病因及发病机制十分复杂,目前尚未完全阐明,一般认为是四种主要因素综合作用的结果,包括环境因素、遗传因素、微生物因素和免疫因素。近年来随着基础研究的不断深入,人们对溃疡性结肠炎发病机制有了进一步了解。多种环境因素例如抽烟、阑尾切除术、现代生活方式、金属铝,通过不同机制影响 UC 发病。UC 是一种多基因遗传病,具有遗传易感性,表现在家族聚集倾向、种族发病率不一样、单卵双生同患率高于双卵双生,近年兴起的全基因组关联研究(genome-wide association studies,GWAS)发现了多种 UC 易感基因,例如 IL23R,IL12B,JAK2,STAT3,HNF4a,E-Cadherin,LAMB1,IL-10 等。肠道菌群失调通过引起肠道屏障功能障碍、肠道免疫功能失调等机制亦在 UC 的发病中起重要作用。多种免疫因素参与了 UC 的发病,包括肠道抗原、肠上皮细胞、天然免疫细胞、获得性免疫细胞以及多种细胞因子。肠黏膜屏障功能障碍、肠上皮天然免疫紊乱、抗原递呈细胞(APC)抗原识别和处理功能异常、效应性 T 细胞清除障碍、调节性 T 细胞与效应性 T 细胞之间的平衡失调等导致效应性 T 细胞异常活化、炎症细胞聚集、细胞因子释放、毒性代谢产物在黏膜中积聚,最终引起组织损伤。总之,目前的认识可概括为环境因素作用于遗传易感者,在肠道菌丛(或目前尚未明确的特异性微生物)的参与下,启动了肠道免疫及非免疫系统,最终导致免疫反应和炎症过程,可能由于抗原的持续刺激或(和)免疫调节紊乱,这种免疫炎症反应表现为过度亢进和难以自限。

溃疡性结肠炎是西医学的概念,在中医学古代医籍中没有明确对应的病名,但根据其腹泻、黏液脓血便、腹痛的临床表现,文献中关于"肠澼""滞下""痢疾""便血""泄泻""肠风""脏毒"等病证的论述为我们提供了可借鉴的辨治经验。

《黄帝内经》有"肠澼"之病名,颇类似本病的临床特点,如《素问・通评虚实论》云"肠澼便血""肠澼下白沫""肠澼下脓血"等。活动期多以腹痛、便下赤白脓血、里急后重为主要表现,可归为"痢疾""下利";部分患者以大便带血为特点,可称之"便血";因为患者常感泻下滞涩不爽、黏滞重坠，又称“滞下”；缓解期一般表现为排便次数增多，粪质稀薄，故可归为“泄泻”范畴。本病以慢性复发型最为常见，病情发展以发作、缓解交替出现为特点，故目前多认为其与中医的“久痢”较为相近。

二、病因病机

（一）病因

溃疡性结肠炎属非特异性炎性疾病，中医学认为其主要发病因素在于内因，即先天禀赋不足、脾胃功能失健，或伴有肾气不足，肺气失调。这与西医学以遗传易感为发病内因的观点相一致。中医认为脾胃虚弱是本病的发病基础，脾胃居中焦，主纳谷、腐熟、转输运化之职，更具升清降浊之能。若禀赋不足，或感受毒邪，或饮食失调，或忧思恼怒，或劳倦久病皆可损伤脾胃，脾虚失运，升降失司，水湿不化，郁热搏结，阻滞肠络，发为泻痢。饮食不节和情志失调是溃疡性结肠炎常见的发病诱因，恣食肥甘厚味，酿生湿热，导致肠腑气机不畅，通降不利，损伤肠络；或者焦虑抑郁，精神紧张，以致肝气郁结，横逆乘脾，运化失职，气血瘀滞，肉腐血败，脂络受伤而成内疡。

（二）病机

本病病位在大肠，但病机根本在脾，与肝、肾、肺三脏密切相关。疾病过程中可产生湿、热、瘀、毒、痰等病理产物，使病情缠绵难愈。湿热蕴肠，气滞络瘀是溃疡性结肠炎基本病机，属本虚标实之证，活动期以标实为主，主要为湿热蕴肠，气血不调；缓解期属本虚标实，主要为正虚邪恋，运化失健，本虚多呈脾虚，亦有兼肾亏者。初病在气，久病入络，反复出血，瘀血留着，腹痛固定，腹部生块的络阻血瘀证也并见于病程后期。脾虚肝乘，肝郁化火，火性上炎，循经犯目，目疾而生。脾主四肢，湿流关节，关节重痛，热伤肠络，血脉相传，皮肤发斑，这些皆是病机演变中由里及表，从内形外的表现。

溃疡性结肠炎不同症状的病机侧重点有所不同，以脓血便为主的病机重点是湿热蕴肠，脂膜血络受伤。以泄泻为主者分别虚实，实证为湿热蕴肠，大肠传导失司；虚证为脾虚湿盛，运化失健。以便血为主者，实证为湿热蕴肠，损伤肠络，络损血溢；虚证为湿热伤阴，虚火内炽，灼伤肠络，两者的病机关键均有瘀热阻络，迫血妄行。腹痛实证的主要病机是湿热蕴肠，气血不调，肠络阻滞，不通则痛；虚证为土虚木旺，肝脾失调，虚风内扰，肠络失和。脓血便伴发热者的主要病机是热毒内盛，血败肉腐。

三、诊断与鉴别诊断

（一）西医诊断

1.疾病诊断

诊断溃疡性结肠炎应首先排除细菌性痢疾、阿米巴痢疾、慢性血吸虫病、肠结核等感染性结肠炎以及缺血性结肠炎、放射性结肠炎、孤立性直肠溃疡、结肠克罗恩病，并符合下列标准。

（1）确诊：腹泻或便血 6 周以上，结肠镜检查发现一个以上的下述表现：黏膜易脆、点状出血、弥漫性炎性糜烂、溃疡；或钡剂检查发现溃疡、肠腔狭窄或结肠短缩。同时伴有明确的黏膜组织学改变：活动期炎性细胞浸润、隐窝脓肿、杯状细胞缺失。缓解期隐窝结构异常（扭曲分支）、隐窝萎缩。手术切除或活检标本在显微镜下有特征性改变。

（2）疑诊：病史不典型，结肠镜或钡剂灌肠检查有相应表现；或有相应病史，伴可疑的结肠镜检查表现，无钡剂灌肠检查；或有典型病史，伴可疑的钡剂灌肠发现，无结肠镜检查报告。均缺乏组织学证据。手术标本大体表现典型，但组织学检查不肯定。

完整的诊断应包括如下。①临床类型：初发型、慢性复发型、慢性持续型和暴发型。②严重程度：轻度、中度和重度。③病情分期：活动期、缓解期。④病变范围：直肠炎、左半结肠和广泛结肠。⑤肠外表现和并发症（大出血、穿孔、中毒性巨结肠和癌变等）。⑥诊断举例：溃疡性结肠炎（初发型、中度、活动期、左半结肠受累）。

2.鉴别诊断

（1）急性感染性结肠炎：包括各种细菌感染如痢疾志贺菌、沙门菌、直肠杆菌、耶尔森菌、空肠弯曲菌等。急性发作时发热、腹痛较明显，外周血血小板不增加，粪便检查可分离出致病菌，抗生素治疗有效，通常在4周内消散。

（2）阿米巴肠炎：病变主要侵犯右半结肠，也可累及左半结肠，结肠溃疡较深，边缘潜行，溃疡间黏膜多属正常。粪便或结肠镜取溃疡渗出物检查可找到溶组织阿米巴滋养体或包囊。血清抗阿米巴抗体阳性。抗阿米巴治疗有效。

（3）血吸虫病：有疫水接触史，常有肝大、脾大，粪便检查可见血吸虫卵，孵化毛蚴阳性。急性期直肠镜检查可见黏膜黄褐色颗粒，活检黏膜压片或组织病理检查可见血吸虫卵。免疫学检查亦有助鉴别。

（4）肠结核：多有肠外结核病史或临床表现，部分患者有低热、盗汗、消瘦、乏力等结核中毒症状。病变好发于回盲部，有腹泻，但血便少见。内镜下溃疡浅表、不规则，呈环形。组织病理学检查对鉴别诊断最有价值，肠壁和肠系膜淋巴结内大而致密的、融合的干酪样肉芽肿和抗酸杆菌染色阳性是肠结核的特征。不能除外肠结核时应行试验性抗结核治疗。亦可做结核菌培养、血清抗体检测或采用结核特异性引物行聚合酶链反应（PCR）检测组织中结核分枝杆菌DNA。

（5）结直肠癌：多见于中年以后，直肠指检常可触及肿块，结肠镜和X线钡剂灌肠检查对鉴别诊断有价值，活检可确诊。须注意溃疡性结肠炎也可引起结肠癌变。

（6）肠易激综合征：粪便可有黏液，但无脓血，显微镜检查正常，结肠镜检查无器质性病变的证据。

（7）其他：其他感染性肠炎（如真菌性肠炎、出血坏死性肠炎、抗生素相关性肠炎）、缺血性结肠炎、放射性肠炎、过敏性紫癜、胶原性结肠炎、白塞综合征、结肠息肉病、结肠憩室炎以及人类免疫缺陷病毒（HIV）感染合并的结肠炎应与本病鉴别。此外应特别注意因下消化道症状行结肠镜检查发现的轻度直、乙结肠炎需认真检查病因，观察病情变化。

（二）中医诊断

1.病名诊断

以黏液脓血便、腹痛、里急后重为主要表现者，可称为“下痢”；以大便带血为主者，可称为“便血”；以排便次数增多，粪质稀薄或夹黏液为主者，可称为“泄泻”。

2.辨证要点

（1）辨轻重缓急：掌握病情的轻重缓急对制订治疗方案和判断预后十分重要，如便下脓血或纯下鲜血，大便日行6次以上，腹痛、腹胀较剧或伴发热，属急症、重症。每天大便次数在3次以下，腹痛、腹胀不甚，病情较缓，属于轻症。

（2）辨正邪虚实：虚则补之，实则泻之，不辨虚实易犯虚虚实实之戒。一般而言，活动期症见便下脓血，下利腹痛，里急后重，肛门灼热，舌红，苔黄厚腻，脉弦滑者，多属实证；缓解期便稀泄泻，或夹黏液，肠鸣腹胀，面色萎黄，乏力倦怠，舌边齿痕，苔薄腻，脉沉细或弦细者，多属正虚邪恋。

(3)辨寒热阴阳:热则寒之,寒者热之,临证宜详辨之,如大便白色黏冻,形寒肢冷,或大便清稀,完谷不化,多属寒证;大便赤白黏冻,赤多白少,里急后重,腹痛,或色黄褐而臭,泻下急迫,肛门灼热,多属湿热证;舌红少苔,便下艰涩,血色紫黯凝块,脉细涩,多属热邪伤阴。

(4)辨脏腑气血:便溏泄泻为主者,病多在脾;腹痛肠鸣者,多为脾虚木乘,或为湿阻气滞,不通则痛;久痢久泻者,多脾肾两亏;黏液便为主者,多为脾虚痰湿下注,肺气失调。以便血为主者,病在血分,多属湿热炽盛,动血入络,亦有湿热伤阴,虚火内炽,灼伤肠络者。

(5)辨脓血便、黏液便:一般认为,脓白如冻属寒、脓色黄稠属热;黏液清稀属虚、属寒,色黄黏稠属有郁热。白多赤少,重在治湿、治气;赤多白少,重在治热、治血。血便是溃疡性结肠炎的主症之一,其辨证因结合病势、病程等综合考虑,血色鲜红多属热,若久病气亏、气不摄血,多血色淡稀;血黯多属瘀,然血瘀的病机亦可有虚实之异:急性期湿热酿毒可入络成瘀,多血色紫黯凝块腥臭;久病脾肾阳虚,运血无力可气虚为瘀或寒凝为瘀,多血色淡黯。

(6)辨腹痛:便前腹痛、便后则缓,肠鸣腹胀,多属脾虚肝旺,病在气分;痛处固定,缠绵反复,多为瘀血入络,病在血分;病久而腹痛隐隐,多属气虚血瘀。

3.证候诊断

(1)大肠湿热证。

主症:腹痛,腹泻,便下黏液脓血;舌质红,苔黄腻。

次症:肛门灼热;里急后重;身热,小便短赤;口干口苦,口臭;脉滑数。

(2)脾虚湿蕴证。

主症:大便溏薄,黏液白多赤少或为白冻;舌质淡红,边有齿痕,苔白腻。

次症:腹痛隐隐;脘腹胀满,食少食欲缺乏;肢体倦怠,神疲懒言;脉细弱或细滑。

(3)寒热错杂证。

主症:下痢稀薄,夹有黏冻,反复发作;舌质红,或舌淡红,苔薄黄。

次症:腹痛绵绵;四肢不温;腹部有灼热感,烦渴;脉弦,或细弦。

(4)肝郁脾虚证。

主症:腹痛即泻,泻后痛减;常因情志或饮食因素诱发大便次数增多。

次症:大便稀溏或黏液便;情绪抑郁或焦虑不安;嗳气不爽,食少腹胀;舌质淡红,苔薄白;脉弦或弦细。

(5)脾肾阳虚证。

主症:久泻不止,夹有白冻,甚则完谷不化,滑脱不禁;形寒肢冷。

次症:腹痛喜温喜按;腹胀,食少食欲缺乏;腰酸膝软;舌质淡胖或有齿痕,苔薄白润;脉沉细。

(6)阴血亏虚证。

主症:排便困难,粪夹少量黏液脓血;舌红少津,少苔或无苔。

次症:腹中隐隐灼痛;午后低热,盗汗;口燥咽干;头晕目眩,心烦不安;脉细数。

上述证候确定:主症必备,加次症 2 项以上即可诊断。

四、治疗

(一)中医治疗

1.治疗原则

(1)本病临床以正虚邪恋、虚实夹杂证多见,治疗总体以扶正祛邪、标本兼顾为原则,同时应注意分清缓急、标本、虚实、寒热。一般病程初期或急性发作期，病以标实为主，多为湿热蕴结，气机阻滞，肠络损伤，治宜重祛邪，以清热燥湿、调气和络止血为主；病程较长或缓解期，多为脾肾亏虚或肝脾不调，湿热留恋，治宜补益脾肾、固肠止泻，或抑肝扶脾，兼以清肠化湿。

（2）溃疡性结肠炎的治疗应当内外并重，内治应注重调气通滞，外治强调生肌敛疡，行中药灌肠局部治疗，使药物直达病所。

2.辨证论治

（1）大肠湿热证。

治法：清热化湿，调气行血。

主方：芍药汤（《素问病机气宜保命集》）加减。

药物：黄连、黄芩、白头翁、木香、炒当归、炒白芍、生地黄榆、白蔹、肉桂（后下）、生甘草。

中成药选用：香连丸，口服，每次 3～6 g，每天 2～3 次；小儿酌减。槐角丸，口服，每次 3～6 g，每天2～3 次。克痢痧胶囊，可短期使用，每次 2 粒，每天 3 次。

（2）脾虚湿蕴证。

治法：健脾益气，化湿助运。

主方：参苓白术散（《太平惠民和剂局方》）加减。

药物：党参、茯苓、炒白术、山药、炒薏苡仁、砂仁（后下）、陈皮、桔梗、木香、黄连、地榆、炙甘草。

中成药选用：参苓白术丸，口服，每次 6 g，每天 3 次。补脾益肠丸，口服，每次 6 g，每天 3 次；儿童酌减；重症加量或遵医嘱。

（3）寒热错杂证。

治法：温中补虚，清热化湿。

主方：乌梅丸（《伤寒论》）加减。

药物：乌梅、黄连、黄柏、肉桂（后下）、细辛、干姜、党参、炒当归、制附片。

中成药选用：乌梅丸，口服，每次 2 丸，每天 2～3 次。

（4）肝郁脾虚证。

治法：疏肝理气，健脾和中。

主方：白术芍药散（《景岳全书》引刘草窗方）合四逆散（《伤寒论》）加减。

药物：陈皮、炒白术、炒白芍、防风、炒柴胡、炒枳实、党参、茯苓、炙甘草。

中成药选用：固肠止泻丸（结肠炎丸），口服，每次 4 g（浓缩丸），或每次 5 g（水丸），每天 3 次。逍遥丸，口服，每次 3 g，每天 3 次。

（5）脾肾阳虚证。

治法：健脾补肾，温阳化湿。

主方：理中汤（《伤寒论》）合四神丸（《证治准绳》）加减。

药物：党参、炮姜、炒白术、炙甘草、补骨脂、肉豆蔻、吴茱萸、五味子、生姜、大枣。

中成药选用：附子理中丸，口服，每次 3 g，每天 3 次。四神丸，口服，每次 3 g，每天 3 次。

（6）阴血亏虚证。

治法：滋阴清肠，养血宁络。

主方：驻车丸（《备急千金要方》）加减。

药物：黄连、阿胶（烊化）、当归、太子参、生地黄、麦冬、白芍、乌梅、石斛、山药、炙甘草。

中成药选用：归脾丸，口服，每次 3 g，每天 3 次。

在辨证确定的基础上可考虑随症加减：大便脓血较多者，加败酱草、秦皮、槐角；腹痛较甚者，加徐长卿、延胡索；便血明显者，加仙鹤草、紫草、槐花、地榆；大便白冻黏液较多者，加苍术、薏苡仁；伴发热者，加金银花、葛根；畏寒怕冷者，加干姜；里急后重，加槟榔、炒枳壳；久泻气陷者，加炙升麻、柴胡、荷叶；久泻不止者，加赤石脂、石榴皮、诃子；排便不畅、便夹脓血者，加制大黄。

3.其他疗法

(1)灌肠：中药灌肠治疗对本病有确切的疗效，治疗的常用灌肠中药：①敛疮生肌类，儿茶、白及、赤石脂、枯矾、炉甘石和诃子等；②活血化瘀和凉血止血类，蒲黄、丹参、参三七、地榆、槐花、仙鹤草、血竭、侧柏叶和云南白药等；③清热解毒类，青黛、黄连、黄柏、白头翁、秦皮、败酱草、苦参、金银花、鱼腥草和白蔹等；④其他，石菖蒲、椿根皮、五倍子、锡类散等。

(2)单方验方。

白蔹散：白蔹地下块根，晒干后研末，装胶囊，每粒装 0.3 g，每次服 5 粒，每天 2 次(《中国中医秘方大全》)。

新鲜苍耳草全株 30 g，捣碎，水煎服(《中国中医秘方大全》)。

马齿苋 30 g 洗净切段，粳米 60 g 淘净煮粥，入马齿苋(《食疗本草》)。

白头翁苦参止痢汤：白头翁、苦参、金银花、黄柏、滑石各 60 g。上药加清水，浓煎成 200 mL，先做清洁灌肠后，再以药液灌肠，每天 1 次，连续 3 天(《常见病中药外治疗法》)。

乌梅汤：乌梅 500 g，煎汤放在桶内，坐熏肛门。

(3)针灸：治疗的常用穴位有脾俞、天枢、足三里、大肠俞、气海、关元、太冲、肺俞、神阙、上巨虚、阴陵泉、中脘、丰隆等。

4.临证要诀

(1)清肠化湿以祛其标：不论活动期还是缓解期，湿热始终贯穿于溃疡性结肠炎的整个发病过程，其差别仅在于邪势盛衰不同。活动期邪势壅盛，当以清肠化湿为主；待邪势稍减，正虚显露，初则脾虚与湿热共存，久则脾肾阳虚、寒热错杂，此时应根据正邪盛衰把握好扶正与祛邪的主次，做到补中有消、消中有补，不可见有虚证而妄用补涩，以致助邪留寇，反使病势迁延。清肠化湿常用黄连、黄芩、黄柏、苦参、秦皮等苦寒之品，此类苦寒药物多集清热、解毒、燥湿于一体，善祛溃疡性结肠炎之标，故为临证首选。值得注意的是，过用苦寒不仅有碍脾胃健运，且有凉伏热毒及化燥伤阴之弊，因此临证常与芳香化湿药(如藿香、苍术、砂仁)、甘淡利湿药(如茯苓、薏苡仁)配伍应用，以达到运脾化湿的效果。

(2)凉血化瘀，宁络止血：溃疡性结肠炎以血便或黏液脓血便为主要症状特点，病机总属湿热伤络，络损血溢，正如《黄帝内经》所谓“阴络伤则血内溢，血内溢则后血”，治疗当清热凉血、宁络止血，方选地榆散、槐角丸加减，常用药物有地榆、槐花、白头翁、赤芍、侧柏叶、茜草、紫草、黄连、黄芩、栀子等。如兼有阴伤络损血溢者，则合用金银花、石斛、生地黄等药对；如纯为便血者，则可按肠风的治疗经验用药，下部出血多取风药升之，乃因其热与风合之故，常加用炒当归、荆芥或荆芥穗、防风等养血祛风，和络止血；如治疗无效者，可参考《周慎斋遗书·肠风》治肠风下血不止方(白芷、乌梅)或《济生方》乌梅丸(乌梅、僵蚕)，散收结合，风平火息，肠络自宁，血自归经。

(3)调气行血，慎用收涩：湿热蕴结导致肠腑气滞血瘀是溃疡性结肠炎的基本病机，刘完素在《医家心法》中明确指出“行血则便脓自愈，调气则后重自除”，说明了从气血调治的重要性。另一方面，溃疡性结肠炎患者常伴有肝郁脾虚或土虚木旺等肝脾不和的证候特点，肝主疏泄，握气血之枢机，肝气疏泄失职，则可导致和加重气血失调。临证调和气血多从肝论治，因此，理气除木香、枳壳、槟榔、陈皮等行气导滞外，常配以柴胡、香附、青皮、佛手等疏肝理气；和血除当归、白芍等养血和血外，多用丹参、赤芍、元胡、三七等化瘀止痛。四逆散、逍遥散、痛泻要方是常用方剂。

本病虽常表现为便次增多，久泻难愈，但其病机以湿热留滞、虚实夹杂为特点，有别于单纯的脾虚证或脾肾阳虚证，因此，在治疗上应注意在扶正的同时配合疏泄导滞、运化祛湿，而慎用涩肠止泻之品，以防闭门留寇，加重病情。对于久病体虚，滑脱不禁的患者，在前法的基础上适当加用诃子、乌梅、石榴皮等药可增加疗效。需要指出的是，罂粟壳既可止泻又有止痛之功，但药理证实其具有抑制结肠蠕动作用，溃疡性结肠炎患者用之易产生腹胀，甚则导致肠麻痹，诱发中毒性巨结肠等严重并发症，故临床使用当谨而慎之。

(4)敛疮生肌，护膜为要：溃疡性结肠炎肠黏膜隐窝脓肿及糜烂溃疡之病理变化符合中医学“内痈”“内疡”的特征，参用清热解毒、凉血消痈、托疮排脓、敛疮生肌之法予中药局部灌肠外治，可加快黏膜修复。常用清热解毒药有黄连、黄柏、苦参、青黛等，凉血消痈药有地榆、败酱草、鱼腥草、白蔹等，托疮排脓药有黄芪、白芷、桔梗等，敛疮生肌药有白及、儿茶、枯矾等。另外，还有化瘀止血药，如三七、茜草，以及涩肠止泻药，如乌梅、诃子、石榴皮、赤石脂等。常用成药有锡类散。

(5)健脾益气，兼顾诸脏：溃疡性结肠炎病位在大肠，但与脾、肺、肝、肾诸脏密切相关，溃疡性结肠炎以脾虚为发病之本，补脾、运脾自不待言。尤其在缓解期，补脾、运脾是主要治则；脾虚则肺弱，宣降失职则痰湿停聚，缓解期在健脾的基础上调肺化痰可增强疗效，临证多用桔梗，取参苓白术散之方意；本病下利腹痛，一般属肝脾不和，肝气疏泄太过者占多，肝气疏泄不及者极少或较轻。既有疏泄太过，应予敛柔治之，常选乌梅、木瓜与白芍、甘草相伍，酸甘相伍。蝉衣与僵蚕均可祛风而抗过敏，痛泻要方中的防风亦是祛风药，三药共投，作用更著。《备急千金要方》黄昏汤，用一味合欢皮，治疗肺痈脓已尽时，可以促使肺部病灶的愈合。肺与大肠相合，本病肠有溃疡，故便血减少后亦可酌情配合使用合欢皮。

(6)重视湿、热、瘀、毒与病情活动的关系和正虚与病情复发的关系：溃疡性结肠炎活动期属实证，以湿热壅盛为主要病机，湿热炽盛可化火成毒，热毒入血，可煎熬成瘀，湿热瘀毒胶结难化，加剧病情。对于中重度患者在清热燥湿的基础上加用凉血解毒、凉血化瘀之品是控制病情的主要方法。中医认为“正气存内，邪不可干”。因此，调补正气是溃疡性结肠炎缓解期预防复发的重点所在。病情进入缓解期后，应坚持调理脾胃、以竟全功。《丹溪心法》曰：“精气血气，生於谷气，靖为大肠下血，大抵以胃药收功，以四君子汤、参苓白术散、枳壳散、小乌沉汤和之，胃气一回，血自循于经络矣。”

(二)西医治疗

1.治疗原则

长期以来溃疡性结肠炎的传统治疗以缓解症状为主要目标，即控制发作、维持缓解、减少复发、防止并发症，以提高患者的生活质量。由于近年来基础研究的进展，揭示了免疫性炎症的众多靶标，研制出各种靶向药物，特别是生物制剂在临床多中心试验中取得良好效果和临床经验，提出了以黏膜愈合为主要治疗目标，即迅速诱导缓解，减少对长期使用糖皮质激素的需求，完全的黏膜愈合，长期维持缓解，防止并发症，降低住院率和手术率，降低癌变风险，提高患者生活质量。

溃疡性结肠炎治疗应掌握好以下几点。

(1)分级、分期、分段治疗原则：分级治疗指按疾病的严重程度，采用不同药物和不同治疗方法。

分期治疗指疾病的活动期和缓解期，活动期应尽快控制发作，促进内镜下黏膜愈合，降低住院率与手术率，以提高生活质量；缓解期不用激素维持，预防复发。

分段治疗指确定病变范围以选择不同的给药方法，远段结肠炎可采用局部治疗，广泛性结肠炎或有肠外症状者则以系统性治疗为主。溃疡性直肠炎治疗原则和方法与远段结肠炎相同，局部治疗更为重要，优于口服用药。

(2)级联化治疗原则如下。

Ⅰ级(资源有限)：在阿米巴流行区可酌情给予1个疗程的抗阿米巴治疗；在结核流行区可试验性地抗结核治疗1个月；SASP用于所有轻中度结肠炎，并维持缓解；远端结肠病变给予激素灌肠；中重度病变给予泼尼松口服；重症结肠炎应静脉使用激素，激素抵抗或激素依赖者可行结肠切除术，中毒性巨结肠可于静脉使用激素后的第3天参考Oxford或Sweden结局预测指标，考虑结肠切除术；顽固性病变需积极寻找CMV感染的证据；AZA用于激素依赖或5-ASA无效者，如无AZA或患者不耐受，可考虑MTX。

Ⅱ级(资源允许)：诊断为结核或寄生虫感染时立即给予相应治疗；轻中度结肠炎可给予SASP治疗；5-ASA制剂较常用；5-ASA灌肠和栓剂可代替口服5-ASA用于远端结肠病变的维持缓解；活动性远段病变及全结肠炎口服联用直肠5-ASA可能更有效；5-ASA维持缓解失败者可考虑AZA或6-MP，AZA治疗失败者可考虑MTX。

Ⅲ级(资源丰富)：急性重度结肠炎可考虑环孢素(CsA)；急性重度结肠、中重度激素依赖或抵抗者可给予IFX；可用AZA或6-MP维持。

(3)注意并发症，以便估计预后、确定治疗终点和选择内、外科治疗方法。

(4)注意药物治疗过程中的不良反应，随时调整治疗。

(5)综合性、个体化处理原则：营养、支持、心理和对症处理；内、外科医师共同会诊以确定内科治疗的限度和进一步处理方法。

2.治疗方法

(1)内科治疗。

活动期的治疗：根据疾病严重程度及分布治疗。

轻度溃疡性结肠炎：可选用柳氮磺胺吡啶(SASP)制剂，每天3～4 g，分次口服；或用相当剂量的5-氨基水杨酸(5-ASA)制剂。病变分布于远段结肠者可酌情应用SASP或5-ASA栓剂0.5～1 g，每天2次；5-ASA灌肠液1～2 g或氢化可的松琥珀酸钠盐灌肠液100～200 mg，每晚1次保留灌肠；或用布地奈德2 mg保留灌肠，每晚1次。

中度溃疡性结肠炎：可用上述剂量水杨酸类制剂治疗，反应不佳者适当加量或改服糖皮质激素，常用泼尼松，每天30～40 mg口服。

重度溃疡性结肠炎：重度溃疡性结肠炎一般病变范围较广，病情发展较快，需及时处理，给药剂量要足：如患者尚未服用过糖皮质激素，可口服泼尼松或泼尼松龙，每天40～60 mg，观察7～10天，亦可直接静脉给药；已使用糖皮质激素者，应静脉滴注氢化可的松，每天300 mg或甲基泼尼松龙，每天48 mg。肠外应用广谱抗生素控制肠道继发感染，如硝基咪唑、喹诺酮类制剂、氨苄西林或头孢类抗生素等。应使患者卧床休息，适当输液、补充电解质，以防水盐平衡紊乱。若便血量大、Hb＜90 g/L和持续出血不止者应考虑输血。营养不良、病情较重者可予要素饮食，病情严重者应予肠外营养。静脉应用糖皮质激素7～10天后无效者可考虑予环孢素A 2～4 mg/(kg·d)

静脉滴注 7～10 天；由于药物的免疫抑制作用、肾脏毒性作用以及其他不良反应，应严格监测血药浓度。顽固性溃疡性结肠炎亦可考虑其他免疫抑制剂，如硫唑嘌呤（AZA）、6-巯基嘌呤（6-MP）等，免疫抑制剂无效者，可考虑应用新型生物治疗剂，如抗肿瘤坏死因子-α（TNF-α）单克隆抗体（英夫利昔）。英夫利昔静脉滴注一次 5 mg/kg，2 小时内滴注完，第 2 周和第 6 周再分别给药1 次，以后每 8 周 1 次维持治疗。如上述药物疗效不佳，应及时与内、外科会诊，确定结肠切除手术的时机和方式。

活动期的治疗：根据疾病进程及表现治疗。

复发病例：最好使用首次治疗有效的方案，但应考虑到其他因素（如复发时间、正在进行的治疗药物等）并优化维持治疗方案。

早期复发病例：3 个月以内复发的患者最好开始使用硫唑嘌呤或者巯嘌呤治疗。

激素依赖病例：对于激素依赖的活动期 UC 患者，硫唑嘌呤与美沙拉嗪相比能更有效地诱导临床及内镜下缓解。

口服激素抵抗病例：这类患者应使用硫唑嘌呤或者巯嘌呤治疗，亦可考虑手术、静脉使用激素、英夫利西或钙神经素抑制剂。

免疫抑制剂抵抗病例：考虑使用英夫利西或手术治疗，不推荐长期含有激素的内科治疗方案。

缓解期的治疗：缓解期的治疗除初发病例、轻症远段结肠炎患者症状完全缓解后，可停药观察外，所有患者完全缓解后均应继续维持治疗。维持治疗的时间尚无定论。可能是 3～5 年甚至终身用药，诱导缓解后 6 个月内复发者也应维持治疗。糖皮质激素无维持治疗的效果，在症状缓解后应逐渐减量，过渡到用氨基水杨酸维持治疗。SASP 的维持治疗剂量一般为控制发作的一半，多用每天 2～3 g，并同时予叶酸口服。亦可用与诱导缓解相同剂量的 5-ASA 类药物。6-MP 或 AZA 等用于上述药物不能维持或对糖皮质激素依赖者。

维持治疗的药物选择：①5-ASA。对于使用 5-ASA 或激素诱导缓解的病例，5-ASA 是维持缓解的一线药物选择。直肠炎或左半结肠炎可选择 5-ASA 局部用药。5-ASA 口服和局部用药联合是维持缓解的二线选择。②AZA/6-MP 用于使用 5-ASA 维持缓解，但频繁复发或无法耐受 5-ASA 的患者；激素依赖的患者；使用环孢素或他克莫司诱导缓解的患者；也可以用于静脉使用大剂量激素诱导缓解的患者。考虑到骨髓毒性，可与 5-ASA 联用。③英夫利西诱导缓解有效的患者，可使用英夫利西维持治疗。为减少英夫利西的免疫原性，目前推荐英夫利西联合免疫抑制剂至少 6 个月或者预先使用激素。④益生菌是 5-ASA 外能维持缓解的有效选择。⑤其他。抗菌药：没有足够的证据支持抗菌药用于 UC 的维持治疗。甲氨蝶呤：关于甲氨蝶呤用于 UC 维持缓解的研究很少。其他生物制剂：阿达木单抗、赛妥珠单抗、那他珠单抗、巴利昔单抗、白细胞介素-10，抗白细胞介素-12 抗体、抗白细胞介素-16 抗体等生物制剂在 UC 的维持治疗中还缺乏有效的评估。

(2)外科治疗。

手术指征有以下几点。

绝对指征：大出血、穿孔、明确或高度怀疑癌肿以及组织学检查发现重度异型增生或肿块性损害伴轻、中度异型增生。

相对指征：重度溃疡性结肠炎伴中毒性巨结肠、静脉用药无效者；内科治疗症状顽固、体能下降、对糖皮质激素抵抗或依赖的顽固性病例，替换治疗无效者；溃疡性结肠炎合并坏疽性脓皮病、溶血性贫血等肠外并发症者。

手术方式：临时性回肠造瘘术；全直肠结肠切除术＋永久性同肠造瘘术；回肠贮袋肛门吻合术。

3.注意事项

(1)注意药物不良反应：使用柳氮磺吡啶(SASP)前应注意询问磺胺药物过敏史，禁用于对磺胺药物过敏者。使用 SASP、5-ASA 及激素等药物治疗取效后不宜减药过快，以防复发。激素用量减少后可加用 SASP、5-ASA 或免疫抑制剂，以巩固疗效。用药过程中应注意观察药物的不良反应，及时调整治疗方案。诸类药物的不良反应主要有骨髓抑制、肝肾功能损害、胃肠道反应、头痛、发热、皮疹、自身免疫性溶血、胰腺炎等，用药前及用药过程中应注意检查血常规及肝肾功能。SASP 还可导致精子减少甚至不育，但停药后 3～4 个月一般可恢复。

(2)慎用解痉剂和止泻剂：活动期应慎用解痉剂和止泻剂，以避免诱发中毒性巨结肠。对怀疑中毒性巨结肠患者禁止行结肠镜和钡灌肠检查。坏疽性脓皮病约见于 5%的溃疡性结肠炎患者，病变可见于任何部位的皮肤，不宜做病变部位的活检，以防皮肤的溃烂。密切监测患者的生命体征和腹部体征变化，尽早发现和处理并发症。

(3)逐步升级与逐步降级方案的选择：已有的研究证明，以早期应用免疫抑制剂和(或)生物制剂为主的降级方案较升级方案疗效高出 20%以上，可有效撤停糖皮质激素，迅速诱导缓解，促进黏膜愈合，使病程经过维持良好。早期单独使用硫唑嘌呤是否有效仍属疑问，而部分病例不需要硫唑嘌呤或英夫利昔，用常规治疗药物就可以缓解病情。由于早期使用硫唑嘌呤或英夫利昔有过度治疗之嫌，其长期使用的安全性有待观察以明确，特别是免疫监视功能的降低可导致淋巴瘤、癌症和各种感染的发生，因此目前临床上仍以升级治疗方案应用最为普遍。

(4)重视心理治疗：抑郁、焦虑和生活质量的降低是导致溃疡性结肠炎复发的可能危险因素。在临床工作中除了关注患者的躯体症状外，更要关注患者的心理状况以及其家庭功能，对于存在复发危险因素的患者要及时提供必要的干预措施。相关的心理治疗包括认知行为治疗、肌肉放松技术、患者和家属的教育工作、家庭治疗以及抗抑郁药物的应用。

(5)妊娠期溃疡性结肠炎的治疗：活动期对妊娠有显著的不良影响，因此，建议在疾病缓解期受孕。这对母亲和胎儿都有利。对患病的妊娠女性而言，营养支持十分重要，服用柳氮磺胺吡啶的妇女应加服叶酸制剂。绝大多数治疗的药物对妊娠是安全的，但不恰当的治疗会导致疾病加重，胎儿低体重、早产和流产等并发症。多年来，5-氨基水杨酸和肾上腺皮质激素被安全用于治疗活动性的妊娠女性，虽然在重症女性使用硫唑嘌呤和 6-巯基嘌呤并未见到致畸风险增高，但并不建议将此类药物作为治疗首选。

(三)中西医结合治疗的选择与应用

溃疡性结肠炎是一种难治性疾病，近几年来在免疫方面的研究进展很快，认为自身免疫反应的异常是其基本的病因，而肠道感染和精神因素等可能仅是诱发因素。故西药主要使用具有免疫抑制作用的糖皮质激素和氨基水杨酸类(SASP 及其衍生物)治疗，往往能起良好的效果。然而，长期或大量使用激素可因抑制免疫反应致人体防御功能下降，影响脂肪及糖代谢，引起电解质紊乱及消化道溃疡、出血等。长期或大量使用 SASP 可引起上消化道症状、头痛、周身不适，甚至白细胞减少、溶血、转氨酶增高等。况且我国的溃疡性结肠炎病例绝大多数是轻型，在缓解或慢性期，而且，无论是氨基水杨酸类药、类固醇激素抑制剂或免疫抑制剂，均存在停药易复发的问题。

中医药治疗本病急重症者的疗效虽不如皮质激素等西药迅捷，但疗效稳定，不良反应小，复发率较低，这可能与中医药的整体调节有关。因此在治疗溃疡性结肠炎的过程中，应该根据病情和病程，发挥中西医的各自优势，进行优势互补。活动期的治疗，轻度可单一采用中药治疗，中度可采用中西医结合治疗，不能耐受西药治疗者，可采用中医药的综合疗法；缓解期的治疗，可采用中医药为主，对于纯中药疗效不佳者可中西医结合，配合得当，则可提高疗效且减少西药不良反应，降低复发率。其中，中医辨证论治配合灌肠的综合治疗近期疗效较好，不论活动期或缓解期均可采用。对病情较久，反复发作者，中医也可从整体出发，培补脾肾、益气活血、敛疮生肌，调整机体的免疫功能，可促进局部病变的修复，使机体康复。

目前临床上治疗溃疡性结肠炎多采取辨病与辨证相结合。现代药理学研究证实，多种中药可抗感染，调节免疫功能，改善微循环，可根据临床实际，在辨证论治的基础上，选用以下药物。

1.黄连

含小檗碱、黄连碱、掌叶防己碱和药根碱等生物碱，此外尚含有多种微量元素，其有抗微生物和抗原虫作用、抗腹泻作用、抗炎及调节免疫系统的作用。

2.黄芪

含黄芪多糖，黄芪多糖具有显著的免疫促进作用，对单核巨噬细胞吞噬功能有明显的促进作用，并显著增加特异性抗体溶血素的含量，对 T 细胞和 B 细胞有较好的保护和双向调节作用。

3.白花蛇舌草

可增强免疫功能作用，刺激网状内皮系统，增强白细胞吞噬能力，具有抗菌消炎作用。

4.丹参

能抑制血小板聚集，降低血黏度，抗氧化和抗血管内皮损伤作用，改善微循环。

5.白及

有良好的局部止血及促进肉芽生长的作用，该药中的白及胶浆，有在肠黏膜毛糙创面形成保护膜的功能，阻断或减少肠道细菌或菌体成分进入血液循环，减少了毒素的吸收，阻断或减少免疫复合物的形成。

6.白芍

白芍水煎剂和白芍总苷对机体的细胞免疫、体液免疫及巨噬细胞功能均有调节作用，其免疫调节作用可能与影响白细胞介素、白三烯等介质的产生及松果体密切相关。

7.地榆

地榆根中含有丰富的鞣质，鞣质具有收敛作用，能与蛋白质结合形成不溶于水的大分子化物，沉淀在黏膜表面，从而起到止血、保护黏膜等多种作用。地榆能清除氧自由基，降低过氧化脂质的生成，从而减轻组织损伤。地榆可通过抑制促炎细胞因子，升高抑炎细胞因子，下调 NF-κB 蛋白水平发挥治疗作用。

8.黄柏

黄柏中含有较多的生物碱，其中小檗碱含量较多，具有抗菌、抗炎、解热作用，能增强单核巨噬细胞的吞噬功能，提高机体的非特异性免疫力。黄柏在发挥抗菌解毒作用的同时尚可促进血管新生，迅速消除炎症水肿，改善创面微循环，促进肉芽生长和加速伤口愈合。

五、饮食调护

溃疡性结肠炎的复发是综合因素造成的，文化因素、对疾病的认识程度、经济因素、治疗情况、饮食因素、精神情绪因素、环境因素、体质因素以及一些未知因素等影响疾病复发。缓解期要对治疗疾病本身以外的影响因素也加以干预,方能维持缓解。健康宣教、节制饮食、保持心情舒畅、防止肠道感染及食物中毒、增强体质,对于缓解期预防本病的复发可起到一定的作用。

(一)加强健康宣教

溃疡性结肠炎具有反复发作的特点,应注重对患者的教育,以便提高治疗的依从性,积极避免诱发因素,提高生活质量。

(二)控制饮食

饮食不调常是溃疡性结肠炎主要发病诱因,患者须忌酒类饮料及碳酸饮料,生冷凉拌、寒凉属性(如梨、西瓜等)、有刺激性(如辣椒、葱、蒜等)、粗纤维(如芹菜、糠麸等)食物应避免进食,海鲜等易引起肠道过敏及牛奶等可疑不耐受的食物也不应进食。一般宜进食适量新鲜的低纤维、低脂肪、高维生素、高蛋白饮食,进食时尽可能细嚼慢咽。患者也可常吃些补中健脾利湿之品等,如大枣、薏苡仁、莲子、木香粥、砂仁粥、百合粥、白及燕窝汤等,有较好的预防作用。

(三)解除不良情绪和重视心理治疗

溃疡性结肠炎反复发作,临床上可以看到久病患者常伴有不同程度的精神神经症状,如焦虑、忧郁、睡眠质量不好等,是溃疡性结肠炎潜在的复发诱因。患者可通过看电视或阅读杂志等,以分散注意力,解除思想顾虑。另一方面可以给予心理疏导,帮助其减轻压力;精神神经症状较重时,可以配合柴胡、合欢皮、茯神、百合或甘麦大枣汤等方药以解郁安神,或服用抗抑郁药、镇静剂之类,如氟哌噻吨美利曲辛、氟西汀、地西泮、艾司唑仑等。

(四)预防肠道感染和食物中毒

肠道感染与食物中毒导致的急性胃肠炎是溃疡性结肠炎复发的重要原因。因此,患者缓解期须保持环境清洁,注意个人卫生,避免不洁食物,防止肠道感染及食物中毒。

(五)增强体质

避免过度劳累导致体质虚弱,而适当的运动锻炼可以强身健体,愉悦心神,增强体质,对溃疡性结肠炎的预防有很好的作用。

六、转归与随访

溃疡性结肠炎患者若失治误治,病情控制不佳,可伴有全身中毒症状,出现中毒性巨结肠、肠穿孔、脓毒血症等并发症,应及时行外科手术治疗。

病程 8～10 年的广泛性结肠炎、全结肠炎和病程 30～40 年的左半结肠炎、直乙状结肠炎患者,溃疡性结肠炎合并原发性硬化性胆管炎者,应行监测性结肠镜检查,至少 2 年 1 次,并做多部位活检。对组织学检查发现有异型增生者,更应密切随访,如为重度异型增生,一经确认即行手术治疗。

(唐晓雪)

第六节　克罗恩病

一、概述

克罗恩病(Crohn's disease,CD)是一种慢性肉芽肿性炎症,病变可累及胃肠道各部位,以末段回肠及其邻近结肠为主，呈穿壁性炎症，多呈节段性、非对称性分布，临床主要表现为腹痛、腹泻、血便为主的消化道症状，以及体重减轻、发热、食欲缺乏、疲劳、贫血等全身性表现，常见有瘘管、腹腔脓肿、肠狭窄和梗阻、肛周病变（肛周脓肿、肛周瘘管、皮赘、肛裂）等并发症，较少见的有消化道大出血、急性穿孔，病程长者可发生癌变。本病与溃疡性结肠炎（ulcerative colitis，UC）统称为炎症性肠病（inflammatory bowel disease，IBD）。

CD 于 1932 年由 Burrill Crohn 最早描述，又称为局限性肠炎、节段性肠炎等，认为是一种病因尚不十分明确的胃肠道慢性炎性肉芽肿性疾病。1973 年世界卫生组织（WHO）将其定名为 Crohn 病。CD 是世界范围的疾病，其流行病学特征在不同地域、不同人群中有较大的差异。CD 的发病率及患病率有明显的地域差异。一般认为欧美地区发病率较高，亚洲和拉丁美洲发病率较低。CD 在欧美国家平均年发病率（3.74～14.6）/105 人。近年来日本、韩国的报道表明有迅速上升趋势，我国以人群为基础的大样本流行病学调查研究较少。根据近年来我国报道 CD 病例明显增多，据推测中国大陆地区，CD 发病率及患病率分别为0.848/105、2.29/105（对我国内地 1950—2007 年 CD 住院患者进行分析，初步估算出这 55 年来我国 CD 总体发病率及患病率分别为 0.848/105 人和 2.29/105 人，大多数分布在我国的北部、东部、南部地区。有研究表明，我国 CD 发病率及患病率低于欧美国家，同时也低于韩国、日本等其他亚洲国家，但近几十年也一直呈上升趋势。

CD 任何年龄均可发病，最常发生于青年期。发达国家研究认为 CD 发病率呈双峰分布，在 20～39 岁达到第一个高峰，在 60～79 岁达到第二个较小的高峰。西方国家多数报道以女性为多，男女比例（1：1.46）～（1：1.6）。根据我国统计资料，发病高峰年龄为 18～35 岁，男性略多于女性。

CD 病因及发病机制至今尚未明确，目前认为可能与遗传、免疫、感染、饮食、环境及心理因素有关。

2012 年由中华医学会消化病学分会炎症性肠病学组制定的炎症性肠病诊断与治疗的共识意见中明确指出 CD 的治疗目标为诱导并维持病情缓解，防治并发症，改善生存质量。CD 的治疗需强调根据不同的个体采取药物、手术、营养、心理等综合治疗。常规药物治疗主要包括 5-氨基水杨酸制剂（5-ASA）、糖皮质激素、免疫抑制剂、抗肿瘤坏死因子（tumor necrosis factor，TNF）制剂、抗生素、益生菌等。首先，CD 活动期诱导缓解方案需要建立在对病情进行全面评估的基础上，依据疾病活动性、严重度、病变部位以及既往对治疗的反应及耐受情况随时调整。尽管相当部分的 CD 患者最终难以避免手术治疗，但术后复发率高，因此 CD 的治疗仍以内科治疗为主，需慎重评估手术的价值和风险，力求在最合适的时间施行最有效的手术。其次，所有 CD 患者须戒烟。CD 治疗还需强调营养（尤其是肠内营养）以及心理治疗等综合疗法。

由于 CD 病情复杂，治疗中须重视病情的观察和分析，强调在统一的原则下采取个体化的治疗。近年来，欧美医师率先提出了 CD 的降阶梯治疗策略，强调早期应用免疫调节药物如生物制剂、免疫抑制剂等，但尚未达成共识。随着生物制剂在 CD 治疗中的应用，黏膜愈合的概念逐渐受到消化科临床医师的认可。治疗后实现黏膜愈合预示着缓解期的延长、手术率的下降。因此，现阶段及今后 CD 的治疗目标正逐渐从临床症状的控制演变为内镜下黏膜的愈合。大量的研究已证实，TNF 抗体从分子水平对 IBD 患者的靶向治疗，可促进黏膜结构的修复，具有迅速诱导并长期维持黏膜愈合的作用，尤其对克罗恩病。目前选择 TNF 单克隆抗体英夫利昔治疗 IBD，在我国已得到较为广泛的应用。

CD属西医学的概念，病程长、反复发作，不同阶段的临床表现不一，在中医学古代医籍中没有明确对应的病名，仅仅用一个中医病名来概括CD的发病全过程的特点与规律较为困难，应根据疾病阶段及临床特点进行分期诊断。根据其腹痛、腹泻、血便等临床表现，以腹痛为主症，可诊断为“腹痛”；仅以大便次数增多，粪质稀薄为主者，分属“泄泻”范畴；患者常感泻下滞涩不爽、黏滞重坠，又可称“滞下”；本病肠道内有裂隙状溃疡，伴见脓性分泌物，可诊断为“肠疡”，也可称“内痈”；若患者出现腹部包块或肠道梗阻，症状符合“积聚”“肠结”诊断；以肛周脓肿为主者符合中医“肛痈”诊断；肛痈溃后，余毒未尽，疮口不合，日久成瘘，则诊断为“肛瘘”；由于长期反复发作，各脏器功能均受损，而致疲倦乏力、消瘦等，中医也可诊断为“虚劳”。

二、病因病机

(一)病因

中医认为本病是饮食不节、感受外邪、情志失畅、禀赋不足、素体虚弱等导致脾胃受损、运化失司。脾胃同属中焦，主受纳、腐熟、运化水谷，具有升清降浊之功，若恣食肥甘厚味辛辣之品，湿热积滞，蕴结肠胃；或过食生冷，遏阻脾阳，损伤脾胃，导致肠腑气机不畅，通降不利，损伤肠络；感受寒湿、暑湿、湿热之邪，邪滞于中，阻滞气机，升降失调，脾胃受戕，运化失职；情志抑郁，忧思恼怒，以致肝郁气滞，横逆乘脾，运化失健，气滞血瘀，脂络受伤，肉腐血败而成内疡；禀赋不足，劳倦久伤，脾胃虚弱，不能运化水谷，肠腑传导失职，水反为湿，谷反为滞，而成下利。

(二)病机

本病病位主要在脾胃、大小肠，与肝、肾、肺三脏密切相关。病理因素为寒、热、湿、瘀、毒等。在脾胃虚弱基础上，寒湿、湿热、疫毒之邪壅塞肠中，小肠泌别清浊失职，大肠传导功能失常，清浊相混而为“泄泻”；气滞血瘀，不通则痛而为“腹痛”；热伤阴络，络损血溢，或脾气亏虚，不能统血则可导致“便血”；湿热瘀血壅结肠腑，腑气不通则成“肠结”；日久脾胃虚弱，气血化源不足，内不能调和于五脏，外不能洒陈于营卫经脉，由虚致损，可成“虚劳”。

病理性质有寒热虚实之分，总属本虚标实，虚中夹实证。活动期以邪实为主，多责之于肺热移肠，或湿热内蕴，气滞血瘀。湿热壅滞进一步发展，可出现化火酿毒，入营动血。病久迁延不愈，耗伤正气，多属虚证或虚中夹实，寒热错杂证。本虚如为禀赋不足，多脾肾两虚同时兼见，亦可由脾虚日久及肾，肾阳亏虚，火不暖土，又可加重脾虚，出现恶性循环。如因土虚木乘可成脾虚肝郁之证；脾与肺是母子关系，脾胃虚弱，土不生金，可致肺气不足，肺与大肠相表里，肺气亏虚，大肠不固，可致下利日久不愈，这时仍可兼有湿热血瘀，但以本虚为主。

三、诊断与鉴别诊断

(一)西医诊断

1.诊断标准

CD缺乏诊断的金标准。诊断需要结合临床表现、内镜、影像学和病理组织学进行综合分析并随访观察。

(1)临床表现：CD最常发生于青年期，根据我国统计资料发病高峰年龄为18～35岁、男性略多于女性(男女比约为1.5∶1)。临床表现呈多样化，包括消化道表现、全身性表现、肠外表现及并发症。消化道表现主要有腹泻和腹痛，可有血便；全身性表现主要有体重减轻、发热、食欲缺乏、疲劳、贫血等，青少年患者可见生长发育迟缓；肠外表现与UC相似，包括皮肤黏膜表现(如口腔溃疡、结节性红斑和坏疽性脓皮病）、关节损害（如外周关节炎、脊柱关节炎等）、眼部病变（如虹膜炎、巩膜炎、葡萄膜炎等）、肝胆疾病（如脂肪肝、原发性硬化性胆管炎、胆石症等）、血栓栓塞性疾病；并发症常见的有瘘管、腹腔脓肿、肠狭窄和梗阻、肛周病变（肛周脓肿、肛周瘘管、皮赘、肛裂等），较少见的有消化道大出血、急性穿孔，病程长者可发生癌变。

腹泻、腹痛、体重减轻是CD的常见症状，如有这些症状出现，特别是年轻患者，要考虑本病的可能，如伴肠外表现和（或）肛周病变高度疑为本病。肛周脓肿和肛周瘘管可为少部分CD患者的首诊表现，应予注意。

（2）内镜检查。①结肠镜检查：结肠镜检查和活检应列为CD诊断的常规首选检查，镜检应达末段回肠。镜下一般表现为节段性、非对称性的各种黏膜炎症表现，其中具特征性的内镜表现为非连续性病变、纵行溃疡和卵石样外观。必须强调，无论结肠镜检查结果如何（确诊CD或疑诊CD），也需选择有关检查（详见下述）明确小肠和上消化道的累及情况，以便为诊断提供更多证据及进行疾病评估。②小肠胶囊内镜检查（SBCE）：对发现小肠黏膜异常相当敏感，但对一些轻微病变的诊断缺乏特异性，且有发生滞留的危险。主要适用于疑诊CD但结肠镜及小肠放射影像学检查阴性者。正规的SBCE检查阴性，倾向于排除CD；阳性结果需综合分析并常需进一步检查证实。③小肠镜检查：目前我国常用的是气囊辅助式小肠镜（BAE）。该检查可直视下观察病变、取活检及进行内镜下治疗，但为侵入性检查，有一定并发症的风险。主要适用于其他检查（如SBCE或放射影像学）发现小肠病变或尽管上述检查阴性而临床高度怀疑小肠病变，需进行确认及鉴别者；或已确诊CD需要BAE检查以指导或进行治疗者。小肠镜下CD病变特征与结肠镜所见相同。④胃镜检查：少部分CD病变可累及食管、胃和十二指肠，但一般很少单独累及。原则上胃镜检查应列为CD的检查常规，尤其是有上消化道症状者。

（3）影像学检查。①CT或磁共振肠道显像（CT/MR enterography，CTE/MRE）：CTE或MRE是迄今评估小肠炎性病变的标准影像学检查，有条件的单位应将此检查列为CD诊断的常规检查。该检查可反映肠壁的炎症改变、病变分布的部位和范围、狭窄的存在及其可能的性质（炎症活动性或纤维性狭窄）、肠腔外并发症如瘘管形成、腹腔脓肿或蜂窝织炎等。活动期CD典型的CTE表现为肠壁明显增厚（＞4 mm）；肠黏膜明显强化伴有肠壁分层改变，黏膜内环和浆膜外环明显强化，呈“靶征”或“双晕征”；肠系膜血管增多、扩张、扭曲，呈“木梳征”；相应系膜脂肪密度增高、模糊；肠系膜淋巴结肿大等。②CTE与MRE对评估小肠炎性病变的精确性相似，后者较费时，设备和技术要求较高，但无放射线暴露之虑。CTE或MRE可更好扩张小肠尤其是近段小肠，可能更有利于高位CD病变的诊断。③盆腔磁共振有助于确定肛周病变的位置和范围，了解瘘管类型及其与周围组织的解剖关系。④钡剂灌肠及小肠钡剂造影：钡剂灌肠已被结肠镜检查所代替，但遇肠腔狭窄无法继续进镜者仍有诊断价值。小肠钡剂造影敏感性低，已被CTE或MRE代替，但对无条件行CTE检查的单位则仍是小肠病变检查的重要技术。该检查对肠狭窄的动态观察可与CTE/MRE互补，必要时可两种检查方法同用。X线所见为多发性、跳跃性病变，病变处见裂隙状溃疡、卵石样改变、假息肉、肠腔狭窄、僵硬，可见瘘管。⑤腹部超声检查：对发现瘘管、脓肿和炎性包块具有一定价值，但对CD诊断准确性较低，超声造影及彩色多普勒超声可增加准确性。由于超声检查方便、无创，对CD诊断的初筛及治疗后活动性的随访有相当价值，值得进一步研究。

（4）黏膜病理组织学检查：需多段（包括病变部位和非病变部位）、多点取材。CD黏膜活检标本的病理组织学改变：①固有膜炎症细胞呈局灶性不连续浸润；②裂隙状溃疡；③阿弗他溃疡；

④隐窝结构异常，腺体增生，个别隐窝脓肿，黏液分泌减少不明显，可见幽门腺化生或潘氏细胞化生；⑤非干酪样坏死性肉芽肿；⑥以淋巴细胞和浆细胞为主的慢性炎症细胞浸润，以固有膜底部和黏膜下层为重，常见淋巴滤泡形成；⑦黏膜下淋巴管扩张；⑧神经节细胞增生和（或）神经节周围炎。

（5）手术切除标本：沿纵轴切开（肠系膜对侧缘）手术切除肠管，连同周围淋巴结一起送病理组织学检查。

手术切除标本的大体表现：①节段性或者局灶性病变；②融合的线性溃疡；③卵石样外观、瘘管形成；④肠系膜脂肪包绕病灶；⑤肠壁增厚和肠腔狭窄等特征。显微镜下典型改变除了活检改变外还包括①节段性、透壁性炎症；②活动期有深入肠壁的裂隙状溃疡，周围重度活动性炎，甚至穿孔；③透壁性散在分布淋巴样细胞增生和淋巴滤泡形成；④黏膜下层水肿和淋巴管扩张，晚期黏膜下层增宽或出现黏膜与肌层融合；⑤非干酪样坏死性肉芽肿见于黏膜内、黏膜下、肌层甚至肠系膜淋巴结；⑥肌间神经节细胞和神经纤维增生和神经节周围炎。

手术切除标本的病理确诊标准：CD 的病理学诊断在黏膜活检难度较大，需结合临床表现、肠镜所见和病理学改变考虑。非干酪样坏死性肉芽肿具有较高的诊断价值，但需排除肠结核。手术切除标本可见到更多的病变，诊断难度较小。

诊断要点：在排除其他疾病（见鉴别诊断）基础上，可按下列要点诊断。①具备上述临床表现者可临床疑诊，安排进一步检查；②同时具备上述结肠镜或小肠镜（病变局限在小肠者）特征以及影像学（CTE 或 MRE，无条件者采用小肠钡剂造影）特征者，可临床拟诊；③如再加上活检提示 CD 的特征性改变且能排除肠结核，可作出临床诊断；④如有手术切除标本（包括切除肠段及病变附近淋巴结），可根据标准作出病理确诊；⑤对无病理确诊的初诊病例，随访 6～12 个月以上，根据对治疗反应及病情变化判断，符合 CD 自然病程者，可做出临床确诊。如与肠结核混淆不清但倾向于肠结核者应按肠结核作诊断性治疗 8～12 周，再行鉴别。

2.鉴别诊断

与 CD 鉴别最困难的疾病是肠结核。肠道白塞综合征系统表现不典型者鉴别亦会相当困难。其他需要鉴别的疾病有感染性肠炎（如 HIV 相关肠炎，血吸虫病，阿米巴肠病，耶尔森菌、空肠弯曲菌、艰难梭菌、巨细胞病毒等感染）、缺血性结肠炎、放射性肠炎、药物性肠病如非甾体抗炎药（NSAIDs）、嗜酸性粒细胞性肠炎、以肠道病变为突出表现的多种风湿性疾病（如系统性红斑狼疮、原发性血管炎等）、肠道恶性淋巴瘤、憩室炎、转流性肠炎等。

UC 与 CD 鉴别：根据临床表现、内镜和病理组织学特征不难鉴别。血清学标志物抗酿酒酵母菌抗体（ASCA）和抗中性粒细胞胞浆抗体（ANCA）的鉴别诊断价值在我国尚未达成共识。对结肠炎症性肠病一时难以区分 UC 与 CD，即仅有结肠病变，但内镜及活检缺乏 UC 或 CD 的特征，临床可诊断为 IBD 类型待定（inflammatory bowel disease unclassified，IBDU）。而未定型结肠炎（indeterminatecolitis，IC）指结肠切除术后病理检查仍然无法区分 UC 和 CD 者。

3.诊断步骤

（1）病史和体检：详细的病史询问应包括从首发症状开始的各项细节；还要注意结核病史、近期旅游史、食物不耐受、用药史（特别是 NSAIDs）、阑尾手术切除史、抽烟、家族史；口、皮肤、关节、眼等肠外表现及肛周情况。体检特别注意一般状况及营养状态、细致的腹部检查、肛周和会阴检查及直肠指检；常规测体重及计算体重指数；儿童应注意生长发育情况。

（2）常规实验室检查：粪便常规和必要的病原学检查、血常规、血清白蛋白、电解质、红细胞沉降率、C反应蛋白、自身免疫相关抗体等。有条件可做粪便钙卫蛋白和血清乳铁蛋白等作为辅助指标检查。

(3)内镜及影像学检查:结肠镜检查(应进入末段回肠)并活检是建立诊断的第一步。无论结肠镜检查结果如何(确诊CD或疑诊CD),也需选择有关检查明确小肠和上消化道的累及情况。因此,应常规行CTE或MRE检查或小肠钡剂造影和胃镜检查。疑诊CD但结肠镜及小肠放射影像学检查阴性者行胶囊内镜检查。发现局限在小肠的病变疑为CD者行气囊辅助小肠镜检查。有肛周瘘管行盆腔MRI检查(必要时结合超声内镜或经皮肛周超声检查)。腹部超声检查可作为疑有腹腔脓肿、炎性包块或瘘管的初筛检查。

(4)排除肠结核相关检查:胸部X线、结核菌素(PPD)试验,有条件行γ-干扰素释放试验。

(二)中医诊断

1.病名诊断

以腹痛为主者,可称之“腹痛”;以排便次数增多,粪质稀薄,或夹黏液为主者,可称为“泄泻”;以腹部包块或肠道梗阻,可称为“积聚”“肠结”;以肛周脓肿为主者,可称为“肛痈”;以肛痈溃后,余毒未尽,疮口不合,日久成瘘,可称为“肛瘘”。

2.辨证要点

(1)辨寒热:腹痛得热痛减,大便清稀,完谷不化,形寒肢冷为寒证;腹痛得寒痛减,大便黄褐而臭,泻下急迫,肛周脓液稠厚,肛门胀痛灼热为热证;舌红少苔,便下艰涩,血色紫黯凝块,脉细涩,多属热邪伤阴。

(2)辨虚实:泻下腹痛,痛势急迫拒按,泻后痛减,肛门灼热,属实证;病程较长,腹痛隐隐,时作时止,痛时喜温喜按,神疲肢冷,肛周脓液稀薄,肛门隐隐作痛,面色萎黄,乏力倦怠,属虚证。

(3)辨气血:便前腹痛、便后则缓,肠鸣腹胀,或腹部积块软而不坚,胀满疼痛,病在气分;病久而腹痛隐隐,痛处固定,缠绵反复,或腹部积块明显,硬痛不移,舌质紫黯或有瘀斑瘀点,脉细涩者多属血瘀,病在血分。

(4)辨脏腑:大便时溏时泻,食少神疲形瘦,食后腹胀,腹部隐痛喜按,舌淡胖或有齿痕,脉细弱者多属脾胃虚弱;少腹、脐周、两胁胀痛,痛则欲便,便后痛减,大便稀溏,腹鸣,矢气频作,随情志变化而症情变化明显者多属肝郁脾虚;病久迁延,反复腹泻,黎明腹痛,肠鸣即泻,泻后痛减,形寒肢冷,腰膝酸软,舌淡,脉沉细者多为脾肾阳虚。

3.证候诊断

(1)湿热内蕴证。

主症:腹痛,腹泻。

次症:肛门灼热,身热,小便短赤,口干口苦,口臭;舌质红,苔黄腻,脉滑数。

(2)脾胃虚弱证。

主症:大便溏薄,或夹有黏液。

次症:腹痛隐隐;脘腹胀满,食少食欲缺乏,肢体倦怠,神疲懒言,面色萎黄;舌质淡红,边有齿痕,苔白,脉细缓或濡缓。

(3)寒热错杂证。

主症:大便稀薄,反复发作。

次症:腹痛绵绵;四肢不温,腹部有灼热感,烦渴;舌质红,或舌淡红,苔薄黄,脉弦或细弦。

(4)肝郁脾虚证。

主症：少腹或脐周胀痛，痛则欲便，便后痛减，常因情志或饮食因素诱发大便次数增多。

次症：大便稀溏，或黏液便，情绪抑郁或焦虑不安，嗳气不爽，食少腹胀；舌质淡红，苔薄白，脉弦或弦细。

(5)脾肾阳虚证。

主症：病久迁延，反复泄泻，甚则完谷不化，滑脱不禁，形寒肢冷。

次症：腹痛喜温喜按，腹胀，食少食欲缺乏，腰酸膝软；舌质淡胖，或有齿痕，苔薄白润，脉沉细。

(6)气滞血瘀证。

主症：腹部积块，固定不移，腹部胀痛或刺痛。

次症：大便溏泻，胃纳不振，形体消瘦，神疲乏力，舌质紫黯或有瘀斑，脉细涩。

(7)阴血亏虚证。

主症：排便困难，粪夹少量黏液；舌红少津，少苔或无苔。

次症：腹中隐隐灼痛；午后低热，盗汗；口燥咽干；头晕目眩，心烦不安；脉细数。

上述证候确定：主症必备，加次症 2 项以上即可诊断。

四、治疗

(一)中医治疗

1.治疗原则

治疗总体以扶正祛邪、标本兼顾为原则。早期病邪初起，正气尚强，以祛邪为主，湿热壅滞者，予以清热化湿；肝气郁结者，予以疏肝理气解郁；气滞血瘀者予以行气活血。后期正气已虚，则以扶助正气为主；脾胃虚弱者，予以补益脾胃；脾虚肝郁者补脾抑肝；肾元亏虚者予以补肾固元；正虚邪结者，应予补正祛瘀。

治疗应当内外并重，内治注重调气通滞，活血化瘀；中药灌肠局部治疗，强调生肌敛疡，使药物直达病所。治疗过程中应时时注意顾护正气，以防伤正。

2.辨证论治

(1)湿热内蕴证。

治法：清热化湿。

主方：葛根芩连汤加减，或白头翁汤加减。

药物：葛根、甘草、黄芩、黄连；白头翁、黄柏、黄连、秦皮。

中成药选用：香连丸。

(2)脾胃虚弱证。

治法：健脾益气，化湿助运。

主方：参苓白术散(《太平惠民和剂局方》)加减。

药物：党参、白术、茯苓、甘草、山药、白扁豆、砂仁、薏苡仁、莲子肉、升麻。

中成药选用：参苓白术丸。

(3)寒热错杂证。

治法：温中补虚，清热化湿。

主方：乌梅丸(《伤寒论》)加减。

药物：乌梅、黄连、黄柏、肉桂（后下）、细辛、干姜、党参、炒当归、制附片。

中成药选用：补脾益肠丸。

（4）肝郁脾虚证。

治法：疏肝理气，健脾和中。

主方：痛泻要方（《景岳全书》引刘草窗方）合四逆散（《伤寒论》）加减。

药物：白术、白芍、陈皮、防风、柴胡、枳壳、甘草。

（5）脾肾阳虚证。

治法：温肾健脾，涩肠止泻。

主方：理中汤（《伤寒论》）合四神丸（《证治准绳》）加减，或真人养脏汤（《证治准绳》）加减。

药物：肉豆蔻、补骨脂、五味子、吴茱萸、附子、党参、白术、干姜、炙甘草；党参、白术、肉豆蔻、炙甘草、肉桂、木香、诃子、罂粟壳、生姜、大枣。

中成药选用：金匮肾气丸。

（6）气滞血瘀证。

治法：理气活血，化瘀导滞。

主方：膈下逐瘀汤（《医林改错》）加减。

药物：五灵脂、当归、川芎、桃仁、牡丹皮、赤芍、乌药、元胡、甘草、香附、红花、枳壳等。

（7）阴血亏虚证。

治法：滋阴清肠，养血宁络。

主方：驻车丸（《备急千金要方》）加减。

药物：黄连、阿胶（烊化）、当归、太子参、生地黄、麦冬、白芍、乌梅、石斛、山药、炙甘草。

3.其他疗法

（1）灌肠：中药灌肠治疗 CD，适用于回结肠型及结肠型。一般选用敛疮生肌、活血化瘀与清热解毒类等中药灌肠。常用灌肠中药：①敛疮生肌类，儿茶、白及、赤石脂、枯矾、炉甘石和诃子等；②活血化瘀和凉血止血类，蒲黄、丹参、参三七、地榆、槐花、仙鹤草、血竭、侧柏叶和云南白药等；③清热解毒类，青黛、黄连、黄柏、白头翁、秦皮、败酱草、苦参、金银花、鱼腥草和白蔹等；④其他，石菖蒲、椿根皮、五倍子、锡类散等。一般采用中药直肠滴注法，可通过中药直肠滴注，使药物缓慢匀速地流入结肠中，有利于药物充分吸收及延长药物作用时间，并通过直肠中下静脉及肛管静脉，进入体循环。

（2）单方验方。

连脂清肠汤：川黄连 3 g，补骨脂、白术、焦六曲、炒防风各 10 g，茯苓、炒山药各 15 g，白芍、仙鹤草各 20 g，甘草 5 g。脾肾阳虚明显者去黄连，加熟附子、炮姜各 6 g；热重者去补骨脂，加黄芩炭 10 g、败酱草20 g；脾阴虚去补骨脂，加扁豆、木瓜各 10 g；腹部痛甚加乌药、枳壳各 10 g。水煎服，每天 1 剂，分早晚2 次温服。适用于脾肾阳虚兼有湿热型克罗恩病（徐景藩经验方）。

白莪汤：白头翁、莪术、茯苓各 10 g，马齿苋、赤白芍各 15 g，蒲公英 12 g，生薏苡仁 20 g，秦皮、马尾连、炒川楝子各 9 g，广木香、荔枝核各 6 g。每天浓煎 1 剂，分早晚 2 次口服。适用于湿热蕴结、气血壅滞型克罗恩病（邓长生经验方）。

参桂芍草汤：党参、白术各 10 g，肉桂（后下）、炙甘草各 3 g，白芍 20 g，干姜 5 g，白茯苓 15 g，广木香6 g。寒甚加附片；便前腹痛加重白芍、甘草用量；肠鸣加防风；少腹及肛门坠胀加升麻、柴胡；纳少、腹胀或大便中夹不消化物加枳实炭、焦山楂、六神曲、鸡内金。水煎服，每天 1 剂，分早晚2次温服，适用于脾肾阳虚型克罗恩病（邓长生经验方）。

通腑顺气汤：青皮、陈皮、木香、甘草各6 g，厚朴、乌药、槟榔、生大黄（后下）、桃仁各10 g，槐角、生白芍、延胡索各15 g。用法：水煎服，每天1剂，分早晚2次服，适用于气滞瘀结型克罗恩病（邓长生经验方）。

魏康伯经验方：伏龙肝60 g（煎汤代水）、炒党参12 g、焦白术15 g、茯苓15 g、清炙甘草5 g、制附片8 g，水煎服，每天1剂，分早晚2次服。

食疗方。①槐花米煲牛脾：槐花米15 g，牛脾200～250 g，煲汤，不加盐，饮汤吃牛脾。每天1次，10天为1个疗程（民间偏方）。②无花果炖瘦猪肉：无花果60 g，瘦猪肉100～120 g，加清水适量，放瓦盅内隔水炖熟，调味后服食。每天1次，10天为1个疗程（民间偏方）。

（3）中成药。①香连片：适用于湿热蕴结证。每次5片，3次/天。②锡类散：适用于湿热蕴结证。每次2 g，1～2次/天，保留灌肠。③补脾益肠丸：适用于脾胃气虚证。每次6 g，3次/天。④人参健脾片：适用于脾胃气虚证。每次4片，2次/天。⑤固本益肾丸：适用于脾肾阳虚证。每次8片，3次/天。

（4）针灸推拿。①针灸：取大肠俞、天枢、足三里等穴，针刺时加艾灸，留针15分钟，1周为1个疗程。泄泻取脾俞、中脘、章门、天枢、足三里；腹痛取脾俞、胃俞、足三里、气海、关元；便血取足三里、三阴交、气海、关元、阴陵泉穴。平补平泻，留针10～20分钟，每天1次，7～10次为1个疗程。②耳穴贴压：泄泻取大肠、小肠、胃、脾、交感、神门；腹痛取交感、神门、皮质下、胃、脾、小肠；便血取皮质下、心、肾上腺、肝、脾、胃、十二指肠、神门。每次选3～4穴，用王不留行借助胶布固定在所选穴位上进行按压，以患者有轻度刺激感为宜。每天3～4次，每次10分钟，14天为1个疗程。③按摩：双掌相叠，置于神阙穴（肚脐眼），先逆时针从内到外摩脘腹72圈，然后再顺时针从外到内摩动72圈。每天可数次。功能健脾和胃，消导助运。

4.临证要诀

（1）健脾益气是本病的根本治法，化湿清热，行气活血应贯穿疾病始终。克罗恩病属本虚标实证，正虚以脾虚为主，标实有湿、热、瘀、滞不同，若纯以补益之法，则湿热瘀滞难消，若单纯清化行瘀，又恐耗气伤正，因此在治疗时若以标实证为主，清化活血，还需顾护胃气；本虚为主时补益脾胃，亦要佐以清化活血；标本并重时则标本兼顾，扶正祛邪并施。

（2）由于本病肠腔有溃疡，还可合并坏疽性脓皮病、白塞综合征，与外科"痈疡"有相似之处，因此在治疗时可借鉴外科治疗"痈疡"的方法，采用生肌敛疡方法，提高溃疡愈合率，选用黄芪、白及、白蔹、血竭、诃子、地榆等药物。配合清热解毒、凉血消痈、托疮排脓之法予中药局部灌肠外治，可加快黏膜修复。常用清热解毒药有黄连、黄柏、苦参、青黛等；凉血消痈药有地榆、败酱草、鱼腥草等；托疮排脓药有黄芪、白芷、桔梗等；另外，还有化瘀止血药，如三七、茜草，以及涩肠止泻药，如乌梅、诃子、石榴皮、赤石脂等。常用成药有锡类散。

（3）本病病程长，容易反复发作，发作期以治标为主，缓解期扶正固本，药物治疗时间长，要使患者树立治疗信心，理解治疗目的和计划，积极配合治疗，增加依从性。

（4）感受外邪、饮食不节、情绪变化都可导致病情发作或加重，因此在治疗同时还要重视生活调摄，避免诱发因素。要注意患者的情绪变化，给予安慰、鼓励等精神支持。应少食生冷、肥甘油腻之品；舌红少苔者，应避免辛辣之品；饮食需讲究均衡性，对于有营养障碍的患者，要提供足够的蛋白质、维生素、矿物质及热量；富含纤维素的食物可减少肠梗阻的危险，少渣饮食则可减轻腹泻；因此，食谱的选择应因人而异。同时还要注意防止外感。注意休息，活动期患者应限制运动，增强体质。

(二)西医治疗

1.治疗原则

诱导缓解和维持缓解，防治并发症，改善生存质量。由于近年来基础研究的进展，揭示了免疫性炎症的众多靶标，研制出各种靶向药物，特别是生物制剂在临床多中心试验中取得良好效果和临床经验，提出了以黏膜愈合为主要治疗目标，即迅速诱导缓解，减少对长期使用糖皮质激素的需求，完全的黏膜愈合，长期维持缓解，防止并发症，降低住院率和手术率，降低癌变风险，提高患者生活质量。

2.治疗方法

治疗方案的选择建立在对病情进行全面评估的基础上。开始治疗前要认真检查有无全身或局部感染，特别是使用全身作用糖皮质激素、免疫抑制剂或生物制剂者。治疗过程中根据对治疗的反应及对药物的耐受情况随时调整治疗方案。决定治疗方案前应向患者详细解释方案的效益与风险，在与患者充分交流并取得合作之后实施。

(1)一般治疗。①必须要求患者戒烟：继续抽烟会明显降低药物疗效、增加手术率及术后复发率。②营养支持：CD患者营养不良常见，注意检查患者的体重及BMI，铁、钙等物质及维生素(特别是维生素D、维生素B_{12})的缺乏，并做相应处理。对重症患者可予肠外或肠内营养。

(2)药物治疗。根据疾病活动严重程度选择治疗方案。

1)轻度活动性CD的治疗如下。

氨基水杨酸类制剂：SASP或5-ASA制剂可用于结肠型，美沙拉秦可用于末段回肠型和回结肠型。

布地奈德：病变局限在回肠末段、回盲部或升结肠者，可选布地奈德。

对上述治疗无效的轻度活动性CD患者视为中度活动性CD，按中度活动性CD处理。

2)中度活动性CD的治疗如下。

糖皮质激素：是治疗的首选。病变局限在回盲部者，为减少全身作用糖皮质激素相关不良反应，可考虑布地奈德，但该药疗效对中度活动性CD不如全身作用糖皮质激素。

激素与硫嘌呤类药物或甲氨蝶呤合用：激素无效或激素依赖时加用硫嘌呤类药物或甲氨蝶呤。有研究证明这类免疫抑制剂对诱导活动性CD缓解与激素有协同作用，但起效慢(硫唑嘌呤要在用药达12～16周才达到最大疗效)，因此其作用主要是在激素诱导症状缓解后，继续维持撤离激素的缓解。

硫唑嘌呤(AZA)与6-巯基嘌呤(6-MP)同为硫嘌呤类药物，两药疗效相似，开始选用AZA还是6-MP，主要是一种用药习惯的问题，我国医师使用AZA的经验较多。使用AZA出现不良反应的患者转用6-MP后，部分患者可以耐受。硫嘌呤类药物无效或不能耐受者，可考虑换用甲氨蝶呤(MTX)。

生物制剂：常用的有英夫利西和阿达木，英夫利西(infliximab，IFX)是我国目前唯一批准用于CD治疗的生物制剂。IFX用于激素及上述免疫抑制剂治疗无效或激素依赖者，或不能耐受上述药物治疗者。

其他：氨基水杨酸类制剂对中度活动性CD疗效不明确。环丙沙星和甲硝唑仅用于有合并感染者。其他免疫抑制剂、沙利度胺、益生菌、外周血干细胞或骨髓移植等治疗CD的价值尚待进一步研究。美沙拉秦局部治疗在有结肠远端病变者必要时可考虑。

3)重度活动性CD的治疗:重度患者病情严重、并发症多、手术率及病死率高,应及早采取积极有效措施处理。

确定是否存在并发症:局部并发症如脓肿或肠梗阻,全身并发症如机会感染。强调通过细致检查尽早发现并做相应处理。

全身作用糖皮质激素:口服或静脉给药,剂量为泼尼松0.75～1 mg/(kg·d)。

英夫利西:视情况,可在激素无效时应用,亦可一开始就应用。

手术治疗:激素治疗无效者应考虑手术治疗。手术指征和手术时机的掌握应从治疗开始就与外科医师密切配合共同商讨。

综合治疗:合并感染者予广谱抗生素或环丙沙星及(或)甲硝唑。视病情予输液、输血及输清蛋白。视营养状况及进食情况予肠外或肠内营养支持。

4)特殊部位CD的治疗如下。

广泛性小肠病变的治疗:存在广泛性小肠病变(累计长度>100 cm)的活动性CD常导致营养不良、小肠细菌过度生长、因小肠多处狭窄而多次手术造成短肠综合征等严重而复杂的情况,因此早期即应予积极治疗。如早期应用免疫抑制剂(AZA、6-MP、MTX),对病情重或复发者早期考虑予IFX。营养治疗应作为重要辅助手段。轻度患者可考虑试用全肠内营养作为一线治疗。

食管和胃十二指肠病变的治疗:食管、胃、十二指肠CD可单独存在,亦可与其他部位CD同时存在。其治疗原则与其他部位CD相仿,不同点:①加用质子泵抑制剂对改善症状有效。②该类型CD一般预后较差,宜早期应用免疫抑制剂(AZA、6-MP、MTX),对病情重者早期考虑予IFX。

根据对病情预后估计制订治疗方案:近年研究提示,早期积极治疗有可能提高缓解率及减少缓解期复发率。而对哪些患者需要早期积极治疗,取决于对患者预后的估计。称为“病情难以控制”的高危因素正在逐步被认知。所谓“病情难以控制”,一般指患者在短时间内出现复发而要重复激素治疗或发生激素依赖,或者在较短时间内需行肠切除术等预后不良表现。目前较为认同的预测“病情难以控制”高危因素包括合并肛周病变、广泛性病变(累计病变累及肠段>100 cm)、食管和胃十二指肠病变、发病年龄轻、首次发病即需要激素治疗等。对于有2个或以上高危因素的患者宜在开始治疗时就考虑予早期积极治疗;从以往治疗经过看,接受过激素治疗而复发频繁(一般指每年≥2次复发)患者亦宜考虑予更积极的治疗。所谓早期积极治疗就是不必经过“升阶治疗”阶段,活动期诱导缓解的治疗一开始就予更强的药物。主要包括两种选择:一是糖皮质激素联合免疫抑制剂(硫嘌呤类药物或甲氨蝶呤);或是直接予IFX(单独用或与AZA联用)。

(3)药物诱导缓解后的维持治疗:应用糖皮质激素或生物制剂诱导缓解的CD患者往往需要继续长期使用药物,以维持撤离激素的临床缓解。激素依赖的CD是维持治疗的绝对指征。其他情况宜考虑维持治疗,包括重度CD药物诱导缓解后、复发频繁CD、临床上有被视为有“病情难以控制”高危因素等。

糖皮质激素不应用于维持缓解,用于维持缓解的主要药物如下。①氨基水杨酸制剂:使用氨基水杨酸制剂诱导缓解后仍以氨基水杨酸制剂作为缓解期的维持治疗。氨基水杨酸制剂对激素诱导缓解后维持缓解的疗效未确定。②硫嘌呤类或甲氨蝶呤:AZA是激素诱导缓解后用于维持缓解最常用的药物,能有效维持撤离激素的临床缓解或在维持症状缓解下减少激素用量。AZA不能耐受者可试换用6-MP。硫嘌呤类药物无效或不能耐受者,可考虑换用MTX。

上述免疫抑制剂维持治疗期间复发者，首先要检查药物依从性及药物剂量是否足够，以及其他影响因素。如存在，做相应处理；如排除，可改用 IFX 诱导缓解并继以英夫利西维持治疗。

(4)治疗药物的使用方法如下。

1)氨基水杨酸类制剂：包括偶柳磺吡啶(SASP)、巴柳氮、奥沙拉嗪及美沙拉嗪。

2)糖皮质激素：①泼尼松 0.75～1 mg/(kg・d)(其他类型全身作用糖皮质激素的剂量按相当于上述泼尼松剂量折算)，再增大剂量对提高疗效不会有多大帮助，反会增加不良反应。达到症状完全缓解开始减量，每周减 5 mg，减至每天 20 mg 时每周减 2.5 mg 至停用，快速减量会导致早期复发。注意药物相关不良反应并做相应处理，宜同时补充钙剂和维生素 D。②布地奈德每次 3 mg，每天 3 次，口服，一般在 8～12 周临床缓解后改为每次 3 mg，每天 2 次。延长疗程可延长疗效，但超过 6 个月则再无维持作用。该药为局部作用糖皮质激素，全身不良反应显著少于全身作用糖皮质激素。

3)硫嘌呤类免疫抑制剂有以下几种。

硫唑嘌呤：用药剂量及疗程要足。但该药不良反应常见，且可发生严重不良反应，应在严密监测下应用。

合适目标剂量及治疗过程中的剂量调整：欧洲共识意见推荐的目标剂量范围是1.5～2.5 mg/(kg・d)。对此，我国尚未有共识。有认为，对于亚裔人种，剂量宜偏小，如 1 mg/(kg・d)。AZA 存在量效关系，剂量不足会影响疗效，剂量太大不良反应风险又不能接受，因此推荐一个适合国人的目标剂量范围亟待研究解决。

AZA 治疗过程中应根据疗效和不良反应进行剂量调整，目前临床上比较常用的剂量调整方案是，按照当地的推荐，一开始即给予目标剂量，用药过程中进行剂量调整。另有逐步增量方案，即从低剂量开始，每 4 周逐步增量，至有效，或外周血白细胞下降至临界值，或达到当地推荐的目标剂量。该方案判断药物疗效需时较长，但可能减少剂量依赖不良反应。

使用 AZA 维持撤离激素缓解有效的患者，疗程不少于 4 年。如继续使用，其获益与风险应与患者商讨，大多数研究认为使用 AZA 的获益超过发生淋巴瘤的风险。

严密监测 AZA 的不良反应：不良反应以服药 3 个月内常见，又尤以 1 个月内最常见。但是，骨髓抑制可迟发，甚有发生在 1 年及以上者。用药期间应全程监测，定期随诊。头 1 个月内每周复查 1 次全血细胞，第 2～3 个月每 2 周复查 1 次全血细胞，之后每月复查全血细胞，半年后全血细胞检查间隔时间可视情况适当延长，但不能停止；头 3 个月每月复查肝功能，之后视情况复查。

欧美的共识意见推荐在使用 AZA 前检查 TPMT 基因型，对基因突变者避免使用或减量严密监测下使用。TPMT 基因型检查预测骨髓抑制的特异性很高，但敏感性低(尤其在汉人)，应用时要充分认识此局限性。

6-巯基嘌呤(6-MP)：欧美共识意见推荐的目标剂量为 0.75～1.5 mg(kg・d)。使用方法和注意事项与 AZA 相同。

4)甲氨蝶呤(MTX)：国外推荐在诱导缓解期 MTX 剂量为每周 25 mg，肌内或皮下注射。至 12 周达到临床缓解后，可改为每周 15 mg，肌肉或皮下注射，也可改口服但疗效可能降低。疗程可持续 1 年，更长疗程的疗效及安全性目前尚无共识。国人的剂量和疗程尚无共识。

注意监测药物不良反应：早期胃肠道反应常见，叶酸可减轻胃肠道反应，应常规同用。头 4 周每周、之后每月定期检测全血细胞和肝功能。妊娠为禁忌证，用药期间及停药后数月内应避免妊娠。

5)英夫利西(IFX):使用方法为 5 mg/kg,静脉滴注,在第 0、2、6 周给予作为诱导缓解;随后每隔 8 周给予相同剂量作长程维持治疗。在使用 IFX 前正在接受糖皮质激素治疗时应继续原来治疗,在取得临床完全缓解后将激素逐步减量至停用。对原先已使用免疫抑制剂无效者无必要继续合用免疫抑制剂;但对 IFX 治疗前未接受过免疫抑制剂治疗者,IFX 与 AZA 合用可提高撤离激素缓解率及黏膜愈合率。

维持治疗期间复发者,查找原因,如为剂量不足可增加剂量或缩短给药间隔时间;如为抗体产生可换用阿达木(目前我国未批准)。目前尚无足够资料提出何时可以停用 IFX,对 IFX 维持治疗达 1 年,保持临床撤离激素缓解伴黏膜愈合及 CRP 正常者,可以考虑停用 IFX 继以免疫抑制剂维持治疗。对停用英夫利西后复发者,再次使用英夫利西可能仍然有效。

注意事项:禁忌证和不良反应详见《英夫利西单抗治疗克罗恩病的推荐方案》。

(5)肛瘘的处理:首先要通过症状和体检,特别是麻醉下肛门指检(EUA),并结合影像学检查(如 MRI 或及超声内镜或经皮肛周超声检查)等了解是否合并感染以及瘘管的解剖结构(一般将肛瘘分为单纯性和复杂性两大类)。在此基础上制订治疗方案。结肠镜检查了解直肠乙状结肠病变的存在及严重程度有助指导治疗。

如有脓肿形成必须先行外科充分引流,并予抗生素治疗。

无症状的单纯性肛瘘无须处理。有症状的单纯性肛瘘以及复杂性肛瘘首选抗生素如环丙沙星和(或)甲硝唑治疗。并以 AZA 或 6-MP 维持治疗。存在活动性肠道 CD 者必须积极治疗活动性 CD。

应由肛肠外科医师根据病情决定是否需要手术以及术式的选择(如单纯性肛瘘瘘管切除术、复杂性肛瘘挂线疗法,乃至肠道转流术或直肠切除术)。

已有证据证实 IFX 对肛瘘的疗效。对复杂性肛瘘,IFX 与外科及抗感染药物联合治疗,疗效较好。

(6)外科手术治疗及术后复发的预防。

外科手术治疗:尽管相当部分 CD 患者最终难以避免手术治疗,但术后复发率高,CD 的治疗仍以内科治疗为主。因此,内科医师应在 CD 治疗全过程中慎重评估手术的价值和风险,并与外科医师密切配合,力求在最合适的时间施行最有效的手术。外科手术指征如下。①内科治疗无效:激素治疗无效的重度 CD,见前述。②内科治疗疗效不佳和(或)药物不良反应已严重影响生存质量者,可考虑外科手术。

CD 并发症如下。①肠梗阻:由纤维狭窄所致的肠梗阻视病变部位和范围行肠段切除术或狭窄成形术。短段狭窄肠管(一般指<4 cm)可行内镜下球囊扩张术。炎症性狭窄引起的梗阻如药物治疗无效可考虑手术治疗。②腹腔脓肿:先行经皮脓肿引流及抗感染,必要时再行手术处理病变肠段。③瘘管形成:肛周瘘管处理如前述。非肛周瘘管(包括肠皮瘘及各种内瘘)的处理是一个复杂的难题,应由内外科密切配合进行个体化处理。④急性穿孔:需急诊手术。⑤大出血:内科治疗(包括内镜止血)无效出血不止危及生命者,需急诊手术。⑥最终发生癌变。

外科手术时机:需要手术的 CD 患者往往存在营养不良、合并感染,部分患者长期使用糖皮质激素,因而存在巨大手术风险。内科医师对此应有足够认识,以避免盲目的无效治疗而贻误手术时机,增加手术风险。

术后复发的预防:CD 肠切除术后复发率相当高。目前的资料提示,回结肠切除术后早期复发的高危因素包括抽烟、肛周病变、穿透性疾病行为及有肠切除术史等。

术后定期(尤其是术后第1年内)内镜复查有助监测复发及制订防治方案。回结肠吻合口复发及其严重程度通常应用Rutgeerts评分标准。

术后复发的预防仍是未解之难题。必须戒烟。药物预防方面,有对照研究证明美沙拉秦、硫嘌呤类药物及咪唑类抗生素对预防内镜及临床复发有一定疗效。嘌呤类药物疗效略优于美沙拉嗪,但因不良反应多,适用于手术后早期复发高危因素的患者。甲硝唑长期使用患者多不能耐受,有报道术后3个月内甲硝唑与AZA合用,继以AZA维持,可显著减少1年术后复发率。初步报道英夫利西对预防术后内镜复发有效,值得进一步研究。

就术后患者是否都要常规予预防复发药物治疗、用什么药物、何时开始使用、使用多长时间等问题,目前尚无普遍共识。比较一致的意见是:①对有术后早期复发的高危因素患者宜尽早(术后2周)予积极干预;②术后半年及1年之后定期行肠镜复查,根据内镜复发与否及程度给予或调整药物治疗。

癌变的监测:小肠CD炎症部位可能并发癌肿,应重点监测小肠;结肠CD癌变危险性与UC相近,监测方法相同。

五、饮食调护

感受外邪、饮食不节、情绪变化都可导致病情发作或加重,因此在治疗同时还要重视生活调摄,避免诱发因素。

加强健康宣教。应注重对患者的教育,以便提高治疗的依从性,积极避免诱发因素,提高生活质量。要注意患者的情绪变化,给予安慰、鼓励等精神支持。对焦虑、忧郁、睡眠质量不好等不同程度的精神神经症状,给予心理疏导,帮助其减轻压力;精神神经症状较重时,可以配合解郁安神中药,或服用抗抑郁药、镇静剂之类。

加强饮食教育。食谱的选择应因人而异,饮食需讲究均衡性,要提供足够的蛋白质、维生素、矿物质及热量;一般宜进食适量新鲜的低纤维、低脂肪、高维生素、高蛋白饮食,进食时尽可能细嚼慢咽。酒类饮料及碳酸饮料,生冷凉拌、寒凉属性(如梨、西瓜等)、有刺激性(如辣椒、葱、蒜等)、粗纤维(如芹菜、糠麸等)食物应避免进食,海鲜等易引起肠道过敏及牛奶等可疑不耐受的食物也不应进食。

加强健康锻炼。活动期患者应限制运动,注意休息。非急性活动期时适当的运动锻炼可以强身健体,愉悦心神,增强体质,对疾病的预防有很好的作用。

六、转归与随访

CD的常见并发症有肠梗阻、腹腔脓肿、瘘管形成、急性穿孔、大出血和癌变。若内科治疗无效,内科医师应在CD治疗全程中慎重评估手术的价值和风险,力求在最合适的时间施行最有效的手术。CD肠切除术后复发率相当高,术后复发的预防仍是未解之难题,研究表明患者戒烟对预防复发有益。对有术后早期复发的高危因素(抽烟、肛周病变、穿透性疾病行为及有肠切除术史等)患者宜尽早(术后2周)予积极干预;术后半年及1年之后定期行肠镜复查,根据内镜复发与否及程度给予或调整药物治疗。小肠CD炎症部位可能并发癌肿,应重点监测小肠。

(唐晓雪)

第七节 肠 结 核

肠结核是现代医学概念，在古代中医学医籍中没有明确对应的病名，但根据其腹泻、腹痛的临床表现，文献中关于“泄泻”“腹痛”等病症的论述提供了可借鉴的辨治经验。

《医宗必读·泄泻》：“脾土强者，自能胜湿，无湿则不泄。若土虚不能制湿，则风寒与热得干之而为病。”《罗氏会约医镜泄泻》：“泻由脾湿，湿由脾虚。”故脾之健运正常，则水谷得化，水湿得运，小肠能司其分清泌浊之功，大肠能承受传导燥化之职，大便自能正常。排便次数增多，粪质稀薄，可归为“泄泻”范畴。本病以慢性复发型最为常见，病情发展以发作、缓解交替出现为特点，故目前多认为其与中医的“泄泻”较为相近。

一、病因病机

（一）病因

本病的病因有感受外邪、饮食所伤、情志失调、脏腑虚弱、肾阳虚衰等，但关键在于脾胃功能障碍。

1.感受外邪

外邪引起的泄泻，以寒、湿、热为常见，尤以湿邪为多。由于脾喜燥恶湿，外来湿邪最易困阻脾阳，脾失健运，水食相杂而下，发生泄泻。正如《杂病源流犀烛·泄泻源流》说：“湿盛则飧泄，乃独由于湿耳。不知风寒热虚，虽皆能为病，苟脾强无湿，四者均不得而干之，何自成泄？是泄虽有风寒热虚之不同，要未有不原于湿者也。”

2.饮食所伤

饮食不节，损伤脾胃，传导失职，升降失调，而发生泄泻。《景岳全书·泄泻》篇说：“饮食不节，起居不时，以至脾胃受伤，则水反为湿，谷反为滞，精华之气不能输化，乃致合污下降而泻利作矣。”

3.情志失调

平时脾胃素虚，复因情志影响，忧思恼怒，精神紧张，以致肝气郁结，横逆犯脾，运化失常，而成泄泻。正如《景岳全书·泄泻》篇说：“凡遇怒气便作泄泻者，必先以怒时挟食，致伤脾胃，故但有所犯，即随触而发，此肝脾二脏之病也。盖以肝木克土，脾气受伤而然。”

4.脾胃虚弱

脾主运化，胃主受纳，若因饮食不节，劳倦内伤，久病缠绵，均可导致脾胃虚衰，不能受纳水谷和运化精微，水谷停滞，清浊不分，混杂而下，遂成泄泻。

5.肾阳虚衰

久病之后，损伤肾阳，或年老体衰，阳气不足，脾失温煦，运化失常，而致泄泻。《景岳全书·泄泻》篇指出：“肾为胃关，开窍于二阴，所以二便之开闭，皆肾脏所主，今肾中阳气不足，则命门火衰；阴气极盛之时，则令人洞泄不止也。”

（二）病机

本病的主要病变在于脾胃与大小肠，脾虚湿胜是导致本证发生的重要因素。外因与湿邪关系最大，湿邪侵入，损伤脾胃，运化失常，所谓："湿胜则濡泄"。内因则与脾虚关系最为密切，脾虚失运，水谷不化精微，湿浊内生，混杂而下，发生泄泻。肝肾所引起的泄泻，也多在脾虚的基础上发生。脾虚失运，可造成湿盛，而湿盛又可影响脾的运化，故脾虚与湿盛是互相影响，互为因果。

二、中医诊断

（一）病名诊断

以排便次数增多，粪质稀薄，或夹黏液为主者，可称为"泄泻"；以黏液脓血便、腹痛、里急后重为主要表现者，可称为"下痢"；以大便带血为主者，可称之"便血"。

（二）辨证要点

1.辨缓急

急性泄泻（暴泻）发病急骤，病程短，常以湿盛为主；慢性泄泻发病缓慢，病程较长，迁延日久，每因饮食不当、劳倦过度而复发，常以脾虚为主，或病久及肾出现五更泄泻，腰酸怕冷，是命门火衰，脾肾同病。

2.辨证型

泄泻证型虽多，但各有特点。外感泄泻，多夹表证，如泻而兼有恶寒自汗，发热头痛，脉浮者，为夹风；泄泻发生在炎夏酷暑季节，症见身热烦渴，头重自汗，脉濡数，为夹暑。食滞肠胃之泄泻，以腹痛肠鸣、粪便臭如败卵、泻后痛减为特点。肝气乘脾之泄泻，以胸胁胀闷、嗳气食少、每因情志郁怒而增剧为特点。脾胃虚弱之泄泻，以大便时溏时泻、水谷不化、稍进油腻之物则大便次数增多、面黄肢倦为特点。肾阳虚衰之泄泻，多在黎明之前，以腹痛肠鸣即泻、泻后则安、形寒肢冷、腰膝酸软为特点。

3.辨寒热虚实

凡大便清稀，完谷不化，腹痛喜温，畏寒，手足欠温，多属寒证；凡大便黄褐，臭味较重，泻下急迫，肛门灼热，多为热证。病程较长，腹痛不甚，喜温喜按，神疲肢冷，多属虚证；泻下腹痛，痛势急迫拒按，泻后痛减，多属实证。但病变过程较为复杂，往往出现虚实兼夹，寒热互见，在辨证时，应全面分析。

4.辨轻重

一般泄泻，若脾胃不败，饮食如常，多属轻证，预后良好。若泄泻不能食，形体消瘦，泄泻无度，或久泄滑脱不禁，致津伤液竭，则每有亡阴、亡阳之变，多属重证。

5.辨腹痛

便前腹痛、便后则缓，肠鸣腹胀，多属脾虚肝旺，病在气分；痛处固定，缠绵反复，多为瘀血入络，病在血分；病久而腹痛隐隐，多属气虚血瘀。

（三）证候诊断

1.湿热内蕴证

主症：泄泻腹痛，泻下急迫，或泻而不爽，粪色黄褐而臭，小便短黄，舌苔黄腻，脉濡数或滑数。

次症：肛门灼热，烦热口渴。

2.肝气乘脾证

主症：素有胸胁胀闷，嗳气食少，每因抑郁恼怒或情绪紧张之时，发生腹痛泄泻。舌淡红，脉弦。

次症：大便稀溏，或黏液便；情绪抑郁或焦虑不安；嗳气不爽，食少腹胀；舌质淡红，苔薄白；脉弦或弦细。

3.脾胃虚弱证

主症:大便时溏时泻,水谷不化,肢倦乏力,舌淡苔白,脉细弱。

次症:饮食减少,脘腹胀闷不舒,面色萎黄。

4.肾阳虚衰证

主症:黎明之前,腹部作痛,肠鸣即泻,泻后则安,舌淡苔白,脉沉细。

次症:形寒肢冷,腰膝酸软。

上述证候确定:主症必备,加次症 2 项以上即可诊断。

三、中医治疗

(一)治疗原则

本病以脾虚湿盛,脾失健运的病机特点,治疗应以运脾祛湿为原则。急性泄泻以湿盛为主,重用祛湿,辅以健脾,再依寒湿、湿热的不同,分别采用温化寒湿与清化湿热之法。兼夹表邪、暑邪、食滞者,又应分别佐以疏表、清暑、消导之剂。慢性泄泻以脾虚为主,当予运脾补虚,辅以祛湿,并根据不同证候,分别施以益气健脾升提,温肾健脾,抑肝扶脾之法,久泻不止者,尚宜固涩。同时还应注意急性泄泻不可骤用补涩,以免闭留邪气;慢性泄泻不可分利太过,以防耗其津气;清热不可过用苦寒,以免损伤脾阳;补虚不可纯用甘温,以免助湿。若病情处于寒热虚实兼夹或互相转化时,当随证而施治。

(二)辨证论治

1.湿热内蕴证

治法:清化湿热。

主方:葛根芩连汤加减。

药物:葛根、黄芩、黄连、金银花、茯苓、苍术、车前子、生甘草。

中成药选用:香连丸,口服,每次 3～6 g,每天 2～3 次。

2.肝气乘脾证

治法:抑肝扶脾。

主方:痛泻要方加减。

药物:白术、白芍、陈皮、防风、炒柴胡、炒枳实、党参、茯苓、炙甘草。

中成药选用:固肠止泻丸(结肠炎丸),口服,每次 4 g(浓缩丸),或每次 5 g(水丸),每天 3 次。逍遥丸,口服,每次 3 g,每天 3 次。

3.脾胃虚弱证

治法:健脾益气。

主方:参苓白术散(《太平惠民和剂局方》)加减。

药物:党参、茯苓、炒白术、山药、炒薏苡仁、砂仁(后下)、陈皮、桔梗、木香、黄连、地榆、炙甘草。

中成药选用:参苓白术丸,口服,每次 6 g,每天 3 次。

4.肾阳虚衰证

治法:温肾健脾,固涩止泻。

主方:四神丸加减。

药物：补骨脂、吴茱萸、肉豆蔻、补骨脂、肉豆蔻、吴茱萸、五味子、党参、炮姜、白术、甘草。

中成药选用：附子理中丸，口服，每次 3 g，每天 3 次。四神丸，口服，每次 3 g，每天 3 次。

（三）其他疗法

1.针灸

以补益脾胃与温补肾阳为主。取脾俞、章门、中脘、天枢、足三里、命门、关元等穴。针用补法，可灸。

2.拔火罐

选天枢、关元、足三里、上巨虚、下巨虚、大肠俞、小肠俞等穴。适用于慢性虚寒性泄泻。

3.耳针

取大肠、小肠、肺、脾、下脚端等穴。可针刺，也可用王不留行籽贴压。

（四）临证要诀

泄泻是以大便次数增多，粪质稀薄，甚至泻出如水样为临床特征的一种脾胃肠病证。临床上应注意与痢疾、霍乱相鉴别。病因有感受外邪，饮食所伤，情志失调，脾胃虚弱，命门火衰等。这些病因导致脾虚湿盛，脾失健运，大小肠传化失常，升降失调，清浊不分，而成泄泻。病位在脾、胃、肠。辨证要点以辨寒热虚实、泻下物和缓急为主。治疗应以运脾祛湿为原则。急性泄泻重用祛湿，辅以健脾，再依寒湿、湿热的不同，分别采用温化寒湿与清化湿热之法。慢性泄泻以脾虚为主，当予运脾补虚，辅以祛湿，并根据不同证候，分别施以益气健脾升提，温肾健脾，抑肝扶脾之法，久泻不止者，尚宜固涩。同时还应注意急性泄泻不可骤用补涩，以免闭留邪气；慢性泄泻不可分利太过，以防耗其津气；清热不可过用苦寒，以免损伤脾阳；补虚不可纯用甘温，以免助湿。

四、饮食调护

（1）结核病是由结核分枝杆菌引起的慢性消耗性传染病，治疗要从整体出发，使用抗结核病药物同时必须增加机体抵抗力，加强营养，可补给患者充足热量和营养素，满足结核病灶修复需要，增强机体抵抗力。

（2）结核病热量需要超过正常人，一般要求达到每千克体重供给 125.6 kJ(30 kcal)，全天总摄入量为 8 371.7 kJ(2 000 kcal)左右，轻体力劳动者每千克体重 167.4 kJ(40 kcal)，全天 10 046 kJ(2 400 kcal)左右。

（3）结核病患者蛋白质消耗多，且蛋白质修补组织的重要营养素有益病灶愈合病体康复。结核病患者每天蛋白质摄入量应为每千克体重 1.2～1.5 g，每天的总进量为 80～100 g，其中优质蛋白质，如肉禽、水产品、蛋、乳及大豆制品应占总蛋白质摄入量的 50%上。另外还需补充充足的维生素，维生素 A 增强机体免疫力，维生素 D 促进钙吸收，维生素 C 有利于病灶愈合和血红蛋白合成，B 族维生素有改善食欲的作用。新鲜蔬菜水果也是维生素的主要来源。此外乳、蛋、内脏等食品含维生素 A 丰富，花生、豆类、瘦肉等富含 B 族维生素。

（4）禁止抽烟和饮酒。抽烟会增加对呼吸道和消化道的刺激，饮酒使血管扩张，加重患者咳嗽咯血等症状。

（5）结核患者膳食中还应特别注意钙和铁的补充，钙是结核病灶钙化的原料，牛奶中所含的钙量多、质优。患者每天应饮奶 250～500 g。铁是制造血红蛋白的必备原料，咯血、便血者更要注意补充。

（6）家庭消毒隔离，最好让患者独居一室，选择朝阳或通风条件好的房间。室内不能太潮湿。

患者的寝具、食具独用，并定期消毒。痰液最好吐在纸内，然后烧毁，切忌随地吐痰。患者不宜与儿童接触，尽量不到公共场所去，以免病菌扩散传染，影响他人健康。咳嗽和喷嚏时，用手帕捂住口鼻。被褥经常放在太阳下暴晒，餐具可做煮沸消毒。

(7)患者往往胃纳较差，饮食宜清淡、易消化，注意适当补充蛋白质和维生素类。疾病好转时期，患者食欲改善，则要多吃一些瘦肉、鱼类、蛋品、豆制品和新鲜蔬菜。饮食要有规律，选择上不能偏食，以保证各种营养成分的摄入。

(8)发生少量咯血时，护理者首先要稳定其情绪，因过度紧张、激动会增加咯血量，过分害怕咯血、拼命屏气则容易引起窒息。应让患者静卧，用冷毛巾敷额部或胸部。也可以吃一些冷饮以帮助止血。咯血刚停，不宜立即起床活动。

患者如突然大量咯血或咯血突然停止，并伴有胸闷、气急、烦躁、出冷汗，甚至面色发紫，这是窒息的预兆，应立即让患者侧卧，鼓励和帮助患者将血块咯出，并立即将患者送医院抢救。

(9)因患传染病可能会影响家庭生活、工作及人际交往，因此会产生压力和情绪障碍，服药也会有很多情绪方面的不良反应，包括消化道反应、药物的肝肾毒性、失眠、兴奋甚或抑郁，因而需加强心理支持和安慰、鼓励。要树立战胜疾病的信心，消除焦虑、忧郁、孤独的心理，进行必要的文娱和消遣活动来分散疾病的注意力，以消除不良心理。

(唐晓雪)

第十一章

肛肠疾病的护理

第一节　肛肠科常用护理技术

一、熏洗坐浴及护理

(一)概述

熏洗法是用药物煎汤，趁热在患部熏蒸、淋洗和浸浴的方法。早在《金匮要略》中就已载有用苦参汤熏洗治疗狐惑病蚀于下部者，可谓是熏洗法的最早记载。《备急千金要方》中载有以药物熏洗痔瘘的方法。以后此法历代习用，并逐渐发展，应用范围不断扩大。中药熏洗法在我国有两千年的应用历史。熏洗坐浴是治疗肛肠疾病带来的疼痛或术后疼痛极为有效的方法，可缩短疗程，减轻患者痛苦。熏洗坐浴是依靠药物的药力和热力的双重作用，在治疗疾病的过程中起到了消肿止痛、减轻局部坠胀感、疏通腠理、祛风除湿、清热解毒、杀虫止痒的作用。

(二)适应证

本法适用于肛门疾病早期治疗及其术后治疗，可预防术后并发症的发生及缓解肛门不适症状。其中对伤口疼痛、水肿、肛门瘙痒、肿胀、创面愈合延迟等并发症的疗效较好。

(三)禁忌证

急性传染病、严重心脏病、重症高血压、严重肾病、主动脉瘤、湿疹、有出血倾向者禁用熏洗坐浴疗法。

(四)操作前护理

1.评估患者并解释

(1)评估：患者的年龄、治疗情况，局部皮肤、伤口状况、活动能力、心理状态及合作程度。

(2)解释：向患者及家属解释热水坐浴的目的、方法、注意事项及配合要点。

2.患者准备

(1)了解熏洗坐浴的目的、方法、注意事项及配合要点。

(2)排尿、排便，并清洗局部皮肤。

(3)坐姿舒适、愿意合作。

3.护士准备

衣帽整洁，修剪指甲，洗手，戴口罩。

4.用物准备

(1)治疗盘内备长镊子、纱布。

(2)坐浴椅、消毒坐浴盆、坐便垫、热水瓶、水温计、药液(遵医嘱配制)、毛巾、毛毯、无菌纱布、手消毒液、医疗垃圾桶、手消毒液,治疗车。必要时备屏风、换药用物。

5.环境准备

调节室温,酌情关闭门窗,必要时用床帘或屏风遮挡。

(五)操作方法

(1)携用物至患者床旁,核对患者床号、姓名。

(2)遵医嘱配制药液置于浴盆内 1/2 满,调节水温。

(3)置浴盆于坐浴椅上。

(4)遮挡、暴露,用窗帘或屏风遮挡,暴露患处。

(5)熏洗坐浴:协助患者裤子脱至膝盖部后取坐姿,嘱患者先用热汽熏蒸肛门部。水温控制在 40～45 ℃,询问患者有无不适感,如水温不足,应先移开肢体后加热水,以免烫伤。水温略降后用纱布蘸药液淋洗肛门部皮肤,待适应水温后,坐入浴盆中,持续 5～20 分钟,视患者的承受能力而定。

(6)观察患者熏洗后不良反应。

(六)操作后护理

(1)坐浴毕,用纱布擦干臀部,协助穿裤,卧床休息,加盖被服,注意保暖,术后患者等待换药治疗。

(2)开窗、拉开床帘或撤去屏风,整理床单位用物并洗手,记录坐浴的时间、药液、效果、患者肛门局部状态。

(3)用物消毒后备用。

(七)注意事项

(1)热水坐浴前先排尿、排便,因热水可刺激肛门、会阴部易引起排尿、排便反射。

(2)肛肠病术后熏洗,坐浴盆、溶液及用物必须无菌;坐浴后应用无菌技术处理伤口。

(3)女性患者妊娠后期、产后 2 周内、月经期、阴道出血和盆腔急性炎症不宜坐浴,以免引起交叉感染。如遇月经期需注意使用卫生棉条,防止交叉感染。

(4)熏洗时,冬季应保暖,夏季宜避风寒,以免感冒加重病情。

(5)严格控制水温,防止烫伤患者。

(6)坐浴过程中,注意观察患者面色、脉搏、呼吸;听患者主诉,有异常情况立刻停止。

(7)熏洗时,防止地面溅水,以防患者滑倒。

(8)肛肠疾病术后创面水肿应缩短熏洗坐浴时间,以免加重水肿症状。

二、伤口换药及护理

(一)概述

肛肠疾病是临床上的常见病、多发病,手术是其治疗的一个主要的方法。手术后伤口的换药,作为基本的操作技术,在肛肠疾病的整体治疗中,则占有重要的地位。从术后第 1 天开始每天进行换药。肛肠手术部位大多为开放性创面,术后排便易造成对伤口的污染,因此术后的伤口消毒、创腔冲洗、除去引流及上药包扎、指诊等是不可缺少的治疗措施,这一系列处理方法则构成了肛肠科换药内容。通过换药，可观察了解肛门局部伤口的变化，消除及减轻一切不利于伤口愈合的因素，促进伤口肉芽组织和上皮组织生长。其目的是最大限度地帮助患者恢复肛门直肠的正常生理功能，减轻伤口的疼痛、坠胀和其他不适感，以促使伤口早日愈合。所以，正确的换药可以缩短伤口愈合的时间，避免术后并发症的形成，对于肛肠疾病的治疗可事半功倍。伤口换药又称交换敷料，其目的是检查伤口、清洁伤口、清除脓液、分泌物及坏死组织和覆盖敷料。对预防和控制伤口感染，促进伤口愈合起重要作用。

(二)操作前护理

1.环境准备

换药室应在换药前用空气消毒机消毒，医师要戴好口罩和帽子，清洗双手后戴好手套。由护士或医师自己根据患者的病情准备好换药用品。操作前半小时停止一切清扫工作。

2.用品准备

盐水棉球、碘酊棉球、依沙吖啶纱条、凡士林纱条、0.9%氯化钠注射液、甲硝唑、3%过氧化氢、一次性使用 20 mL 无菌注射器、一次性使用无菌换药镊、一次性使用无菌换药碗、一次性使用无菌止血钳、无菌纱布、脱敏胶布或根据患者的病情准备好特殊换药用品。

3.操作者准备

着装符合要求，戴帽子、口罩，洗手。

4.患者准备

换药之前嘱患者排便，如有便秘，可酌情服用通便药物，也可应用开塞露灌肠通便。排便后进行药物的熏洗坐浴。换药时患者尽量使肛门局部显露充分，肌肉放松，利于操作。如在病房房间换药，则应该用屏风遮挡或让其他人员回避。

5.心理准备

尊重患者隐私，让无关人员离场或做好遮挡。向患者说明换药的必要性和可能发生的不适反应，消除其恐惧心理取得理解支持与合作。

6.换药体位

让患者保持适当体位，要求既能很好暴露伤口，又能最大限度满足患者安全、保暖、舒适的需要。通常采取侧卧位、膝胸位等。

(三)操作方法

(1)扶持患者摆好舒适的换药体位，注意安全，防止不舒适。

(2)操作者亦可用左手拇指和示指分开肛门，观察伤口情况。

(3)换药时伤口常规消毒，拔除引流条时应缓慢向外牵动，慎防被拉断。取出后如分泌物过多，可更换另一胶片。引流物一般在术后 24～48 小时取出。取出前若渗出过多，应随时更换湿透的外层敷料。

(4)用 0.9%氯化钠注射液冲洗伤口，对于有引流皮片、引流管的患者，冲洗残留粪便及分泌物，并排净冲洗液。

(5)嘱患者深吸气，做排便动作，遵守外科无菌换药原则，双手执镊，右手镊子接触伤口，左手镊子入换药碗中夹无菌物品，传递给右手镊子，二者不可接触及混用。操作者用右手拿取夹持消毒棉球的无菌镊擦拭消毒创口周围，再夹持生理盐水棉球擦拭清洁创面，轻轻拭净创面上的分泌物。

(6)根据具体情况选用不同药物施敷于创面或创腔，并用凡士林纱条保护伤口外缘，外盖无菌纱布，胶布固定。

(7)如伤口疼痛较重，要调整合适体位，充分暴露伤口，使患者尽可能地做排便动作，使肛门完全处于放松状态。

(8)敷贴引流纱布条时，应填塞覆盖创面或创腔基底部，使肉芽组织从基底部逐渐生长，以预防粘连、假愈合。

(9)创面肉芽组织生长过快，高出皮面，可用硝酸银液腐蚀肉芽，也可直接用剪刀剪平创面。

(10)创缘水肿时，可用高渗盐水、硫酸镁纱条湿敷，或用中药消肿之剂坐浴熏洗，必要时剪除水肿的创缘。

(11)创面凹陷，创缘老化翻卷应及时予以修剪。

(12)创面周围发红、潮湿、糜烂，有湿疹发生时，可暴露创面，并用湿疹散、滑石粉等涂抹于创面周围。

(13)创面愈合迟缓，可用生肌散等药物换药。

(四)操作后护理

1.换药护理

肛门是机体消化道排秽物的出口，由于肛门括约肌形成皱褶的解剖结构，为细菌提供了隐蔽场所。当患者机体的抵抗力下降或护理不当时易出现感染，所以伤口换药非常关键。换药一般在便后进行，先用温水清洁肛门，然后进行药物的熏洗坐浴。便后坐浴有利于清洁肛门，促进创面愈合，局部换药每天 1 次，换药时注意观察局部创面颜色变化、分泌物多少及引流是否通畅。用 0.5%聚维酮碘棉球反复消毒创面，若脓液较深，可采用常规消毒后再用甲硝唑注射液冲洗脓腔，然后将凡士林油纱条嵌入创面基底部及脓腔最深处，防止假性愈合。要求动作轻柔，边换药边与患者交谈，转移其注意力，以达到减轻患者疼痛的目的。

2.心理护理

由于术后每天换药、排便等引起的疼痛易导致患者烦躁不安、心情差，个别患者还担心切口愈合不好，达不到预期效果。故医护人员在做好各项治疗护理时，可与患者聊天，认真倾听患者诉说，了解患者对疾病的感知，向患者介绍对其所采取的治疗和护理措施，消除患者的孤寂感，使患者增强战胜疾病的信心，积极乐观地配合各项治疗护理工作。

3.疼痛护理

(1)促进舒适：帮助患者选择正确的姿势，舒适整洁的床单、良好的采光和通风效果、适宜的室内温度等都是促进舒适的必要条件。创造舒适的环境，避免强光、噪声等环境因素诱发或加重疼痛，医务人员要讲话声音小、动作轻柔，尽量避免医疗器械，使房间声响保持在 35 dB 以下。

(2)放松疗法：护理人员可教患者一些缓解疼痛的方法，如听音乐、缓节律呼吸法，有助于机体放松、肌张力减小，以减轻疼痛。

(3)音乐疗法：音乐疗法是通过向患者播放适合的音乐，帮助患者达到心理、生理和情绪的和谐统一的一种自然疗法。

(五)注意事项

(1)树立严格的无菌观念，操作过程中严格执行手卫生操作要求。

(2)肛肠科疾病不同于普通的外科换药，尊重患者隐私，让无关人员离场或做好遮挡。

(3)操作娴熟，保护健康组织。

(4)注意引流装置固定的部位，并低位放置，不引起患者的疼痛及活动等不适，保持引流通畅。

(5)凡属高度传染性伤口，如破伤风、炭疽、气性坏疽的伤口，应严格执行隔离制度，伤口换药有专人负责，用过的器械要单独灭菌，用过的敷料要马上焚烧，工作人员要刷洗双手并浸泡消毒。

(6)术后前期伤口环境比较湿润，敷料可以多用几层，后期伤口的生长主要是角质的生长，此时伤口环境相对干燥，所以敷料在起到隔离作用的前提下尽可能薄。

(7)伤口换药严防假性愈合的发生。

(8)女性患者尽量避开经期手术，如遇月经期需注意使用卫生棉条，防止交叉感染。

(9)杜绝"三猛"的错误操作，"三猛"是指"猛擦、猛捅、猛塞"。"三猛"可使伤势加重而经久不愈，并可增加患者的不适感，在临床换药中应予杜绝。

三、伤口愈合理论与护理

(一)概述

伤口愈合是指机体遭受外力作用，皮肤等组织出现离断或缺损后的愈复过程，为包括各种组织的再生和肉芽组织增生、瘢痕组织形成的复杂组合，表现出各种过程的协同作用。伤口愈合是一个连续的过程，在创伤发生后立即开始，其过程包括渗出、纤维组织形成和瘢痕收缩 3 个阶段，3 个阶段可依次发生，也可交替出现或同时发生。

(二)伤口分类

根据创伤和外科手术污染的可能性而划分伤口的类别。一般分为三类。

1.清洁伤口

清洁伤口用"Ⅰ"代表，是指非外伤性的、未感染的伤口；手术未进入空腔脏器(呼吸道、消化道、泌尿生殖道及口腔部位)；手术后没有引流的伤口。如甲状腺次全切除术、开颅术、闭合性骨折切开复位术等。

2.可能污染伤口

可能污染伤口用"Ⅱ"代表，是指手术时可能带有污染的缝合切口。某些空腔脏器手术的切口可能受到污染，但是在良好控制条件下，没有发生异常污染的切口，如阑尾、胃、子宫等部位的手术。手术区域的皮肤不容易彻底灭菌(阴囊、会阴部的手术)。新近愈合的切口需要再次切开的手术，如腹部手术出现并发症，需要再次切开探查的切口(如脾切除术后大出血需要再次开腹探查止血等)。伤口在 6 小时内已经进行清创缝合的切口，如比较整齐的刀伤。

3.污染伤口

污染伤口用"Ⅲ"代表，包括切口直接暴露于感染区域或者邻近感染区如胃、十二指肠溃疡穿孔的手术、阑尾穿孔的手术、结核性脓肿或窦道切除缝合的切口。与口腔相通的手术，如唇裂、腭裂手术。某些腹腔内明显感染的手术，如胆囊积脓、肠绞窄坏死等手术。

(三)伤口愈合分级

愈合分级是判定伤口愈合情况的标准，分为三级。

1.甲级愈合

甲级愈合用"甲"字代表，是指愈合优良，没有不良反应的初期愈合。

2.乙级愈合

乙级愈合用"乙"代表，是指愈合欠佳，愈合处有炎症反应，如红肿、硬结、血肿、积液等，但未化脓。为了统计缺点的性质，可在"乙"字后面加括号注明具体情况，如"乙(血肿)"。

3.丙级愈合

丙级愈合用“丙”代表，是指切口化脓，需要做切口切开引流。

(四)影响切口愈合的因素

1.全身因素

(1)年龄及营养：创口愈合延迟多见于体质虚弱及营养不良的老年患者。蛋白质缺乏可引起纤维增生和胶原合成不足、血浆胶体渗透压改变，组织水肿；氨基酸和糖类不足又可直接影响胶原和多糖的合成。

(2)维生素：维生素C对中性粒细胞产生过氧化物杀灭细菌，可促进胶原合成，而且还可影响巨噬细胞的游走和吞噬功能，从而影响机体对感染的易感性。维生素A可促进胶原聚合和上皮再生，使受皮质类固醇抑制的创口恢复生长。

(3)血液循环系统功能状态：心力衰竭或者动脉硬化，会引致周围组织血供不足，从而影响创面愈合。

(4)潜在性或伴发疾病：如糖尿病、贫血、类风湿关节炎、自身免疫性疾病、恶性肿瘤、肝衰竭以及肾功能不全等。糖尿病时，巨噬细胞功能受损，致使患者罹患感染性疾病，同时，由于糖尿病患者也易于并发周围神经病和血管性疾病，导致血液供应障碍，因此，糖尿病患者容易出现创面，而且创面难以愈合。贫血是因为血液携氧能力下降，导致周围组织缺氧而影响创面的愈合。恶性肿瘤创面难以愈合的原因有肿瘤组织的快速生长、坏死组织易于感染、营养平衡破坏（负氮平衡）以及治疗时药物（化疗及放疗）的影响。

(5)用药情况：非特异性消炎药物如阿司匹林、吲哚美辛等，因能阻断前列腺素的合成而抑制创面愈合过程的炎症反应，而使其愈合缓慢。细胞毒性药物能抑制细胞的分裂增殖，从而对创面愈合产生严重的影响。类固醇能抑制免疫反应，而且还会阻止成纤维细胞的分裂与增殖而延缓创面的愈合，这一作用在蛋白质营养不良时更为明显。

(6)放射治疗：离子射线不仅对恶性肿瘤细胞具有杀伤力，同样对正常组织细胞也具有强大的破坏性；同时，放疗所带来的不良反应如恶心、呕吐以及消化道功能障碍（腹泻）会引起营养吸收障碍从而影响创面的愈合过程。

(7)心理状态：压抑、紧张、焦虑会使机体的免疫系统功能受损，从而间接地影响创面的愈合。相反，积极的心态会有利于创面的愈合。

(8)微量元素：锌是许多酶系统包括DNA和RNA聚合酶的辅助因子，缺乏时可影响细胞增殖和蛋白质的合成。

(9)温度：过热或过冷能明显延迟愈合，因两者都能引起组织损伤和血管栓塞。

(10)肥胖：肥胖患者易发生切口部位脂肪液化、坏死、液体积聚而发生感染，切口感染率较常人高出一倍。

2.局部因素

不适当的局部处理措施将极大地影响伤口的愈合。因此应了解伤口愈合的病理生理，清楚各种因素对愈合过程的影响，掌握不同种类伤口处理药品的特点与作用机制，对选择合理的伤口处置方案至关重要。

(1)局部血液供应状态：血液供应不足导致组织细胞再生时所需的营养供给不足，从而阻碍愈合进程。引起局部血液供应不足的主要原因是局部压力、摩擦力以及剪切力增加。

(2)吸烟：会导致血液循环系统功能障碍，这主要表现在以下两个方面。①尼古丁作用于小动脉管壁的平滑肌，使小动脉收缩，血流减慢。②吸入的一氧化碳会与血红蛋白竞争性结合，从而使血液携氧能力下降，影响伤口组织的氧供给。

(3)伤口异物：任何异物残留在伤口都会阻碍愈合过程。在手术或换药过程中，棉纱或线头被肉芽组织包埋而产生异物反应是较常见的原因。肛门部拆线时，因肛门周围皱褶较多，视野不够清晰，只剪下线结而残留环形扎线；油纱条敷盖创面后纱线的残留，肉芽组织生长过快，创面皮肤过早搭桥，创面引流不畅。以上原因均可延缓创口愈合。

(4)伤口感染：肛门部手术创面的感染机会较其他伤口感染为多，感染能延缓创面愈合。其原因为感染加重了创面的炎症状态，胶原酶增加和胶原纤维合成受阻，造成创面强度降低。另外，感染可使创面肉芽组织坏死液化，特别是创面引流不畅时，如不能及时清除炎性分泌物及水肿的肉芽组织，可使创面炎症迁延化而推迟愈合。

(5)排便因素：术前习惯性便秘和术后因惧痛等因素造成大便秘结，也是肛门部手术创面迟缓愈合的因素。原因：粪便硬结使肛管皮肤扩张，使已开始愈合的伤口反复发生机械性破裂。

(6)手术因素：术中皮瓣剪除过多，切除组织多，创面过大或未留足够的皮桥，可造成术后上皮再生时间延长。肛瘘手术时如不正确处理内口和原发病灶以及彻底清除支管和无效腔窦道，保持创面引流通畅，也是术后创面不愈合的常见原因。

(五)护理措施

1.心理护理

心理紧张可降低人体的抗感染能力，也可影响人体免疫系统的功能，而且可导致伤口愈合延迟，特别是患者对创伤缺乏心理准备，因多属“飞来横祸”，且对负伤后能不能治愈、会不会造成残疾等诸多问题都有较大的心理压力，对伤口愈合造成极为不利的影响，因此，对消除此种患者的紧张、焦虑心理应给予高度重视。护士应与患者建立良好的关系，营造出适合交谈的环境，了解患者的心理需求，消除其不安及担忧，促使其恢复自信心。

2.加强术后处理

适当休息，保持排便畅通。调节饮食，贫血患者要注意加强营养及维生素。因术中或术后出血，使贫血加重，将导致术后免疫力下降，易发生切口愈合不良，坚持每天换药，换药时手法要轻巧，引导患者配合医师操作，尽量减少对伤口的摩擦。临床观察证实，相似的伤口，术后草率换药或几天一次换药反而要比每天认真擦拭清洁的伤口愈合期短，这一现象说明，换药时用力过重，次数过多，反复损伤，影响了伤口按期愈合。

3.合理饮食

对于术后患者的恢复非常重要，保证足够的营养供给有利于增强机体抵抗能力、提高恢复速度、提升治疗效果、缩短住院时间。选取精细食物和高蛋白的食物不利于肛周手术患者的恢复，而且还容易引起便秘、大便干燥。粗粮、含膳食纤维较多的蔬菜、水果等对于术后患者创面愈合、组织恢复具有重要的促进作用。手术造成机体肛门组织受损、机体抵抗力下降，如果术后饮食不合理，营养补充不足，还可能造成机体体质减弱，加剧抵抗力下降，会严重影响创面愈合。辛辣刺激性食物影响肛周组织的生长。辣椒中的辣椒素在消化道中一般不会被消化吸收，而是通过肛门排出体外，辣椒素在肛门及直肠中时会刺激肠黏膜及肛窦，引起静脉充血或肛窦出现炎症。

4.保持大便通畅

术后多补充含纤维素较多的蔬菜、水果，多吃粗粮，少食油腻、辛辣刺激性食物，戒烟戒酒；平衡膳食结构，做到蔬菜、果、肉兼食，积极预防和治疗便秘。

四、丁字带固定技术及护理

（一）概述

肛门疾病由于生理解剖位置特殊，又由于术后术区血液、脓液和局部皮肤汗液的影响，敷料易松脱移位，不易固定，影响止血，污染创面，不利于伤口愈合，且有的患者对胶布过敏，而丁字带包扎能够有效解决上述难题，提高了临床术后康复效率，优化肛门部伤口护理效果。丁字带包扎法使用独特丁字形结构，更符合人体工程学，与人体会阴部贴合度更高，降低包扎难度，提高包扎速度。丁字带结构简单，外观上由一条横向带和一条纵向带缝制而成，使用时将横向带系在腰间，纵向带则撕开成两条纵向带，分别从左右腹股沟绕过来，系在腹前横向带上。所以用丁字带加压包扎，使用方便、固定牢靠，对术后加压包扎、预防出血起到了很好的作用。丁字带的使用能够有效缓解患者术后的痛苦，充分调动护患双方在疾病护理过程中的积极性和主动性提高护理效率，优化护理效果，增加患者及其家属对肛肠手术术后康复的满意度乃至医院整体服务的满意度，有助于促进医患、护患关系的和谐发展，树立以患者为中心给予患者以人文关怀的医院文化。

（二）丁字带作用

(1)固定敷料不必担心敷料脱落问题。

(2)起到压迫止血的作用。

(3)充分暴露尿道口，方便患者术后排小便及导尿操作。

(4)避免引流液、尿液污染术区，同时也避免了女性患者术区残留的冲洗液、血性渗出物对阴道、尿道的交叉逆行性感染。

(5)使术区敷料固定牢固，减少了术口感染的机会。

(6)同时可以有效减少患者术后并发症、控制肛肠手术患者术后的危险因素。

（三）适应证

(1)脱垂性肛门直肠疾病复位治疗。

(2)肛门疾病手术后切口包扎固定。

（四）操作方法

手术操作结束时，肛门部需用无菌塔形纱布简单贴压，并在患者身下将丁字带的横向带穿过腰间，并做松紧适宜的活结系紧，并将左、右纵向带分别从左右腹股沟绕过来，系在腹前横向带上。使丁字带与皮肤紧密贴合，女性患者需暴露尿道口，男性患者避免压迫生殖器，使丁字带充分起到固定、压迫的作用。此时才算完整地结束了手术。

（五）护理措施

(1)患者术后返回病室，责任护士首先查看丁字带的固定情况。

(2)协助患者摆放正确体位，确保其舒适度。

(3)注意定期检查丁字带的包扎固定情况，防止器械性压疮的发生。

(4)术后告知患者腹部丁字带是起到压迫止血作用的，不可随意松动。如丁字带过紧，可由医师和护士处理。

(5)注意保持丁字带的完整与清洁性，如术区渗出液较多，需在丁字带外加压无菌纱布，并用胶布粘贴固定。如有污染，及时更换丁字带外边的无菌纱布。

(6)通常术后第一天晨起，由护士为患者取下丁字带弃掉，为患者进行熏洗坐浴，等待换药。

(7)一人一带，遵循院感管理制度。

(六)注意事项

(1)包扎松紧适宜,以横向带、左右纵向带能容纳一指为宜;过紧,易造成局部缺血性坏死;过松,则起不到压迫止血等的作用。

(2)对于极度消瘦患者,可在骨隆突处加垫棉纱,以免压迫局部皮肤。

(3)在包扎时,注意男性患者避免压迫生殖器,女性患者需完全暴露尿道口,以不影响男性阴茎、阴囊的血液循环和功能位置为宜。

(4)患者自觉双侧腹股沟疼痛难忍时,护士可调节左、右纵向带的松紧度;如自觉腹胀憋闷压迫膀胱时,可调节横向带的松紧度。

五、保留灌肠及护理

灌肠法是将一定量的溶液或药物经肛门灌入到直肠或结肠内,以帮助患者排出粪便和积存的气体,清洁肠道,为检查、手术作准备或药物通过直肠黏膜吸收达到治疗疾病的目的。根据灌肠的目的不同可分为保留灌肠和不保留灌肠。

(一)适应证

(1)各种原因引起的便秘及肠积气,结肠、直肠疾病检查及大手术前准备,高热降温、分娩前准备。

(2)老年虚弱患者及孕妇便秘、腹部及盆腔术后肠胀气、盆腔残余脓肿、门静脉高压出血(禁用肥皂水)、老年体弱或其他疾病所致肛门括约肌丧失功能患者,可用带气囊肛管。

(3)结肠、直肠疾病检查,造影及肠道手术前准备。

(4)结肠炎、阿米巴痢疾、慢性菌痢等。

(二)禁忌证

妊娠、不明原因的急腹症、消化道出血、肠癌、严重心血管病均禁用保留灌肠。凡肛门、直肠、结肠等手术后,大便失禁患者,不宜做保留灌肠。

(三)操作前护理

1.心理护理

灌肠前要耐心地向患者讲解保留灌肠的目的、方法和注意事项,解除患者的紧张和焦虑情绪,增强治疗信心,以良好的心态积极配合治疗和护理。操作中应准备好便盆、卫生纸等必备用品,床上铺中单以防灌肠液外溅时急用。

2.评估患者并解释

(1)评估:患者的年龄、病情、临床诊断、意识状态、心理状况、排便情况、理解配合能力。

(2)解释:向患者及家属解释保留灌肠的目的、操作程序和配合要点。

3.患者准备

了解保留灌肠的目的、过程和注意事项,排尽大小便,配合操作。

4.护士准备

衣帽整洁,修剪指甲,洗手,戴口罩。

5.用物准备

(1)治疗车上层:注洗器,治疗碗(内盛遵医嘱备的灌肠液)、肛管(20 号以下)、温开水 5～10 mL、止血钳、润滑剂、棉签、手套、弯盘、卫生纸、橡胶或塑料单、治疗巾、小垫枕、手消毒液。

(2)治疗车下层:便盆和便盆巾,生活垃圾桶、医用垃圾桶。

(3)其他:药物及剂量遵医嘱准备,灌肠溶液量不超过200 mL。溶液温度38 ℃。镇静、催眠用10%水合氯醛,剂量按医嘱准备;抗肠道感染用2%小檗碱,0.5%～1%新霉素或其他抗生素溶液。

6.环境准备

酌情关闭门窗,屏风遮挡患者。保持合适的室温。光线充足或有足够的照明。

(四)操作方法

(1)携带用物至患者床旁,核对患者床号、姓名及灌肠溶液,再次解释。

(2)根据病情选择不同的卧位。

(3)抬高臀部将小垫枕、橡胶单和治疗巾垫于臀下,使臀部抬高约10 cm。

(4)戴手套,润滑肛管前段,排气后轻轻插入肛门15～20 cm,缓慢注入药液。

(5)药液注入完毕,再注入温开水5～10 mL,抬高肛管尾端,使管内溶液全部注完,拔出肛管,擦净肛门,取下手套,消毒双手,嘱患者尽量保留药液在1小时以上。

(五)操作后护理

(1)整理床单位,清理用物。

(2)洗手,并做好记录。

(3)注意观察患者反应。

(4)记录灌肠时间,灌肠液的种类、量,患者的反应。

(5)灌肠筒、肛管,用后应消毒灭菌。肛管尽量采用一次性用品。用后按《消毒技术规范》要求处理。

(六)注意事项

(1)插管前要认真检查患者有无痔疮、肛裂等,插管动作要轻柔,以免损伤肠黏膜,增加患者痛苦。

(2)插管时若遇到阻力或流速不畅,可能为肛管被粪块堵塞或肛管紧靠肠黏膜之故,移动肛管或挤压橡皮管阻力可消失。

(3)若患者感到腹胀或有便意,可告知患者是正常现象,嘱患者张口深慢呼吸,放松腹肌减轻腹压。

(4)保留灌肠前嘱患者排便,肠道排空有利于药液吸收。了解灌肠目的和病变部位,以确定患者的卧位和插入肛管的深度。

(5)保留灌肠时,应选择稍细的肛管并且插入要深,液量不宜过多,压力要低,灌入速度宜慢,以减少刺激,使灌入的药液能保留较长时间,利于肠黏膜吸收。

(6)肛门、直肠、结肠手术的患者及大便失禁的患者,不宜做保留灌肠。

六、双套管负压引流技术及护理

双套管负压引流是一种常用的引流装置,其优点是能将腔内渗液、渗血及脓稠液主动吸出,并不吸附周围组织,能保证引流通畅。引流部位需要冲洗或腔内用药,可经外套管注入。引流是使器官组织腔隙内容物引出体位的方法,它的作用是排出体内不适当蓄积的炎性渗出液、消化液、血液和坏死组织,促使脓腔或手术野无效腔缩小或闭合。引流管多为质韧,多孔,硅胶管较好。引流方式可分为两种——主动引流和被动引流,主动引流也就是本节要详细介绍的负压引流。同时,双套管负压引流规避了为使引流通畅而扩大切口、损伤周围组织带来的肛门功能损伤的风险,使肛门功能得到保护。

(一)操作方法

1.目的

双套管负压引流技术在肛肠科疾病中的治疗目的是充分彻底地引流、排出腹腔、盆底或创腔内不适当蓄积的炎性渗出液、消化液、血液和坏死组织,促使创腔或手术野无效腔缩小或闭合,促进患者早日康复。

2.双套管的制作

取消毒好的直径 0.8～1.0 cm 的硅胶管 1 根(A 管),长约 30 cm;一次性输液器,取其头皮针剪去针头(B 管)。A、B 两管前端剪成鱼嘴状,再将 A 管前端侧壁剪 2～3 个侧孔,侧扎间距根据脓腔位置及深浅调节,在距 A 管尾端侧 10～15 cm 处另戳一小侧孔,文氏钳由此将 B 管前端带入 A 管内,调整 B 管置入长度(以 B 管前端超出 A 管前端 1cm 为宜)。并于各切口间分别填塞凡士林纱条。

3.拔管时间

随着病情的好转与引流液的性质和量,可先将双套管负压引流装置替换成单独的引流管,逐渐过渡到引流皮片、橡皮筋,最后去除所有引流装置,创口逐渐愈合。此过程一般需 5～10 天,具体时间视病情而定。

(二)护理措施

1.维持体液平衡

补充液体和电解质,纠正水、电解质及酸碱平衡失调,并根据患者生命体征、皮肤弹性、黏膜湿润情况、出入液量、血电解质及血气分析检测结果,及时调整液体与电解质的种类与量。

2.控制感染

(1)体位:取低半坐卧位,以利于引流,减少毒素的吸收。

(2)合理应用抗生素:遵医嘱合理应用抗生素。

(3)负压引流的护理:经手术切口或瘘管内放置双套管行灌洗并持续负压吸引,以充分吸出脓液,保持引流通畅,减少脓液的溢出,减轻瘘口周围组织的浸润程度,促进局部炎症消散、肉芽组织生长,从而为瘘管的愈合创造有利条件。

3.营养支持

在发病初期原则上应停止经口进食,可通过静脉补充营养液达到迅速补充所需热量和体液的目的。应注意输液速度。随着病情的好转分泌物的减少,逐渐恢复正常进食。

4.皮肤护理

分泌物容易造成周围皮肤糜烂,甚至溃疡、出血。因此须保持充分有效的引流,减少皮肤刺激;保持皮肤清洁干燥,可选用中性皂液或 0.5%氯己定清洗皮肤;局部清洁后涂抹复方氧化锌软膏、皮肤保护粉或皮肤保护膜加以保护。若局部皮肤发生糜烂,可采用红外线或超短波等进行理疗。及时更换敷料,保持皮肤清洁干燥。

5.引流管堵塞护理

若发生引流管引流不通畅,及时查找原因,甚或更换引流装置。

6.排便护理

此类患者在排便后,一定要加强局部的清洁处理,如温水坐浴不能彻底清除引流管道的粪便,可用无菌喷壶进行低压喷洗,以便彻底清除创口粪便残渣,防止感染。

7.保持有效引流

保持有效负压是负压封闭引流治疗的关键。因此要维持负压值的恒定；密切观察引流管的畅通情况，连接牢固，妥善固定，避免受压、折叠，准确记录引流液的性质和量；严格遵守无菌操作原则，防止发生感染；防止非计划性拔管，拔除引流管的标准为每天引流液少于 5 mL。

8.创面护理

每天换药 2 次，用甲硝唑或替硝唑注射液分次从引流管注入脓腔，反复冲洗，避免一次注入冲洗液过多，造成脓腔内压力过大。注意观察冲洗液的性质和量，当发现有大量脓液或新鲜血液吸出时，应马上通知医师；皮肤粘贴薄膜时避免过度牵拉及反复粘贴，以防发生张力性水疱及皮肤变态反应。

9.疼痛护理

根据疼痛视觉模拟评分法，0～3 分：有轻微疼痛，可以忍受，不影响休息。4～6 分：疼痛影响休息，应给予一定的处理，疼痛较重或有肛门下坠感口服止痛药缓解。7～10 分：疼痛难以忍受，影响食欲、睡眠，疼痛重不能忍受严重影响睡眠，口服止痛药效果差，需肌内注射止痛药物方能缓解。疼痛评估时间为术后 24 小时内，术后第 2～4 天、术后第 7～9 天。

10.体位护理

抬高床头 30°，以利于创口内容物的引流和感染局限。轮流平卧与侧卧，翻身时注意保持引流管连接管有足够的长度，避免牵拉造成引流管滑脱，翻身后妥善固定；并始终使引流管处于低位，方便引流，避免患侧卧位。下床活动时，暂停冲洗连接无菌引流袋，促进患者舒适度。

11.心理护理

由于此类患者的局部及全身症状严重，病情易反复，因此患者容易产生悲观、失望情绪。通过集体讲座、个别辅导等方法向患者及其家属解释疾病的发生、发展过程和治疗方法，并向患者、介绍愈合良好的康复患者，通过患者间的经验交流，消除心理顾虑，增强对疾病治疗的信心，以及配合各项治疗和护理。

12.饮食指导

恢复饮食后，指导患者进食低脂、高热量、高蛋白、粗纤维、维生素丰富、易消化食物，多饮水，少量多餐，保持规律、良好的饮食习惯。

13.专科护理

注意观察患者负压引流是否通畅，局部伤口疼痛、红肿、创面肉芽生长情况，注意体温是否有波动，以便得到及时的处理。

14.生活护理

指导患者保持心情愉快，睡眠充足，每次进食后适当活动。

(三)注意事项

(1)双套管负压引流技术期间重点监测血常规、离子等化验室检查，并定期进行肛周腔内彩超检查，以便及时发现病情变化。

(3)每次换药仔细观察创口的肉芽色泽，以及分泌的颜色、量、气味的变化，必要时进行脓汁培养。

(3)密切观察病情变化，生命体征重点监测，尤其是体温。

(4)女性患者尽量避开经期手术，如遇月经期需注意使用卫生棉条，防止交叉感染。

(5)换药时牵转引流装置，并用药液冲洗，促使创面及脓腔内的污物排出，防止感染物质滞留。

七、直肠腔内理疗及护理

肛肠腔内治疗仪是一种将热、旋磁、按摩、静磁等多种功能集为一体，直接施治于肛管直肠腔病区的治疗仪，其有操作简单，安全可靠，治病时无痛苦、无创伤，治疗后无后遗症等优点。被越来越多的患者所接受，并在辅助治疗肛肠疾病如早期的单纯性肛门原发病如痔、裂、肛门狭窄、肛窦炎、溃疡性直肠炎及手术后促进伤口的愈合、扩肛，软化瘢痕，恢复肛门功能，防止术后肛门狭小，促进局部血运等方面取得了很好的疗效。并在综合治疗肛门直肠神经症，如肛门直肠疼痛、坠胀、麻木、蚁走感、异物感和排便感等也取得了很好的效果。在老年人前列腺肥大等治疗中也广泛应用，因疗效确切，成为肛肠专科的必备器械。

（一）作用原理

直肠腔内理疗大多是通过理疗仪探头局部电热、磁疗、振动按摩，直达患处。热疗能改善局部微循环及痔核缺氧缺血状态，增加血管通透性，而达消肿、活血化瘀之功，磁疗可使局部血液活性化提高，从而降低血液黏稠度，防止血栓形成，有利于血液循环，同时在磁场的整合作用下，局部小血管中白细胞、淋巴细胞、血小板聚集而达抗炎、止血作用，促进糜烂黏膜的修复。其振动按摩可缓解肛门痉挛而止痛，促进痔静脉及淋巴回流而消除水肿。通过磁疗及热效应起到消炎、消肿、止痛及缓解痉挛的作用。对于手术创伤及肛门括约肌痉挛引起的疼痛，使用磁热理疗后，很快即有缓解，患者有放松舒适感，可减少或不服用镇痛药物。磁热疗法还具有改善局部微循环、增强代谢、扩张微小血管、加强局部组织营养、提高组织再生能力的作用，通过增加微循环血流量而促进局部药物吸收及加速创面愈合，具有解痉、止痛、促进炎症消散及加速创口修复等作用，从而大大缩短愈合时间。

（二）适应证

单纯性肛门原发病如痔、裂、肛门狭窄、肛窦炎、溃疡性直肠炎及手术后促进伤口的愈合、扩肛、软化瘢痕、恢复肛门功能，防止术后肛门狭小。并在综合治疗肛门直肠神经症，如肛门直肠疼痛、坠胀、麻木、蚁走感、异物感和排便感等也取得了很好的效果。

（三）操作前护理

对于痔疮急性发作伴有内痔脱出的患者应先行手法复位，对严重水肿、痔核糜烂、出血、血栓形成难以复位者，可酌情在局麻下复位；对于各类肛肠术后的患者需排尽大小便，熏洗坐浴后再行理疗。

（四）操作方法

（1）嘱患者取左侧屈膝卧位，常规消毒肛周皮肤、肛管及直肠下端，操作者戴无菌手套用指头在患者肛缘做适度按摩 0.5 分钟，放松肛管。

（2）然后用适量外用膏敷于肛缘及肛管管壁，上限达肛管直肠环上缘平面。

（3）打开肛肠腔内理疗仪电源开关，将治疗头套上一次性避孕套，沿着肛门和肚脐连线的方向缓缓导入肛内 4～7 cm，用胶布适当固定，以防止肛门收缩排出治疗头。

（4）开启启动复位开关，此时旋磁振动按摩自动设置为第 1 档，开机后边振动边缓慢将治疗头插入肛内，再渐次加大振动档位至 7～9 档，温度大小自动设置在 6 档，设置温控在 35～38 ℃，根据患者感受调节振动幅度和温度高低，以患者能承受和感觉舒适为宜。

（5）疗程定时为 15 分钟，定时结束后，讯响器会发出讯响声，治疗头停止工作，按下启动复位按钮,关闭电源开关。将治疗头从患者肛门内慢慢抽出,用镊子取下避孕套扔入医疗垃圾桶,清洗治疗头以备下次使用。每天治疗 1 次,10 天为 1 个疗程。

(五)操作后护理

(1)治疗过程中注意观察患者有无不适感,如有头晕、头痛、心悸、冷汗时,应立即停止。

(2)根据患者的病情与耐受情况调整直肠腔内理疗仪的振荡档位与温度档位。

(3)注意一人一垫、一人一套。

(4)对于肛门狭小的患者适当增大振荡档位。

(5)操作前应排空大小便,防止操作中产生便意。

(6)对于首次进行理疗的患者,可采取循序渐进法来治疗,以免增加患者痛苦。

(7)操作过程中防止发生意外坠床等危险。

(那玲丽)

第二节 直肠肛管良性疾病

一、痔

(一)概述

痔是最常见的肛门良性疾病,人群发生率高。痔的发生主要有肛垫下移学说和静脉曲张学说。久坐久站、用力排便、妊娠、长期饮酒、进食大量刺激性食物及肛门部感染等均为诱因。据痔发生部位,可分为内痔、外痔及混合痔。内痔的主要表现为便血及痔块脱出;外痔的主要表现是肛门不适、潮湿、黏液分泌物排出及瘙痒,发生血栓性外痔时可有剧烈疼痛;混合痔兼有内痔及外痔表现。常用检查有直肠指诊和肛门镜检查。处理原则:无症状者不需治疗;有症状以减轻和消除症状为主;首选保守治疗(坐浴、注射疗法、胶圈套扎疗法、红外线凝固疗法等),必要时才考虑手术治疗,如痔切除术、吻合器痔上黏膜环行切除术。

(二)护理评估

1.术前评估

(1)健康史:①患者的性别、年龄、职业、生活习惯、饮食特点及排便习惯、生育史等。②患者既往有无痔发作史;有无反复便秘;是否妊娠;有无腹水、盆腔肿物、前列腺肥大及营养不良等。

(2)身体状况:①有无便血,便血的程度、特点(内痔为无痛性便血、便后出鲜血);②是否存在痔块脱出或其脱出情况,是否可还纳;③有无疼痛或疼痛的程度、性质;④有无肛周皮肤瘙痒,肛周局部有无湿疹或感染;⑤痔块有无充血、水肿甚至坏死;⑥有无贫血或血红蛋白下降,白细胞数目是否增高等。

(3)心理社会状况:①患者及家属对痔及其治疗的了解程度;②患者是否知晓痔的预防方法。

2.术后评估

(1)麻醉、手术方式及术中情况。

(2)患者切口出血状况、排便状况、饮食情况及疼痛状况等。

(3)有无切口出血、感染及肛门狭窄等并发症发生。

（三）常见护理诊断/问题

1.疼痛

疼痛与痔块脱出嵌顿，发生血栓性外痔及术后创伤等有关。

2.排便不畅

排便不畅与便秘、痔块脱出疼痛等有关。

3.潜在并发症

切口出血、感染及肛门狭窄等。

（四）护理目标

（1）患者自觉疼痛得到有效缓解，不适感减轻。

（2）患者自述排便顺利，未出现排便困难。

（3）患者未发生并发症或并发症被及时发现与处理。

（五）护理措施

1.非手术治疗的护理

（1）温水坐浴，保持清洁舒适，目的是改善局部血液循环，缓解疼痛，有效预防并发症。方法：采用温水 3 000 mL 坐浴，必要时可选用 1∶5 000 的高锰酸钾溶液坐浴，控制温度为 43～46 ℃；每天 2～3 次，每次 20～30 分钟。注意使用消毒的盆具，防止烫伤。排便后及时清洗肛门和周围皮肤。

（2）急性或病情较轻的痔可于肛门内使用抗菌药物油膏或栓剂，可达到润滑、抗炎及收敛作用。

（3）血栓性外痔局部热敷，外敷消炎药，疼痛多可缓解而不需手术。

（4）嵌顿痔应尽早手法复位，脱出痔块要及时还纳。注意动作轻柔，避免损伤。

2.手术治疗的护理

（1）术前准备。①协助做好术前检查、术前常规准备，开塞露塞肛。塞肛方法：将 12 号细硅胶尿管插入肛门内，剪去开塞露前端并与尿管连接，然后将开塞露挤入肛门内，保留 5～10 分钟。有贫血者，及时纠正。②心理护理：多给予患者关心和鼓励，以增强其治疗信心，减轻焦虑和紧张情绪。

（2）术后护理。①疼痛护理：由于敷料堵塞较多、排便刺激、肛门括约肌挛缩、肛周末梢神经丰富等原因，多数患者术后创面都感到剧烈疼痛。应及时找出疼痛原因，采取措施缓解疼痛，如去除多余敷料、遵医嘱用药等。②饮食护理：术后 1～2 天以无渣、少渣流质或半流质饮食为主，如面汤、粥、稀饭及藕粉等。以后逐渐过渡到正常饮食。③排便护理：嘱患者术后 3 天内严格按要求进食，以减少排便，促进伤口愈合；不可过度用力，以防伤口崩裂；便秘者口服缓泻剂。术后便秘者，禁止使用开塞露或灌肠等。④坐浴：术后第 2 天开始，每天早晚及每次排便后用 1∶5 000 的高锰酸钾溶液温水坐浴，然后涂以抗菌药物软膏。⑤活动：患者术后 6 小时内可适当床上活动，如翻身、活动四肢等。术后第 1 天即可下床活动。

3.术后并发症的观察和护理

（1）切口出血：肛管术后容易因活动过早、排便用力过度导致伤口裂开等原因而发生切口出血。注意观察患者有无面色苍白、出冷汗、心慌、恶心、呕吐或伴有肛门坠胀、强烈排便感等情况。嘱患者循序渐进增加活动量，合理饮食，切忌用力排便；术后肛门填塞纱块保留 8～12 小时再取出。一旦患者发生切口出血，应安慰患者，及时通知医师并协助处理。

(2)切口感染:多发生在易受粪便、尿液污染的手术切口和营养状况较差的患者。观察创面愈合是否顺利,疼痛是否加剧,有无发热等。术前及时改善营养状况;术后 2 天内控制好排便,保持肛门周围清洁;便后使用 1∶5 000 的高锰酸钾坐浴;按时换药,手术部位充分引流,出现感染,及时通知医师处理。

(3)肛门狭窄:注意询问患者有无排便困难和大便变细情况。尽早扩肛,以松弛肛周肌肉。扩肛方法:右手示指戴指套并涂少量液状石蜡,先按摩肛门处,待肌肉松弛再缓慢伸入肛管,一般伸入长度为两个指节。然后,按前左后右顺序从 4 个方向分别扩张肛管,每天 1 次,每次 3 分钟,持续半个月到 1 个月。

(六)健康教育

(1)养成良好的饮食习惯。多饮水,多吃新鲜的水果和蔬菜,多吃粗粮;少吃或不吃辛辣刺激食物,减少或戒除饮酒。

(2)养成良好的生活习惯。定时排便,适当增加运动量,以促进肠道蠕动;避免久坐、久站、久蹲。

(3)保持肛门周围皮肤的清洁、干燥,必要时可使用温水坐浴,以改善局部血液循环。

二、肛瘘

(一)概述

肛瘘是指直肠肛管与肛门周围皮肤表面相通的肉芽肿性通道,由内口、瘘管、外口三部分组成,是常见的直肠肛管疾病之一,多见于青壮年男性。多为化脓性感染所致,外伤继发感染或直肠、肛管肿瘤破溃亦可形成肛瘘。经久不愈或间歇性反复发作是其重要特点。临床主要表现为瘘外口流出少量血性、脓性、黏液性分泌物,较大的高位肛瘘可表现为粪便或气体经瘘管排出。由于分泌物刺激,还出现肛门部潮湿、瘙痒等。当外口假性愈合形成脓肿,可出现疼痛、发热、寒战等全身感染表现。处理原则:肛瘘无法自愈,手术越早越好。手术治疗方式包括瘘管切开术、肛瘘切除术及挂线治疗。

(二)常见护理问题/诊断

1.疼痛

疼痛与肛门周围炎症、排泄物刺激及手术有关。

2.皮肤完整性受损

皮肤完整性受损与肛周瘘管形成,皮肤湿疹或破溃,手术治疗有关。

3.潜在并发症

肛门狭窄或肛门失禁。

(三)护理措施

1.非手术治疗的护理

(1)皮肤护理:做好肛周皮肤护理,保持清洁、干燥。皮肤出现瘙痒时,不可抓挠,以防损伤导致感染。

(2)坐浴:用 1∶5 000 高锰酸钾溶液温水坐浴。

(3)保持排便顺畅:注意饮食,多摄入蔬菜和水果,多饮水,忌食辛辣刺激食物。

2.手术治疗的护理

(1)术前护理:协助做好术前检查,术前常规准备,做好肛周皮肤的清洁卫生。

（2）术后护理。①保持肛门周围皮肤干燥、清洁，出现瘙痒时忌用手搔抓，以避免感染和破溃。②创面按时换药，挂线治疗者应遵医嘱按时到医院收紧药线，并换药至挂线脱落后 1 周。

3.术后并发症的观察与护理

（1）肛门狭窄：注意询问患者有无排便困难和大便变细情况。尽早扩肛，以松弛肛周肌肉。扩肛方法：右手示指戴指套并涂少量液状石蜡，先按摩肛门处，待肌肉松弛再缓慢伸入肛管，一般伸入长度为两个指节。然后，按前左后右顺序从 4 个方向分别扩张肛管，每天 1 次，每次 3 分钟，持续半个月到 1 个月。

（2）肛门失禁：术后注意询问患者的排便情况，如排便前有无便意，大便的量、性质及次数。术后 3 天起进行提肛运动，可促进肛门括约肌功能恢复。若患者完全无法控制排便，会阴部有排泄物污染，应及时告知医师处理，同时加强局部护理，保持皮肤清洁、干燥。提肛运动：坐、卧和站立时均可进行。方法：收腹，缓慢呼气，同时有意识地向上提收肛门，屏气呼吸并保持收提肛门 2～3 秒，然后全身放松，平静呼吸 2～3 秒，再重复上述动作。每天 1～2 次，每次 30 下。

（四）健康教育

1.挂线治疗

一般情况下，每 5～7 天到医院门诊将药线收紧，直到药线自行脱落。药线脱落后，局部可涂抹抗菌药物软膏，以预防感染，促进愈合。

2.饮食指导

多饮水，进食清淡、易消化食物，多吃新鲜蔬菜、水果及富含粗纤维的食物，禁止饮酒及进食辛辣刺激性食物。

三、直肠肛管周围脓肿

（一）概述

直肠肛管周围脓肿是指直肠肛管周围间隙内或其周围软组织内的急性化脓性感染形成的脓肿。多由肛腺感染，逐渐形成脓肿，并蔓延到直肠肛管周围间隙。常表现为局部疼痛、肿胀和局部压痛；严重者可有肛门持续性跳痛、排尿困难、里急后重，可伴畏寒、发热、乏力等全身表现。直肠指诊时患侧有深压痛，甚至波动感，局部穿刺抽出脓液最有确诊价值，直肠 B 超、MRI 检查可协助诊断。处理原则：脓肿形成前，应用抗菌药物、控制感染，温水坐浴，局部理疗等；脓肿形成后及早行脓肿切开引流。

（二）常见护理问题/诊断

1.疼痛

疼痛与脓肿或手术治疗有关。

2.排便异常

便秘与排便时剧烈疼痛有关。

3.体温过高

体温过高与脓肿或全身性感染有关。

（三）护理措施

1.非手术治疗的护理

（1）用药护理：直肠肛管周围脓肿保守治疗过程中会应用抗菌药物，嘱患者严格按照医嘱用药，以保证治疗效果。

(2)局部理疗护理:严格按照医嘱要求设置治疗时间和照射剂量,依据仪器说明调整照射距离。

(3)促进排便:可口服缓泻剂或液状石蜡以减轻排便痛苦。

2.手术治疗的护理

(1)术前准备:协助做好术前检查,术前常规准备,发热者遵医嘱实施物理降温或给予药物降温。

(2)术后护理:①密切观察引流液的颜色、性质及量,及时记录。②采取合适体位,利于引流,避免局部受压使疼痛加剧。③规范换药,预防感染。④遵医嘱冲洗脓腔,当引流液性质变稀,每天引流量<50 mL时,可拔除引流管。

(四)健康教育

(1)多饮水,进食清淡、易消化食物,多吃新鲜蔬菜、水果及富含粗纤维的食物,禁止饮酒及进食辛辣刺激性食物,保持肛周皮肤清洁。

(2)戴引流管或引流纱条出院者,遵医嘱口服抗菌药物,按要求来院换药或拔除引流管。

四、肛裂

(一)概述

肛裂是指齿状线以下肛管皮肤层裂伤后形成的缺血性溃疡,是常见的肛管疾病,多发生于中青年。外伤、感染、长期便秘造成便于粪便干结或用力排便等都易导致肛管皮肤损伤,形成肛裂。病理特点:"前哨痔"、肛裂与肛乳头肥大同时存在,合称为肛裂"三联征"。临床表现为疼痛、便秘及出血,疼痛常呈现"排便→疼痛→便后缓解→疼痛→缓解"的周期规律。处理原则:软化粪便,保持排便顺畅;解除肛门括约肌痉挛,使疼痛得到缓解,从而促进创面愈合。可采用非手术治疗(如服用通便药物、温水坐浴等)或手术方式进行治疗。

(二)常见护理问题/诊断

1.疼痛

疼痛与便秘粪便干结刺激创面、括约肌痉挛等有关。

2.排便异常

排便异常与长期便秘或患者排便剧烈疼痛有关。

3.潜在并发症

肛门失禁等。

(三)护理措施

(1)基本护理措施与本节痔的护理相同。

(2)术后肛门失禁的观察和护理,与本节肛瘘的相关内容相同。

(四)健康教育

1.生活指导

鼓励患者养成定时排便的习惯,增加活动量,以促进肠道蠕动。

2.饮食指导

多饮水,进食清淡、易消化食物,多吃新鲜蔬菜、水果及富含粗纤维的食物,禁止饮酒及进食辛辣刺激性食物。

3.保持排便通畅

为促进排便顺畅，可饮用蜂蜜水或用番泻叶泡水代茶饮用，必要时遵医嘱使用缓泻剂，以保持大便通畅。

（那玲丽）

第三节　大　肠　癌

一、概述

大肠癌是结肠癌和直肠癌的总称，是常见的恶性肿瘤。发病原因可能与饮食习惯、结直肠的慢性炎症、遗传、癌前病变（如绒毛状腺癌及家族性肠息肉等）等有关。大肠癌按大体分型有隆起型、浸润型、溃疡型及胶样型四种，按组织学可分为腺癌和腺鳞癌。大肠癌可通过四种途径扩散和转移，即直接浸润、淋巴转移、血行转移及种植转移。疾病早期多无明显表现，当进展到中、晚期会出现一系列的症状及体征。结肠癌常见表现为排便习惯和大便性状改变、腹痛、腹部肿块，晚期可有肠梗阻以及全身症状（如贫血、穿孔、恶病质等）；直肠癌可有直肠刺激症状、黏液血便（最常见症状）、肠腔狭窄症状，肿瘤破溃还可出现感染和转移症状等。直肠指诊是诊断直肠癌的重要方法，其他重要辅助检查还包括内镜检查、影像学检查与实验室检查。手术切除是大肠癌的首选治疗方法，同时配合化疗、放疗等。

二、护理评估

（一）术前评估

1.健康史

（1）个人情况：患者的年龄、性别、职业、饮食习惯；拟行造口患者的视力、自理能力、沟通交流能力及手的灵活性。

（2）既往史：患者既往有无腺瘤病，克罗恩病、溃疡性结肠炎等；有无糖尿病、高血压等。

（3）家族史：家族中有无大肠癌、家族腺瘤性息肉病、遗传性非息肉病性结肠癌及其他类型肿瘤患者。

2.身体状况

（1）排便状况、粪便性状及量。

（2）营养状况，有无贫血、消瘦、腹水等表现。

（3）腹部和直肠有无肿块及其大小、位置、活动度。

（4）肿瘤是否发生转移。

（5）影像学检查有哪些异常发现。

3.心理社会状况

（1）是否了解大肠癌的治疗方法。

（2）是否担心疾病的预后。

（3）是否存在焦虑、紧张、抑郁等心理问题。

(4)拟行肠造口者是否了解造口相关知识。

(二)术后评估

(1)手术及麻醉方式,术中出血、补液、输血情况。

(2)生命体征情况:心率、血压(有创和无创)、呼吸、脉搏、体温等。

(3)各管路引流情况。

(4)营养状况和切口愈合情况。

(5)有无出血、切口感染、吻合口瘘等并发症发生。

(6)行造口者有无造口及造口周围皮肤并发症发生。

三、常见护理诊断/问题

(一)焦虑、抑郁

焦虑、抑郁与害怕手术、担心癌症预后或造口影响生活等有关。

(二)营养失调

低于机体需要量与营养摄入不足、肿瘤长期消耗、手术及放、化疗等有关。

(三)自我形态紊乱

自我形态紊乱与肠造口后的排泄途径改变和造口日常护理有关。

(四)潜在并发症

切口出血、吻合口瘘、切口感染及造口相关并发症等。

(五)知识缺乏

患者缺乏大肠癌术后康复知识及肠造口护理知识。

四、护理目标

(1)患者焦虑或抑郁情绪明显减轻,积极与他人沟通交流。

(2)患者营养状况明显改善,机体恢复良好。

(3)患者接受造口排便方式并能进行自我护理。

(4)患者未发生并发症或并发症被及时发现与处理。

(5)患者知晓大肠癌术后康复知识,可自行护理肠造口。

五、护理措施

(一)术前护理

1.心理护理

(1)非造口患者:讲解疾病相关知识,耐心解答患者和家属的提问,主动关心和理解患者,多给予鼓励和心理安慰。

(2)拟行造口的患者:用图片或模具向患者及其家属讲解造口的形成过程、护理要点、造口袋的使用及并发症预防等知识;还可介绍造口术后恢复较好的患者与其沟通交流,以增强患者的治疗信心。

2.营养支持

(1)术前给予高热量、高蛋白、高维生素、易消化的少渣饮食。

(2)贫血和低蛋白血症患者,可少量多次输血或蛋白予以纠正。

(3)出现脱水或急性肠梗阻的患者,遵医嘱及时补液,防止水、电解质失衡。

(4)依据患者营养状况,遵医嘱给予肠内或肠外营养支持。

3.肠道准备

(1)饮食准备:①传统饮食准备。术前3天进食少渣半流质食物,如鸡蛋羹,小米粥;术前2天进流质饮食;为避免麻醉插管时引起肺部误吸,手术前1天零点开始禁食。肠内营养支持者,常于术前3天口服肠内营养制剂,直至术前12小时。②快速康复外科理念的饮食准备:在快速康复外科中,术前不再长时间禁食,而鼓励术前口服含碳水化合物的液体。很多国家的麻醉学会都推荐在麻醉前6小时允许进食固体饮食,麻醉开始前2小时仍允许进食清流质。

(2)药物应用:在传统肠道准备过程中,术前三天会口服肠道不吸收的抗菌药物,如甲硝唑、新霉素等。必要时肌内注射维生素K,以补充因饮食控制和肠道使用抗菌药物造成的维生素K不足。目前,临床肠道准备过程中,抗菌药物和肌内注射维生素K已较少使用。

(3)肠道清洁:传统肠道清洁包括灌肠法和导泻法。①灌肠法:一般于术前1天进行,清洁灌肠至粪便为清水样且肉眼没有粪渣为止。可选用肥皂水、甘油灌肠剂或磷酸钠灌肠剂等进行灌肠。肠腔狭窄者,应在直肠指诊引导或直肠镜直视下进行灌肠,并选用管径适合的肛管,动作尽量轻柔。②导泻法:临床常用有等渗性导泻、高渗性导泻及中药辅助导泻三种方式。等渗性导泻常用制剂为复方聚乙二醇电解质散,因其可以与肠腔内的水分子充分结合,增加灌洗液浓度和粪便含水量,刺激肠道蠕动,从而加速肠道内物质排出。高渗性导泻常用制剂有甘露醇、硫酸钠盐、硫酸镁等,该类物质肠道几乎不吸收,服用后使肠腔内渗透压升高,肠壁水分被吸收致使肠内容物迅速增多,肠蠕动增强,促使肠内容物排出。中药辅助导泻主要是在控制饮食前提下使用番泻叶代茶饮或口服蓖麻油,以减少和软化粪便。

4.肠造口术前定位

(1)标准造口位置应满足4个特点:患者自己能看清楚造口;造口的周围皮肤平整;开口位于脐与髂前上棘连线中上1/3的腹直肌内;尽量不影响患者的生活习惯。另外,定位应由医师或造口治疗师进行。

(2)定位后处理:选用耐擦、耐水的油性记号笔在造口处做好标记,然后用透明薄膜覆盖。

5.其他术前准备

(1)女性患者存在直肠阴道瘘者,手术前3天每晚1次阴道灌洗。

(2)存在梗阻症状者应尽早留置胃管,行胃肠减压,以缓解腹胀。

(二)术后护理

1.病情观察

密切观察患者意识、体温、呼吸、脉搏、血压等生命体征的变化情况。

2.体位

全麻清醒后可取半卧位,以促进腹腔及会阴部引流,利于会阴部伤口愈合。

3.活动

(1)术后早期鼓励患者在床上多活动,如翻身、四肢运动等。

(2)术后2～3天可依据其具体情况,协助其床边适当活动,以促进肠道蠕动,预防肠粘连的发生。

(3)在快速康复外科理念中,术后早期下床活动有利于促进肌肉合成代谢,避免长期卧床引起的肌肉群丢失,有利于减少血栓形成、肺部感染等并发症。但是,早期下床活动的前提条件是加强术后止痛，不使用或减少使用腹腔引流管、导尿管等。

4.饮食

(1)传统术后饮食：①多数患者术后早期禁食、胃肠减压，给予全肠外营养支持，以后按照患者肠道恢复状况及进食情况，逐渐过渡到肠内营养支持。②术后2～3天肛门排气或经造口排出粪性物质后，若患者未出现腹胀、恶心、呕吐等症状，即可拔除胃管，进食少量流质饮食。③手术后1周，可进食半流质或少渣食物，2周后可酌情改为普食，注意补充高热量、高蛋白、低脂、维生素丰富的食品，如蛋、鱼类等。④造口患者应避免摄入豆制品等易胀气类食物，以减少腹胀的发生。

(2)快速康复外科理念的术后饮食：快速康复外科中术后早期鼓励少量进食，可以促进肠功能的快速康复。大量研究也表明，早期肠内营养，可有效促进肠道功能恢复，减少肠屏障功能损伤及术后并发症的发生。当然，对于肠麻痹的控制及术后早期恢复进食的问题，主要是通过综合治疗的模式来解决，包括使用硬膜外麻醉与止痛、术中微创操作、控制恶心呕吐、尽量减少阿片类止痛药、术前加强对患者与家属的教育以取得全过程的治疗配合等。

5.管道护理

(1)固定：妥善固定并标记各引流管。

(2)保证引流通畅：及时检查各管路，防止堵塞、打折或扭曲等，保持引流通畅。

(3)观察：仔细观察引流情况，准确及时记录引流液的颜色、性质及量。

(4)更换：按要求定时更换引流袋(或瓶)或倾倒引流液。

(5)皮肤护理：及时更换引流管周围敷料，保持皮肤清洁、干燥。

(6)拔管：一般5～7天后，待引流量少，颜色变清时，即可拔除引流管。

(三)造口护理

1.肠造口观察

(1)外形：结肠造口一般位于左下腹，腹直肌内，呈圆形或椭圆形(形状可随体位而发生改变)，直径为3～5 cm，略高出皮肤表面1.5～2 cm或与皮肤表面同一水平，这样可便于粘贴造口袋并使排泄物能顺利流入袋内。

(2)颜色：正常肠造口黏膜颜色应为粉红色或红色，类似新鲜牛肉颜色，表面湿润光滑。如果颜色变为紫红或暗红色，提示可能出现造口缺血；如出现局部或全部颜色变黑，提示缺血坏死，应及时告知医师对症治疗。

(3)水肿：术后早期肠造口黏膜出现轻度水肿现象，水肿可于一周内自行消退，一般不需要处理。造口水肿患者可选用一件式造口袋，底盘应稍大于水肿造口，以防止黏膜损伤造成出血。如水肿无明显消退，应告知医师，及时查明原因并处理。

(4)排泄物：造口术后2天内一般有少量血性分泌物流出。当造口有气体排出，说明肠道功能已基本恢复，要仔细观察排出物的颜色、性质及量。

2.造口用品使用

(1)一件式造口袋：一件式造口袋其底盘与便袋是一体的，不可分开。使用时将纸盘剪到合适大小，揭去胶纸，直接粘于皮肤即可。由于一件式造口袋更换时需整体揭除，清洁较不方便，从而增加了周围皮肤损伤的风险。

(2)两件式造口袋：两件式造口袋底盘与便袋分开。使用时，先安装底盘，再将便袋装于底盘上即可。

(3)为进一步做好造口的护理,还可选用防漏膏、造口粉、皮肤保护膜、碳片、除臭剂等用品。

3.造口患者的饮食

(1)多吃高蛋白、富含维生素且易消化的熟食,注意饮食卫生。

(2)多饮水,适量摄入粗纤维,保持排便通畅,但要避免摄入过多,以防形成粪块,堵塞造口,造成粪便排出困难。

(3)避免摄入不易消化、辛辣刺激及产气较多的食物。

(4)就餐时,应细嚼慢咽,新种类食物不可随意尝试,应逐样添加,以预防腹泻发生。

4.造口并发症的护理

(1)并发症种类:包括造口并发症和造口周围皮肤并发症两大类。造口并发症常见的有造口缺血或坏死、造口出血、造口狭窄、造口皮肤黏膜分离、造口回缩、造口旁疝及造口脱垂等;造口周围皮肤并发症常见的有粪水性皮炎、过敏性皮炎等。

(2)并发症处理:对于症状轻微的并发症可适当加以处理,如造口少量出血可用棉签、棉球或纱布压迫止血;造口轻度回缩、狭窄可使用防漏膏、凸面底盘配合造口特殊腰带,促进造口突出皮肤表面,然后再改为平面底盘;对于小而无症状的造口旁疝,可采用特制腹带或弹性腹带,以减轻脱垂症状,改善生活质量。如出现其他并发症或上述并发症较严重时,应由造口治疗师或医师进行处理。

(四)术后并发症的观察与护理

1.切口感染

腹部切口敷料的渗血、渗液情况及切口恢复情况;切口有无水肿、充血及剧烈疼痛;是否出现发热等生命体征变化。渗液较多时应及时更换敷料,渗血较多应警惕切口出血。造口患者应采取有效措施将造口与手术切口隔离,取造口侧卧位,及时更换渗湿敷料,避免排泄物污染腹壁切口。会阴部有切口患者,应及时更换敷料,保持会阴部清洁及引流通畅,术后4～7天以1∶5 000高锰酸钾溶液温水坐浴,每天2～3次。遵医嘱使用抗菌药物,合理安排换药顺序,先腹部伤口后会阴部伤口,若发生感染,则开放伤口,彻底引流;并应用抗菌药物。

2.吻合口瘘

观察患者是否突起腹痛或腹痛加重;部分患者可有明显腹膜炎体征,甚至能触及腹部包块;引流管是否引流出混浊液体。术后7～10天切忌灌肠。一旦发生吻合口瘘,应禁食、胃肠减压,行盆腔持续滴注、负压吸引,同时给予肠外营养支持。必要时做好急诊手术的准备。

六、健康教育

(一)早期发现

定期到医院进行粪便潜血试验、肠道内镜检查,以早期发现和治疗肠道疾病。

(二)活动

适当参加活动锻炼,但造口患者要避免举重或进行重体力劳动,减少咳嗽等增加腹压的因素,以预防造口旁疝等并发症。

(三)饮食

注意饮食均衡和卫生,保肛手术患者可多摄入新鲜水果和蔬菜,多饮水,避免不易消化及辛辣刺激等食物摄入,造口患者按要求规避特殊饮食。

(四)造口自我护理

1.预防造口狭窄

定时扩张造口,预防造口狭窄。扩张手法:戴乳胶手套或指套,用液状石蜡润滑后将示指缓慢插入造口 2～3 cm,停留 2～3 分钟。术后 3 个月内,每天 1～2 次;3 个月后改每周 1 次扩张肠造口。

2.自我观察

造口患者如出现排便困难或造口出现异常,要及时到医院诊治。

3.沐浴或游泳

尽量采用淋浴,不可进行盆浴,以防浸泡时间过长损伤造口周围皮肤。结肠造口者可取下造口袋直接沐浴,但要注意控制好水温,以防黏膜烫伤。游泳时可使用造口栓等用品,但需注意控制游泳时间。

4.服装选择

不可选择过紧的服装,以防压迫造口部位。尽量选择纯棉宽松的服装,使用腰带不宜过紧且应在造口位置以下。

5.旅行

造口患者外出旅行尽量选择离洗手间较近的位置,以方便更换造口袋或处理排泄物;造口袋及相应用品最好不要随行李托运,以免旅途中造成不便。

(五)复查

坚持定期复查,一般 2 年内,每 3 个月到门诊复查一次;第 3～5 年每半年复查一次。

七、护理评价

(1)患者焦虑或抑郁情绪是否改善,与周围人群的沟通交流是否增加。

(2)患者营养状态是否及时改善,术后恢复过程是否顺利。

(3)患者是否接受造口排便方式,是否能够进行自我护理。

(4)患者有无发生并发症或并发症是否被及时发现与处理。

(5)患者是否知晓大肠癌术后康复知识并掌握肠造口的护理知识。

(那玲丽)

第十二章

病例精选

第一节 溃疡性结肠炎

一、病例摘要

基本信息：张某，女，61 岁。

主诉：反复腹泻、腹痛、黏液脓血便 2 年以上。

现病史：患者因长期腹泻、腹痛、黏液脓血便等症状前来就诊。患者自述病程已持续数年，期间症状反复发作，经西医诊断为溃疡性结肠炎，但治疗效果不佳，故寻求中医治疗。

既往史：无特殊。

个人史及家族史：无特殊。

体格检查：舌淡苔薄白，脉细弱。

辅助检查：无。

中医诊断：泄泻-脾胃虚弱、湿热内蕴。

中药汤剂治疗：选用健脾和胃、清热利湿的中药汤剂，如党参、白术、茯苓、黄连、黄芩等。根据患者病情变化，适时调整药物组成和剂量。取脾胃经相关穴位进行针灸治疗，如足三里、中脘、天枢等，以增强脾胃功能，清热利湿，缓解症状。

随诊：患者按照治疗方案连续服用中药汤剂并接受针灸治疗两周后，大便次数逐渐减少，逐渐成形，腹痛、里急后重等症状明显减轻。随后继续治疗两周，患者大便恢复正常，每天 1～2 次，无黏液脓血便，腹痛腹胀消失，食欲增加。

二、病例分析

本病例表明中医治疗溃疡性结肠炎具有显著疗效。通过中药汤剂、针灸辅助治疗以及饮食调养等方法，能够有效缓解患者症状，改善脾胃功能，清热利湿，促进肠道黏膜修复。在治疗过程中，我们注意到以下几点值得反思。

（一）个体化治疗

患者个体差异较大，因此治疗方案需根据患者具体情况进行个体化调整。在治疗过程中，需密切关注患者病情变化，适时调整药物组成和剂量。

(二)综合治疗

中医治疗溃疡性结肠炎应综合运用中药汤剂、针灸、饮食调养等多种治疗方法，以提高治疗效果。

(三)心理调适

溃疡性结肠炎患者常伴有焦虑、抑郁等情绪问题，影响治疗效果。因此，在治疗过程中应关注患者心理调适，帮助患者树立信心，积极配合治疗。

(四)随访观察

患者治疗结束后仍需进行随访观察，以了解病情变化及治疗效果的持久性。对于病情反复的患者，应及时调整治疗方案并加强治疗。

(杨雅丽)

第二节 腹　　泻

一、病例摘要

基本信息：肖某某，男，30 岁。

主诉：大便次数增多伴大便稀溏 1 年以上。

现病史：患者主诉长期大便稀溏，次数增多，每天 3～5 次，便前常有腹痛，餐后腹胀明显，食欲缺乏，神疲乏力。病程已持续数月，期间尝试西药治疗但效果不佳。

既往史：无特殊。

个人史及家族史：无特殊。

体格检查：舌淡苔白，边缘有齿痕；脉沉细无力。

辅助检查：无。

中医诊断：泄泻-脾胃虚弱证。

西医诊断：腹泻。

中药汤剂治疗：采用健脾和胃、化湿止泻的中药汤剂，如党参、白术、茯苓、山药、砂仁、陈皮等。根据病情变化，适时调整药物组成和剂量。针灸辅助治疗：选取脾胃经相关穴位进行针灸治疗，如足三里、中脘、天枢等，以增强脾胃功能，缓解腹泻腹痛等症状。

随诊：患者遵医嘱连续服用中药汤剂两周后，大便次数减少至每天 2 次，便质逐渐成形，腹痛腹胀症状明显减轻。随后继续治疗两周，大便恢复正常，每天 1 次，腹痛腹胀消失，食欲增加，精神状态好转。

二、病例分析

通过本病例分析，中医治疗腹泻具有显著疗效。在治疗过程中，应根据患者具体情况进行辨证施治，选用合适的中药汤剂和针灸治疗方法。同时，注重患者的饮食调养和生活习惯改善，以提高治疗效果和生活质量。

(杨雅丽)

第三节 脾虚湿热型便秘

一、病例摘要

基本信息：黄某，男，53岁。

主诉：大便困难8余年。

现病史：患者自诉长期便秘，病史长达数年。主诉大便秘结，排出困难，通常需要用力挤压或长时间等待。大便质地干硬，有时伴有肛门坠胀感。同时，患者还伴有口干、口苦、口臭、腹胀等症状，食欲缺乏，时有嗳气、反酸。夜间睡眠质量差，多梦易醒。患者无明显发热、腹痛等其他症状。

既往史：无特殊。

个人史及家族史：无特殊。

体格检查：舌淡、苔白、脉滑数。

辅助检查：无。

中医诊断：便秘-脾虚湿热证。

根据患者的病史、症状及舌脉表现，中医诊断为便秘。患者长期饮食不节，嗜食辛辣油腻，导致脾胃受损，运化失常，湿邪内生，大肠传导功能失职，故见便秘。同时，患者伴有口干、口苦、口臭等症状，提示内热偏盛，胃火上炎。

辨证施治：针对患者脾胃受损、湿邪内生的病机，选用健脾和胃、清热利湿的中药方剂进行治疗。给予患者参苓白术散加减，以党参、白术健脾益气，黄芩、黄连清热燥湿，火麻仁、郁李仁润肠通便。

随诊：经过1个疗程的治疗，患者便秘症状明显改善，大便质地变软，排出顺畅，排便时间缩短。口干、口苦、口臭等症状也相应减轻。患者食欲恢复，腹胀感消失，夜间睡眠质量改善。

二、病例分析

本例患者长期便秘，经中医辨证施治后，选用健脾和胃、清热利湿的中药方剂进行治疗，同时配合饮食调理和生活习惯调整，取得了良好的治疗效果。本病例说明中医治疗便秘注重辨证施治，针对患者个体差异进行精准治疗，同时注重调整患者的生活习惯和饮食结构，以达到标本兼治的目的。在今后的临床实践中，应继续发挥中医辨证施治的优势，针对患者不同病情和体质特点，制订个性化的治疗方案，以提高中医治疗便秘的疗效。同时，还应加强对患者健康教育的指导，提高患者自我管理的能力，减少便秘的复发。

（杨雅丽）

第四节　气滞肠燥型便秘

一、病例摘要

基本信息：杨某某，女，49 岁。

主诉：反复大便困难 2 年以上。

现病史：大便秘结，排便困难，持续数周，伴有腹部胀满感。

既往史：无特殊。

个人史及家族史：无特殊。

体格检查：舌红、苔黄腻、脉弦滑。

辅助检查：无。

中医诊断：气滞肠燥型便秘。

根据辨证施治原则，采用中药汤剂治疗，以疏肝理气、润燥通便为主。选用柴胡、白芍、枳实、大黄（后下）、芒硝（冲服）、当归、厚朴、甘草等药材，每天 1 剂，水煎服，分早晚两次服用。同时，配合针灸治疗，选取腹部和背部相关穴位，如天枢、大横、足三里、大肠俞等，以增强疗效。患者连续服用中药汤剂一周后，腹胀感减轻，大便逐渐变软，但仍需用力排便。随后调整方剂，减少大黄和芒硝用量，增加润肠药材如麦冬、沙参等。同时，继续针灸治疗。

随诊：治疗两周后，患者大便恢复正常，每天排便一次，无须用力，腹胀感消失。继续服用中药巩固疗效，同时建议患者注意饮食调养，增加膳食纤维摄入，避免久坐不动等不良习惯。

二、病例分析

本病例患者属于气滞肠燥型便秘，治疗时需注重疏肝理气、润燥通便。中药汤剂治疗结合针灸治疗，能有效缓解便秘症状，提高治疗效果。在治疗过程中，应根据患者体质和病情变化及时调整方剂和治疗方法。同时，建议患者注意饮食调养和生活习惯改善，以预防便秘复发。中医治疗便秘具有显著疗效，且不良反应小，值得临床推广应用。然而，中医治疗便秘需根据患者具体情况进行辨证施治，不可盲目使用或滥用中药。因此，在临床实践中应充分考虑患者体质、病因病机、病情轻重等因素，制订个性化的治疗方案。

（杨雅丽）

第五节　热秘型便秘

一、病例摘要

基本信息：叶某某，男，49 岁。

主诉：长期大便困难3年。

现病史：患者主诉长期便秘，大便干硬难解，每次排便费力，伴有腹胀、口臭等症状。病程已持续数月，期间尝试多种西药和泻药，但效果不佳，症状时好时坏，反复发作。现因症状加重，故来我院寻求中医治疗。

既往史：无特殊。

个人史及家族史：无特殊。

体格检查：舌苔黄燥，脉滑数。

辅助检查：无。

中医诊断：热秘型便秘。

中药汤剂治疗：选用大黄、芒硝、枳实、厚朴等具有清热泻火、通便作用的中药组成方剂。根据患者具体情况调整药物剂量和煎服方法。选取腹部相关穴位如天枢、大横等，以及背部的大肠俞、小肠俞等穴位进行针灸治疗，以加强肠道蠕动，促进排便。

随诊：经过1个疗程（约两周）的中医治疗，患者便秘症状明显改善。大便逐渐变软，排便次数增加，每次排便不再费力，腹胀、口臭等症状也明显减轻。患者自诉生活质量显著提高，精神状态明显好转。

二、病例分析

本病例患者属于热秘型便秘，通过中医治疗取得了显著疗效。在治疗过程中，我们注重辨证施治，根据患者的具体情况制订个性化的治疗方案。同时，我们也重视饮食调养和患者生活习惯的调整，以巩固治疗效果。本病例分析表明，中医治疗便秘具有独特的优势。在辨证施治的基础上，采用中药汤剂、针灸等多种治疗方法相结合，能够有效缓解便秘症状，提高患者的生活质量。在今后的临床实践中，我们应进一步探索和完善中医治疗便秘的方法和技术，为更多患者带来福音。

（杨雅丽）

第六节　直肠脱垂

一、病例摘要

基本信息：张某某，男。

主诉：大便后肛门肿物脱出不适1年。

现病史：患者1年前开始出现大便后肛门肿物脱出，脱出物软，可自行回纳，当时未治疗，1年来，患者症状渐重，渐至站立过久肛内即有赘物脱出，伴下坠感，形体消瘦，眩晕神疲，胸闷腹胀，食后尤甚，经常性大便秘结，2～3天排便1次。舌淡，苔薄黄，脉弦细无力。

既往史：既往体健，无重大病史可查；无过敏史。

体格检查：肛周皮肤隆起，柔软，并可见有环形直肠黏膜皱襞自肛内脱出约2 cm，直肠指诊未及，其余异常。

辅助检查：无。

初步诊断：中医诊断为脱痔(脾虚气陷)；西医诊断为直肠脱垂、便秘。

诊疗经过：以补中益气、升阳举陷为治法，方用补中益气汤加减。党参 20 g，黄芪 20 g，柴胡 9 g，升麻 6 g，茯苓 12 g，芍药 15 g，白术 50 g，甘草 5 g。7 剂，水煎内服，每天 1 剂。

白矾、五倍子、荆芥、透骨草各 20 g，7 剂，每天便后托复脱出物后，水煎熏洗坐浴，每次20 分钟。

二、病例分析

脾胃居于中焦为水谷之海，气血生化之源泉，又起到升降枢纽的作用，因此升降有序乃是脾胃功能正常的保证，否则内而五脏六腑，外而四肢九窍均会发生种种变证。本案患者因脾虚气陷，化源不足，同摄无力，故而肛内则有赘物脱出，肛门坠胀不适。脾胃气虚而致脾气下陷，可出现脱肛。脾胃气虚而失统血之能，往往出现便血等。强调补益中气，故以补中益气汤之补益中气，升提举陷治疗肛门赘物脱出。

(辛　涛)

第七节　肛　　裂

一、病例摘要

基本信息：何某某，女，40 岁。

主诉：肛门肿物疼痛反复发作 10 余年，加重半年。

现病史：患者 10 余年来因饮食不慎常出现肛门肿物伴疼痛，自用痔疮膏外用(具体不详)，症状可部分缓解，半年前因便干用力出现肛门疼痛加重，并有便血，为求进一步治疗，来我院就诊，门诊以“混合痔、肛裂”收住入院。患者肛门肿物并疼痛，便时肛门疼痛加重，持续时间长，大便每天 1 次，质干，排出费力，时有便血，色鲜红，纳眠可，小便排出通畅，近期体重无明显增减。其余情况无异常。

体格检查：体温 36.5 ℃，脉搏 72 次/分，呼吸 18 次/分，血压 13.3/9.3 kPa(100/70 mmHg)，生命体征平稳，无其他异常情况，痛苦面容，舌红，苔黄厚，脉滑数。专科检查：肛门截石位 6、12 点可见跨齿状线肿物，各约 2 cm×2 cm，牵拉肛管 6 点位肿物内侧可见一梭形裂口，基底暗红，指检肛门紧张、狭窄，进指困难，因患者疼痛明显，未再进一步检查。心电图、肝功能、肾功能、血脂血糖、凝血、感染、胸部 CT、腹部彩超等结果均正常。

入院诊断：中医诊断为痔病(湿热下注证)；西医诊断：混合痔，肛裂。

诊疗经过：排除手术禁忌后于腰麻下行混合痔外剥内扎加肛裂切除内括约肌松解术加肛周药物封闭术。患者右侧卧位于手术台，反复消毒肛周及肛内，铺无菌洞巾，组织钳提夹肛门截石位 6 点位肿物，弯钳钳夹外痔皮肤，电刀做 U 形切口，分离皮肤、皮下组织、静脉丛及裂损至齿状线处并切除组织，弯钳挑出部分内括约肌下部并切断，充分扩肛，两侧黏膜予 7 号丝线贯穿缝扎；组织钳提夹 11 点位肿物，弯钳钳夹外痔皮肤，做梭形切口，分离皮肤、皮下组织及静脉丛至齿状线上 0.5 cm，弯钳钳夹内痔基底部，予 7 号丝线贯穿缝扎，剪除痔核残端，切除组织均送病理，修剪皮瓣，予 3-0 可吸收线间断缝合 11 点位切口。消毒肛周及创面，予 1%亚甲蓝 2 mL、0.5%利多卡因 5 mL、0.9%氯化钠 12 mL 混合液于创面皮下行扇形注射封闭治疗，总量约 10 mL，凡士林油纱置入肛内，纱布加压包扎，丁字带固定，手术完毕。术中出血约 5 mL，补液 1 000 mL，患者安返病房。术后处理与混合痔患者基本相同，但只禁食 1 天，控制 3 天排便，术后排便正常，基本每天 1 次大便，患者 10 天结扎线脱落后出院，30 天完全愈合。

二、病例分析

本患者痔疮反复肿痛 10 年，近半年出现肛裂，肛裂疼痛刺激造成患者恐惧排便，越控制排便就会造成大便越干燥，这样更刺激肛门加重疼痛并导致裂损长期难以愈合，而且裂口边缘的痔疮挤压伤口也会影响愈合，新鲜裂损反复增生形成陈旧性裂损，裂损加深刺激内括约肌痉挛收缩，使肛门疼痛持续时间延长，让患者痛苦不堪，持续痉挛收缩，使肛门紧束扩张不良，更加导致排便困难。如此反复使患者症状持续加重。本患者手术并不困难，将外痔及裂损切除，松解痉挛肥厚的括约肌是关键，充分扩肛，让切口呈梯形平缓向外延伸，并且切口建议延长至 3 cm 左右以有助于引流通畅，有些专家形容很贴切，防止切口呈“锁眼征”，否则就容易出现伤口愈合不良情况，又会导致肛裂。11 点位切口缝合，是因为患者为女性，前位皮肤组织疏松容易水肿，而且接近会阴走路摩擦容易导致皮瓣翻转，愈合不良又会形成皮赘，所以将切口缝合给予支撑和固定，因为是缝合切口，所以一定注意清洁卫生和消毒按时换药治疗。

（刘　霄）

第八节　内　痔

一、病例摘要

基本信息：李某某，女。

主诉：大便出血间作 3 年，加重 2 天。

现病史：患者 3 年前无明显诱因出现大便出血，量不多，色鲜红，曾于附近门诊诊为“痔疮”，未治疗，后便血自止。3 年来，患者症状间作，一直未治疗。2 天前患者因大便干结，致便后下血，色鲜红，呈喷射状，量较多，伴肛门坠胀，舌质红.苔黄腻，脉弦数。

既往史：既往体健，无过敏史。

体格检查：肛门周围皮肤正常，直肠指诊痔区黏膜饱满，未及其余异常，指套无血染。

辅助检查：肛门镜检查见肛门截石位 3、11 点痔区黏膜隆起充血。

初步诊断：中医诊断为痔疮病（湿热下注）；西医诊断为内痔。

诊疗经过：治法以清热利湿，凉血止血为主，方用秦艽苍术汤加减。秦艽 15 g，苍术 10 g，归尾 5 g，防风 6 g，泽泻 10 g，槐花 10 g，地榆 10 g，侧柏叶 10 g，黄芩 10 g，荆芥 10 g，火麻仁 10 g，炒枳实 10 g；3 剂，水煎服，每天 1 剂。药渣再煎，便后坐浴 20 分钟。

二、病例分析

内痔的症状常为间断性便血。血量不多,但血色鲜红,而有的只是染在便纸上,大多数内痔患者在排便时,鲜血点滴而出,极少数可有喷射状出血,大出血偶见。这主要是因为排便时,粪便擦破隆起的曲张静脉和因排便努力,使得肠道内血管压力升高,而引起出血。便后出血是内痔主要临床表现之一。内痔出血无疼痛,少数有坠胀感,当内痔或混合痔脱出嵌顿水肿、感染、坏死时,则有不同程度的疼痛。刘完素曰:"风湿邪热,攻于肠中,致使大肠干涩而燥热郁血,浸淫肠里,热在下,故先便后血。"现代临床治疗内痔均在分辨虚实的基础上着重"清热凉血""散瘀润燥""除湿祛毒""益气摄血"。上方槐花、地榆、黄芩、侧柏叶清热利湿,凉血止血;荆芥理血疏风;秦艽、归尾养血祛风;苍术、防风、泽泻祛风利湿;火麻仁、炒枳实润肠通便。诸药合用,共奏清热利湿、凉血止血之效。

(辛　涛)

第九节　混　合　痔

一、病例摘要

基本信息:卞某,女,56 岁。

主诉:大便时肛内肿物脱出间作 1 年,加重 1 天。

现病史:患者于 1 年前无明显诱因出现大便时肛内肿物脱出,脱出物小,便后无法完全还纳,发病后自用肛泰栓治疗,疗效不佳,近 1 年来症状逐渐加重,保守治疗无效,1 天前再次出现大便时肛内肿物脱出,较前增大,不能回纳,伴疼痛,为求进一步系统诊治,今来我院就诊,由门诊收入院。患者大便时肛内肿物脱出,不能回纳,疼痛明显,偶有大便后手纸染血,量不多,色鲜红,精神状态良好,睡眠正常,食欲正常,每天大便 1～2 次,质软成形,排出通畅,无黏液,小便正常,体重无明显变化,体力正常,患者无发热、恶寒,无咳嗽、咳痰,无乏力,无胸闷、心慌,无腹痛、腹胀。

既往史:患者中年女性,平素身体状况:健康状况一般;否认冠心病病史;有糖尿病 3 年,现口服盐酸二甲双胍片 0.85 g,每天 2 次;伏格列波糖片每次 1 片,每天 3 次控制,自测空腹 8 mmol/L;有高血压 6 年,最高血压 21.3/12.7 kPa(160/95 mmHg),现口服缬沙坦胶囊 80 mg,每天 1 次控制,自诉平素血压控制可;否认传染病史;否认手术史;否认重大外伤史;否认输血史;否认药物食物过敏史;预防接种史不详。

体格检查:体温 36.2 ℃,脉搏 84 次/分,呼吸 18 次/分,血压 22.2/12.7 kPa(169/94 mmHg)。患者神志清晰,表情自然,面色荣润,含蓄不露,形体,肌肉不削,反应灵敏,声音洪亮,气息如常,未闻及异常气味,舌质红,舌苔黄腻,脉滑。心肺听诊无异常,腹部无压痛、反跳痛,右侧卧位,肛周皮肤环形隆起,右前可见肛内脱出物,色红,以手按揉可部分回纳,指诊痔区黏膜饱满、隆起,左侧、后位各及一肿物,大小约 0.3 cm×0.4 cm、0.3 cm×0.2 cm,质韧,直肠可及范围内未及明显硬性肿物,退指指套无血染;肛镜示痔区黏膜充血、环形隆起,左侧、后位各见一肿物,大小约 0.3 cm×0.4 cm、0.3 cm×0.2 cm,色灰白。病房十二导联心电图诊断示窦性心律,正常心电图,血常规、凝血六项，传染病四项未见异常。

二、术前讨论与临床决策

手术指征：保守治疗无效，非手术不能治愈。术前检查均未发现手术禁忌证。

拟施手术名称和方式：环状混合痔切除、内痔硬化剂注射治疗、肛乳头切除、直肠黏膜悬吊、混合痔铜离子电化学治疗术。

手术过程：患者取右侧卧位，常规消毒手术部位皮肤，铺无菌洞巾。盐酸利多卡因 10 mL、生理盐水 30 mL、盐酸肾上腺素 0.01 mg 局部浸润麻醉，局部麻醉成功后，消毒肛内及直肠下端，扩肛，进肛镜，麻醉状态下见痔区黏膜环形隆起、充血，痔上黏膜明显松弛、脱垂，决定先行直肠黏膜悬吊术，结扎 3、7、11 点位部分松弛直肠黏膜。按消痔灵四步注射法于 3、5、7、11 点位痔核注射 1∶1 消痔灵混合液共约 10 mL。接着行混合痔铜离子电化学治疗，铜离子针分别于 1、5、7、11 点位痔核插入，共行铜离子电化学治疗 4 次，于肛门外 2、7、9、11 点位皮肤隆起处各做放射状切口切除外痔部分，剥离皮下增生组织及静脉团，至齿状线上 0.2 cm 处，与内痔部分及对应位置肥大肛乳头一并结扎切除，剪去残端，修剪创缘。7 点位皮桥缝合 5 针固定皮桥，9 点位皮桥缝合 4 针固定皮桥，11 点位皮桥缝合 3 针固定皮桥，术中出血约 15 mL，充分止血后碘伏棉球消毒切口及切口周围皮肤，在手术切口部位点状注射亚甲蓝注射液（1 mL 1%亚甲蓝、1 mL 盐酸利多卡因、3 mL 注射用水、2.5 mg 地塞米松磷酸钠注射液、0.01 mg 盐酸肾上腺素），肛泰栓纳肛，云南白药、凡士林油纱填塞创面，无菌纱布包扎固定，安返病房。

术后恢复情况：术后给予抗生素静脉滴注预防感染，予维生素静脉滴注以营养支持，予中药止痛如神汤加减水煎服以清热利湿、活血止痛，予地奥司明片以促进局部回流预防水肿，予氨酚双氢可待因片以止痛，双歧杆菌三联活菌胶囊调节肠道菌群，予耳针（双侧）以缓解肛门疼痛，予穴位贴敷、微针针刺、隔物灸、热奄包等中医治疗，以活血止痛、促进恢复，每天中药坐浴，切口中药换药，患者恢复良好，治愈出院。

三、病例分析

痔是肛肠科最常见的一种疾病，发病率随年龄的增长而上升，45～65 岁是痔病出现的高峰。痔的发病，除了与年龄、性别、职业、体质等有关外，还与生活习惯、肛门括约肌痉挛有极大的关系；在治疗上提倡中西医结合，内服外用相兼，综合调理。

痔的一般治疗包括改变个人的生活习惯和局部用药两方面。嘱患者养成良好的生活习惯，饮食宜清淡，忌食辛辣刺激之品；养成每天定时排便的习惯，以每天 1～2 次为宜，减少毒素在体内滞留时间，有效防止结直肠肿瘤等肛肠类疾病的发生；每次排便时间不超过 5 分钟，防止大便干燥，排便努责形成痔疮。肛门局部用药药力能够直接作用于病灶，有良好的疗效。外用药物还具有不通过肝脏代谢，减少了对肝脏的损害，无胃肠道反应，降低了对机体损伤等优点，是治疗痔的重要方法。如采用中药煎剂熏洗坐浴、外敷中药膏、纳入痔疮栓等。痔的手术治疗多常规采用外剥内扎术，手术注意细节，术中做到以下 7 点注意事项，则可减少术后并发症，降低复发率。

（1）两个痔核切口之间要留下足够的正常肛管上皮和皮肤，防止术后狭窄和有利于上皮再生。

（2）操作动作要轻柔，上下结扎避免在同一个平面上，防止术后肛管狭窄。

（3）缝扎前先用食指触及动脉处，使针眼避开动脉，防止出血。

(4)痔用“V”字型切口,双层结扎,倒“V”字型剪下标本,防止结扎线滑脱出血。

(5)充分扩肛,解除括约肌痉挛,促进静脉回流。

(6)对部分外痔静脉曲张采用电刀做负切口,可大大减轻术后的水肿。

(7)术后用油纱条塔型充分填塞,加压包扎,既可防止出血,又减少水肿。

(辛 涛)

第十节 环形混合痔

一、病例摘要

基本信息:陈某某,男,36 岁。

主诉:肛门肿物反复脱出 5 年余,加重伴疼痛 1 周。

现病史:患者 5 年前大便时出现肛门肿物脱出,可自行还纳,时有疼痛,自行于私人诊所就诊,口服消炎药物及痔疮膏外用,症状可部分缓解,但常反复出现疼痛,时有大便带血,量少,色鲜红。1 周前患者便后肿物脱出不能还纳,并伴有疼痛,为求进一步治疗,来我院就诊,门诊以“混合痔”收住入院。入院见患者肛门肿物脱出不能还纳,肛门疼痛、坠胀不适,异物感,坐卧行走困难,大便 2 天 1 次,质干,排出欠通畅,排便时间长,有排便不尽感,时有便血、色鲜红,纳可,眠差,小便排出通畅,近期体重无明显增减。

体格检查:体温 36.7 ℃,脉搏 80 次/分,呼吸 18 次/分,血压 18.2/13.2 kPa(138/99 mmHg),生命体征平稳,无其他异常情况,舌红,苔黄厚,脉弦数。专科检查:左侧卧位,肛门可见环状跨齿状线肿物脱出,肿物不可还纳,可见部分黏膜色红、充血重,质略软,触痛明显,因患者疼痛未再进一步指检。

辅助检查:心电图示窦性心律,不完全性右束支传导阻滞,心电轴右偏。血常规示血红蛋白浓度 125 g/L,红细胞压积 38.4%。肝功能、肾功能、血脂血糖、凝血、感染、胸部 CT、腹部彩超等结果均正常。

入院诊断:中医诊断为痔病-气滞血瘀;西医诊断为混合痔,内痔嵌顿。

诊疗经过:入院后完善相关检查,排除禁忌后,局部用马应龙痔疮膏、达克罗宁胶浆外涂麻醉并润滑后将脱出痔核送回,并塞入马应龙痔疮膏 3 g 加压包扎固定给予消肿,并给予庆大霉素 3 支、地塞米松 5 mg、复方黄柏液涂剂 30 mL 保留灌肠 2 天,患者痔核明显消肿后给予腰麻下行环状混合痔外剥内扎术,组织钳钳夹截石位 11 点位内痔,弯钳提起外痔基底部,电刀做放射状切口,分离皮肤、皮下组织及静脉丛至齿状线上 0.5 cm,大弯钳钳夹组织基底部,7 号线丝线贯穿结扎,剪除痔核残端。同法处理 3、7、9 点位痔核组织,提起 5 点位内痔痔核,弯钳钳夹内痔基底,7 号线丝线贯穿结扎。2 点位做放射状切口,剥离皮下静脉丛及血栓,8 点位皮瓣予 3-0 可吸收线缝合固定,充分扩肛,修剪皮瓣,妥善止血,结扎部分出血点,消毒肛周及创面,予 1%亚甲蓝 2 mL、0.5%利多卡因 5 mL、0.9%氯化钠 12 mL 混合液于肛周及创面皮下行扇形注射封闭治疗,总量约 15 mL,凡士林油纱置入肛内,纱布加压包扎,丁字带固定,手术完毕。术中出血 20 mL,补液 700 mL,患者安返病房。患者术后予禁食 2 天,流质、半流质饮食 3 天以延缓排便,给予补液、止血，适量抗生素应用，患者 5 天后排出软便，少量出血，给予中药坐浴并换药治疗，术后每天排便坐浴换药治疗，8 天结扎线脱落后出院，出院后定期复查并换药，28 天全部愈合，术后复查未发现水肿，指检肛门松紧适宜无狭窄，患者排便顺畅。

二、病例分析

本例患者混合痔较重，出现内痔嵌顿、外痔水肿并有血栓，入院后及时复位并给予消炎消肿，未马上手术主要考虑皮肤水肿炎症反应较重，若马上手术，常有患者因为炎症反应皮肤组织脆性增加，出现术后皮瓣保留困难或有存活不良情况，或有患者缝合皮瓣出现撕脱情况，肛门皮肤及黏膜的保留对于患者肛门功能意义重大，这也是肛肠科医师手术中一直非常重视的问题，所以合理设计切口、保留皮肤及黏膜桥对手术尤为关键，对于患者术后的肛门功能及肛门感觉起到至关重要的作用。当然，术后的日常饮食及生活护理也很重要，为延缓排便，减少对肛门术区的刺激，本患者禁饮食时间较长，因患者处于盛年，体格较为强健，能耐受，所以采取上述措施，如身体虚弱者，还是要避免长时间禁食，本患者术后排便基本能 1 天 2 次，排出软便，无久蹲久坐的，这样就避免出现因排便问题造成术后水肿的情况，为顺利恢复打下良好的基础，术后中药坐浴有清热解毒消肿止痛的作用，本科常用药有消肿止痛汤、却毒汤，根据患者病情选择应用，换药为本科自制剂紫参油纱、红粉油纱，有清热解毒、止血生肌或去腐生肌等作用。术后定时指检以了解肛门功能，并有扩肛作用，本患者术中只人工扩肛，未行括约肌松解，考虑因长时间脱出一般肛门都会比较松弛，故而未再进行松解，虽然切口较多，但皮瓣及黏膜桥保留合理，术后换药及适当指检防止切口过早粘连，均起到了良好的预防狭窄的作用，从多方面为患者恢复保驾护航。

（刘　霄）

第十一节　肛周脓肿

一、病例摘要

基本信息：马某，男，70 岁。

主诉：肛周肿痛不适 1 个月。

现病史：患者于 1 月前无明显诱因出现肛周肿痛不适，曾自用“马应龙痔疮膏”等药物治疗，疗效不显，后症状反复发作，逐渐加重。现为求进一步系统诊治，再次来我院就诊，由门诊收入院。肛周肿痛不适，大便每天 1 次，不成形，伴有便意不尽感，无便血，大便无黏液，精神状态良好，睡眠正常，食欲正常，小便正常，体重无明显变化，体力正常，患者无发热、恶寒，无咳嗽、咳痰，无乏力，无胸闷、心慌，无腹痛、腹胀。

既往史：患者老年男性，健康状况一般；曾有腔隙性脑梗死病史，现恢复良好；否认冠心病病史；否认糖尿病，有高血压 10 年，自诉最高 24.0/12.0 kPa(180/90 mmHg)，规律服用“缬沙坦胶囊 80 mg，每天 1 次”控制血压；否认传染病史；有手术史，自诉 20 余年前曾于某院行阑尾切除术；否认重大外伤史；否认输血史；否认药物食物过敏史；预防接种史不详。

体格检查：温度 36.2 ℃，脉搏 50 次/分，呼吸 18 次/分，血压 20.0/10.0 kPa(150/75 mmHg)。

心肺听诊无异常，腹部无压痛、反跳痛，右侧卧位，肛门后位距肛缘约 3 cm 处可见一红肿约 3 cm×2 cm，按之质软有波动感，触痛，肛周皮肤环形隆起，指诊后位肛隐窝处及一硬结，痔区黏膜饱满隆起，直肠内存有粪便、可及范围内未及明显硬性肿物，肛镜示后位肛隐窝加深，痔区黏膜充血隆起。患者神情清晰，表情自然，面色荣润，含蓄不露，形体，肌肉不削，反应灵敏，声音洪亮，气息如常，未闻及异常气味，舌质红，舌苔黄腻，脉缓。

辅助检查：胸部正位片（成人专用）示双肺纹理粗，请结合临床。病房十二导联心电图诊断示窦性心动过缓，ST 段压低。心脏彩超加左心功能检查诊断为节段性心肌运动不良、左房大、室间隔增厚、主动脉瓣钙化、三尖瓣少量反流、E/A 倒置、心率慢。血常规、凝血、肝肾功未见明显异常。

初步诊断：中医诊断为肛痈（热毒炽盛证）；西医诊断为肛周脓肿，混合痔（环状），高血压病 3 级（低危）。

二、术前讨论与临床决策

手术指征：保守治疗无效，非手术不能治愈。术前检查均未发现手术禁忌证。

拟施手术名称和方式：肛周脓肿一次性根治、肛门直肠周围脓腔搔刮、环状混合痔切除术。

手术过程：患者取右侧卧位，常规消毒手术部位皮肤，铺无菌洞巾。盐酸利多卡因 10 mL、生理盐水 30 mL、盐酸肾上腺素 0.01 mg 局部浸润麻醉，局部麻醉成功后，消毒肛内及直肠下端，进肛镜，肛镜下可见痔区黏膜环形隆起，后位肛隐窝明显凹陷。于后位肿块中心处切开皮肤，引出黄白色脓液约 10 mL，探针探查，脓腔向肛内延伸，开口于后位及左后肛隐窝，沿探针切开脓腔，并切断部分内括约肌切至内口处，一并切开两处内口，刮匙搔刮脓腔内腐烂组织，继续探查，发现切口左侧皮下仍可触及一肿块，约 1.0 cm×0.6 cm 大小，予以切开，腔内见少量脓栓及腐烂组织，搔刮脓腔壁，探针探查，脓腔开口于左后齿状线处，予以切开并剥离脓腔壁，结扎内口两侧黏膜，扩大切口并修剪创缘使引流通畅。术中明确肛周脓肿为复杂性肛周脓肿，行复杂性肛周脓肿一次性根治术。再于肛门外 1、3、7、10 点位皮肤隆起处各做放射状切口切除外痔部分，剥离皮下增生组织及静脉团，至齿状线上 0.2 cm 处，与内痔部分一并结扎，剪去残端，修剪创缘。7 点位切口与后位脓肿切口合为一处，切口两侧各固定缝合 2 针，切口正中缝合止血 1 针；10 点位切口固定缝合 2 针。前位外痔部分仍明显，做放射状切口予以切除并缝合 4 针，术中出血约 15 mL，充分止血后碘伏棉球消毒切口及切口周围皮肤，在手术切口部位点状注射亚甲蓝注射液（1 mL 1%亚甲蓝、1 mL 盐酸利多卡因、3 mL 注射用水、2.5 mg 地塞米松磷酸钠注射液、0.01 mg 盐酸肾上腺素），肛泰栓纳肛，云南白药、凡士林油纱填塞创面，无菌纱布包扎固定，安返病房。

术后恢复情况：术后予以抗生素抗感染及维生素静脉滴注促进恢复，地奥司明片口服以促进局部回流预防水肿，氨酚双氢可待因片口服止痛，双歧杆菌三联活菌胶囊调节肠道菌群，缬沙坦胶囊控制血压，予以中药仙方活命饮加减清热解毒、活血止痛，予中成药槐角丸口服以清热利湿、凉血通便，并便后中药坐浴及换药，等对症处理，患者恢复良好，治愈出院。

三、病例分析

肛门直肠周围脓肿是一种常见的肛肠疾病，占肛肠疾病的第三位，多见于年轻人，它的病原体主要是大肠埃希菌、厌氧菌和拟杆菌或伴其他球菌，偶见结核分枝杆菌。临床上导致肛门直肠周围脓肿的常见原因：①肛腺感染，这是肛门直肠周围脓肿主要的原因。②外伤、外痔破裂、肛裂。③内痔或直肠黏膜脱垂注射不当或用腐蚀性药物。④其他如克罗恩病、白血病等。由于其解剖结构和发病机制的特殊性。因此不同于其他部位的脓肿，一旦形成脓肿很难自行吸收。如果不及时切开引流，脓液向四处流窜，形成复杂性脓肿或更广泛的感染，即使切开引流或破溃，也会形成肛瘘，病程长、反复发作、患者非常痛苦，同时给医师的处理带来很大的困难。治疗肛门直肠周围脓肿的关键是正确寻找并处理内口。下面对于因肛腺感染而引起的肛门直肠周围脓肿在手术过程中如何寻找并处理内口作一总结。

(1)指诊检查法：患者取左侧卧位，用食指在肛门内轻轻探查，一般在齿状线部位或稍上方可扪及一结节或凹陷。

(2)探针检查法：肛门直肠周围脓肿切开后，用手指分离脓腔间隔，然后用探针轻轻探入，另一手指伸入肛门，若手指能触及探针或感到指感最薄处，仅隔一层黏膜，即为内口。

(3)亚甲蓝染色法：用注射器穿刺脓肿波动最明显处，抽到脓液后，用稀释的甲紫或亚甲蓝注射至脓腔后，在外面轻轻按压脓肿，观察肛隐窝有“蓝染”即为内口所在处。

(4)双氧水注射法：用注射器穿刺脓肿波动最明显处，抽到脓液后。用双氧水注射至脓腔内，可以观察到肛隐窝处有气泡冒出，即为内口所在处。

(5)彩超检查法：肛管直肠腔内B超在肛门直肠及其周围疾病的诊断中价值很大，而且这种检查无痛苦，患者乐于接受，特别是对于肛门直肠周围脓肿或肛瘘的定位以及内口的位置，正确率较高，而且检查价格低廉。因此，有条件的医院，可以作为常规检查。

(6)MRI检查法：该检查克服了腔内超声的缺点，对于肛门直肠周围脓肿或肛瘘的正确率几乎达到100%，能清楚显示肛门外括约肌的外缘和肛门直肠周围间隙，但其检查价格昂贵，不作常规使用。

由于大多数内口处于急性炎症期，被坏死组织或炎性分泌物堵塞而不通。因此给寻找内口带来困难，但通过上述方法的相互结合，灵活应用，并记住“稳、准、轻、柔”四字诀。大多数内口是能够找到的。

(辛　涛)

参考文献

[1] 刘佃温，杨会举，刘世举.实用肛肠疾病图谱[M].郑州：河南科学技术出版社，2023.
[2] 范宜堂.临床肛肠外科疾病诊断与微创治疗[M].北京：科学技术文献出版社，2021.
[3] 于边芳.肛肠疾病诊疗学[M].天津：天津科学技术出版社，2020.
[4] 于倩.中西医结合视角下的肛肠疾病治疗[M].南昌：江西科学技术出版社，2023.
[5] 孙尚锋.临床肛肠疾病诊疗[M].天津：天津科学技术出版社，2020.
[6] 顾尽晖，彭卫红，秦建平，等.中华肛肠病学诊疗进展[M].贵阳：贵州科技出版社，2021.
[7] 梁经明，韩苏杰，张广峰，等.临床肛肠科常见疾病诊断与治疗[M].青岛：中国海洋大学出版社，2023.
[8] 苏思新.肛肠疾病临床诊断与治疗思维[M].长春：吉林科学技术出版社，2020.
[9] 陈少明，于永铎，陈鹏，等.现代中西医结合肛肠瘘治疗学[M].天津：天津科学技术出版社，2021.
[10] 田军红.肛肠外科基础与临床[M].上海：上海交通大学出版社，2023.
[11] 卞瑞祺.肛肠疾病中西医治疗进展与实践[M].昆明：云南科技出版社，2020.
[12] 张全辉.肛肠外科常见病诊治与微创技术应用[M].北京：科学技术文献出版社，2021.
[13] 李春雨.临床肛肠外科学[M].北京：人民卫生出版社，2023.
[14] 高峰，童卫东，郑建勇.肛肠外科手术并发症防治[M].兰州：甘肃科学技术出版社，2023.
[15] 李海青.肛肠病现代治疗进展[M].哈尔滨：黑龙江科学技术出版社，2020.
[16] 柳晓东.实用肛肠科疾病诊断与防治[M].福州：福建科学技术出版社，2020.
[17] 韩明宏.肛肠疾病诊疗学[M].长春：吉林科学技术出版社，2022.
[18] 陈雪清.肛肠外科疾病处置与并发症防治[M].南昌：江西科学技术出版社，2020.
[19] 李春生，黄凯旋，米健国.中医肛肠病学[M].北京：中国医药科技出版社，2024.
[20] 沙静涛.肛肠外科疾病基本知识与技术[M].天津：天津科学技术出版社，2020.
[21] 李国峰.肛肠疾病中西医结合诊治精要[M].长春：吉林科学技术出版社，2020.
[22] 李春雨.现代肛肠外科学[M].北京：科学出版社，2022.
[23] 彭文.现代肛肠外科疾病手术治疗[M].哈尔滨：黑龙江科学技术出版社，2020.
[24] 江小艳，杨英楠.肛肠疾病的中医外科护理[M].上海：上海大学出版社，2021.
[25] 马青原，贺潇月，刘峰，等.常见肛肠疾病中医临床诊治策略[M].北京：科学技术文献出版社，2021.

[26] 汪少华.现代肛肠病的中西医结合诊疗学[M].哈尔滨:黑龙江科学技术出版社,2020.
[27] 潘红.临床肛肠疾病诊疗[M].长春:吉林科学技术出版社,2019.
[28] 谭云峰.中医肛肠疾病临证诊治策略[M].北京:科学技术文献出版社,2021.
[29] 田淇第,陈爱武,赵少庭,等.小针刀治疗肛肠病[M].郑州:河南科学技术出版社,2019.
[30] 吴作友.肛肠外科疾病手术治疗策略[M].开封:河南大学出版社,2019.
[31] 梅荣.常见肛肠疾病中医特色护理[M].北京:人民卫生出版社,2021.
[32] 朱妮.现代肛肠外科疾病诊治学[M].长春:吉林科学技术出版社,2019.
[33] 王秋林.肛肠病防治与研究[M].天津:天津科学技术出版社,2019.
[34] 陈瑜,张卫刚,袁志强.肛肠良性疾病的中医特色防治[M].上海:上海大学出版社,2021.
[35] 曹娟,沈碧娟,陈玉卿.基于大黄散穴位贴敷的中西医结合便秘防治护理在肛肠术后的应用观察[J].中国医药指南,2024,22(1):108-111.
[36] 袁志强,陈瑜.中药热敷及穴位贴敷防治肛肠疾病术后便秘的临床效果观察[J].中国实用医药,2024,19(17):146-149.
[37] 苏维霞.亚甲蓝联合罗哌卡因在肛肠疾病患者术后镇痛中的应用效果[J].临床合理用药杂志,2024,17(9):99-102.
[38] 张际政,任万陆.中医肛俞穴麻醉在肛肠科手术中的应用研究进展[J].中国中西医结合外科杂志,2024,30(4):593-597.
[39] 马钰婷,郭修田.针药复合麻醉在肛肠手术中的临床研究进展[J].中国医药导报,2024,21(8):48-51.
[40] 叶紫依,张华,丁昱文,等.止痛如神汤治疗肛肠疾病研究进展[J].实用中医药杂志,2024,40(8):1669-1672.